KB151879

재활의학과 의사를 위한

척수의학 매뉴얼

Manual of Spinal Cord Medicine for Physiatrists

재활의학과 의사를 위한

척수의학 매뉴얼 Manual of Spinal Cord Medicine for Physiatrists

첫째판 1쇄 인쇄 | 2016년 3월 14일
첫째판 1쇄 발행 | 2016년 3월 28일

지 은 이 고현윤
발 행 인 장주연
출 판 기 획 이경헌
편집디자인 박선미
표지디자인 이상희
일 러 스 트 군자출판사
발 행 처 군자출판사
　　　　　등록 제4-139호(1991. 6. 24)
　　　　　본사 (10881) **파주출판단지** 경기도 파주시 회동길 338(서패동 474-1)
　　　　　전화 (031) 943-1888　　팩스 (031) 955-9545
　　　　　홈페이지 | www.koonja.co.kr

ISBN 979-11-5955-024-9

정가 80,000원

고현윤

저자는 부산대학교 의과대학과 양산부산대학교병원 재활의학과 및 재활병원의 교수로 재직하고 있는 척수의학을 전공하는 재활의학과 전문의이다. 또한 국제척수손상학회(International Spinal Cord Society, ISCoS)의 석학회원(fellow)이며, 이 학회의 부회장과 한국대표를 역임하였다. 대한민국의학한림원 정회원이기도 하다.

부산의대를 졸업한 후 한양대학교병원 재활의학과에서 수련하고 재활의학과 전문의가 되었으며, 동 대학에서 박사학위를 취득하였다. 고신의대에서 재활의학과와 교실을 개설하였으며, 부산의대로 옮겨 재활의학교실을 창립하고 부산대학교병원과 양산부산대학교병원의 재활의학과와 재활병원을 설립하였디.

Philadelphia의 Thomas Jefferson University College of Medicine과 Medical College of Pennsylvania에서 수학하고, 영국 Oswestry에 있는 The Robert Jones and Agnes Hunt Orthopaedic Hospital의 Midlands Centre for Spinal Injuries를 비롯하여 Sheffield와 Southport의 척수손상센터에서 파견근무를 하였다.

양산부산대학교병원 재활병원의 초대 병원장, 대한재활의학회의 전문의고시위원장과 대한척수손상학회, 대한임상통증학회, 대한노인재활의학회 회장을 역임한 바 있다. 〈동아일보〉 선정 재활의학 분야 베스트중견의사 전국 1위로 선정되기도 하였고, EBS 의학 프로그램 〈명의-고현윤 교수〉 편이 방영되기도 하였다.

머리말

왜 조물주가 대소변과 성기능의 척수절을 제1경수나 제2경수쯤에 두지 않으셨을까?

조물주가 그렇게 인간을 만들었다면 척수손상 환자의 90% 이상은 대소변 걱정 않고 완전한 성생활을 누릴 수 있었을 테니, 삶의 질이 얼마나 달라졌을까? 척수손상 환자를 대하고 살아야 하는 의사들은 할 일이 60%는 줄었을 것이고, 환자들은 약간 불편하지만 좀 더 건강한 일상을 누릴 수 있었을지도 모를 일입니다. 어려운 환자를 볼 때면 그렇게 되었으면 하는 생각에 아쉬운 마음을 떨칠 수 없습니다. 아쉬워서 해 본 넋두리입니다.

척수의학은 정말 놀랍도록 발전했습니다. 구트만 경(Sir Ludwig Guttmann, 1899~1980) 이전과 이후의 척수손상 후 생존 기간은 2,000% 증가했다고도 합니다. 그래도 의학의 발달만으로는 천장 효과가 있는지 척수손상 환자의 여명은 1980년대 이후 더는 늘지 않고 있습니다. 일반인들의 수명은 계속 늘어나서 척수손상 환자와의 여명 차이는 점차 벌어지고 있습니다. 과학으로서의 척수의학이 발전했다고 척수손상 환자의 삶의 질도 비례해서 좋아졌는지는 의문입니다. 척수손상에 의한 신경계 손상 결과만으로 여생의 삶의 질을 결정지을 수 없기 때문입니다. 척수손상 환자는 예상하지 못하고 이전에는 경험하지 못했던, 상상조차 할 수 없었던 상황에 당황하고, 분개하고 절망하는 마음의 과정을 겪게 됩니다. 이러한 과정은 환자뿐만 아니라 가족과 주변에도 영향을 미치며, 가족과 주변 사람들은 다시 환자에게 영향을 주는 등 수많은 작용과 반작용을 거듭하며 심리적 갈등을 겪게 됩니다. 다치고 나서 모든 것이 바뀌었다는 푸념이 이해가 됩니다.

척수손상은 신체 어디 하나 영향을 미치지 않는 곳이 없습니다. 운동과 감각의 체성계와 자율신경계를 포함한 대소변기능, 성기능, 호르몬계, 심혈관계, 호흡기능 등. 또 심리, 사회, 경제적인 기능에도 영향을 미칩니다. 그러니 척수의학은 고도의 전문화된 종합의학일 수밖에 없습니다. 전문화된 의료기관이 필요하고, 전문화된 척수의학 전문가가 필요한 겁니다. 미국과 영국 등의 서구는 말할 것도 없이 인도, 스리랑카, 네팔 등 웬만한 국가에는 전문화된 척수손상센터가 있어 척수손상 환자의 성공적인 재활을 돕기 위해 의학적으로 사회 심리적으로 나름의 역할을 하고 있습니다. GDP 기준 세계 11위의 경제규모를 가진 우리나라에 아직 척수손상 전문의료기관이 없다는 현실이 안타깝습니다.

우리나라에서는 척수손상 환자의 발생률이 급격히 줄어들고 있습니다. 그렇지 않아도 재활의학의 세부 분야 중에서 힘들고 경제적인 이유로 기피되었는데 척수의학을 전공하는 분들이 더 줄어들까 걱정입니다.

이 책은 척수의학 전반을 40개의 장으로 구성하여 웬만한 분야는 모두 다루고자 노력하였습니다. 심도 깊은 내용을 다루지는 않았지만, 재활의학과 의사로서, 또 척수의학에 관여하는 신경외과, 정형외과, 비뇨기과, 신경과를 비롯한 여러 전문분야의 선생님들이 가볍게 읽으면서 척수의학을 접하도록 하는데 이 책의 의도가 있습니다. 척수와 관련된 해부, 생리, 신경생리, 신경학, 척수의학, 재활의학 등의 각 분야에서 나온 수많은 서적이 이미 척수의학에 대한 전문지식을 충분히 제공하고 있습니다. 이 책에서는 임상의학으로서 척수의학에서 필요하다고 생각되는 적절한 지식을 적고, 각 장마다 더 전문적이고 상세한 내용을 접할 적절한 참고문헌과 참고서적을 제시하도록 노력하였습니다. 이 책에서 얻을 수 있는 지식을 바탕으로 척수의학에 대한 이해와 관심이 높아지고, 재활의학과 의사뿐만 아니라 관련 전문과목에서도 척수의학을 전공하는 분들이 많이 나왔으면 하는 생각이 간절합니다.

혼자 기획하고 자료를 정리해서 책 한 권을 쓰는 일이 이렇게 힘든 줄을 몰랐습니다. 이 책을 쓰기로 마음먹고 자료수집과 집필을 하는 동안 이해하고 격려해준 아내와 신용일 교수를 비롯한 여러 교수와 교실원, 그리고 초고를 읽어주고 교정해 준 선생께도 깊은 감사의 말씀을 전합니다. 무엇보다도 척수를 다친 저의 환자분들께 진실된 위로와 감사의 마음이 전해지기를 기대합니다. 재활의학과 의사와 관련 분야에 종사하는 많은 분, 그리고 척수의학을 하시는 각 전문분야 선생님들에게 유용하고 사랑받는 책이 되고, 척수의학에 대한 관심과 이해를 제공하는 계기가 된다면 저자로서 더 이상 바랄 것이 없겠습니다. 그리고 다음에 개정판으로 이어질 수 있다면 더 나은 책이 되도록 최선을 다해 볼 작정입니다.

2016년 3월
저자 **고현윤**

차례

척수손상의 개요

01

척수손상의 개요

I. 척수손상과 척수의학의 역사

고대 이집트의 피라미드 건축 시기인 BC 3,000~2,500년의 이집트 파피루스에 기록된 척수손상에 대한 내용이 고대의 기록에서 볼 수 있는 척수손상에 관한 기록 중 대표적인 것이다. 1862년 이집트 연구학자인 Edwin Smith가 의학사에 기념비적인 고대 기록을 구입하였는데 훗날 Edwin Smith 파피루스로 불리게 된 것으로, 48례의 외상에 대한 기록이 있고 이 중 6례가 척추와 척수에 대한 기록이었다. 이 기록은 척추와 척수의 손상에 대해 별도로 구분하지 않고 경한 경우에서부터 중증의 척수손상 환자까지 다양한 척추나 척수손상을 기록하고 있다. 여기에 경수손상 환자에 대한 서술이 비교적 상세하게 기술되어 있다. 상지와 하지가 마비되어 움직이지 못하고, 손상부위 아래에 감각이 소실되어 있으며 배뇨가 조절되지 않고 발기가 지속되고, 저절로 사정하기도 한다고 기록되어 있다. 이 손상은 치료되지 않을 것이며, 수술로도 치료할 수 없으며, 구리로 만든 관을 사용하여 배뇨를 시켰다고 기록하였다.

이후의 기록은 트로이전쟁(BC 1,100) 때의 외상성 척수손상과 오디세이 서사시에서 엘페노가 궁궐지붕에서 추락하여 목이 부러져 그의 영혼이 하데스(Hades)에 떨어졌다고 하는 데에서 찾을 수 있다. 700여 년 후 히포크라테스는 척추골절과 마비증상, 대소변기능 마비, 욕창, 하지 부종 등의 척수손상 마비로 인한 증상을 기록하였다. 히포크라테스의 기록에 의하면 척수는 항상 다친 쪽에 마비가 온다고 하였다. 특히 욕창에 대한 기록에는 와인과 식초, 기름으로 처치하고 공기 중에 말리고 3일마다 붕대를 갈아야 감염을 방지할 수 있다고 했다. 고대 그리스 기록에서 척추교정이 있었다고 하고 히포크라테스는 척추견인과 교정장비를 고안하였다. 그리스−로마 시대부터 척수손상에 대한 기록이 구체적으로 묘사되어 전해지고 있다. 기원전 1세기에 히포크라테스의 의학지식을 집대성한 켈수스(아울루스 코르넬리우스 켈수스, Aulus Cornelius Celsus)는 경수손상으로 금방 사망하는 경우를 처음으로 기록하였고, 욕창을 머리카락을 사용하여 봉합한 기록을 남겼다. 그리스−로마 시대의 의학에 대해서는 갈레노스(Galen)와 아이기나(Aegina)의 폴(Paul)을 빼놓을 수 없다. 아우렐리우스(Aurelius) 황제의 주치의인 갈레노스는 제2의 히포크라테스로 불릴 정도로 유명하였는데, 척수의 실험적 절개에 의한 효과에 관한 연구에서 척수를 종단 절개하니 증상이 없었으나 횡단절개를 하면 절개부 아래 부위에 감각과 운동이 상실된다는 사실을 밝혀냈다. 또 척추의 변형과 관련해서 척주측만증(scoliosis), 척주전만증(lordosis), 척주후만증(kyphosis)의 용어를 소개하였다.

서기 600년대 외과의사 폴은 척추골절이 의심되는 경우 손상된 부위의 척추 극돌기가 만져지지 않으면 척추골절로 확진하고 분쇄된 척추뼈를 수술로 제거하고 봉합하여야 한다고 하여 처음으로 척추후궁절제술을 고안한 셈이 된다. 이후의 척수손상과 관련된 자료와 기록은 그리스, 인도 등의 기록에서도 많이 발견되고 있다. 서기 2~3세기의 인도 기록에서 요추골절 후의 부동 안정에 대한 기록이 있고, 힌두 기록에서는 척추 변형을 치료하기 위해 축견인(axial traction)을 하였다는 기록이 있다. 이는 히포크라테스의 기록보다 무려 천 년이 앞서는 기록이다.

중세를 거치면서 레오나르도 다빈치가 척추의 생리적 만곡을 소개하였고, 경부근육이 경추를 안정하게 유지하는 데 중요하다고 하였다. 르네상스 시기에 플랑드르의 해부학자이자 의사인 베살리우스(Andreas Vesalius)가 그의 저서 *De Humani Corporis Fabrica*에서 신경계를 정확하게 도해하였다. 이는 지금까지의 갈레노스에 의해 만들어진 해부학적 지식이 인체가 아닌 원숭이를 대상으로 한 해부학적 지식이었으므로 획기적인 일이었다.

19세기의 근대 역사에서 대표적인 척수손상에 관한 기록은, 1805년 트라팔가르 해전에서 넬슨 제독이 흉추부에 총상을 입고 하반신이 마비되었으며, 이로 인해 곧 사망하였다고 기록되어 있는 것이다. 당시 넬슨 함선에 승선한 외과 의사인 Dr. Beatty의 기록에 의하면 넬슨 제독이 총상을 입고 가슴 아래가 마비되고 감각이 상실되었다고 되어 있다. 또 남북전쟁에서 북군으로 참전하였던 미국의 20대 대통령인 제임스 아브람 가필드(James Abram Garfield)가 1881년 워싱턴 DC에서 총기 암살시도로 총탄에 의한 척수손상을 입고 합병증으로 2개월 후 사망하였다.

척추외과와 척수의학의 발달을 살펴보면 1814년에 영국의 외과의인 헨리 클린(Henry Cline)이 흉추에 대한 후궁절제술을 처음 실행하였다. 이후 1824년 찰스 벨(Charles Bell)이 척수손상 후의 경직성 마비와 이완성 마비를 소개하고 척수쇼크와 관련된 임상적 현상을 기술하기도 하였다. 제1차 세계대전 동안에는 척수손상을 입은 군인 89%가 척수손상 후 2주 이내에 사망하였다. 이후 항생제와 인공호흡기의 발달, 비뇨기계에 대한 치료의 발달과 같은 척수손상과 관련된 의료기술의 발전으로 척수손상의 치료도 점진적인 발전을 이루어 왔다. 제2차 세계대전 이전에는 척수손상 후 급성기의 사망률 중 요로감염이 가장 많았다. 이후에 요역동학검사가 개발되고 간헐적 도뇨법이 창안되어 사용됨에 따라 급성기의 사망과 합병증이 현저하게 감소되었고, 간헐적 도뇨법은 척수손상 환자의 요로합병증의 개선에 기여하게 되어 삶의 질의 향상을 가져왔다. 그럼에도 불구하고 아직 요로감염으로부터 이환율은 여전히 높다.

1943년 영국에서 구트만(Guttmann) 경과 미국의 보어스(Bors)에 의해 척수손상의 치료와 재활에 대한 새로운 지평이 열린 이후 척수의학의 엄청난 발전을 이루어 왔다. 구트만 이후의 척수손상 후 생존 기간은 약 2,000% 늘었다고 한다. 이후 미국과 영국에 척수손상 환자의 포괄적인 치료를 위한 척수손상센터가 설립되면서 척수손상에 관한 급속한 의학적 변화와 발전이 있었다.

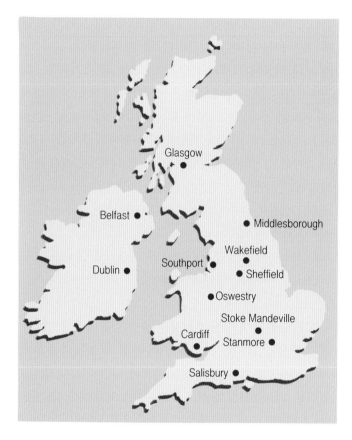

그림 1-1 영국에는 아일랜드를 포함하여 12군데의 척수손상센터가 운영되고 있다.

영국(아일랜드 포함)의 경우 12개의 전문척수손상센터를 중심으로 척수손상
환자의 치료와 관리가 이루어지고 있다(그림 1-1). 제2차 세계대전을 계기로
척수손상의 치료와 관리가 발전함으로써 척수손상 환자의 여명의 연장과 삶
의 질이 비약적으로 향상되었다. 미국은 특성화 척수손상센터와 모델척수손
상센터의 설립을 계기로 척수의학에 대한 역학적 통계자료 체계를 갖추고 척
수손상 환자를 체계적으로 진료하고 연구해 왔다. 1998년에는 미국의 재활의
학과 전문의를 대상으로 척수손상의학이 재활의학과 전문의 취득 후의 부전

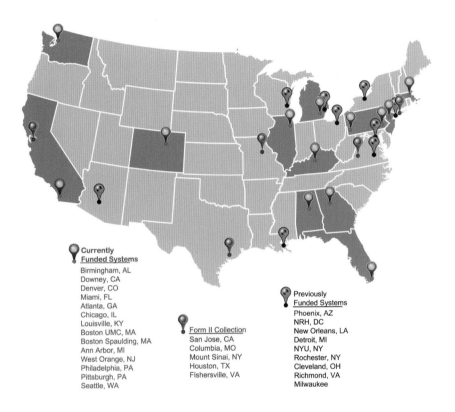

Currently Funded Systems
Birmingham, AL
Downey, CA
Denver, CO
Miami, FL
Atlanta, GA
Chicago, IL
Louisville, KY
Boston UMC, MA
Boston Spaulding, MA
Ann Arbor, MI
West Orange, NJ
Philadelphia, PA
Pittsburgh, PA
Seattle, WA

Form II Collection
San Jose, CA
Columbia, MO
Mount Sinai, NY
Houston, TX
Fishersville, VA

Previously Funded Systems
Phoenix, AZ
NRH, DC
New Orleans, LA
Detroit, MI
NYU, NY
Rochester, NY
Cleveland, OH
Richmond, VA
Milwaukee

그림 1-2 Spinal Cord Injury Model Systems in US (2014 Annual Reports of National Spinal Cord Injury Statistical Center)

공 전문과목이 되었다. 미국의 모델척수손상센터를 중심으로 하는 National Spinal Cord Injury Statistical Center (NSCISC)에는 미국 전역에서 새로 발생하는 척수손상 환자 중의 15% 정도가 초기 자료로 모이게 되고, 누적 환자의 57.4% 정도를 대상으로 척수손상과 관련된 다양한 역학조사 자료와 관련 통계자료를 생산하여 발표하고 있다. 미국에는 14군데의 모델척수손상센터가 운영되고 있으며, 추적관리와 관련된 자료를 제공하고 있는 네 군데의 2형 센터(Form II Center)가 있다. 이전에 참여 하였던 9곳의 자료를 추가하여 공유하고 있다(그림 1-2).

II. 척수손상의 병태생리

척수손상으로 척수에 나타나는 손상의 변화는 회색질 내 출혈과 백색질부의 부종, 신경세포와 수초신경섬유의 손상을 특징으로 한다. 회색질 내 출혈은 척수 타박상에 의한 회색질 내 혈관이 손상되어 나타나는 결과이며, 출혈량은 외력의 크기와 밀접한 관계가 있다. 척수 내 혈관은 시상면(sagittal plane)으로 가해진 부하 손상에 의해 신장되거나 압박된다. 이는 시상면으로 가해지는 부하에 의해 척수손상이 쉽게 발생할 수 있다는 것을 암시한다. 또한, 척수의 전방과 후방 전이 부하 손상에 의해 척수와 척수 내 혈관이 손상되기 쉽다(그림 1-3).

외부에서 가해진 부하에 의해 유발되는 척수의 일차적 병리학적인 변화는

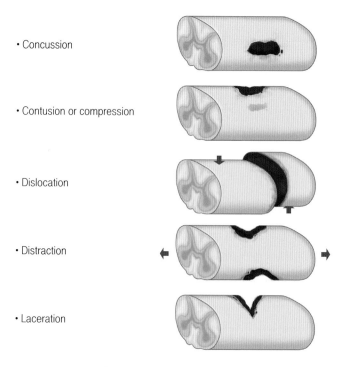

- Concussion
- Contusion or compression
- Dislocation
- Distraction
- Laceration

그림 1-3 척수손상의 물리적 기전 종류

출혈(제1형 손상)과 부종(제2형 손상)이다. 출혈과 부종의 정도는 가해진 외부 부하에 비례한다. 외부 부하의 정도는 가해진 힘의 양, 힘의 부위와 집중도, 운동량에 의해 결정된다. 척수에 대한 외상 후 15분 이내에 회색질의 혈액 관류가 현저히 감소하고, 1시간이 지나면 혈류가 거의 소실된다. 더 이상의 손상이 없다면 백색질의 관류 감소는 약 1시간이 지나면 안정화되어 24시간 이내에 관류가 회복된다. 그러나 손상이 심하거나 손상의 기간이 길면 혈액 관류의 감소와 소실이 지속된다. 대개 백색질의 혈액 관류에 대한 영향은 외상에 의한 거미막하 출혈에 의해 발생하는 이차적인 혈관 연축의 결과로 추측된다. 또한, 척수손상 후의 부종은 첫 8시간 동안 중심부에서 바깥쪽으로 진행되는 경향을 보인다. 부종은 척수의 외상 1시간 후 회색질에 국한되어 나타나지만, 4시간이 지나면 인근 백색질로 전파된다. 8시간 이후에는 전체 척수에 부종이 형성된다. 회색질에서 시작된 출혈과 이차적인 백색질의 부종으로 백색질 신경전달체계의 이상이 발생하고, 이로 인하여 임상 증상이 유발된다(표 1-1). 일반적으로 초기 허혈 손상에 의해 후주(posterior column)는 비교적 손상이 잘 안 되는 경향이 있으며, 심하지 않는 손상에 의해 백색질부의 손상은 잘 동반하지 않는다.

실험적으로 400 gm-cm의 무게로 자유낙하방식(free-weight drop tech-nique)에 의해 거의 100%에서 심한 척수손상을 발생시킬 수 있다. 그 이상의 무게에 의한 손상으로는 척수의 현저한 물리적 손상과 척수의 파괴를 유발하게 된다. 척수손상이 심한 경우에도 손상 후 수분 간 외형은 정상으로 보이지만, 손상 후 즉시 회색질 중심부 내에 출혈과 혈관 외 유출이 일어나며, 4시간이 지나면 출혈부의 중심 괴사가 회색질 주변과 인접한 백질부를 포함하여 전체 중심부 회색질로 파급된다. 24시간 후 손상된 회색질과 인접한 백색질의 괴사가 일어나 주변의 얇은 백색질만 남게 된다. 척수의 부종은 3~6일에 최대가 되며 약 2주간 지속된다. 척수손상 후 출혈이 계속 축적되는 이유는 잘 알려져 있지 않으나, 카테콜아민(catecholamine)의 국소 유출로 생각된다. 어떤 연구에서는 혈관손상으로 인한 국소 허혈을 척수손상의 주된 병인으로 추정하기도 하고, 실제 손상부위의 국소혈류와 조직 산화도는 변화가 많다. 특

표 1-1 척수손상 후 시간 경과에 따른 병리학적 변화

Time	Anatomical change	Physiological change	Biochemical change
Immediate	• Cord deformation		
1 minute		• Loss of evoked potentials	• Lipid peroxidation • Free-radical formation
5 minutes	• Axonal swelling	• Vasoconstriction	
15 minutes		• Decreased grey and white matter blood flow	• Increased thromboxane levels • Increased tissue norepinephrine levels
30 minutes	• Central hemorrhages	• Ischemia	• Profound tissue hypoxia
1 hour			
4 hours	• Blood vessel necrosis • White matter edema		
8 hours	• Central hematoma formation		
24 hours	• White matter necrosis		

히 척수 후주(posterior column)는 초기 허혈 상태에 대한 저항이 크다고 알려져 있다. 손상 후 20~30분간은 척수의 혈류자동조절기능이 손상을 입어 일시적으로 혈류가 폐쇄되는 현상이 흔히 발생하게 된다. 손상 후 상당한 기간이 지나면 괴사조직의 포식작용에 의해 공동형성(cavitation)이 일어날 수 있다.

척수손상의 병태생리는 불분명하고 연구돼야 할 부분이 많지만, 지금까지 공통적인 의견은 백색질의 주변부는 웬만한 손상으로 초기에 손상을 입지 않는 것이다. 따라서 백색질 내 척추로를 보호하기 위해서는 수 시간 내에 적절한 치료가 이루어져야 한다는 데는 대부분의 학자가 동의하는 것 같다.

III. 척수손상의 특성

척수는 뇌에 비해 운동과 감각 영역의 호먼큘러스(homunculus)가 뚜렷하지 않고, 좁은 구조에 원심성과 구심성 신경망이 조밀하게 배열되어 있어 양적으로 적은 양의 손상으로도 많은 척수신경로가 손상되어 척수절 이하의 모든 기능이 손상되기 쉽다. 척수의 해부학적 특성이 각 신경 주행로의 층상 배열(lamination)을 하고 있으므로 어느 정도 부위에 따른 손상 정도의 차이가 있을 수 있지만, 대개 원위부 척수절의 기능 이상을 동반하게 되는 특징이 있다. 척수손상에 의해 운동, 감각, 자율신경계의 이상뿐만 아니라 배뇨, 배변, 성기능 장애 등의 다양한 합병증이 발생할 수 있다. 이로 인하여 사회 경제적, 교육, 직업 및 직업 외적인 면에서 복잡한 기능 손실이 생길 수 있으며 가족과 사회, 경제, 심리적으로 많은 영향을 미치게 된다. 척수손상으로 인한 여러 변화는 이전에 경험하거나 상상하지 못한 것들이어서 환자가 이러한 신체의 변화를 받아들이고 적응하기 위해서는 강도 높은 의료적, 사회적 노력이 필요하다. 척수손상 환자를 대하는 의료인은 선천성 척수 이상인 경우를 제외하면, 환자가 이전의 정상적인 신체기능을 가진 상태와는 다른 새로운 신체적인 변화를 경험하게 된다는 점을 이해하도록 노력하여야 한다.

척수손상의 재활과 재활의학적 치료는 환자의 변화된 신체적 기능을 극대화하고 심리적인 동화과정을 거쳐 사회 구성인으로서 생산적인 기능을 할 수 있도록 하는데 그 목표가 있다. 척수손상은 척수를 포함한 관련 신경계의 증상을 비롯하여 심혈관계, 호흡기계, 내분비계를 비롯한 여러 장기의 해부학적 또는 생리학적 이상을 동반하게 되므로 여러 기관에 대한 종합적이고 체계화된 평가와 치료계획 수립이 필요하다. 이를 위해 의과대학 학생이나 수련과정에 있는 사람들은 'NIBBLES', 즉 *Neurological examination, Immobility (mobility), Bladder, Bowel, Lung, Extremity, Skin* (social, psychosocial)을 기억하여 사용하면 척수손상 환자를 전체적으로 평가하고 여러 문제를 검토하는 데 도움이 된다(표 1-2).

표 1-2 Quick review of system for patients with spinal cord injury: NIBBLES

System	Issues	Managements
*N*eurological	Neurological evaluation and classification	ISNCSCI
*I*mmobility, mobility	Function evaluation Mobility evaluation Rehabilitation goal setting	
*B*ladder	Evaluation of neurogenic lower urinary tract function UTI	Anticholinergic medication Clean intermittent catheterization Antibiotics
*B*owel	Dysfunctional defecation Ileus Stress ulcer Other GI complications	Bowel program H_2 blocker
*L*ung	Pneumonia Ventilator care Atelectasis	Mechanical ventilation Incentive spirometer Secretion management
*E*xtremities	Deep vein thrombosis Fracture Heterotopic ossification	LMWH prophylaxis IVC filter, etc
*S*kin, *S*ocial, *P*sychological	Pressure ulcer Depression, anxiety, suicide Discharge	Pressure ulcer management Counselling SSRI medication

[참고 및 추천 문헌]

1. 고현윤, 신희석, 오민균. 척수손상의 재활. In: 한태륜, 방문석, 정선근, editors. 재활의학. 서울: 군자출판사; 2014. p747-88.

2. Abramson AS. Advances in the management of the neurogenic bladder. Arch Phys Med Rehabil 1971;52:143-8.

3. Dumont RJ, Okonkwo DO, Verma S, Hurlbert J, Boulos PT, Ellegala DB, et al. Acute spinal cord injury, Part I: Pathologic mechanisms. Clin Neuropharmacol 2001;24:254-64.

4. Eltoral IM. Fatal spinal cord injury of the 20th president of the United States: day-by-day review of the clinical course, with comments. J Spinal Cord Med 2004;27:330-41.

5. Guttmann L. Spinal cord injuries: Comprehensive management and research. Chapter 1: Historical back ground. 2nd ed. Oxford, London: Blackwell Scientific Publication; 1976. p1-8

6. Hughes JT. The Edwin Smith Papyrus: an analysis of the first case reports of spinal cord injuries. Paraplegia 1988;26:71-82.

7. Norenberg MD, Smith J, Marcillo A. The pathology of human spinal cord injury: defining the problems. J Neurotrauma 2004;21:429-40.

8. Silver JR. History of the treatment of spinal injuries. Postgrad Med J 2005;81:108-14.

9. Tator CH, Koyanagi I. Vascular mechanisms in the pathophysiology of human spinal cord injury. J Neurosurg 1997;86:483-92.

10. Wang D, El-Masry WS, et al. Admiral Lord Nelson's death: known and unknown – a historical review of the anatomy. Spinal Cord 2005;43:573-6.

[참고 서적]

1. Buchanan LE, Nawoczenski DA (editors). Spinal cord injury-concepts and management approaches. Baltimore: Williams & Wilkins; 1987.

2. Byrne TN, Benzel EC, Waxman SG. Diseases of the spine and spinal cord. Oxford: Oxford University Press; 2000.

3. Chhabra HS (editor). ISCoS Textbook on Comprehensive Management of Spinal Cord Injuries. New Delhi: Wolters Kluwer; 2015.

4. Fehlings MG, Vccaro AR, Roakye M, Rossignol S, Ditunno JF, Burns AS (editors). Essentials of Spinal Cord Injury: Basic Research to Clinical Practice. New York: Thieme; 2013.

5. Fulton JF, Keller AD. The sign of Babinski: a study of the evolution of cortical dominance in primates. Springfield: Charles C Thomas; 1932.

6. Guttmann L. Spinal cord injuries. Comprehensive management and research. Oxford: Blackwell Scientific Publications; 1976.

7. Holtz A, Levi R. Spinal Cord Injury. Oxford: Oxford University Press; 2010.

8. Kirshblum S, Campagnolo DI (editors). Spinal Cord Medicine. 2nd ed. Philadelphia: Wolters Kluwer, Lippincott, Williams & Wilkins; 2011.

9. Lin VW (editor). Spinal cord medicine. Principles and practice. 2nd ed. New York: Demosmedical; 2010.

10. Neuburger M. The historical development of experimental brain and spinal cord physiology before Flourens. Baltimore: The Johns Hopkins University Press; 1981.

11. Thron AK. Vascular anatomy of the spinal cord. Neurological investigations and clinical syndromes. New York: Springer-Verlag; 1988.

12. Vaccaro AR, Fehlings MG, Dvorak MF (editors). Spine and spinal cord trauma, evidence-based management. New York: Thieme Medical Publishers; 2011.

13. Young RR, Woolsey RM (editors). Diagnosis and management of disorders of the spinal cord. Philadelphia: W. B. Saunders; 1995.

척수와 척추의 발달

02

척수와 척추의 발달

척수와 척추의 발달과정은 배세포(blastocyte)에서부터 장배형성(gastrulation) 과정을 거쳐 척삭(notochord)으로 발달하고, 이어서 신경관형성(neurulation) 을 하고 체절(somite)을 형성하는 과정에서 척수와 척추가 형성되는 일련의 단계이다(그림 2-1). 수정 후 2주에 착상되기 전 단계에는 배세포가 원시외 배엽(primitive extoderm)과 원시내배엽(primitive endoderm)의 두개의 층으로 구성되어 있다. 3주째에 들어 원시선(primitive streak, 원시고랑)이 나타나고, 이 원시선의 말단부의 세포가 외배엽과 내배볍 사이로 자라 들어오면서 중 배엽을 형성한다. 이 과정을 장배형성(gastrulation)이라고 한다. 이때의 주배 엽세포가 척삭이 형성되고, 곧 이어서 외배엽세포가 겹치면서 신경판(neural plate)으로 발전된다(그림 2-2). 이 과정을 신경화유도(neural induction)라고 한다. 이때의 신경판이 신경원과 신경아교세포(glial cell)의 기원이 되는 셈 이다. 즉 장배형성은 표피층(epidermal layer)이 신경화유도(neural induction) 에 의해 신경표피층(neuroectoderm)으로 발전되는 과정이다. 1차 신경관형 성(primary neurulation) 과정을 통해 전체 중추신경계가 형성되는데 신경관 (neural tube)이 폐쇄되면서 아래로는 척수원추까지 형성하게 된다. 2차 신경 관형성(secondary neurulation)은 말단부가 공동화(cavitation)되어 마미와 천 수부를 형성하는 과정이다. 참고로 Chiari 변형이나 선천성 척수공동증의 형 성은 1차 신경관형성 과정의 오류에 의해 발생한 것이다.

A

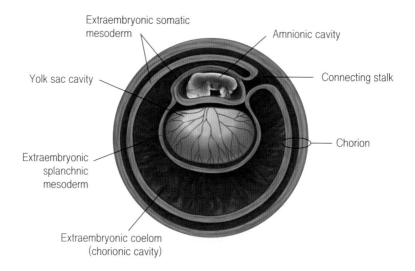

B

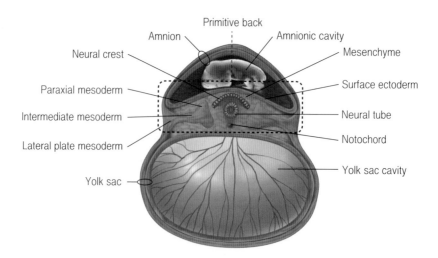

그림 2-1 배세포에서 신경관형성 과정. (A) 임신 2주, (B) 임신 3주

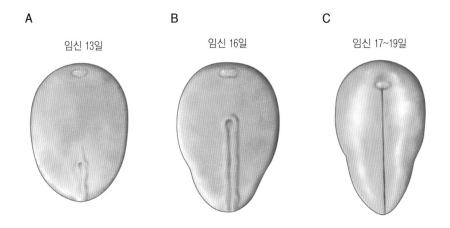

그림 2-2 장배형성(gastrulation)과 1차 신경관형성 시기. 임신 13일에 원시선이 말단부에 형성되기 시작하고, 이어 장배형성과 1차 신경관형성 단계로 발전한다. (A) 원시선(primary streak), 신경판의 형성 초기이다. (B) 장배형성이 되면서 신경구(neural groove)가 형성된다. (C) 완성된 신경구가 뚜렷해진다.

I. 척수의 발달

척수는 뇌와 안구의 망막층과 함께 중추신경계로 분류된다. 척수는 뇌에 비해 매우 단순한 해부학적 구조와 기능을 가지고 있으며, 전체 신경조직의 2% 정도를 차지하는 구조물이다. 척수는 뇌와 마찬가지로 발생 초기에 발달한다. 말단 감각기관을 포함한 중추신경계나 말초신경계는 배아기의 외배엽에서 기원하며 중배엽 유래 기관인 신경조직 내의 혈관조직을 제외하고는 기본적으로 표피조직(epidermal tissue)과 같은 유래를 한다.

척수와 뇌의 전구기관으로서의 신경판(neural plate)은 외배엽(ectodermis)이 두꺼워지면서 형성된다. 즉 척삭판(notochordal plate)의 상부에서 신경판이 형성된다. 이것을 개방성 신경상피(open neuroepithelium)라고 한다. 신경판을 구성하는 세포는 증식이 빠르기 때문에 신경판이 구겨지고 일부는 함몰되어서 중배엽 체절(mesodermal somite)이 나타날 쯤에 신경구(neural groove)가 형성된다. 이 신경구의 양쪽에서 신경판이 더 접히면서 합쳐져 신경관(neural tube)이 된다. 이 상태를 폐쇄성 신경상피(closed neuroepithelium)라고 한다. 이때 신경구가 형성되면, 싸고 있는 외배엽과 분리된다. 신경판의 외측에 위치한 세포는 신경주름(neural fold)에서 증식하면서 신경능선(neural crest)을 형성한다.

초기의 척수를 구성하는 세포는 상피조직의 특성을 가지고 있으며, 이는 신경관을 싸고 있는 세포가 급속히 증식함에 따라 상실되고 신경세포(neuron)와 신경교세포(neuroglia)의 전구세포라고 할 수 있는 신경모세포(neuroblast)와 신경아교모세포(spongioblast)로 구성된 세포벽은 뇌실막층(ependymal layer), 외투층(mantle layer), 변연층(marginal layer)의 3개 층으로 구분된다. 신경관(neural tube)의 상부에서부터 점차 폐쇄되면서 뇌를 형성하고 점차 아래로 폐쇄가 진행되어, 태아가 4 mm 정도 되는 임신 30일경에 척수의 형태를 갖추게 된다.

이러한 척수의 형성과정을 임신 시기별로 관찰하여 설명하면 다음과 같다. 임신 3주 전에 길게 축상의 배아 외배엽(embryonic ectoderm)이 척삭판(notochordal plate) 상부에서 신경판, 즉 개방성 신경상피(open neuroepithelium)를 형성한다. 신경판이 두꺼워지고 일부가 함몰되면 신경구(neural groove)가 되고, 점차 신경구의 후측부 가장자리가 안쪽으로 말리면서 붙게 되면 신경관이 된다. 이를 폐쇄성 신경상피(closed neuroepithelium)라 한다(그림 2-3). 이때가 약 7~10개의 체절(somite)이 형성되는 시기이기도 하다. 임신 3주에 일어나는 신경상피의 폐쇄는 나중에 척수의 경수부가 되는 부위에서부터 시작되어, 위로 뇌를 형성하고 아래로 척수를 형성하게 된다. 신경상피가 폐쇄되면서 척추관(spinal canal)과 두부소포(cephalic vesicle)를 형성하여 뇌와 척수의 형성에 필요한 공간을 확보하게 된다.

임신 3주에 태아 척수의 길이는 2.5 mm 정도 된다. 이 시기부터 척수의 길이와 두께가 커지면서 경수의 굴곡부를 형성하고 뇌 쪽으로 두부 굴곡부(cephalic flexure)를 형성한다. 경수와 두부의 굴곡부 형성은 뇌와 척수의 양적인 성장이 가속될 시점이라는 것을 암시하고, 6~7주에는 뇌간의 발달이 현

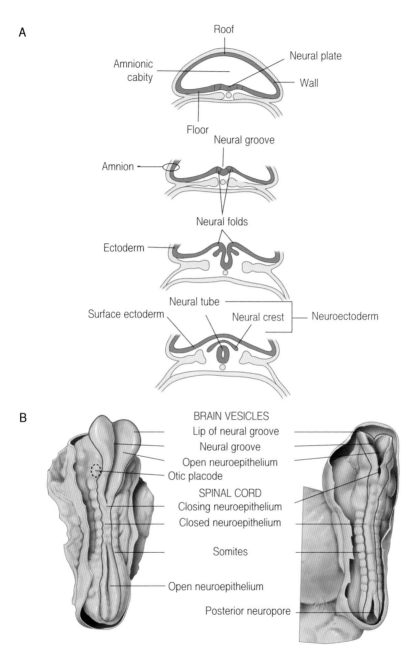

A

Roof

Amnionic cabity

Neural plate

Wall

Floor

Neural groove

Amnion

Neural folds

Ectoderm

Neural tube

Surface ectoderm

Neural crest — Neuroectoderm

B

BRAIN VESICLES
Lip of neural groove
Neural groove
Open neuroepithelium
Otic placode
SPINAL CORD
Closing neuroepithelium
Closed neuroepithelium

Somites

Open neuroepithelium

Posterior neuropore

그림 2-3 임신 3주(1차 신경관형성, primary neurulation). 개방성 신경상피(open neuroepithelium)에서 폐쇄성신경상피(closed neuroepithelium)로 진행한다. (A) 횡단면, (B) 정면

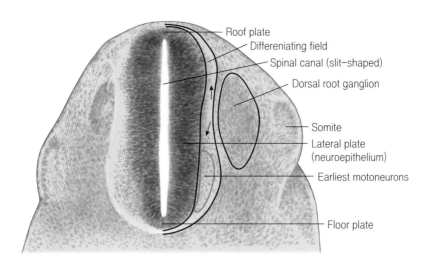

Roof plate
Differeniating field
Spinal canal (slit-shaped)
Dorsal root ganglion
Somite
Lateral plate (neuroepithelium)
Earliest motoneurons
Floor plate

그림 2-4 임신 4.5주. 임신 4주부터 상지아(arm bud)와 하지아(leg bud)가 나타나면서 해당하는 운동신경원의 형성이 시작된다.

저해진다. 척수의 변화를 보면 3.5주에 후근신경절세포(dorsal root ganglion cell)가 척수와 분절체절(segmental somite) 사이에 나타난다. 이때가 신경분화 (neuronal differentiation)가 막 시작되는 시기로, 척수 발달에 있어 출발 전 단계(pre-exodus stage)라고 할 수 있다. 이때까지는 체절발달에서 사지아(limb bud)가 형성되지 않는 시기이므로 운동신경원이 형성되지 않는다.

그러나 4주에 상지아(arm bud)와 하지아(leg bud)가 나타나기 시작하면 해당하는 운동신경원의 분화가 필요한 시기이므로 측부 신경상피(lateral neuro-epithelium)가 팽창하면서 전각운동신경원(ventral horn motoneuron)이 형성되고 일차 감각신경원(primary sensory neuron)도 형성된다(그림 2-4). 2~5주 정도까지는 요천추 신경총이 나타나고, 원시적인 근육(primordial muscle mass)이 형성되는 시기이므로 운동신경원이 필요한 시점이기는 하지만 각각의 운동신경원의 모양이 잘 분리되지 않은 운동신경원 덩어리(motoneuron mass)로 존재한다. 신경관은 25일까지 위쪽이 폐쇄되고 아래쪽까지는 28일쯤에 폐쇄

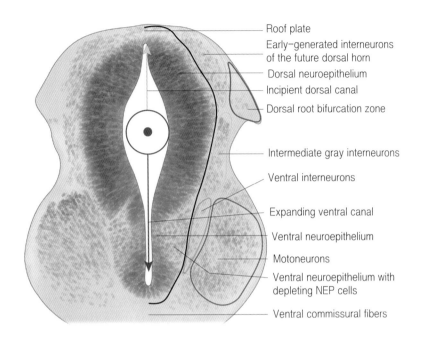

Roof plate
Early-generated interneurons of the future dorsal horn
Dorsal neuroepithelium
Incipient dorsal canal
Dorsal root bifurcation zone

Intermediate gray interneurons

Ventral interneurons

Expanding ventral canal

Ventral neuroepithelium

Motoneurons

Ventral neuroepithelium with depleting NEP cells

Ventral commissural fibers

그림 2-5 임신 5.5주. 수아(hand bud)와 족아(foot bud)가 형성되면서 전각부의 운동신경원의 수가 증가하여 척수의 형태가 서양배 모양으로 변한다.

된다. 이때의 발달 오류에 의해 척추이분증이 발생한다.

5.5주가 되면 수아(hand bud)와 족아(foot bud)가 형성되는 시기이다. 이때는 전각부의 운동신경원의 수가 증가하면서 척수의 형태가 원통형에서 서양배 모양으로 변화한다. 앞쪽 신경상피(ventral neuroepithelium)의 중간부에 위치하고 있는 신경줄기세포(neural stem cell)가 운동신경원 전구세포(motoneuron precursor)로 전환됨에 따라 이 부위의 세포밀도가 줄어드는 것이 관찰된다(그림 2-5). 6~7주 사이에는 전방과 중간부의 중간신경원(intermediate interneuronal area)의 팽창이 두드러져 점차 외형상 척수의 형태에 가까워지는 양상을 보이기 시작한다. 임신 8주 정도에 전방신경관(ventral canal)이 없어지고, 전각의 외측 벽을 따라 여러 개의 운동신경원 원주(motoneuron column)로

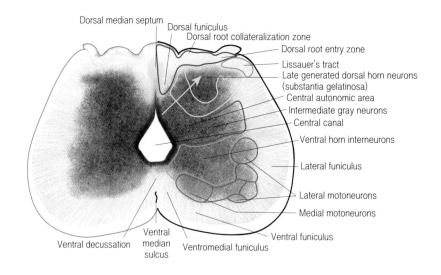

그림 2-6 임신 8주가 지나면서 전방신경관(ventral canal)은 폐쇄되고 후방신경관도 거의 닫혀 뇌실막층(ependymal layer)으로 싸인 온전한 중심관과 유사한 형태를 갖추어 가고 있다.

분리된다(그림 2-6). 8주가 지나면서 후방신경관도 거의 닫히게 되어 온전한 중심관의 형태와 유사해진다. 10주가 지나면서 후방신경관(dorsal canal)이 없어지고, 신경상피로 둘러싸여 있던 배아 척추관(embryonic spinal canal)이 뇌실막층(ependymal layer)으로 싸인 중심관으로 형성된다. 이때가 척수의 신경발생(neurogenesis)이 완성되는 시기라고 볼 수 있다.

임신 11~12주, 즉 3개월이 되면 외형이 성인의 척수와 유사하게 되고, 척수가 전체 척추관을 꽉 채우게 된다. 이때쯤 외투층(mantle layer)은 성숙된 회색질로 보이고, 후각(dorsal horn)과 전각(ventral horn)이 연결되면서 뇌실막세포(ependymal cell)로 둘러싸인 중심관(central canal)을 형성한다. 그러나 변연층(marginal layer)의 신경섬유는 수초화 되어 있지 않다가 임신기 중간쯤에 수초화 되어 백색질을 형성하게 된다. 한편 발달한 상지와 하지 및 손과 발의 형태를 갖추어 가면서 전각의 해당 운동신경원의 구성이 점차 뚜렷해지면서

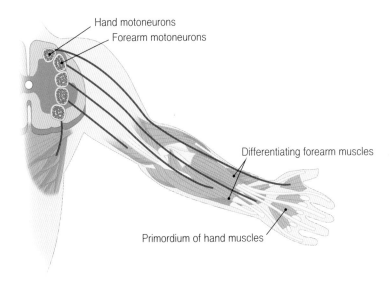

Hand motoneurons
Forearm motoneurons
Differentiating forearm muscles
Primordium of hand muscles

그림 2-7 임신 9~12주. 발달된 상하지와 손과 발의 형태를 갖추어 가면서 전각의 해당 운동원의 구성이 뚜렷해지고 운동절을 형성하게 된다.

운동절을 형성하게 된다(그림 2-7).

　임신 14주 이후부터는 척추의 양적 성장이 빨라져서 척추의 길이가 척수의 길이보다 길어진다. 임신 3개월간 척수는 빠른 양적 성장을 보이는데, 길이와 너비의 성장이 비례하는 경향을 보인다. 출생 시에는 척수의 끝이 제2요추체의 하연에 위치하다가, 태생 2개월이 되면 제1요추와 제2요추 중간에 위치하게 된다. 이때는 척수의 양이 전체 척추관의 약 2/3 정도를 차지한다. 성인의 척수원추의 끝이 대개 제1요추와 제2요추 사이에 위치하지만, 사람에 따라 변이가 있어서 장신인 경우에는 제12흉추체의 하방에까지 올라가 있기도 하고, 제2요추체의 하방에 내려와 있는 경우도 흔하다. 남자가 여자에 비해 척수원추의 끝이 낮게 위치하는 경향이 있다. 성인 척수의 길이는 43~45 cm 정도이다. 이는 출생 시에 비해 길이는 약 4배 성장한 것이고, 무게는 7 gm에서 90 gm로 성장하여 약 13배 성장한 것이다. 부피는 6 mL에서 80 mL로 되어 약 13배까지 성장한다.

31쌍의 척추신경은 각각 1개의 배아 체절(embryonic somite)에서 유래한 신체절(metamere, body segment)에 신경지배를 하게 된다. 이 신체절 형성과정(metamerism)은 다른 부위에 비해 흉수부에서 단순하고 분명하다. 운동절의 형성에 비해 감각절의 발달은 단순하다. 각각의 후신경절에 의해 형성되는 체표부, 즉 피판절(dermatome)은 발달과정에서 상하지가 형성되면서 축선(axial line)을 따라 일부가 과도하게 성장하여 특징적인 피판절 형성을 하게 된다. 즉 축선을 따라 C5와 T1, C6와 C8이 외측과 내측에 인접하여 마주하고 있는 형상을 이루게 된다. 하지는 발생과정에서 내측 회전(medial rotation)을 하므로 상지의 피판절 형성과는 달리 하지의 내측에서 외측으로, 근위부에서 원위부로의 척수절에 의한 피판절을 형성하게 된다. 골격근의 체절형성 과정에서 한 개의 배아 체절에서만 유래하는 근육은 거의 없다. 근육 중 무지내전근과 척추 주위의 소근육을 제외하고는 대개 2~5개의 신경절에 의해 지배된다.

인간의 추체로(pyramidal tract)는 임신 2기 말과 3기 초에 수초화 되기 시작한다. 추체로의 교차(pyramidal decussation)가 형성되는 시기는 임신 17~18주이다. 피질척수로는 임신 16~17주에 경수부에 도달하고, 19주에 하부 흉수부에, 29주에 요천수부에 도달한다(그림 2-8).

II. 척추의 발달

임신 3주말에 척추와 척추와 관련된 구조물이 형성되기 시작한다. 이때 척추뿐만 아니라 척추와 관련된 신경구조를 형성하기 위한 기본 조직인 표면외배엽(surface ectoderm), 신경관(neural tube), 신경능선(neural crest), 척삭(notochord), 축엽중배엽(paraxial mesoderm)이 구성된다. 체절(somite)의 전내측부에 위치하는 세포는 척삭과 신경관으로 이동하여 골, 연골, 인대 구조물을 만들게 되는데, 이를 골분절(sclerotome)이라고 한다. 나머지 부위를 피판근육절(dermatomyotome)이라고 한다. 즉 체절로부터 근육모세포(myoblast)가 나타나게 되면 근육절을 형성하고, 나머지는 피판절이 된다.

척추가 형성되어가는 시기는 척삭기(notochordal stage), 중간엽기(mesen-

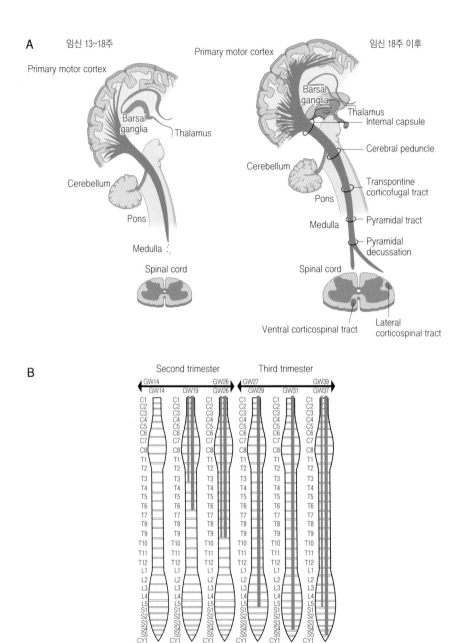

그림 2-8 임신 18주에 피질척수로가 연수의 피라미드에서 교차(pyramidal decussation)하게 된다(A). 임신 29주에 요천수절에 도달한다(B).

chymal stage), 연골기(cartilage stage), 골성기(osseous stage)의 4단계로 나눈다. 임신 8주에서 22주 사이에 태아의 초기 연골질 척추에 일차골화중심(primary ossification center)이 나타나며, 골화가 머리 쪽에서 아래로 진행된다. 그러나 골화중심에서 골성화 되는 양상이 C1, C2, C7, L5-S1 등에서는 비전형적인 양상을 보인다. C1과 C2의 골화중심은 매우 특징적이지만, 하부경추와 흉요추의 골화중심과 골화중심의 유합 시기는 유사한 양상을 보인다. 비전형적 또는 비정상적인 골성화로 인해 나타나는 반척추뼈증(hemivertebra), 융합척추(block vertebra), 다발성 골화중심, 비대칭 골화중심, 희소 골화중심 등이 대표적인 예이다. 특히 이분척추(spina bifida)는 요천추부에서 흔하지만 C1에서 나타나면 환추부전형성(atlas agenesis)이라고 하고, Arnold-Chiari 변형이나 뇌형성의 이상을 동반하기 쉽다. C2의 경우 지속성 말단미골화(persistent ossiculum terminale)나 하치돌기연골유합부전(subdental synchondrosis)이 있는 경우에는 골절로 혼동하기 쉽다. 8세가 지나면 흉추나 요추뿐만 아니라 경추도 모든 골단선이 폐쇄되어 성인의 척추 양상이 된다(그림 2-9).

소아의 척추는 연령에 따라 척추 곡선(curvature), 척추체, 추간판, 추간공, 척추후관절, 척추관 내의 신경구조물의 특성이 있다. 신생아의 척추는 척추체의 70% 정도만 골성화 되어 성인에 비해 상대적으로 추간판이 크게 보인다. 신생아의 척추후관절은 거의 수평으로 방향하고 있다가, 10세가 되면 성인과 같은 각도를 형성한다. 3개월째 고개를 들고 주변에 관심이 생기는 시기에 경추 전만이 나타난다. 이때 척추체의 골성화율은 80% 정도 된다. 경추와 경추 주위 근육의 발달이 잘 되어 있지 않은 상태에서 무거운 머리를 유지하기 위해 약 5세까지는 경추의 척주전만(lordosis)이 증가하는 양상을 보이고, 이후 점차 감소한다. 요추 전만은 잡고 서고 걷기 시작하는 시기인 9개월에서 12개월 정도에 나타난다.

척추체의 골성화 양상은 다른 부위에 비해 후측부에서 강하게 나타난다. 이러한 척추체의 골성화 경향으로 인해 척추의 파열골절이 있을 때 뼈조각이 후측부로 잘 들어가지 않고 후부 중앙으로 잘 인입하게 된다. 8세 이전 소아의 경추부 인대는 이완(laxity)이 심하여 경추의 굴곡 측면사진에서 위탈구

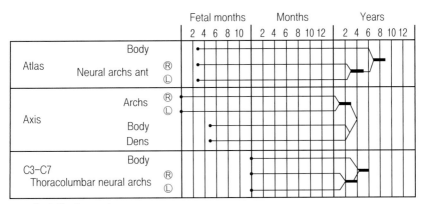

- Ossicification center appears
- Synchondroses fused

그림 2-9 척추의 골화중심의 형성 시기와 연골결합으로 골화중심이 유합되는 시기의 도해. 대부분의 골단판(epiphyseal plate)은 6세 경까지 유합된다.

(pseudosubluxation)가 흔히 관찰된다. 8세 이전의 소아의 50% 정도에서 위탈 구가 있으며 C2-C3에서 가장 흔하다. 두부의 무게와 인대 이완으로 8세 이 전의 소아의 경추부 골절은 거의 C1이나 C2에서 일어난다.

[참고 및 추천 문헌]

1. 고현윤, 신희석, 오민균. 척수손상의 재활. In: 한태륜, 방문석, 정선근, editors. 재활의학. 서울: 군자출판사; 2014. p747-88.
2. Armand J. The origin, course and termination of corticospinal fibers in various mammals. Prog Brain Res 1982;57:329-60.
3. Bican O, Minagar A, Pruitt AA. The spinal cord: a review of funcional neuroanatomy. Neurol Clin 2013;31:1-18.
4. d'Amato C. Pediatric Spinal Trauma: injuries in very young children. Clin Orthop Relat Res 2005;432:34-40.
5. Huisman TA, Wagner MW, Bosemani T, Tekes A, Poretti A. Pediatric spinal trauma. J Neuroimaging 2015;25:337-53.
6. Khanna G, El-Khoury GY. Imaging of cervical spine injuries of childhood. Skeletal Radiol 2007;36:477-94.

7. Lustrin ES, Karakas SP, Ortiz AO, Cinnamon J, Castillo M, Vaheesan K, et al. Pediatric cervical spine: normal anatomy and variants, and trauma. Radiographics 2003;23:539-60.
8. Moore KL, Dalley AF. Clinically oriented anatomy. 4th ed. Philadelphia: Lippincott Williams and Wilkins; 1999.
9. Norenberg MD, Smith J, Marcillo A. The pathology of human spinal cord injury: defining the problems. J Neurotrauma 2004;21:429-40.
10. Rexed B, Brodal A. The nucleus cervicalis lateralis: a spinocerebellar relay nucleus. J Neurophysiol 1951;14:399-407.
11. Sadler TW. Langman's medical embryology. 10th ed. Philadelphia: Lippincott Williams and Wilkins; 2006.
12. ten Donkelaar HJ, Lammens M, Wesseling P, Hori A, Keyser A, Rotteveel J. Development and malformations of the human pyramidal tract. J Neurol 2004;251:1429-42.

[참고 서적]

1. Altman J, Bayer SA. Development of the human spinal cord: an interpretation based on experimental studies. 1st ed. New York: Oxford University Press, 2001.
2. Flint G, Rusbridge C (editors). Syringomyelia, a disorder of CSF circulation. London: Springer; 2014.
3. Hattingen E, Klein JC, Weidauer S, Vrionis F, Setzer M (editors). Diseases of the Spinal Cord. Heidelberg: Springer; 2015.
4. Kirshblum S, Campagnolo DI (edotors). Spinal Cord Medicine. 2nd ed. Philadelphia: Wolters Kluwer, Lippincott, Williams & Wilkins; 2011.
5. Lin VW (editor). Spinal cord medicine. Principles and practice. 2nd ed. New York: Demosmedical; 2010.
6. Snell RS. Clinical neuroanatomy. 7th ed. Philadelphia: Wolters Kluwer; 2010.
7. Vaccaro AR, Fehlings MG, Dvorak MF (editors). Spine and spinal cord trauma, evidence-based management. New York: Thieme Medical Publishers; 2011.
8. Watson C, Paxinos G, Kayalioglu G (editors). The Spinal Cord. A Christopher and Dana Foundation Text and Atlas. New York: Elsevier; 2009.
9. Wilberger JE (editor). Spinal cord injuries in children. New York: Futura Publishing Company; 1986.
10. Young RR, Woolsey RM (editors). Diagnosis and management of disorders of the spinal cord. Philadelphia: W. B. Saunders; 1995.

척수의 기능해부

03

척수의 기능해부

척수는 뇌와 안구의 망막층과 함께 중추신경계로 분류된다. 척수는 뇌에 비해 해부학적 구조나 기능이 단순하고, 양적으로 신경계 전체의 2% 정도에 지나지 않지만, 좁은 구조물 내에 밀집되어 있어 손상의 부위가 작아도 다양하고 복잡한 운동, 감각, 자율신경계 등의 신경계 이상을 초래할 수 있다.

척추관은 제4천추 부위의 천추공(sacral hiatus)에까지 이르며, 척수는 척추관 내의 대후두공(foramen magnum)에서 제1−2요추 간에 이르는 부위, 즉 경수−연수 연접부에서 척수원추(conus medullaris)의 끝부분에 이르는 구조물로 정의한다. 그러나 임상적으로 척추관 내에 있는 요추와 천추신경근의 다발인 마미(cauda equina)를 포함하여 척수로 본다. 경수−연수 연접부에서 척수원추 말단에 이르는 협의의 척수의 길이는 여자가 43 cm 정도이며 남자가 약 2 cm 길어 약 45 cm이다. 척수의 길이는 사람의 신장 등에 따라 큰 차이가 없고 다만 신장이 큰 사람일수록 척수원추 말단부의 위치가 높게 위치하는 경향이 있다.

I. 수막

수막(meninges)은 중간엽 기원이며 연질막(pia mater), 지주막(arachnoid), 경막(dura mater)으로 이루어져 있으며, 경막은 임신 8주에 다른 수막과 분리된다. 경막낭은 대후두공부에서 시작되고 제2경추와 제3경추의 후종인대에 부착되어 각각의 척추간공에 부착된다. 경막낭은 아래로 제2천추부에까지 이어지고 아래로 갈수록 좁아져서 종사(filum terminale)를 덮는다. 이후 미골인대를 형성하여 미골에 부착되어 경막낭을 고정한다. 경막은 전체가 연결된 입체적 구조물이 아니다. 척수의 경막은 단일 층으로 골막층을 가지고 있지 않은 점이 뇌의 경막과 다르다. 뇌의 경우 두개골과 경막 사이에 병적인 상태가 아니면 거의 공간이 없지만 척수의 경막은 척추골과 경막 사이의 경막외 공간이 있어 경막외 투약 등이 가능하다.

지주막은 경막의 안쪽 내피를 형성하며 경막과 마찬가지로 제2천추부에까지 이어진다. 뇌와는 달리 척수의 경막과 지주막 사이의 공간은 거의 없다(그림 3-1). 따라서 뇌와는 달리 경막하 출혈과 같은 병변이 거의 없다. 척추관의 지주막하 공간은 뇌척수액으로 채워져 있으며 아래쪽으로 내려와 제2요추부와 제2천추부에서 가장 커서 마미가 여기에 위치하게 되고 요수수조(lumbar

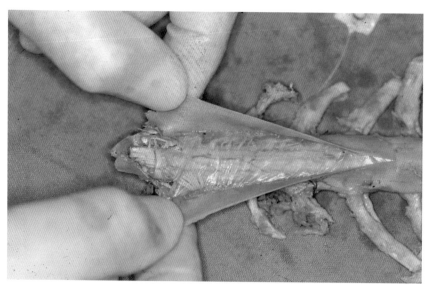

그림 3-1 척수의 경막과 지주막. 경막과 지주막 사이에 공간이 없다.

cistern)라고 한다.

 연질막은 척수원추의 말단부에서 가늘어져서 종사(filum terminale)를 형성한다. 경막낭에 있는 부위가 내종사(filum terminale internum)이며 경막낭 외부에서 미추로 이어지는 부위를 외종사(filum terminale externum)라고 한다. 연질막의 외측막은 세로로 배열되어 있어 척수를 노출시킬 때 수막을 가로로 절개하면 척수조직이 삐져 나와 버섯처럼 부풀게 된다. 그러므로 척수종양을 제거할 때나 기타 척수의 조작 시 세로로 절개하여야 더 심한 척수의 손상을 방지할 수 있다. 또한 척수의 연질막은 뇌의 연질막에 비해 두껍게 형성되어 척추신경근의 척수 연접부(dorsal entry와 ventral entry) 사이에서 치아인대(dentate ligament)를 형성하고 거미막과 경막에 부착되어 척추강 내에서 척수를 고정하고 외부 충격으로부터 보호하는 역할을 한다(그림 3-2).

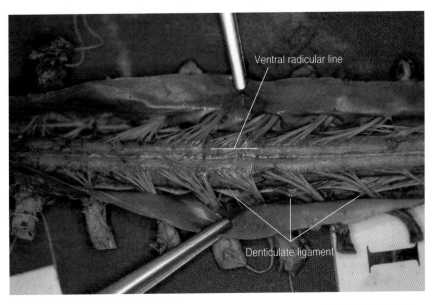

Ventral radicular line

Denticulate ligament

그림 3-2 척추신경근의 척수 연접부 사이에 치아인대가 거미막과 경막에 부착되어 있다.

II. 척수절

척수절(spinal cord segment)은 각 신경근의 전, 후 신경근 미세섬유(filament)가 척수에 부착되는 전, 후 부착부의 근위점과 원위점 사이를 한 개의 척수절로 정의한다(그림 3-3). 제1경수에서 제5천수와 미수 척수절까지의 31개의 척수절(segment)은 각 부위에 따라 양적인 측도가 다르다. 각 척수절의 무게는 1 gm 내외로 비슷하지만, 길이는 중간부 흉수절이 약 25 mm 내외이고, 중간부 경수절이 12 mm 내외이며, 중간 요수절은 10 mm 정도이다. 그 아래로 내려갈수록 척수절의 길이가 줄어드는 경향을 보인다. 각 척수절의 전후 직경은 6~8 mm로 비교적 균등하지만 측부 직경의 부위에 따른 변이는 많다. 일반적으로 길이가 길수록 좌우직경이 좁아지는 경향을 보인다. 경수와 요수 팽대부는 다른 부위의 척수절에 비해 좌우 직경이 커서 경수와 요수 팽대부의 특성은 좌우 직경에 의해 결정된다(그림 3-4).

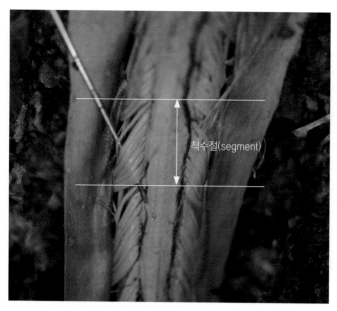

그림 3-3 척수절(spinal cord segment)

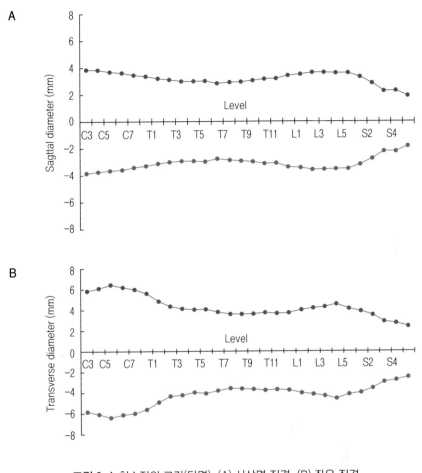

그림 3-4 척수절의 크기(단면). (A) 시상면 직경, (B) 좌우 직경

성인의 척수원추의 끝 부위는 제1요추와 제2요추 사이에 위치한다. 한국인들은 서양인에 비해 약간 높이 위치하여 제1요추체 중간부위에 위치하는 경향이 있다. 출생 시에는 척수원추 말단부가 제2요추체 아랫부위에 위치하지만 생후 2개월에 성인의 척수와 같은 위치로 변화한다. 척수와 척추부위가 아래로 내려올수록 간격이 벌어지고 제11흉추와 제12흉추체 부위에 전체 요수절이 위치하고 제12흉추와 제1요추체 부위에 전체 천수절이 있게 된다(표

3-1). 엄밀한 의미의 마미는 척수원추 아래의 요추와 천추 신경근의 다발이므로 제1요추체 아래 부위를 마미(cauda equina)라고 정의한다(그림 3-5).

표 3-1 척추와 해당 척수절

Vertebral body	Corresponding spinal cord segment
Upper cervical (C1–C4)	Same spinal cord segment
Lower cervical (C5–C7)	Add 1 segment
Upper thoracic (T1–T6)	Add 2 segments
Lower thoracic (T7–T19)	Add 3 segments
T11–T12	Lumbar segments
T12–L1	Sacral segments (conus medullaris)
Below L1	Cauda equina

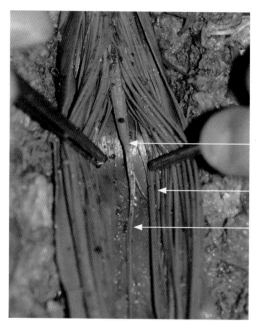

Tip of the conus medullaris

Cuada equina

Filum terminale internum

그림 3-5 마미(cauda equina), 척수원추(conus medullaris), 종사(filum terninale)

III. 중심관

중심관(central canal)은 연수의 제4뇌실에서부터 척수원추 이하의 근위부 종사 3~4 cm까지 전체 척수에 걸쳐져 있으며, 뇌척수액으로 채워져 있다. 지주막하의 뇌척수액에 비해 중심관 내의 뇌척수액의 흐름의 속도는 거의 없을 정도이다. 중심관의 내부는 뇌실막세포(ependymal cell)로 싸여 있다. 중심관의 주변에는 회백질의 렉시드 제X층판이 싸고 있다. 직경은 흉수부에서 가장 짧다. 초기에 척수원추에 종말실(terminal ventricle)이라는 작은 팽대부가 있다가 40세 전후에 폐쇄된다.

IV. 척추신경

31개의 척수절에 해당하는 31쌍의 척추신경이 후신경근절(dorsal root ganglion)에 감각신경 세포체를 두고 있는 감각신경근과 척수의 전각세포가 세포체가 되어 근원이 되는 운동신경근으로 구성되어 있다. 경수의 척수신경근 중 제8경추 신경근은 C7과 T1 사이로 빠져 나온다. 각각의 척수절에서 기원된 운동신경은 해당하는 근육절(myotome)을, 감각신경은 감각절(dermatome)을 형성한다. 예외적으로 제1경수와 미수에서 형성된 척추신경근은 후근이 없으므로 해당되는 감각절이 없다. 발생과정에서 감각절과 근육절을 형성하는 과정을 분절형성과정(metamerism)이라고 한다. 경수나 요천수절에 비해 흉수부의 분절형성과정은 단순하고 뚜렷하다.

감각절은 한 개의 후근절에서 기원한 신경섬유에 의해 형성되는 체표면의 특정 감각부위라고 정의한다. 감각절의 부위는 여러 연구자에 의해 약간씩 다르게 정의되고 있으나, The International Standards for the Neurological Classification of Spinal Cord Injury (ISNCSCI)에서 정의한 감각절을 표준화해서 사용하고 있다. 감각절은 제5경수 감각절이 제1흉수 감각절에, 제6흉수 감각절이 제8경수 감각절에 붙어 있는 등의 특징적인 분포를 보인다. 이는 발생과정에서 전축선(ventral axial line)을 따라서 C6, C7, C8 척수절이 빠르

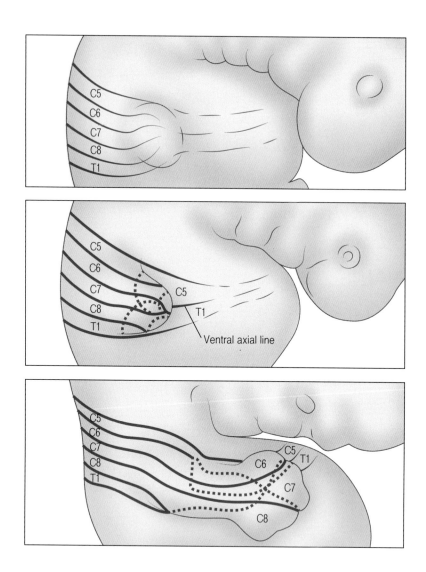

그림 3-6 감각절의 분절형성 과정(metamerism). C5-T1 분절이 전축선(ventral axial line)을 따라 과도하게 성장한다.

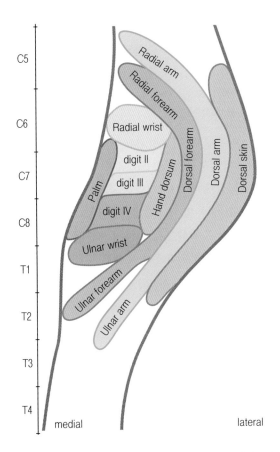

그림 3-7 동일 척수절 내 감각의 부위별 배열의 특징을 보여주고 있다. C6 척수절의 단면에서 보면 내측에서부터 외측으로 손바닥-손가락-손등-전박 후부 순의 감각배열을 보이고 있다.

게 멀리 성장하기 때문이다(그림 3-6). 또 같은 척수절 내에서도 감각절에 속하는 범위 내의 부위에 따라 감각의 분포부위가 결정되어 있다(그림 3-7). 모든 감각절은 서로 중첩된 감각 특성을 가지고 있는데 접촉감각(touch sense)의 중첩 정도가 통증이나 온도감각의 중첩 정도에 비해 심하다. 이것이 한 개의 후근을 절제하여도 완전 감각소실이 이루어지지 않는 이유이기도 하다. 접촉감각은 인접한 감각절의 1/2까지 중첩되며, 보통 다른 감각도 인접 감각절의 25~40 mm까지 중첩되는 경향이 있다. 인체의 근육은 2~4개의 다중 척수절의 지배를 받는다. 다만 무지내전근(adductor pollicis)과 내측 디얼근(medial multifidus)은 한 개의 척수절에 의해 신경지배를 받는다고 알려져 있다.

일반적으로 벨-마겐디 법칙(Bell-Magendie law)에 의거하여 척추신경 후근(dorsal root)은 감각신경으로, 전근(ventral root)은 운동신경으로 구성되어 있다고 한다. 그러나 실제 전근에 상당한 감각신경섬유가 섞여 있다. 즉 전근에서 보이는 비수초화 섬유의 약 50%는 구심성 감각신경섬유라는 연구가 설득력이 있다. 이 해부학적 특성으로 인하여 후근절제술을 하여도 통증이 완전히 없어지지 않는다. 척추신경 전근에 보이는 구심성 감각신경섬유의 세포 기원은 후근신경절(dorsal root ganglion)이다. 감각신경섬유와는 달리 운동신경섬유는 척추신경근 후근에 존재하지 않는다.

척추관 내의 지주막하 공간에서 뇌척수액과 접하고 있는 척추신경근은 신경외막(epineurium)이 없다. 경막이 척추간공으로 빠져 나오는 척추신경을 둘러싸며 경막소매(doral sleeve)를 형성하며 척추간공 원위부부터 척추신경근의 신경외막으로 변화한다. 지주막하에 있는 척추신경근의 전근과 후근은 신경외막이 없어 외상이나 염증과 화학적 손상에 매우 취약하다. 구조적으로 신경근의 척수부착부에서 경막소매부까지의 길이가 후신경근에 비해 전신경근이 짧아서 발인손상(avulsion injury)과 같은 외력에 의한 손상 부하가 가해지면 전척수근의 손상이 용이하여 드물게 신경근의 발인손상으로 감각기능은 보존되는 반면 운동기능만 선택적으로 손상되는 예도 있게 된다.

척수원추 말단부 아래 부위, 즉 제1요추체 아래 부위의 척추관에 있는 요추와 천추신경근은 마미를 형성하며, 마미는 척추신경근의 부위에 따라 특정한 방향성을 가지고 있다. 근위부 신경근일수록 전방 외측에, 원위부 척수절에서 형성된 신경근일수록 후방 내측으로 위치하고, 감각신경섬유가 차지하는 비율이 운동신경섬유에 비해 훨씬 많다(그림 3-8).

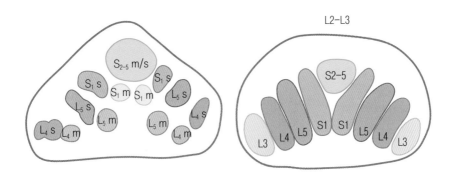

그림 3-8 제2-제3요추간 부위에서 절단한 마미의 신경근의 배치 방향. 근위부일수록 외측 전방에, 원위부 신경근일수록 내측 후방에 위치한다.

V. 척수의 내부 구조

척수는 뇌와는 반대로 바깥쪽으로 백색질이 위치하고 내부에 나비모양의 회색질이 있다. 염색을 하지 않은 상태에서 회색질에 비해 백색질은 수초화 신경이 많아 수초에 의해 밝게 보인다. Luxol fast blue 염색을 하면 수초가 푸르게 염색되어 반대로 보이게 된다. 백색질에는 상행 또는 하행하는 신경로가 위치하여 기능적으로 담당하게 되는 척수절의 부위에 따라 다른 특징을 보인다. 경수 척수절은 다른 부위에 비해 상행 또는 하행 신경로가 많아 백색질의 면적이 상대적으로 높으나 천추부는 백색질이 차지하는 비율이 낮고 반면 회색질이 크다(그림 3-9).

회색질에는 신경원의 세포체가 있는 반면 백색질에는 다양한 상행 또는 하행성의 축삭로와 함께 희소돌기아교세포(oligodendrocyte), 성상교세포(astrocyte), 미세아교세포(microglia)와 같은 아교세포(glial cell)가 존재한다. 희소돌기아교세포는 말초신경의 슈반세포(Schwann cell)에 해당하는 중추신경계의 수초를 형성하고, 성상교세포는 축삭의 성장에 관여하고 신경전달물질의 재흡수를 담당한다. 미세아교세포는 손상이나 염증이 있을 때 면역방어기능을 하

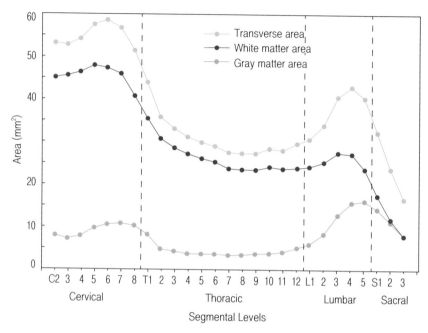

그림 3-9 부위별 척수절의 횡단면적, 백색질의 면적, 회색질의 면적

게 된다.

척수의 백색질 내에 있는 각 신경로는 원심성 또는 구심성 해당 운동절과 감각절의 부위에 따라 특징적인 층상배열(lamination)을 이룬다. 척수후주는 고유수용 감각을 상부로 전달하는 상행로이다. 후주의 외측과 내측에 각각 설상속(fasciculus cuneatus)과 박속(fasciculus gracilis)이 위치하며 설상속은 제6 경수절까지 존재한다. 설상속과 박속으로 구성된 척수의 후주의 체성순서 배열의 특성은 가장 내측에 천수부가 가장 외측에 경수부의 해당 층상이 배열하는 형태를 가지고 있다(그림 3-10). 설상속과 박속은 교차하거나 연접을 형성하지 않고 편측으로 올라가서 연수의 박속핵(nucleus gracilis)과 설상속핵(nucleus cuneatus)까지 이어진다. 전척수시상로(anterior spinothalamic tract)는 촉각과 압력 감각을, 측척수시상로(lateral spinothalamic tract)는 통증과 온도 감각을 전달한다. 한편으로는 전척수시상로와 측척수시상로에 의한 전

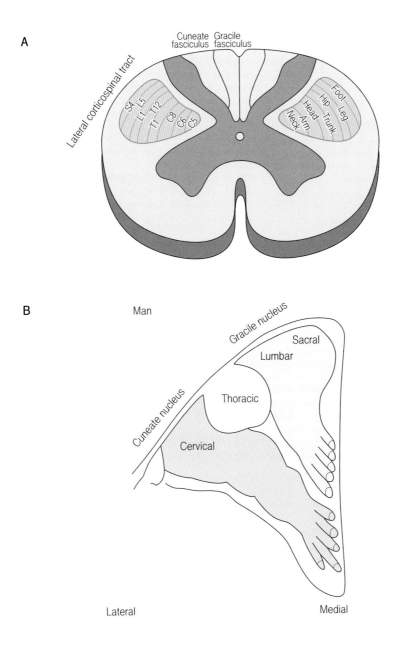

그림 3-10 피질척수로(A)와 후주(B)의 체성감각의 배열. 후주의 체성배열은 백색질의 다른 척수로의 배열과는 반대이다.

달 감각의 종류가 구별된다는 것이 불분명하다고 하여 전측부계(anterolateral system)로 총칭하기도 한다. 전측부계는 표면촉각 수용기로부터의 정보를 전달받는 신경원이 있어 렉시드 층판 III-V에서 연접하고, 1-2척수절을 같은 쪽에서 올라가서 중심관의 앞쪽으로 반대편으로 교차한다. 이러한 해부학적 특성으로 전측부계가 선택적으로 손상되면 가벼운 촉각이 선택적으로 손상된다. 또 척수공동증으로 중심관이 팽창하면 중심관 앞으로 교차하는 척수시상로의 신경섬유에 손상을 주어 통증과 온도감각이 선택적으로 손상되어 감각 손상의 해리성(dissociated sensory change)을 보이게 된다. 전·후 척수소뇌로 (spinocelebellar tract)는 근육방추와 골지계(Golgi tendon organ)로부터의 신호를 소뇌로 전달한다.

피질척수로(corticospinal tract)는 뇌로부터 온 운동 정보를 회색질의 전각 신경세포까지 전달하는 대표적인 하행로이다. 전각세포에서 근육까지 이르는 신경구성을 운동단위라고 하고 이는 하부운동신경원계(lower motor neuron system)가 된다. 참고로 상부운동신경원계(upper motor neuron system)는 피질척수로를 포함하여 하부운동신경원계에 영향을 미칠 수 있는 상부의 운동신경계를 총칭하며, pyramidal system은 연수의 pyramid에서 신경섬유가 교차되는 피질척수로를 일컫는다. 상부운동신경원계는 피질척수로의 기능이 크므로 이를 대표하는 것이지 피질척수로를 일컫는 용어는 아니다. 피질척수로의 90%는 연수의 pyramid에서 반대편으로 교차하여 측피질척수로(lateral corticospinal tract)를 형성하고 나머지는 교차하지 않고 하행하는 전피질척수로(anterior corticospinal tract)이다. 전정척수로(vestibulospinal tract)는 신전근의 긴장에, 적색척수로(rubrospinal tract)는 굴곡근의 긴장에 관여하는 하행로이다.

척수의 백색질 내에 있는 모든 상행로와 하행로는 내측에서 외측 방향으로 경수부, 흉수부, 요수부, 천수부 순서의 체성순서적 배열을 한다. 예외로 후주는 설상속(fasciculus cuneatus)이 외측에 있어 외측에서 내측 방향으로 체성순서적 배열을 하고 있다. 백질부에 있는 여러 상행 또는 하행 척수로 중 임상적으로 가장 중요한 척수로는 척수후주와 척수시상로, 피질척수로라고

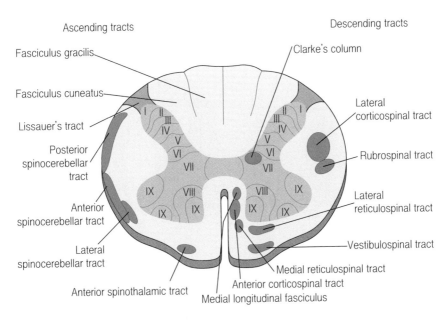

Ascending tracts   Descending tracts

Fasciculus gracilis

Clarke's column

Fasciculus cuneatus

Lateral corticospinal tract

Lissauer's tract

Posterior spinocerebellar tract

Rubrospinal tract

Anterior spinocerebellar tract

Lateral reticulospinal tract

Lateral spinocerebellar tract

Vestibulospinal tract

Medial reticulospinal tract

Anterior spinothalamic tract

Anterior corticospinal tract

Medial longitudinal fasciculus

그림 3-11 척수의 단면. 백색질부에 있는 하행과 상행신경로의 위치와 회색질부의 렉시드 층판과 클라크핵 등의 주요 구조물을 도식화하고 있다.

할 수 있다. 또한 축 방향의 신장 부하에 의해 외측기둥 표층부의 혈류 손상이 다른 부위에 비해 심하여 척수로의 구조적인 위치의 특성상 상대적으로 측피질척수로와 척수시상로의 손상으로 인한 증상이 두드러지게 나타날 수 있다(그림 3-11).

회색질에는 백색질로 연결되거나 반대편 회색질로 이어지기 위해 건너가는 신경원과 신경들이 위치한다. 회색질은 신경원의 배치에 따라 기능이 다른 10개의 구역, 즉 렉시드 층판(Rexed laminae)으로 나뉜다(그림 3-12). 렉시드 층판은 스웨덴 신경해부학자 Bror Rexed의 이름에서 비롯된 것이다. 렉시드 층판은 회색질의 부위에 따라 후각에서부터 전각으로 순차적으로 번호를 매긴다. 회색질은 부위에 따라 후각, 중간각, 전각으로 나눈다. 층판 I에서 VI 까지는 후각 부위(posterior horn)에 있으며 각각 받아들이는 감각신경 자극의 종류가 다르다. 층판 VII-X은 전각 부위에 있다. I, II, V는 통증자극을 받

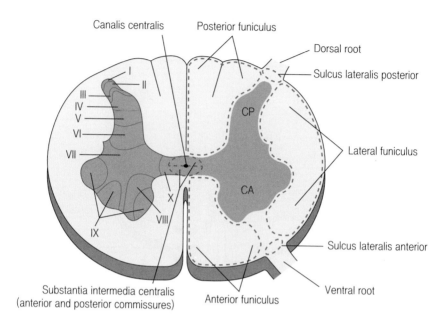

그림 3-12 척수의 단면. 렉시드층판의 위치를 보여주고 있다. CP, 후각부위; CA, 전각부위

고, III과 IV는 가벼운 촉각과 위치감각을, VI은 관절과 피부로부터의 기계적인 자극을 받아들인다. 특히 층판 II는 교양질(substantia gelatinosa)이라고 하며 통증을 전달하는 기능을 한다. 중간각(intermediate horn)은 제1흉수와 제2요수까지의 흉수와 요수에만 형성되어 있으며 교감신경계의 전신경절세포(preganglionic cell)가 있는 부위이다. 이 부위가 층판 VII이며 후척수소뇌로(posterior spinocelebellar tract)와 연결되는 클라크핵(Clarke nucleus, 흉수핵)이 있는 부위이다. 이 중간각의 신경세포에 대응하는 기능은 제2-4 천수에 있는 부교감신경의 전신경절세포에서 하게 된다(그림 3-11).

층판 VIII과 IX는 운동신경원인 전각세포(alpha와 gamma 운동신경원)와 간신경원(interneuron)이 있는 부위이다. 층판 X은 중심관을 둘러싸는 부위이다. 회색질의 전각에 있는 운동신경원의 위치에 따라 기능이 결정되며, 근위부 근육에 가는 세포는 내측에, 원위부 근육으로 가는 세포는 외측에 위치하게 된

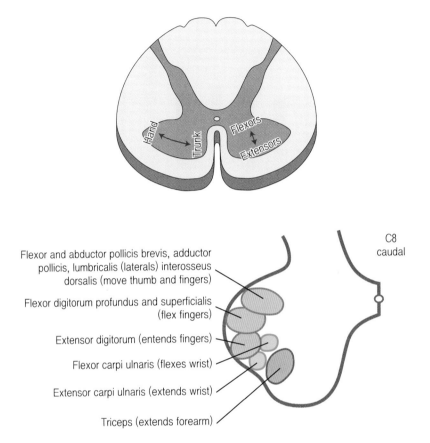

그림 3-13 회색질의 전각에 있는 운동신경원의 근육군에 따른 분포 특징. 아래 그림은 C8 척수절의 예이다.

다. 또한 신전근의 운동신경원은 전방에, 굴곡근의 운동신경원은 후방에 위치한다(그림 3-13). 동일한 척수절이나 인접한 척수절의 근육에서 운동신경원이 형성하는 길이나 크기의 차이가 있어서 척수의 부분 손상 시 운동마비의 정도와 회복 정도의 차이에 영향을 주는 중요한 해부학적 특성이다(그림 3-14). 예로 해당하는 운동신경원의 길이나 크기가 작은 근육일수록 손상의 기회는

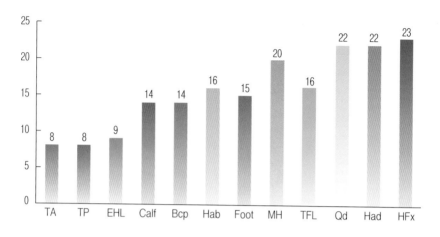

그림 3-14 해당 근육의 운동신경원주의 길이(mm)

표 3-2 근력과 잔존 운동신경원

Muscle power	% of residual cells
0	0~2
1	2~3
2	3~5
3	5~10
4	10~20
4+	20~40
5	over 40

적지만 일단 손상을 입게 되면 손상정도가 심할 수 있다. 실제 잔존하는 운동신경원의 수와 임상적인 검사에 의한 근력은 상당한 차이가 있어서, 40% 이상의 운동신경원만 잔존하여도 실제 검사 상의 근력은 정상으로 표출된다(표 3-2).

VI. 척수의 혈관계

신생아 때 부피가 불과 6 mL밖에 되지 않은 척수는 성장하면서 양적으로 13배 정도 성장한다. 그러나 척수 내 혈관의 직경은 척수 전체의 양적 성장의 반 정도에 지나지 않아 성인 척수의 혈관분포는 신생아에 비해 조밀하지 못하다고 볼 수 있다. 이러한 척수 내의 혈관분포의 해부학적 특성이 소아 척수손상 후 회복의 여력이 많은 이유가 될 수 있다.

근위 흉수절의 동맥혈은 쇄골하동맥(subclavian artery)의 분지를 받고, 중간부 흉수절과 흉요수부의 척수절은 늑간동맥(intercostal artery)에서 들어온다. 척추동맥(vertebral artery)에서 분지되는 경막내지(intradural branch)를 제외한 다른 흉수부의 혈류는 추간공을 통해 척수로 들어간다. 이들 척수분절동맥(segmental artery)은 전·후 척추신경근을 따라 척수로 들어온다. 신경근동맥(radicular artery)은 부위에 따라 굵기가 다르며 전·후 신경근척수동맥(radiculomedullary artery)을 형성하여 척수에 혈류를 제공한다. 신경근척수동맥은 척수 내에서 전후 문합을 형성하게 된다. 분절동맥 중 가장 큰 신경근동맥이 Adamkiewicz 동맥이다. Adamkiewicz 동맥은 T10-T11 추간공에서부터 L1-L2 추간공까지 위치변이가 심하며 70% 정도는 좌측으로 들어간다. 이러한 Adamkiewicz 동맥의 위치변이가 심한 해부학적 특성을 고려하여 하부 흉추와 상부 요추부에 대한 경추간공 경막외 주사 등의 처치를 할 때 주의하여야 하고, 특히 좌측 접근은 각별한 주의가 필요하다(그림 3-15).

전척수동맥(anterior spinal artery)은 척수 전장에 걸쳐 있으며 여러 신경근척수동맥에서의 상.하향 문합지로 형성되어 있다. 전척수동맥은 부위에 따라 굵기가 다르다. 요수팽대부에서 가장 굵고 중간 흉수부에서 가장 가늘다. 몇개의 전척수동맥이 척수의 혈류 공급에 중요한 역할을 하는 반면 후척수동맥은 일정한 간격으로 작은 신경근척수동맥 분지를 형성한다.

1개의 전척수동맥과 2개의 후척수동맥이 각각 척수의 전방 2/3와 후방 1/3에 혈관분포를 한다. 척수 내로의 혈관 진입 양상에 차이가 있다. 전척수동맥은 척수 내로 진입하는 분지의 방향이 비교적 수직이지만 후척수동맥의 분지

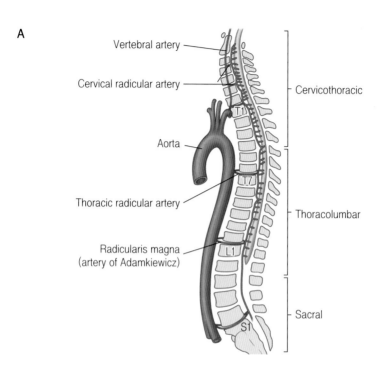

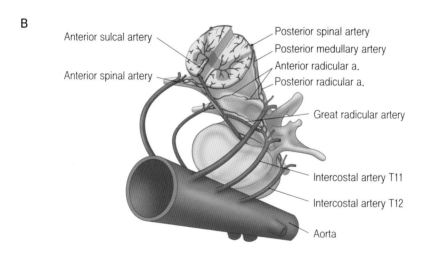

그림 3-15 척수의 주요 동맥분포. (A) 종단면, (B) 횡단면

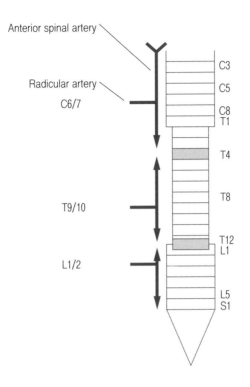

Anterior spinal artery

Radicular artery

C6/7

T9/10

L1/2

C3
C5
C8
T1
T4
T8
T12
L1
L5
S1

그림 3-16 세 개의 주된 근동맥(radicular artery)의 혈류 방향성과 문합에 의해 형성되는 허혈용이 구역(분수계부, watershed area)

는 사행성 방향으로 들어가므로 전척수동맥이 후척수동맥에 비해 척수에 신장력을 가하는 외력에 의해 손상될 가능성이 크다.

척수의 혈류 분포는 특징적으로 3 부위, 즉 경수와 상부 흉수부, 중간 흉수부, 흉요수부로 나누어진다. 중간 흉수부로 들어가는 신경근척수동맥은 다른 부위에 비해 수가 작고, 혈류의 방향이 상부 흉수부에서 아래 쪽으로, 하부 흉수부와 요수부 척수절에서 위 쪽으로 흐르는 양상이다. 상·하로 흐르는 동맥의 말단이 중첩되는 부위인 중간 경수부, 제3흉수−제7흉수절(또는 제4흉수−제8흉수절)은 허혈 손상에 취약한 부위가 되며 혈류의 특성으로 미루어 이 부위를 분수계부(watershed area)라고 한다(그림 3−16).

VII. 척수의 자율신경계

뇌에서 척수로 이어지는 하향성 자율신경로에서 교감신경은 제1흉수에서 제 2요수에까지 걸쳐있는 전신경절 교감신경원(preganglionic sympathetic neuron)까지, 부교감신경은 제2천수와 제4천수 사이의 부교감신경원에까지 이 어진다. 전신경절 교감신경원에서부터의 축삭이 전척추신경근과 백교통지 (white lami communicans)를 통해 척추주위 교감신경절(paravertebral sympathetic ganglia)로 가고, 이후 척추주위 교감신경연쇄신경절(sympathetic chain ganglia)과 연접을 형성하거나 연접하지 않고 바로 복강신경절(celiac ganglia), 상장간막신경절(superior mesenteric ganglia), 하장간막신경절(inferior mesenteric ganglia)과 같은 해당하는 전척추신경절에서 연접을 형성하게 된다. 이후 후신경절(postganglionic) 섬유는 말초신경을 통해 각각의 장기에 신경지배하 게 된다.

부교감신경의 전신경절 신경원은 뇌간과 제2천수와 제4천수 사이에 위치 한다. 뇌간에서 시작되는 부교감신경계는 미주신경을 통해 신체 각 부위의 부 교감신경성 통제를 한다. 천수부에 있는 부교감신경의 전신경절 신경원은 골 반신경을 통해 방광과 원위부 대장 등의 해당 장기에 인접하여 위치하는 후신 경절 신경원에 간다.

[참고 및 추천 문헌]

1. 고현윤, 김기림, 김학진. 척수 원추 말단부 위치의 정상 변이. 대한재활의학회지 1998;22:1040-3.
2. 고현윤, 신희석, 오민균. 척수손상의 재활. In: 한태륜, 방문석, 정선근, editors. 재활의학. 서울: 군자출판사; 2014. p747-88.
3. Barson AJ. The vertebral level of termination of the spinal cord during normal and abnormal development. J Anat 1970;106:489-97.
4. Bican O, Minagar A, Pruitt AA. The spinal cord: a review of functional neuroanatomy. Neurol Clin 2013;31:1-18.
5. Breig A, el-Nadi AF. Biomechanics of the cervical spinal cord. Relief of contact pressure on and overstretching of the spinal cord. Acta Radiol Diagn (Stockh) 1966;4:602-24.
6. Breig A, Turnbull I, Hassler O. Effects of mechanical stresses on the spinal cord in cervical spondylosis. A study on fresh cadaver material. J Neurosurg 1966;25:45-56.

7. Cho TA. Spinal cord functional anatomy. Continuum (Minneap Minn) 2015;21:13-35.

8. Clifton GL, Coggeshall RE, Vance WH, Willis WD. Receptive fields of unmyelinated ventral root afferent fibres in the cat. J Physiol 1976;256:573-600.

9. Coppola AR. "Cruciate paralysis": a complication of surgery. South Med J 1973;66:684.

10. Craw CH. The distribution of the nerve cells in the ventral columns of the spinal cord. J Comp Neurol 1928;45:283-99.

11. Dumitru D, Lang JE. Cruciate paralysis. Case report. J Neurosurg 1986;65:108-10.

12. Elliott HC. Studies on the motor cells of the spinal cord, I. Distribution in the normal human cord. Am J Anat 1942;70:95-117.

13. Holmes A, Han ZH, Dang GT, Chen ZQ, Wang ZG, Fang J. Changes in cervical canal spinal volume during in vitro flexion-extension. Spine (Phila Pa 1976) 1996;21:1313-9.

14. Keegan JJ, Garrett, F. D. The segmental distribution of the cutaneous nerves in the limbs of man. Anat Rec 1948;102:409-37.

15. Kellgren JH. On the distribution of pain arising from deep somatic structures with charts of segmental pain areas. Clin Sci 1939;4:35-46.

16. Murthy NS, Maus TP, Behrns C. Intraforaminal location of the great anterior radiculomedillary artery (artery of Adamkiewicz): a retrospective review. Pain Medicine 2010;11:1756-64.

17. Nijenhuis RJ, Mull M, Wilmink JT, Backes WH. MR angiography of the great anterior radiculomedullary artery (Adamkiewicz artery) validated by digital substraction angiography. AJNR Am J Neuroradiol 2006;27:1565-72.

18. Novy J, Carruzzo A, Maeder P, Bogousslavsky J. Spinal cord ischemia. Arch Neurol 2006;63:1113-20.

19. Rubin MN, Rabinstein AA. Vascular diseases of the spinal cord. Neurol Clin 2013;31:153-81.

20. Tomlinson BE, Irving D, Rebeiz JJ. Total numbers of limb motor neurones in the human lumbosacral cord and an analysis of the accuracy of various sampling procedures. J Neurol Sci 1973;20:313-27.

21. Turnbull IM, Brieg A, Hassler O. Blood supply of cervical spinal cord in man. A microangiographic cadaver study. J Neurosurg 1966;24:951-65.

22. Zhang S, Wadhwa R, Haydel J, Toms J, Johnson K, Guthikonda B. Spine and spinal cord trauma: diagnosis and management. Neurol Clin 2013;31:183-206.

[참고 서적]

1. Altman J, Bayer SA. Development of the human spinal cord: an interpretation based on experimental studies. 1st ed. New York: Oxford University Press, 2001.

2. Byrne TN, Benzel EC, Waxman SG (editors). Diseases of the spine and spinal cord. Oxford: Oxford University Press; 2000.

3. Chhabra HS (editor). ISCoS Textbook on Comprehensive Management of Spinal Cord injuries. New Delhi: Wolters Kluwer; 2015.

4. Fehlings MG, Vccaro AR, Roakye M, Rossignol S, Ditunno JF, Burns AS (editors). Essentials of Spinal Cord Injury: Basic Research to Clinical Practice. New York: Thieme; 2013.

5. Flint G, Rusbridge C (editors). Syringomyelia, a disorder of CSF circulation. London: Springer; 2014.

6. Hattingen E, Klein JC, Weidauer S, Vrionis F, Setzer M (editors). Diseases of the Spinal Cord. Heidelberg: Springer; 2015.

7. Holtz A, Levi R. Spinal Cord Injury. Oxford: Oxford University Press; 2010.

8. Kirshblum S, Campagnolo DI (editors). Spinal Cord Medicine. 2nd ed. Philadelphia: Wolters Kluwer, Lippincott, Williams & Wilkins; 2011.

9. Lin VW (editor). Spinal cord medicine. Principles and practice. 2nd ed. New York: Demosmedical; 2010.

10. Pierrot-Deseilligny E, Burke D. The circuitry of the human spinal cord. Spinal and corticospinal mechanisms of movement. Cambridge: Cambridge University Press; 2012.

11. Sabharwal S. Essentials of spinal cord medicine. New York: Demosmedical; 2014.

12. Snell RS. Clinical neuroanatomy. 7th ed. Philadelphia: Wolters Kluwer; 2010.

13. Thron AK. Vascular anatomy of the spinal cord. Neurological investigations and clinical syndromes. New York: Springer-Verlag; 1988.

14. Vaccaro AR, Fehlings MG, Dvorak MF (editors). Spine and spinal cord trauma, evidence-based management. New York: Thieme Medical Publishers; 2011.

15. Watson C, Paxinos G, Kayalioglu G (editors). The Spinal Cord. A Christopher and Dana Foundation Text and Atlas. New York: Elsevier; 2009.

16. Willis WD, Coggeshall RE. Sensory mechanisms of the spinal cord. New York: Springer Science+Business Media; 1978.

17. Young RR, Woolsey RM (editors). Diagnosis and management of disorders of the spinal cord. Philadelphia: W. B. Saunders; 1995.

척추골절

04

척추골절

척추 골절을 유발하는 물리적 손상의 전형적인 기전은 굴곡, 신전, 회전, 압박의 4가지 부하이다. 이 4가지 방향의 부하를 기본으로 한 힘의 조합으로 만들어진 복합적인 운동에 의해 손상을 입게 된다(그림 4-1). 이들 외력에 의한 척추의 골절과 탈구, 이에 동반된 혈관과 척수 혈류의 손상, 인대 손상으로 인하여 다양한 임상증상과 결과를 초래하게 된다. 이의 결과로 이차적으로 척수에 대한 진탕(concussion), 타박(contusion), 열상이나 파열(laceration), 절단(transection) 등의 손상이 유발한다.

I. 손상기전에 따른 척추손상의 분류

위에 기술한 기본적인 물리적 손상의 기전인 기본 부하와 기본 부하의 조합으로 일차적으로 척추에 가해진 힘에 의한 손상 기전과 이로 인한 척추골절은 다음과 같다(표 4-1).

1. 굴곡손상

얕은 물에서의 다이빙 손상이나 오토바이 사고로 인한 손상이 굴곡손상의 예이다. 이로 인한 손상은 양측 척추후관절탈구(bilateral facet dislocation), 척추

A

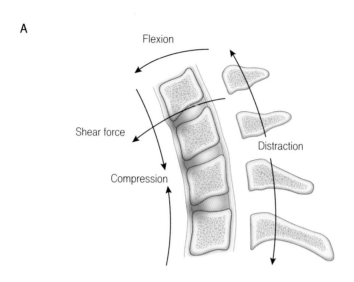

B

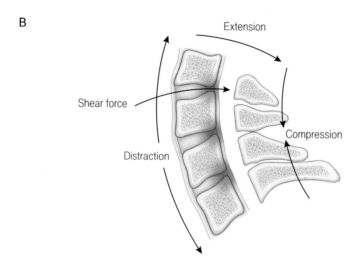

그림 4-1 척추골절을 유발하는 기본 부하. (A) 굴곡에 의해 앞쪽의 압박과 뒷쪽의 신연부하가, (B) 신전에 의해 압박과 부하가 반대로 가해지고 서로 반대방향의 전단력이 발생한다.

표 4-1 척추에 가해지는 부하와 골절

Primary loading	Injury mechanism	Spinal injury
Flexion	Diving injury, motorcycle injury	• Bilateral facet dislocation • Anterior wedge fracture • Flexion teardrop fracture • Anterior dislocation • Clay-Shoveler fracture
Extension	Fall of elderly person Hyperextension injury in a car accident	• Hangman's fracture • Hyperextension fracture-dislocation • Laminar fracture
Axial compression	Fall onto head or feet	• Jefferson fracture of atlas • Burst fracture • Uncinate process fracture
Flexion-rotation	Car rollover accident	• Unilateral facet dislocation
Flexion-distraction	Seat belt injury	• Chance fracture

체의 전방쐐기골절(anterior wedge fracture), 굴곡 눈물방울골절(flexion teardrop fracture), 전방탈구(anterior dislocation), Clay-Shoveler 골절 등으로 나타난다. 양측 척추후관절탈구는 하관절돌기후관절면이 아래 척추의 상관절돌기후관절에 빗겨 있거나 개구리가 타고 있는 듯한(leapfrog) 형상으로 후관절 잠김(locked facets)으로 보인다. 상하 척추가 50% 이상 탈구되어 있으면 양측 후관절탈구라고 하고, 전종인대와 후종인대, 척추후관절낭이 모두 손상되었음을 시사한다. 전방쐐기골절은 안정골절인 경우가 많고, 50% 이상의 압박골절이면 후종인대 손상과 굴곡 불안정을 동반한다. 굴곡 눈물방울골절의 경우, 제2경추에서 가장 잘 발생하며 척추체의 앞쪽 하방구석에 잘 생긴다. 이 경우 보이는 골절은 경미해 보이지만 심한 인대손상을 동반하고 나머지 척추체 전체가 뒤로 척추관으로 밀려 심한 척수손상을 유발할 수 있다. Clay-Shoveler 골절은 하부 경추의 극골기에 생기는 견열골절(avulsion fracture)이며 안정 골절이다.

2. 신전골절

차량 충돌사고로 두부가 창문을 치거나 노인이 마루에서 넘어져 다칠 경우 턱이나 이마가 먼저 닿아서 발생하는 흔한 손상의 형태이다. 과신전으로 인한 과신전 골절과 탈구된 척추체와 후종인대가 집히거나 후궁에 의해 척수가 집혀 손상된다. 이 경우의 척수손상은 중심척수증후군으로 나타나기 쉽다. 외상성 척추전방전위증(Hangman's fracture)으로 나타나면 제2경추의 관절간부(pars interarticularis)의 양측 골절에 의한 것이다. 다행히 이 부위에는 척추관의 직경이 넓어서 척수손상은 경미할 수 있다. 신전눈물방울골절의 경우에는 제2경추를 잘 침범하는 굴곡눈물방울골절과 달리 하부 경추에 일어나며 골절부위도 척추체의 상부 면에 위치한다. 기타 신전손상에 의해 척추후관절 탈구를 동반하지 않은 후궁골절이나 추간판 앞쪽이 넓어진 양상의 손상을 보일 수도 있다.

3. 축압박손상

Jefferson 골절이나 파열골절의 형태로 나타난다. Jefferson 골절은 제1경추의 파열골절로 전방과 후방 궁이 손상된 것이다. 횡인대(transverse ligament)가 손상되지 않으면 대개 신경학적 증상이나 불안정성이 없다. 개구상(open mouth view)이나 CT에서 제1경추와 제2경추 사이가 7 mm 이상 벌어지면 횡인대 손상이 있다는 것을 시사한다. 파열골절은 CT에서 시상면으로 형성된 골절선이 관찰되고, 제12흉추와 제1요추 간의 골절에서 가장 흔한 골절이고 경추에서는 제5경추에서 발생하기 쉽다.

4. 굴곡-회전손상

차량사고로 차량이 굴러서 생기는 손상이 한 예이다. 일측 척추후관절탈구의 형태로 나타나며, 측면 사진에서 정렬이 어긋나 보이며 대개 안정 골절이어서 불완전 손상을 유발하거나 신경근 손상의 형태를 보인다.

5. 굴곡-신연손상

굴곡-신연(flexion-distraction) 손상에 의한 대표적인 골절이 Chance 골절이다. 대개 복부손상을 동반한 제1요추 또는 제2요추에서 척추체에 평행하게 생기는 불안정 골절이다.

6. 기타 손상

기타 손상기전에 의해 치돌기골절(odontoid fracture), 환축불안정(atlanto-axial instability)과 측부 굴곡손상에 의한 구상돌기골절(uncinate process fracture)을 들 수 있다. 치돌기골절은 골절부위에 따라 3개의 형태로 분류한다. 제2형 골절이 가장 불안정 손상이며 불유합의 가능성이 가장 크다. 제1경추와 제2경추 사이의 간격이 성인에서 3 mm, 소아에서 5 mm 이상이면 환축불안정이 있다고 판단한다.

회전 또는 비틀림 손상으로 인한 척수손상 시 경동맥과 척추동맥 손상이 동반되면 사망하거나 뇌손상을 동반할 수 있다. 경동맥은 하부 경추와 상부 흉추에 의한 압박이나 C1 부위에서 경동맥결절(carotid tubercle)에 인접한 내경동맥이 손상될 수 있다. 척추동맥은 쇄골하동맥(subclavian artery)이나 대동맥궁(aortic arch)에서 나와 바로 C6 횡돌기공(transevere foramen)으로 들어가 C1에서 후두개 관절돌기(occipital condyle) 아래에서 대공(foramen magnum)으로 들어간다. 과도한 회전이나 굴곡 또는 신전 부하에 의해 척추동맥이 당겨지거나 압박되어 뇌허혈손상을 일으키게 된다. C6 부위에서의 척추동맥 손상이 많지만 후두개 관절돌기 부위에서도 같은 손상기전에 의한 척추동맥 손상이 발생할 수 있다(그림 4-2).

II. 척추의 안정성

척추의 안정성은 해부학적 이상과 임상적 증상을 고려하여야 하지만, 척추골절의 안정성에 대해서는 명확하게 정의되어 있지 않다. 일반적으로 시간 경

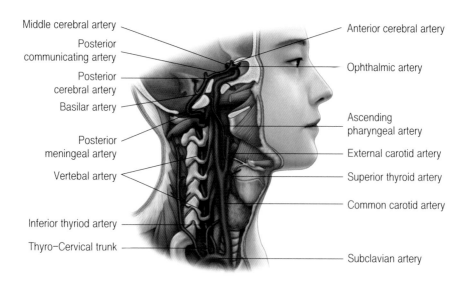

Middle cerebral artery

Posterior communicating artery

Posterior cerebral artery

Basilar artery

Posterior meningeal artery

Vertebal artery

Inferior thyriod artery

Thyro-Cervical trunk

Anterior cerebral artery

Ophthalmic artery

Ascending pharyngeal artery

External carotid artery

Superior thyroid artery

Common carotid artery

Subclavian artery

그림 4-2 척추동맥과 경동맥 도해. C6 부위와 후두개 관절돌기 부위인 검은(녹색) 부분에서 척추동맥이 손상되기 쉽다.

과에 따른 변형의 진행이나 신경학적 증상의 악화가 없는 상태를 안정성이 있는 상태로 정의한다.

경추의 경우 후두개 관절돌기(occipital condyle)골절이나, 제1경추, 제2경추 골절의 안정성은 골절형태에 의해 결정되지만, 제3경추에서 제7경추의 골절은 안정성에 대해 판단할 수 있는 근거의 정립이 더욱 모호하다. 그러나 White와 Panjabi의 2-주이론(two-column spine concept)(그림 4-3)에 대한 정의를 근거로 굴곡-신전사진에서 시상면에서의 각형성이 11° 이상이거나, 시상면 전이의 정도가 3.5 mm 이상이면 불안정 상태로 판단하기도 한다. 또 골절은 없지만 치돌기(odontoid process)와 C1의 거리가 성인에서 3 mm, 소아에서 5 mm 이상이면 C1-C2 불안정상태(atlantoaxial instability)가 있는 것으로 판단한다.

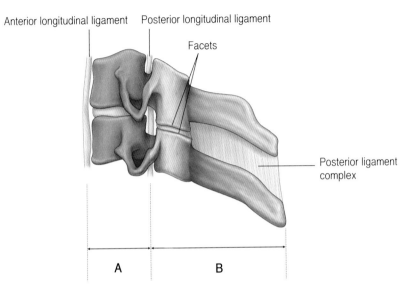

Anterior longitudinal ligament   Posterior longitudinal ligament

Facets

Posterior ligament
complex

A   B

그림 4-3 2-column spine concept. (A) anterior column, (B) posterior column

    한편 흉추와 요추의 경우 척추의 손상에 대한 불안정성 정도를 나타내는데 척추의 3-주이론(three-column spine concept)(그림 4-4)에 근거하여 판단한 다. 흉요추부 손상에 대한 생체역학적 연구와 임상적 경험을 토대로 Denis에 의하여 발표되었다. 전주(anterior column)는 전방 추체, 전종인대, 추간판의 전방 섬유륜으로 이루어져 있고, 중주(middle column)는 후방 추체, 후종인대, 추간판의 후방 섬유륜으로 구성되어 있다. 후주(posterior column)는 추궁, 극 상인대, 극간인대, 후관절낭, 황색인대를 포함한다. 3주 중 1개의 손상이 있으 면 안정손상으로, 2개 이상의 부위가 손상 있는 경우는 불안정한 것으로 판단 한다. 3주 중 1개의 손상이 중주에 있으면 항상 전주나 후주의 골절을 동반하 므로 불안정 골절로 분류한다. 척추골절의 Denis 분류법을 경추골절에 적용 하는 것은 적절치 않지만 하부 경추골절의 안정성 판단에 사용되기도 한다.

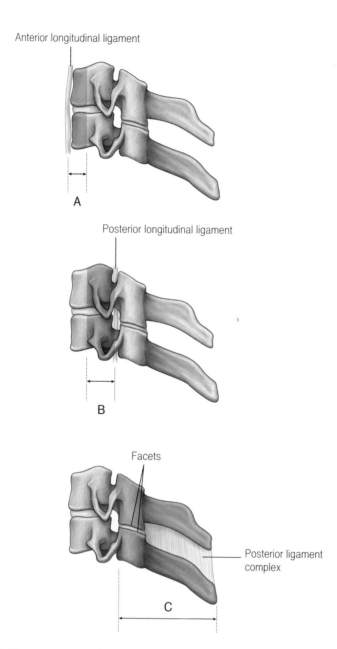

그림 4-4 Three-column spine concept. (A) anterior column, (B) middle column, (C) posterior column.

III. 부위별 척추골절

1. 상위 경추 골절

두개-환추-축추(C0-C2)의 손상은 골절과 인대손상의 부위에 따라 다양한 신경학적 증상이 나타날 수 있다. 경추골절에서 C0에서 C2에 이르는 부위의 손상이 15% 정도 차지하며, 그 중 C2(축추)의 단독 골절이 70% 이상이다. 17% 정도가 C1(환추)의 골절이지만 C1 골절이 있으면 약 반은 C2 골절을 동반한다. 전체 척추골절 중 C1의 골절이 1~3%에 지나지 않지만 20%는 사망하고, 대개 사고 현장에서 사망하게 된다. C1이나 C2 골절이 있는 상태에서 생존한 환자는 신경학적 손상이 없는 경우가 많다. 이것은 두개와 척추 접합부의 척추관의 직경이 다른 부위보다 넓기 때문이다. 상위 경추부에서 척수는 척추관 단면적의 50%를 차지하고 있으므로, 50% 이상의 척추관 침범이나 전위가 있지 않으면 신경손상이 발생하지 않을 가능성이 크다. 그러나 이 부위의 손상에 의해 척수손상이 있다면 사망할 가능성이 크다. 환추-후두개 탈구(atlanto-occipital dislocation)는 사망 가능성이 크며, 환자가 생존하게 되면 수술 고정하여야 한다. 견인치료는 신경학적인 악화를 유발할 위험이 매우 높으므로 하지 않는 것을 원칙으로 한다.

　C0-C1사이에는 관절면과 인대에 의한 연결상태가 유지되고 있으며 그 중 환추횡인대(transverse ligament of atlas)가 환추십자인대(cruciform ligament)의 상행부(ascending part)를 통해 간접적으로 후두개로 연결되는 연결이 안정성을 유지하는데 가장 큰 기능을 한다. 또 C1은 전체 척추 중 유일하게 척추체와 추간판을 가지고 있지 않은 척추이다. C1과 C2 사이의 안정성을 유지하는 데는 가장 중요한 것이 환추횡인대이고 치돌기에 대해 안전벨트와 같은 역할을 한다. 그리고 치돌기와 후두개를 연결하는 익상인대(alar ligament)가 안정성 유지에 중요하다(그림 4-5).

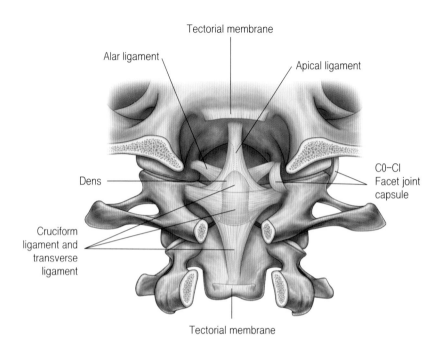

그림 4-5 후두개, C1, C2의 후면. 환추횡인대(transverse ligament), 십자인대(cruciform ligament), 익상인대(alar ligament)를 볼 수 있다.

2. 후두개 관절돌기 골절

후두개 관절돌기 골절(occipital condyle fracture)은 드문 손상이고, 일반방사선검사에서 발견하기 어렵다. 측부 굴곡 또는 회전력에 날개인대(alar liga-ment)의 손상을 동반하는 제3형의 손상일 경우에는 수술이 필요하다. 축부하손상에 의해 관절돌기의 골절(제1형)이나 두개저부 골절을 동반한 경우(제2형)는 안정 골절이어서 필라델피아 경추보조기나 SOMI를 사용하게 한다. 양측 후두개 관절돌기 골절일 경우에는 Halo-vest에 의한 고정이 필요하다(그림 4-6).

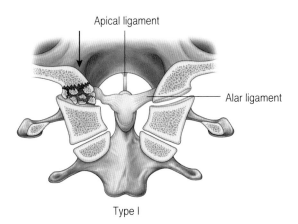

Type I

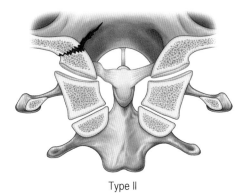

Type II

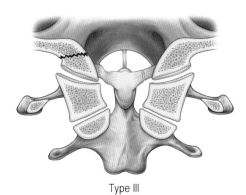

Type III

그림 4-6 후두개 관절돌기 골절. Type I, II, III

3. 환추 골절(atlas fracture)

과도한 수직 압박 부하에 의하여 환추의 파열골절이 발생할 수 있다. 골절은 환추의 고리 중 가장 약한 부분인 측부괴(lateral mass)의 전방과 후방에서 주로 일어난다(Jefferson 골절)(그림 4-7). 환추횡인대(transverse ligament of atlas)의 손상 여부에 따라 수술치료가 결정된다. Jefferson 골절의 경우 측부괴가 7 mm 이상(Spence distance)(그림 4-8) 옆으로 밀려나면 10~12주간 Halo-vest를 하지만, 그렇지 않으면 경성 경추보조기(hard collar)를 하고 경과를 관찰한다.

4. 치돌기 골절(odontoid fracture)

수직으로 작용하는 압박상태에서 굴곡력, 신전력 혹은 측부 굴곡력이 작용하여 발생한다. Anderson과 D'Alonzo 분류법에 의하면 제1형은 치돌기 첨단부의 견열골절(oblique fracture)이다. 제1형은 드물고, 제2형은 치돌기와 추체 사이에서 골절이 발생한 것으로 가장 흔한 형태이다. 제3형은 추체 내에서 골절이 생긴 것으로 상위 관절면을 침범한다(그림 4-9). 제2형 골절에서 5 mm 이하의 전이나 15° 이하의 각형성이면 halo를 착용하고, 그 이상의 심한 손상이면 수술고정의 적응증이 된다. 제3형 골절은 대개 halo를 착용하게 한다. 제2형 골절이 가장 불안정 손상이며 불유합의 가능성이 가장 크므로 50세 이상의 환자에서는 대개 수술고정을 한다.

5. 제2경추의 후궁골절(hangman 골절)

경추의 과신전력과 압박력이 작용하여 축추궁 협부(isthmus, pars interarticu-laris)의 골절을 유발한다. 이차적으로 작용하는 굴곡력에 의해 골절부의 각형성과 전위가 일어나면 전방전위증을 유발한다. Hangman 골절은 원칙적으로 수술을 하지 않아도 된다. Levine과 Edwards 분류에 의거하여 골절부의 각형성과 전이의 정도에 따라 제1형, 제2형, 제2A형, 제3형으로 분류하고(그림

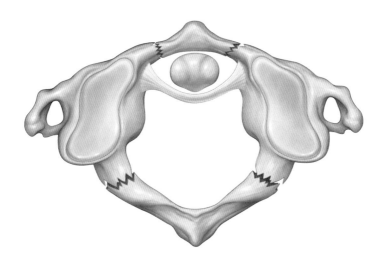

그림 4-7 Jefferson 골절. C1의 전궁(anterior arch)과 후궁이 모두 골절되어 있다.

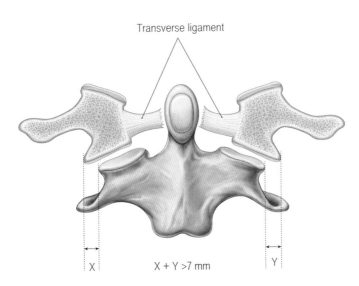

그림 4-8 C1의 측부괴(lateral mass)와 C1 위에서 양측으로 밀려 나간 거리의 합(Spence distance)이 7 mm 이상이면 C1의 횡인대가 파열된 것으로 본다.

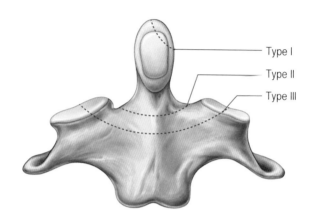

그림 4-9 치돌기 골절. Type I, II, III. 제1형(apical)과 제3형(basilar)은 일반적으로 골유합이 용이하여 안정화되지만, 제3형은 불안정 손상이고 유합의 가능성이 작아 수술을 요한다.

4-10), 제3형은 C1-C2 고정술이 필요한 경우이다. 제2경추체 분쇄골절인 경우에는 척추동맥 손상에 대한 검사를 하여야 한다(그림 4-11).

6. 하부 경추 골절

C3-C7부위의 경추부 손상은 흉요추부에 비해 외상에 의한 손상의 빈도가 높다. 하부 경추 골절은 형태에 따라 분류되어 있지는 않다. 여러 형태의 골절이 일어날 수 있지만, 의미 있는 경우를 들면 극돌기의 골절은 Clay-Shoveler 골절이라고 명하고, 특별히 치료가 필요하지 않은 골절이다. 척추후관절 탈구(facet joint dislocation)는 한쪽이나 양쪽에 생길 수 있으며, 굴곡-신연 손상으로 유발되고 상부관절돌기가 하부관절돌기 앞쪽에 위치하는 탈구이며, 실제 관절돌기의 골절이 있는 것은 아니다.

경추손상은 직접적인 외력에 의하여 발생하여 외력의 방향과 자세에 따라 결정되는 양상을 보이며 이송 도중 손상을 악화시킬 수 있다. 경추손상을 유발하는 기본적인 손상기전은 굴곡손상, 신전손상, 압박손상이며 회전력과 측부 굴곡력에 의하여 손상이 동반되는 경우가 많다(그림 4-12).

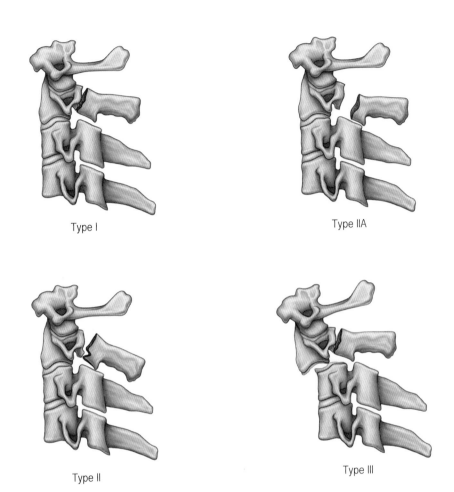

Type I

Type IIA

Type II

Type III

그림 4-10 Hangman 골절의 분류(Levin and Edwards classification)

1) 굴곡손상

두부 충돌 때의 감속손상에서 굴곡력에 의한 손상이 경추에 일어난다. 경추에 과도한 굴곡력이 작용할 때 발생할 수 있는 손상의 형태는 양측 후관절탈구, 단순압박골절, 굴곡 눈물방울골절(flexion teardrop fracture), Clay-

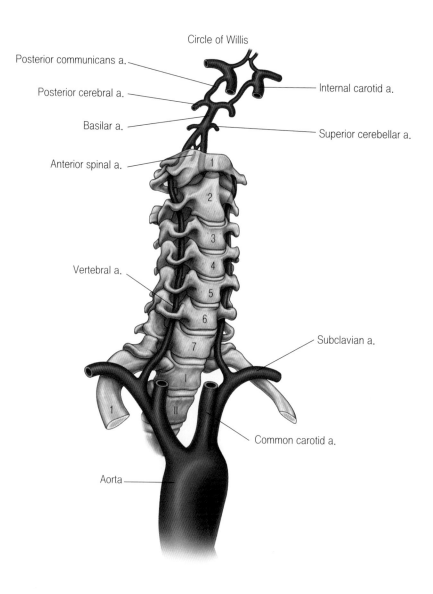

Circle of Willis

Posterior communicans a.

Posterior cerebral a.

Basilar a.

Anterior spinal a.

Vertebral a.

Internal carotid a.

Superior cerebellar a.

Subclavian a.

Common carotid a.

Aorta

그림 4-11 척추동맥의 주행 도해

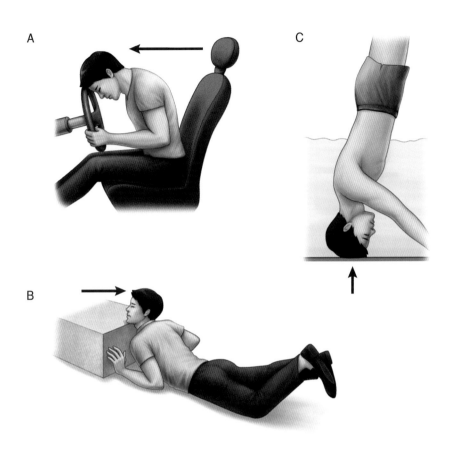

그림 4-12 척추의 기본 골절 기전. (A) 과굴곡손상, (B) 과신전손상, (C) 축압박손상

Shoveler 골절, 편측 후관절탈구 등이다. 경추 굴곡력에 의하여 척추의 전방
으로 압박력이, 후방으로 신연력(distractive force)이 생긴다. 경추의 굴곡손상
에서 가장 취약한 구조물은 극간인대와 후관절주위 인대를 포함한 후방 인
대복합체이다. 더 강한 외력이 작용하면 후종인대와 추간판의 손상도 동반
될 수 있다. 추간판과 인대손상이 있는 바로 위쪽 척추가 앞으로 전위하여 전
방탈구가 생길 수 있다. 전방탈구는 C5-C6 경추부에서 흔하다. 전방 추체에

작용하는 압박력은 쇄기골절(wedge fracture)을 포함한 단순압박골절을 유발할 수 있다.

　쇄기골절은 대체로 안정성 골절이며 신경학적 손상을 동반하지 않는 경우가 많다. 굴곡 눈물방울골절은 전방 추체에 압박력이 과도하게 작용하여 추체 골편의 일부가 떨어지는 것이다. 강한 외력이 척추의 시상면을 따라 작용하면서 인대손상이 동반되고 신경관 내로 골편 후방으로 전위되어 신경관 내로 들어와 척수를 압박하여 척수손상을 유발하게 된다. 이로 인한 불완전 손상일 경우에는 전척수증후군(central cord syndrome)의 임상양상을 보일 수 있다. C6-T1 극돌기의 견열손상에 의한 골절인 Clay-Shoveler 골절은 신경학적 이상을 동반하지 않는다. 또 두부를 회전시킨 상태에서 경추에 굴곡력이 작용하면 편측 후관절의 탈구나 아탈구가 생길 수 있다.

2) 신전손상

경추의 신전손상은 넘어져 턱이나 이마가 먼저 충돌할 때 발생한다. 또한 차량 추돌 시 후방 경부에서 전방으로 강한 힘이 가해져서 생기는 가속손상의 경우, 경추에 과신전력이 작용한다. 이 손상은 C4-C5 경추 부위에서 호발한다. 경추 신전손상의 대표적인 형태로 과신전탈구(hyperextension dislocation 또는 sprain), 신전 눈물방울골절(extension tear drop fracture), 후궁골절을 들수 있다. 척추가 과신전 상태가 되면 척추의 전방으로 신연력이, 후방으로 압박력이 작용한다. 이 결과로 해당 척추 분절에 뼈와 인대 구조의 손상이 발생한다. 전방 신연력에 의하여 전종인대, 추간판이 손상되고, 후방 압박력에 의하여 황색인대가 척추관 쪽으로 두꺼워져 척수손상이 생길 수 있다. 즉 전방의 인대에서부터 시작하여, 중간, 후방의 인대가 차례로 손상되고 상위 척추가 후방으로 탈구된다. 척수는 상위 척추의 후하연과 하위 척추의 척추궁 사이에서 압박된다. 이를 과신전탈구라고 하며 불완전 손상일 경우 중심척수증후군의 형태로 나타나기 쉽다. 과도한 전방 추체의 신연력은 전종인대의 파열과 전방 추체의 견열골절인 신전 눈물방울골절을 일으킬 수 있다. 신전력에 의한 후주의 압박으로 후궁골절이 발생하기도 한다.

3) 압박손상

경추에 축방향의 힘이 가해질 때 파열골절이 생길 수 있다. 다이빙 손상에서 잘 발생하며, C4-C6 파열골절이 흔하다. 추체 분쇄골절에서 후방으로 척추관에 이동하는 골편에 의하여 척수손상이 발생한다. 압박력에 굴곡력과 신전력 등이 동반되면 다양한 양상의 척추 골절이 유발될 수 있다.

7. 흉요추 골절

경추에 비해 흉추나 요추는 후방의 인대구조가 강하고 척추후관절이 크기 때문에 안정성을 유지하는데 유리하다. 또 늑골과 흉골, 척추가 큰 점도 안정성에 유리한 해부학적 특성을 가지고 있다. 그러므로 흉추와 요추는 골절이 있어도 탈구를 동반하는 경우가 상대적으로 적은 편이다. 여러 흉추와 요추의 골절을 분류하는 방안들이 제시되어 있다. 가장 많이 사용되는 분류법이 Denis의 3-주이론과 Magerl의 2-주이론(two column spine concept)에 근거한 골절분류이다. 표 4-2에 Denis의 3-주이론에 근거한 골절의 형태가 요약되어 있다.

1) 압박골절

척추에 굴곡 부하가 가해져 척추체의 전방에 국한된 압박력이 작용하면 쐐기골절이 발생한다. 이 경우 대부분 후방 척추체와 후종인대는 손상을 받지 않는다. 그러나 부하가 심하여 추체 압박이 50% 이상인 경우 후주손상이 동반될 수 있다. 후주손상은 손상이 없는 중주가 축의 역할을 하여 생긴 신연력에 의하여 발생한다. 즉 전주의 손상이며 중주의 손상은 없는 상태이다.

2) 방출골절

방출골절은 축성 압박 부하에 의해 발생하며, 정상적인 흉요추부의 후만에 의하여 굴곡 모멘트가 함께 가해진다. 전주와 중주의 손상이 있으며, 축부하의 정도가 심하면 추체가 심하게 파열되고 골편의 후방전위와 후궁골절이 발

표 4-2 Denis three-column fracture classification

Fracture type	Injured column
1 Compression fracture	Anterior column compression
2 Burst fracture Type A: fracture of both endplates Type B: fracture of the upper endplate Type C: fracture of the lower endplate Type D: burst fracture with rotation Type E: lateral burst fracture	Anterior and middle column injury
3 Seat-belt type injuries Type A: one-level damage Type B: two-level damage	Middle and posterior column injuries
4 Fracture-dislocation injuries Type A: flexion rotation type Type B: shear type Type C: flexion-distraction type	Anterior, middle and posterior column injuries

생되기도 한다.

3) 안전벨트 손상(굴곡-신연손상)

안전벨트형 골절(seat-belt type injury)(그림 4-13)은 어깨띠가 없는 안전벨트를 착용한 상태에서 급격한 감속손상으로 흉요추의 굴곡축이 안전벨트나 복벽으로 전방 이동하여 발생한다. 이때 척추는 강한 신연력을 받게 되므로 파열되고, 주로 중주와 후주가 심하게 손상된다. 척추에 가해진 굴곡-신연력에 의하여 극돌기와 신경궁을 지나 척추체로 확장되는 수평견열(horizontal split)이 생긴 경우를 Chance 골절(그림 4-14)이라고 한다.

4) 골절-탈구손상

척추에 작용하는 굴곡력, 회전력, 전단력, 신연력, 혹은 이들의 조합에 의한 외력으로 삼주 전체의 손상을 유발한다. 굴곡-회전손상은 굴곡에 의한 전방 압박력, 후방 신연력과 함께 회전력이 작용하여 삼주 모두에 영향을 준다. 전

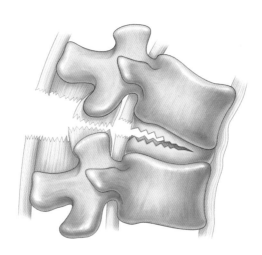

그림 4-13 안전벨트형 골절(One-level damage of seat-belt type injury). 후주의 인대구조와 후종인대, 추간판에 이르는 수평골절이다.

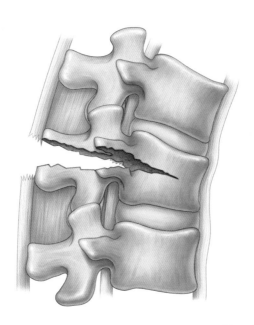

그림 4-14 Chance 골절. 극상돌기, 척추후궁, 척추체에 걸친 수평골절이다.

방 압박골절을 동반한 골절-탈구, 전종인대손상, 추간판파열, 추체의 수평절편골절(slice fracture), 후궁골절이 생길 수 있다. 척추와 수평 혹은 사선으로 가해지는 전단력에 의하여 골절-탈구가 발생할 수 있다. 몸통의 하방이 고정된 상태에서 척추의 가동부가 전단력을 받으면 파열골절과 함께 심한 신경학적 이상이 생길 수 있다. 굴곡-신연손상이 더 진행된 형태로 상부 척추의 전방전위가 나타날 수 있다.

8. 천추 골절

천추골절은 골절의 방향에 따라 수직골절(vertical), 사위골절(oblique), 횡골절(transverse)로 분류하며, 모두 안정성 골절이다.

[참고 및 추천 문헌]

1. 고현윤, 신희석, 오민균. 척수손상의 재활. In: 한태륜, 방문석, 정선근, editors. 재활의학. 서울: 군자출판사; 2014. p747-88.
2. Anand N, Vaccaro AR, Kim MR, Lee JY, Arnold P, Harrop JS, et al. Evolution of thoracolumbar trauma classification systems: assessing the conflict between mechanism and morphology of injury. Top Spinal Cord Inj Rehabil 2006;12:70-8.
3. Breig A, el-Nadi AF. Biomechanics of the cervical spinal cord. Relief of contact pressure on and overstretching of the spinal cord. Acta Radiol Diagn (Stockh) 1966;4:602-24.
4. Breig A, Turnbull I, Hassler O. Effects of mechanical stresses on the spinal cord in cervical spondylosis. A study on fresh cadaver material. J Neurosurg 1966;25:45-56.
5. Jackson RS, Banit DM, Rhyne AL, Darden BV. Upper cervical spine injuries. J Am Acad Orthop Surg 2002;10:271-80.
6. Menezes AH, Traynelis VC. Anatomy and biomechanics of normal craniovertebral junction (a) and biomechanics of stabilization (b). Childs Nerv Syst 2008;24:1091-100.
7. Shedid D, Benzel EC. Cervical spondylosis anatomy: pathophysiology and biomechanics. Neurosurgery 2007;60:S7-13.
8. Sundgren PC, Philipp M, Maly PV. Spinal trauma. Neuroimaging Clin N Am 2007;17:73-85.
9. Sweeney PJ. Clinical evaluation of cervical radiculopathy and myelopathy. Neuroimaging Clin N Am 1995;5:321-7.
10. Zhang S, Wadhwa R, Haydel J, Toms J, Johnson K, Guthikonda B. Spine and spinal cord trauma: diagnosis and management. Neurol Clin 2013;31:183-206.

[참고 서적]

1. Buchanan LE, Nawoczenski DA (editors). Spinal cord injury-concepts and management approaches. Baltimore: Williams & Wilkins; 1987.

2. Byrne TN, Benzel EC, Waxman SG (editors). Diseases of the spine and spinal cord. Oxford: Oxford University Press; 2000.

3. Chhabra HS (editor). ISCoS Textbook on Comprehensive Management of Spinal Cord Injuries. New Delhi: Wolters Kluwer; 2015.

4. Fehlings MG, Vccaro AR, Roakye M, Rossignol S, Ditunno JF, Burns AS (editors). Essentials of Spinal Cord Injury: Basic Research to Clinical Practice. New York: Thieme; 2013.

5. Harrison P. Managing spinal injury: critical care. The international management of people with actual or suspected spinal cord injury in high dependency and intensive care unit. London: The Spinal Injury Association; 2000.

6. Holtz A, Levi R. Spinal Cord Injury. Oxford: Oxford University Press; 2010.

7. Kirshblum S, Campagnolo DI (editors). Spinal Cord Medicine. 2nd ed. Philadelphia: Wolters Kluwer, Lippincott, Williams & Wilkins; 2011.

8. Lee BY, Ostrander LE (editors). The spinal cord injured patient. 2nd ed. New York: Demos; 2002.

9. Lin VW (editor). Spinal cord medicine. Principles and practice. 2nd ed. New York: Demosmedical; 2010

10. Sabharwal S. Essentials of spinal cord medicine. New York: Demosmedical; 2014.

11. Vaccaro AR, Fehlings MG (editors), Dvorak MF. Spine and spinal cord trauma, evidence-based management. New York: Thieme Medical Publishers; 2011.

척수쇼크

05

척수쇼크

1896년 Babinski에 의해 Babinski sign이 소개되면서 신경학의 일대 전기를 맞이 하였고, 1996년은 Babinski sign 100주년이었다. 그 해 행해진 Ko 등의 척수쇼크 동안 반사 변천에 관한 연구는 Babinski sign 100주년이 계기가 되어 척수쇼크에 대한 불명확한 정의와 현상 관찰의 불분명한 점, 기전과 임상적 의의에 대한 논란 등을 배경으로 시행되었다. 일찍이 1470년 Botticelli의 작품인 'Virgin and child with 2 angels'에 Babinski sign을 잘 묘사해 놓기도 하였다. 척수쇼크에 대한 정의와 임상적 의의는 Babinski sign을 중심에 두고 이전의 반사와 이후의 반사의 발현시기, 발현양상이 주된 관심이라고 해도 과언이 아니다(그림 5-1).

척수쇼크(spinal shock)는 척수의 급성 손상으로 신경학적 손상부위 아래 부위에서 유발되는 반사기능의 일시적 상실이나 감소 상태를 말한다. 보통 척수쇼크는 외상으로 인한 척수손상에서 유발된다고 하지만, 척수손상이 갑작스럽게 일어난 경우에 척수쇼크가 유발되고, 서서히 진행되는 척수의 손상은 척수쇼크를 유발하지 않거나 척수쇼크의 기간이 매우 짧다. 지금까지 알려진 척수손상으로 인한 척수쇼크의 일반적인 신경학적 양상은 척수의 손상이 급격히 일어날수록, 척수손상의 정도가 심할수록 척수쇼크가 심하다고 한다.

또한 척수손상 부위의 상부 척수절의 반사기능도 심하게 손상 당하게 된다. 이는 Schiff-Sherrington phenomenon으로 설명되고 있다. 척수쇼크에서

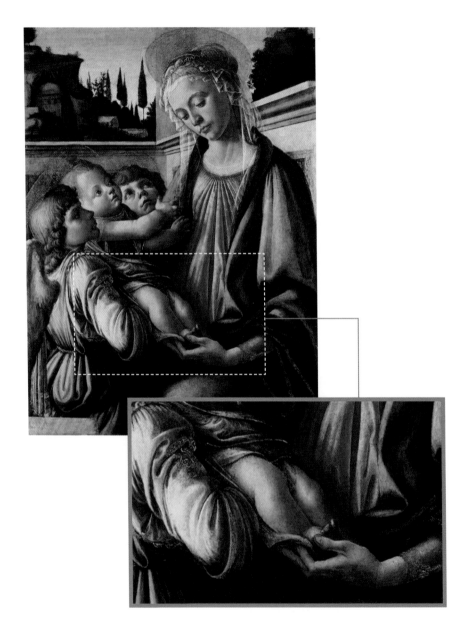

그림 5-1 'Virgin and child with 2 angels' by Botticelli in 1470. 아이의 우측 발에 전형적인 Babinski sign을 유발시키는 것을 묘사하고 있다.

벗어나는 시기를 결정하는 기준에 대해서도 많은 논란이 있다. 일반적으로는 척수손상 후에 있을 것으로 예측은 되지만 척수손상으로 일시적으로 상실되었던 반사기능이 회복되는 시기를 기준으로 한다. 일반적으로 합의된 의견을 보이는 부분은 경직이 발현되고, 교감신경 긴장도가 회복되고, 천수부 교감신경 긴장도가 나타나고, 체온조절기능이 향상되면 척수쇼크에서 벗어난 것으로 인정하게 된다. 또 교감신경 반사와 긴장도는 골격근의 긴장도와 유사한 회복을 보이지만 부교감신경 긴장도나 반사는 회복이 더 느린 경향이 있다. 그럼에도 불구하고 최초로 반사기능이 출현하는 시점으로 정의할 것인지, 아니면 모든 반사기능이 회복되었을 때로 정의할 것인지 등 논란이 있고 명확하게 정의되어 있지 않다. 또 회복의 대상으로 판단하여야 할 반사기능을 체성반사에 한정하여야 할 것인지, 자율신경계 반사의 회복도 고려하여야 할 것인지 등 연구되어 결정되고 정의되어야 할 부분이 많이 남아있다.

지금까지 척수쇼크에 대한 연구가 많이 진행되어 왔지만 그 원인이 명확하지 않으며, 척수쇼크와 관련된 신경학적 증상의 변화와 척수쇼크로부터 회복 양상, 운동기능 등 신경학적 증상의 정도, 회복과의 관계, 기타 기능적 예후와의 연관성에 대해서는 아직 연구가 이루어져야 할 부분이다. 지금까지 척수쇼크에 대한 정의는 불명확하지만, 척수쇼크는 척수손상 후 발생되는 일시적인 반사기능의 억제 또는 상실기라고 포괄적으로 정의되어 있다.

척수쇼크는 1750년 Whytt에 의해 처음 기술되고, 이후 1841년 Hall 등에 의해 이어 척수쇼크나 척수쇼크을 의미하는 기술이 있어 왔다. 1890년 Bastian에 의한 정의에서 척수쇼크는 척수가 완전 절단된 상태에서 손상부위 이하의 척수를 통한 반사궁이 보존되어 있음에도 불구하고 발생하는 건반사와 근육의 긴장도가 영구적으로 상실될 뿐만 아니라, 감각과 운동 기능도 영구적으로 상실되는 상태라고 하였다. 그 후 20세기에 들어 Sherrington 등의 학자에 의해 Bastian에 의한 영구적 반사기능의 상실이 일시적인 상실 현상이라고 재정의되었다. 지금까지의 척수쇼크에 대한 기전은 Sherrington 등에 의해 제안된 척수절단 후 하부 척수에 대한 하행성 척수상부 신경로(descending supraspinal tract)에 의한 촉진성 영향이 갑자기 상실되어서 나타나는 반사기능의 억제라고 이해되고 있다. 하등동물에서는 하행성 정보전달이 주로 망상척수로(reticulospinal tract)와 전정척수로(vestibulospinal tract)를 통해 전해지지만, 고등동물일수록 피질척수로에 의한 영향이 크다. 그러므로 척수쇼크는 고등동물일수록 더 심하게 나타난다.

이전의 연구에서 언급한 바를 요약하면 척수쇼크가 있고 이후 회복될 때는 족저반응이 가장 먼저 나타나는 경우가 많고, 반사기능이 순차적으로 나타나는 경향이 있고, 심부건반사에 비해 피부반사의 회복이 빠르고, 방광반사의 회복은 피부반사와 심부건반사 이후에 회복된다고 정리할 수 있다.

서두에서 기술한 바와 같이 척수쇼크는 서서히 진행되는 압박손상으로는 유발되지 않는다. 예를 들어 척추관 협착증이 심한 노인에서 척추성 척수증(spondylotic myelopathy)이 생기면 반사기능의 회복이 빠르거나 반사기능의 소실이 없을 수 있다. 척수쇼크는 손상의 속도가 빠를수록, 손상의 정도가 심할수록 더 현저하다. 일반적으로 Guttmann 등을 비롯한 옛 학자들이 관찰한 바와 같이 척수손상 후 근위부에서 원위부의 척수절 반사 순으로 소실되며, 경수손상에서 흔히 음경해면체근반사(bulbocavernosus reflex)나 항문반사(anal reflex) 등의 하부 천수절의 반사가 손상 후 남아 있게 된다고 한다. 그러나 명확하지는 않으며, 척수손상 후 바로 음경해면체근반사가 관찰되었다면 손상 후에도 지속되고 있는 반사인지, 손상 후 없어졌다가 회복된 반사인지도 불분명하다.

척수손상 후 소실되는 반사의 순서, 종류와 시간이 경과함에 따라 다시 출현하는 반사기능의 순서, 특징 등은 glycine과 같은 신경전달물질, 긴장성 척수상부 촉진신호의 제거(withdrawal of tonic supraspinal facilitation), 방추운동신경억제(fusimotor depression), 분절억제의 증가(increased segmental inhibition) 등의 여러 기전으로 설명되고 있다. 척수쇼크 기간에 신경원의 과다분극(hyperpolarization)으로 인한 연접이전억제(presynaptic inhibition)로 척수의 단연접성 또는 다연접성 반사궁이 차단된다. 이 과다분극은 칼륨의 과도한 축적으로 유발된 결과라는 가설이 있다. Schiff-Sherrington 현상으로 알려진 바와 같이 척수손상 후 손상 당하지 않은 상부의 척수절 반사기능이 없어지는 현상은 초기에는 손상부위에 인접한 척수절의 타박상이나 척수 내부 경로의 손상에 의한 신경학적 현상으로 이해되고 있다.

임상적으로 척수쇼크는 수일에서 수주 간 지속한다고 하지만, 폐혈증이나 전신 상태가 좋지 않으면 더 오랜 기간 동안 지속되는 경향을 보인다. 척수손 상으로 모든 반사 기능이 동시에 소실되는 것은 아니다. 대부분의 반사 기능은 어느 정도의 기간에 걸쳐 소실된다. 이는 손상 하부의 척수와 연접하는 후근신경절세포가 일정 기간 흥분과 전도성을 유지하기 때문이라고 한다. 척수 쇼크 기간 동안 초기에 발현되는 반사는 강한 자극이 필요하고, 빨리 피로해 지는 경향을 보인다. 근방추반사(muscle spindle reflex)는 하부 척수절에서 상 부 척수절의 순으로 반사기능이 회복되는 양상을 보인다. 그러나 기타 피부반 사나 자율신경 반사기능의 회복은 전형적인 분절 순서를 가지고 있지는 않다.

1952년에 Guttmann은 인간에서 척수손상 후 반사기능의 회복양상은 매 우 다양하며, 그 중 음경해면체근반사와 항문반사가 가장 초기에 발현된다고 하였다. 이 보고는 5명의 환자를 관찰한 매우 한정된 현상을 보고한 것이다. Guttmann에 의한 척수손상 후 반사기능은 상위 척수절 반사부터 시작하여 하위 척수절의 반사의 순으로 소실 되었다가, 회복될 때는 반대의 순으로 회 복된다고 정리되어 있다. 실제 관찰해 보면 대체로 처음 발현되는 반사는 지 연성 족저반사(delayed plantar reflex)이고, 이어서 족저반사가 배굴로 전환된 다. 이후 발목반사와 무릎반사가 나타난다. 그러나 심부건반사에 비해 고환거 근반사(cremasteric reflex)와 같은 피부반사가 더 조기에 나타난다. 배뇨근반사 와 같은 자율신경반사는 더 지연되어 나타난다. 이러한 대강의 경향도 개인에 따른 차이가 커 전형적이지 않다. 일반적으로 척수쇼크 중 반사기능은 다연접 피부반사(mulisynaptic cutaneous reflexes)-희소연접체성반사(oligosynaptic so-matic reflexes)-단연접반사(monosynaptic reflexes)-교감신경반사(sympathetic delivered reflexes)-부교감신경반사(parasympathetic delivered reflexes)의 순서 로 회복되는 경향을 보이고 있다.

그럼에도 불구하고 척수손상 24시간 이내부터 반사기능 회복의 양상을 관 찰한 연구에서는 척수쇼크 기간 동안 지연성 족저반사가 가장 먼저 나타나는 경향이 뚜렷하고, 반사기능의 회복이 원위부-근위부 순으로 일정한 분절 순서적인 회복 특징을 보이지 않는다고 하였다. 또한 피부반사나 다연접반사로 추정되는 반사의 억제강도가 단연접 심부건반사에 비해 약해서 회복이 빠르다고 하였다(그림 5-2, 5-3). 2004년 Ditunno 등은 척수쇼크 기간의 반사기능의 회복 양상을 기간별 특징을 기준으로 1기-4기까지의 기간을 설정하였다. 1기는 24시간 이내의 기간으로 반사가 소실되거나 억제된 시기이고, 2기는 3일까지의 기간으로 반사의 회복이 시작되는 시기로, 3기는 4주 또는 1개월간의 기간이며 반사기능 항진을 보이는 초기로, 이후는 반사기능 항진과 경직이 있는 반사기능 회복이 성숙된 시기로 구분하였다(그림 5-4).

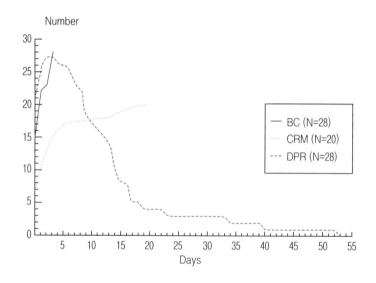

그림 5-2 척수쇼크 기간 중 완전손상 환자에서의 음경해면체근반사(bulbocavernosus reflex), 고환거근반사(cremasteric reflex), 지연성 족저반사(delayed plantar reflex)의 발현 양상. 지연성 족저반사가 가장 먼저 나타나고, 음경해면체근반사와 고환거근반사가 이어서 나타나며, 손상 수일 내 모두 나타나게 된다.

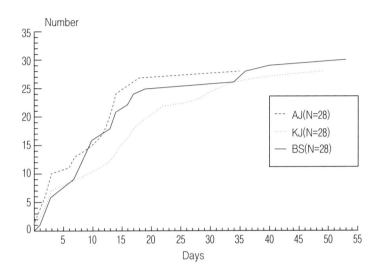

그림 5-3 완전손상 환자에서 척수쇼크 기간 중의 Babinski, ankle jerk, knee jerk의 발현양상. 각 반사들 간의 기간에 따른 발현 순서의 차이가 뚜렷하지 않다.

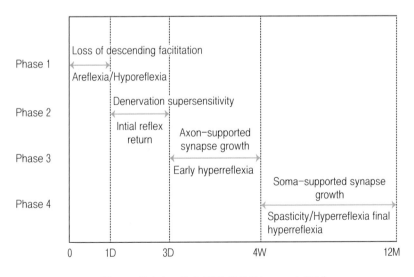

그림 5-4 척수쇼크의 4-단계 요약(Ditunno J, 2004)

[참고 및 추천 문헌]

1. 고현윤, 신희석, 오민균. 척수손상의 재활. In: 한태륜, 방문석, 정선근, editors. 재활의학. 서울: 군자출판사; 2014. p747–88.
2. Ashby P, Verrier M, Lightfoot E. Segmental reflex pathways in spinal shock and spinal spasticity in man. J Neurosurg Psychiatry 1974;37:1352–60.
3. Atkinson PP, Atkinson JLD. Spinal Shock. Mayo Clinic Proceedings 1996;71:384–9.
4. Ditunno JF, Little JW, Tessler A, Burns AS. Spinal shock revisited: a four-phase model. Spinal Cord 2004;42:383–95.
5. Guttmann L. Studies on reflex activity of the isolted cord in spinal man. J Nerv Ment Dis 1952;116:957–72.
6. Ko HY, Ditunno JF, Graziani V, Little JW. The pattern of reflex recovery during spinal shock. Spinal Cord 1999;37:402–9.
7. Little JW. Serial recording of reflexes after feline spinal cord transection. Exp Neurol 1986;93:510–21.
8. Nacimiento W, Noth J. What, if anything, is spinal shock? Arch Neurol 1999;56:1033–5.
9. Silver JR. Early autonomic dysreflexia. Spinal Cord 2000;38:229–33.
10. Simpson Jr RK, Robertson CS, Goodman JC. The role of glycine in spinal shock. J Spinal Cord Med 1996;19:215–24.
11. White RJ, Likavec MJ, Spinal shock-spinal man. J Trauma 1999;56:979–80.

[참고 서적]

1. Byrne TN, Benzel EC, Waxman SG (editors). Diseases of the spine and spinal cord. Oxford: Oxford University Press; 2000.
2. Chhabra HS (editor). ISCoS Textbook on Comprehensive Management of Spinal Cord Injuries. New Delhi: Wolters Kluwer; 2015.
3. Creed RS, Denny-Brown D, Eccles JC, Liddell EGT, Sherrington CS. Reflex activity of the spinal cord. Oxford: Oxford University Press; 1972.
4. Fehlings MG, Vccaro AR, Roakye M, Rossignol S, Ditunno JF, Burns AS (editors). Essentials of Spinal Cord Injury: Basic Research to Clinical Practice. New York: Thieme; 2013.
5. Fulton JF, Keller AD. The sign of Babinski: a study of the evolution of cortical dominance in primates. Springfield: Charles C Thomas; 1932.
6. Guttmann L. Spinal cord injuries. Comprehensive management and research. Oxford: Blackwell Scientific Publications; 1976.
7. Harrison P. Managing spinal injury: critical care. The international management of people with actual or suspected spinal cord injury in high dependency and intensive care unit. London: The Spinal Injury Association; 2000.
8. Kirshblum S, Campagnolo DI (editors). Spinal Cord Medicine. 2nd ed. Philadelphia: Wolters Kluwer, Lippincott, Williams & Wilkins; 2011.
9. Lin VW (editor). Spinal cord medicine. Principles and practice. 2nd ed. New York: Demos-

medical; 2010.

10. Neuburger M. The historical development of experimental brain and spinal cord physiology before Flourens. Baltimore: The Johns Hopkins University Press; 1981.

11. Somjen GG (editor). Neurophysiology studies in man. Proceedings of a symposium held in Paris at the Faculte Des Sciences, 20-22 July 1971. Amsterdam: Excerpta Media; 1972.

12. Vaccaro AR, Fehlings MG, Dvorak MF (editors). Spine and spinal cord trauma, evidence-based management. New York: Thieme Medical Publishers; 2011.

13. van Gijn J. The Babinski sign - centenary. Heidelbergglaan: Universiteit Utrecht; 1996.

14. Weaver LC, Polosa C (editors). Autonomic dysfunction after spinal cord injury. In progress in brain research. New York: Elsevier; 2006.

15. Windhorst U (editor). How brain-like is the spinal cord?. Heidelberg: Springer-Verlag; 1988.

척수손상의 신경학적 분류와 평가

06

척수손상의 신경학적 분류와 평가

I. 개요

척수손상 환자를 보는 의사와 연구자 간의 정확한 소통과 척수손상 환자의 신경학적 상태를 분류하고 표준화하여 사용하기 위해 미국척수손상학회(American Spinal Injury Association, www.asia-spinalinjury.org, ASIA)를 중심으로 1982년부터 2011년까지 7차례의 수정과 개정이 있어 왔다. 2013년에는 내용의 수정 없이 2011년에 작성된 기록지를 개선하여 발표하였다. 2015년에 일부 보완을 위한 개정이 있었다. 이러한 노력에 의한 표준화된 분류와 평가방법은 척수손상의 평가뿐만 아니라 치료과정에서의 회복의 정도를 기록하고 연구의 도구로 사용하는 데 중요한 역할을 해왔다. 척수손상의 평가방법의 표준화는 척수손상 부위와 분류 등에 대한 기록과 의사소통의 일관성을 확보하는 것이 목표이다.

그동안 척수손상 환자의 분류의 표준화를 위해 척추골절, 손상기전 등의 여러 형태의 상태를 기준을 사용하여 시도해왔지만 국제적인 합의를 이루지 못하였다. 1982년 첫 신경학적분류 표준이 나왔을 때는 1969년에 발표된 척수손상의 정도를 A에서 E까지 5단계로 분류한 Frankel 분류법(Frankel classification)(표 6-1)을 채택하고 중심근육(key muscle)과 29개의 중심감각부위(key sensory area)를 설정하여 1) 완전손상과 불완전 손상을 정의하고, 2) 신

표 6-1 Frankel Scale Functional Classification

A COMPLETE
   No preservation of motor or sensory function

B INCOMPLETE-PRESERVED SENSORY ONLY
   Preservation of any sensation below the level
   of injury, except phantom sensation

C INCOMPLETE-PRESERVED MOTOR NONFUNCTIONAL
   Preserved motor function without useful purpose:
   sensory function may or may not be preserved

D INCOMPLETE- PRESERVED MOTOR FUNCTIONAL
   Preserved functional voluntary motor function that is functionally useful

E COMPLETE RECOVERY
   Complete return of all motor and sensory function, but may still have abnormal
   reflexes

경학적 손상부위(neurological level of injury, NLI)를 정의하였으며, 3) quad-
riplegia, quadriparesis, paraplegia, paraparesis 등의 용어의 정의를 정리하고,
4) 손상부위의 결정에 대해 정의, 5) 중심척수증후군(central cord syndrome),
Brown-Sequard 증후군, 전척수증후군(anterior cord syndrome)을 비롯한 5개
불완전손상의 임상적 증후군을 표시하기로 하는 등의 표준화를 시도하였다.
이후 10여년에 걸쳐 중심감각부위를 정의하고 S4와 S5를 하나로 통일하여
S4-5로 하고 검사하여야 할 피판절의 수가 28개로 줄어드는 등의 변화가 있
었다. 초기에 정의되었던 손상부위를 부분보존절(zone of partial preservation,
ZPP)로 재정의하고, Frankel 분류의 C와 D를 분명하게 재정의하였다. 또 불
완전손상의 임상증후군이 환자에 따라 일관성이 없고, 표준화된 평가 지침이
없다는 근거로 더 이상 표기하지 않기로 하고 있다.
 특히 주목할 점은 1982년에 완전손상을 신경학적 손상부위 아래의 3개 척
수절 미만인 경우로 정의하였으나, 천수절보존(sacral sparing)이 척수의 가장
말단부위까지의 생리적인 연결성이 있음을 암시한다는 것과 Waters 등(1991)
의 연구에서 천수절보존의 여부가 신경학적 회복을 정의하는 데 안정적이라
는 연구결과에 근거하여 천수절보존 이론(sacral sparing theory)을 채택하였

다. 1992년 4판에서 Frankel 분류를 ASIA Impairment Scale (AIS)로 대처하고 천수절보존(sacral sparing)을 완전 척수손상을 정의하는데 적용하게 되었다. 1992년의 4판부터 ASIA에서 해오던 작업을 International Medical Society of Paraplegia (IMSOP)와 공동으로 개편하여 "International Standards for Neurological and Functional Classification of Spinal Cord Injury"로 불리게 되었다. Quadriplegia 대신에 tetraplegia로 하자고 한 것을 비롯하여 현재 사용되고 있는 평가 표준은 1992년의 4판이 개정되면서 거의 정리되어 자리 잡게 되었다. 1996년에 개정되면서 중심근육이 없는 부위인 C1–C4, T2–L1, S3–S5의 운동손상 부위를 감각손상부위에 준용하여 결정하도록 하였다. 2000년 판에서 FIM을 분류표준에서 제외함에 따라 "The International Standards for the Neurological Classification of Spinal Cord Injury (ISNC-SCI)"로 바뀌게 되었다. 이때부터 불완전 운동손상을 현재와 같이 정의하고, ZPP (zone of partial preservation)의 기록 방법을 명확하게 하도록 개선하였다. 2006년에는 인터넷 기반의 교육 프로그램인 The International Standards Training eLearning Program (InSTeP)이 가능하도록 하였다.

2011년에 개편된 7판에서는 deep anal sensation을 deep anal pressure (DAP)로 대처하고, S4–5 척수절의 light touch나 pin prick 감각이 있으면 DAP를 검사하지 않아도 되도록 하였다. C2 중심감각부에서 비정상이면 손상부위를 C1으로 정의하기로 하였다. 완전손상으로 분류된 환자의 ZPP를 운동과 감각으로 정의하여 적도록 하였다. ZPP가 없으면 운동과 감각손상부위를 적도록 하고 있다. 중심근육의 설정이 되어 있지 않은 부위의 운동 ZPP도 감각 ZPP를 기록한다. 기타 DAP를 기록지에 반영하고 대표신경학적 손상부위를 기록하는 등의 기록지에 변화도 있었다. 이후 2013년에 2011년의 기록지를 개선하였으며 2003년판부터 언급되었던 AIS B와 C를 구분하는데 활용할 수 있게 하였던 non–key muscle 기능을 척수절에 따라 정의하였다. 단 non–key muscle은 특정 근육을 직시하지 않고 관절의 운동에 따라 척수절별로 정의하여 기록지에 설명을 부연하였다(표 6–2). 즉 천수절보존이 되어 있고 신경학적 손상부위 아래 3개 이상의 척수절에서 불완전 운동손상일 경

표 6-2 Non-key muscle functions

Segments	Joints	Movements
C5	Shoulder	Flexion, extension, abduction, adduction, internal rotation, external rotation
	Elbow	Supination
C6	Elbow	Pronation
	Wrist	Flexion
C7	Finger	Flexion at proximal joint, extension
	Thumb	Flexion, extension and abduction in plane of thumb
C8	Finger	Flexion at MCP joint
	Thumb	Opposition, adduction and abduction perpendicular to palm
T1	Finger	Abduction of little finger
L2	Hip	Adduction
L3	Hip	External rotation
L4	Hip	Extension, abduction, internal rotation
	Knee	Flexion
	Ankle	Inversion and eversion
	Toe	MP and IP extension
L5	Hallux/toe	DIP and PIP flexion and abduction
S1	Hallux	Adduction

우 유용한 판단 근거로 사용할 수 있다. 또한 non-key muscle를 검사하는 방법과 다른 근육의 치환동작(substitution)에 의한 위장 운동을 판단하는 법에 대해서는 기술하고 있지 않다. 또 non-key muscle 기능은 관절운동 여부를 판단하는 것이며, 운동의 정도를 정량화하여 평가하지는 않는다(그림 6-1B).

2015년 갱신판(updated 2015)(그림 6-1A, B)에서는 2011년의 7판에서 검사 방법과 분류체계의 변화는 없지만 몇 가지 용어의 정의가 모호하였던 부분을 명확하게 하는 등 약간의 변화가 있었다. 2015년 갱신판에서는 신경학적 검사과정에서 NT (not testable) 부분이 있다면 운동점수나 감각점수를 비롯

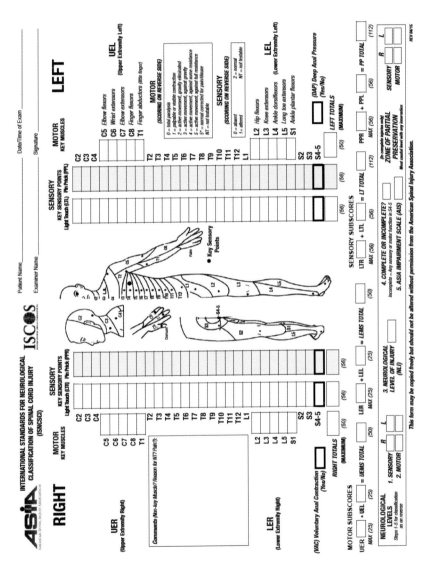

그림 6-1A Worksheet for 2015 ISNCSCI 기록지 앞면

101

B

Muscle Function Grading

0 = total paralysis

1 = palpable or visible contraction

2 = active movement, full range of motion (ROM) with gravity eliminated

3 = active movement, full ROM against gravity

4 = active movement, full ROM against gravity and moderate resistance in a muscle specific position

5 = (normal) active movement, full ROM against gravity and full resistance in a functional muscle position expected from an otherwise unimpaired person

5* = (normal) active movement, full ROM against gravity and sufficient resistance to be considered normal if identified inhibiting factors (i.e. pain, disuse) were not present

NT = not testable (i.e. due to immobilization, severe pain such that the patient cannot be graded, amputation of limb, or contracture of > 50% of the normal ROM)

Sensory Grading

0 = Absent

1 = Altered, either decreased/impaired sensation or hypersensitivity

2 = Normal

NT = Not testable

When to Test Non-Key Muscles:

In a patient with an apparent AIS B classification, non-key muscle functions more than 3 levels below the motor level on each side should be tested to most accurately classify the injury (differentiate between AIS B and C).

Movement	Root level
Shoulder: Flexion, extension, abduction, adduction, internal and external rotation **Elbow:** Supination	C5
Elbow: Pronation **Wrist:** Flexion	C6
Finger: Flexion at proximal joint, extension. **Thumb:** Flexion, extension and abduction in plane of thumb	C7
Finger: Flexion at MCP joint **Thumb:** Opposition, adduction and abduction perpendicular to palm	C8
Finger: Abduction of the index finger	T1
Hip: Adduction	L2
Hip: External rotation	L3
Hip: Extension, abduction, internal rotation **Knee:** Flexion **Ankle:** Inversion and eversion **Toe:** MP and IP extension	L4
Hallux and Toe: DIP and PIP flexion and abduction	L5
Hallux: Adduction	S1

ASIA Impairment Scale (AIS)

A = Complete. No sensory or motor function is preserved in the sacral segments S4-5.

B = Sensory Incomplete. Sensory but not motor function is preserved below the neurological level and includes the sacral segments S4-5 (light touch or pin prick at S4-5 or deep anal pressure) AND no motor function is preserved more than three levels below the motor level on either side of the body.

C = Motor Incomplete. Motor function is preserved at the most caudal sacral segments for voluntary anal contraction (VAC) OR the patient meets the criteria for sensory incomplete status (sensory function preserved at the most caudal sacral segments (S4-S5) by LT, PP or DAP), and has some sparing of motor function more than three levels below the ipsilateral motor level on either side of the body.

(This includes key or non-key muscle functions to determine motor incomplete status.) For AIS C – less than half of key muscle functions below the single NLI have a muscle grade ≥ 3.

D = Motor Incomplete. Motor incomplete status as defined above, with at least half (half or more) of key muscle functions below the single NLI having a muscle grade ≥ 3.

E = Normal. If sensation and motor function as tested with the ISNCSCI are graded as normal in all segments, and the patient had prior deficits, then the AIS grade is E. Someone without an initial SCI does not receive an AIS grade.

Using ND: To document the sensory, motor and NLI levels, the ASIA Impairment Scale grade, and/or the zone of partial preservation (ZPP) when they are unable to be determined based on the examination results.

Steps in Classification

The following order is recommended for determining the classification of individuals with SCI.

1. Determine sensory levels for right and left sides.
The sensory level is the most caudal dermatome for both pin prick and light touch sensation.

2. Determine motor levels for right and left sides.
Defined by the lowest key muscle function that has a grade of at least 3 (on supine testing), providing the key muscle functions represented by segments above that level are judged to be intact (graded as a 5).
Note: in regions where there is no myotome to test, the motor level is presumed to be the same as the sensory level, if testable motor function above that level is also intact.

3. Determine the neurological level of injury (NLI)
This refers to the most caudal segment of the cord with intact sensation and antigravity (3 or more) muscle function strength, provided that there is normal (intact) sensory and motor function rostrally respectively.
The NLI is the most cephalad of the sensory and motor levels determined in steps 1 and 2.

4. Determine whether the injury is Complete or Incomplete.
(i.e. absence or presence of sacral sparing)
If voluntary anal contraction = **No** AND all S4-5 sensory scores = **0** AND deep anal pressure = **No**, then injury is **Complete.**
Otherwise, injury is **Incomplete.**

5. Determine ASIA Impairment Scale (AIS) Grade:

Is injury Complete? If YES, AIS=A and can record ZPP (lowest dermatome or myotome on each side with some preservation)

NO ↓   ↓ YES

Is injury Motor Complete? If YES, AIS=B

NO ↓ (No=voluntary anal contraction OR motor function more than three levels below the motor level on a given side, if the patient has sensory incomplete classification)

Are at least half (half or more) of the key muscles below the neurological level of injury graded 3 or better?

NO ↓   ↓ YES

AIS=C   AIS=D

If sensation and motor function is normal in all segments, AIS=E
Note: AIS E is used in follow-up testing when an individual with a documented SCI has recovered normal function. If at initial testing no deficits are found, the individual is neurologically intact; the ASIA Impairment Scale does not apply.

AS IA
AMERICAN SPINAL INJURY ASSOCIATION

INTERNATIONAL STANDARDS FOR NEUROLOGICAL CLASSIFICATION OF SPINAL CORD INJURY

ISC S
INTERNATIONAL SPINAL CORD SOCIETY

그림 6-1B Worksheet for 2015 ISNCSCI 기록지 뒷면

표 6-3 ISNCSCI의 2015년 갱신판에서 추가 또는 갱신된 부분

Clarifications	Summary
ND (not determinable)	기록지에 기록하기로 되어 있는 점수화 부분(운동점수, 감각점수), 분류(감각과 운동손상부위, AIS, ZPP)를 신체진찰에 의거하여 결정하기 어려운 경우에 ND로 표시하기로 한다. 예로 각 항을 결정하는데 NT부위가 있어서 점수의 결정이나 분류의 확정이 어려운 경우에 ND로 표기한다.
Non-key muscle function	Non-key muscle 기능평가를 채택하고 AIS B로 분류된 경우 손상부위 아래 3개 척수절 이상의 척수절에 해당하는 key muscle의 근력은 없으나 non-key muscle 기능이 3개 이상의 척수절에 있는 경우에는 AIS C로 결정한다.
Worksheet	기록지의 2013년 갱신판을 채택하고 위의 non-key muscle function 항목을 책자에 기록하였다.
Definition of motor incomplete	자의에 의한 항문수축(VAC)이 있거나 천수절보존(sacral sparing)이 있어 불완전 감각마비상태로 결정된 상태에서 손상부위 아래 한쪽이든 양쪽이든 상관없이 3개 이상의 척수절에 근력이 어느 정도 있는 경우를 불완전 운동마비로 정의한다.
Additional terms	추가로 key muscle functions, non-key muscle function, sacral sparing, complete injury, not determinable의 용어 정의를 하였다.

하여 신경학적 손상부위 등의 결정이 모호해질 경우 ND (not determinable)로 기록하도록 하고, non-key muscle 기능을 ISNCSCI의 책자에 정식으로 채택하였다. 또 2013년에 갱신된 기록지 양식을 2015년 갱신판에서 채택하고, non-key muscle 기능은 운동의 신경학적 손상부위 아래 3개 이상의 척수절에서 key muscle의 근력이 없을 경우 non-key muscle 기능을 평가하여 AIS B와 C를 명시화할 수 있도록 하였다. 이전에 정의가 불명확한 점이 지적되었던 불완전 운동마비(motor incomplete)를 더 명확하게 정의하였으며, 책자 내에 천수절보존(sacral sparing) 등의 몇 가지 용어와 용어의 정의가 추가되었다 (표 6-3).

II. 용어 정의(표 6-4)

척수손상으로 상지를 포함하여 체간과 하지의 기능 이상이 있는 경우 tetra-plegia라고 하고 이전에 통상적으로 사용되던 quadriplegia는 사용하지 않기로 한다. 왜냐하면 quadri-는 라틴어 어원이고 plegia는 그리스어 어원이라 통일되게 그리스어 어원으로 하기로 한다. 사지의 마비가 있어도 상완신경총이나 말초신경손상과 같은 신경관 외부나 이외의 손상에는 이 용어를 사용하지 않는다. 상지의 감각과 운동은 T1까지의 척수절에 의해 지배되므로 T1까지 정상이면 tetraplegia가 아니고 paraplegia이다. 즉 'T1 tetraplegia'는 적절한 표현이 아니다. Paraplegia는 상지의 기능 손상이 없이 경수나 그 이하 부위의 척수손상인 경우이며, 마미(cauda equina)와 척수원추(conus medullaris) 손상에도 적용된다. 다만 신경관 이외의 손상인 요천추신경총이나 말초신경 손상의 경우는 적용되지 않는다.

Tetraplegia와 paraplegia라는 용어가 완전 손상이나 심한 손상에 적용되어 사용되는 용어가 아니므로 tetraparesis나 paraparesis를 불완전 손상에 사용하는 것은 잘못된 용어 적용이므로 -plegia로 용어를 통일하기로 한다.

감각기능은 light touch와 pin prick 감각만 평가하며 두 감각의 기능이 정상인 원위부 척수절을 감각손상절이라고 한다. 각각의 감각기능은 좌우 각각 28개의 척수절에 대하여 검사하여 점수화하도록 하고 있다. 운동기능은 양쪽 각각 설정한 10개의 중심근육에 대한 6단계 근력검사로 근력이 3도 이상인 가장 아래부위(단, 바로 위 척수절의 근력은 정상)를 운동손상부위로 한다. 신경

표 6-4 ISNCSCI의 용어 정의

용어	정의
Tetraplegia	척수손상으로 체간과 하지, 골반장기와 상지기능의 장해가 있는 경우. 척추관 외부의 신경손상으로 인한 기능이상은 포함되지 않는다.
Paraplegia	척수손상으로 상지는 손상되지 않고 체간, 하지, 골반장기의 기능이상이 있는 경우. 마미손상과 척수원추손상은 포함하지만 요천추신경총의 손상은 해당되지 않는다.

표 6-4 ISNCSCI의 용어 정의 (계속)

용어	정의
Tetraparesis/ parapareis	불완전손상에 대해 부적절하게 사용되던 용어이므로 완전손상이나 불완전 손상에 관계없이 tetraplegia나 paraplegia로 통일하여 사용한다.
Dermatome	각 척수절에 해당하는 신경근의 감각축삭이 신경지배하는 피부부위
Key muscle functions	ISNCSCI의 기록지에 점수화하도록 결정되어 있는 10개 근육의 기능
Non-key muscle functions	AIS B로 분류된 경우 손상부위 아래 3개 척수절 이상의 척수절에 해당하는 key muscle의 근력은 없으나 non-key muscle 기능이 3개 이상의 척수절 에 있는 경우에는 AIS C로 결정한다. AIS B와 C를 결정하는데 사용한다.
Sensory level	좌우 각각 28개의 피판절(dermatome) 중 pin prick과 light touch 모두가 정 상인 최하위 척수절. 좌우측이 다를 수 있다.
Motor level	좌우 각각 10개의 key muscle function 중 바로 위의 척수절의 근력은 정상 이면서 3이상의 근력을 보이는 최하위 key muscle의 척수절
Neurological level of injury (NLI)	좌우 양측 중 감각손상부위와 운동손상부위 중 최상위 척수절. 좌우의 감각 과 운동손상부위를 기록하고, 이 4개의 손상부위 중 최상위 척수절을 single NLI로 결정한다.
Skeletal level	척추손상 부위와 척수손상부위가 일치하지 않으므로 ISNCSCI에서는 기록 하지 않으나 방사선검사에서 손상된 척추부위를 칭한다.
Sacral sparing	척수의 최말단 부위인 S4S5의 감각이나 운동기능이 잔존하는 경우. 감 각 sacral sparing은 S4-5 피판절(항문점막피부경계부)의 light touch/pin prick, DAP 중 어느 감각도 포함하며, 운동 sacral sparing은 수지에 의한 항문검사에서 외항문괄약근의 수축이 잔존하는 경우이다.
Complete injury	Sacral sparing이 없는 경우
Incomplete injury	Sacral sparing이 있는 경우. 운동불완전마비는 자의에 의한 항문수축 (VAC)이 있거나 sacral sparing이 있어 불완전 감각마비상태로 결정된 상 태에서 손상부위 아래 한쪽이든 양쪽이든 상관없이 3개 이상의 척수절에 근력이 어느 정도 있는 경우로 정의한다.
Zone of partial preservation (ZPP)	완전손상의 경우 결정된 신경학적 손상부위 아래 감각이나 운동이 어느 정 도 잔존하고 있는 최하위 척수절까지의 범위
Not determinable (ND)	기록지에 기록하기로 되어 있는 점수화 부분(운동점수, 감각점수), 분류(감 각과 운동손상부위, AIS, ZPP)를 신체진찰에 의거하여 결정하기 어려운 경 우에 ND로 표시하기로 한다. 예로 각 항을 결정하는데 NT부위가 있어서 점 수의 결정이나 분류의 확정이 어려운 경우에 ND로 표기한다.

학적 손상부위는 좌우의 감각과 운동을 각각 표시하도록 하고 그 중 가장 높은 손상 척수절을 단일신경학적 손상부위(single neurlogical level of injury)로 정의한다.

불완전손상은 S4–S5의 감각기능의 여부(light touch, pin prick, DAP), 즉 천수절보존이 있는 경우이고 완전손상은 천수절보존이 없는 경우로 정의한다. 신경학적 손상부위 아래의 운동 또는 감각이 보존되어 있는 최하위 척수절을 부분보존절(zone of partial preservation, ZPP)로 정의하고 완전손상인 경우에만 적용되는 개념이며, 좌우 각각의 운동과 감각 부분보존절을 표시하도록 하고 있다.

III. 신경학적 검사

척수손상의 초기 신경학적 검사는 앙와위에서 하는 것을 원칙으로 한다. 정해진 기준 감각부위에 면봉을 펴서 light touch를 검사하고, pin prick은 안전핀(safety pin)의 핀과 관절부(스프링 부위)를 사용하여 예리감(sharp)과 둔감(dull)을 평가한다. 면봉을 펴서, 검사할 때는 눈을 감게 하고 피부에 1 cm 내의 감각을 평가한다. 감각검사는 10번 검사 중 8번은 맞아야 1점이나 2점이 되고, 얼굴 감각과 정도의 차이가 느껴지면 1점으로 한다. 감각검사에서 관절운동, 위치감각의 인지, 심부압력과 통증의 인식은 감각검사의 부가적인 검사로 사용되지만 별도 표기만 하도록 한다. 양측 각각 28개 척수절에 대해 평가하고 기록하도록 하고 있다(표 6–5).

운동검사는 상지의 C5–T1과 하지의 L2–S1의 한쪽 10개, 양측 20개의 척수절에 해당하는 중심근육에 대해 실시한다. 단 관절운동범위가 50% 이상은 되어야 하고 그 이하이면 'NT (not testable)'로 표기한다. 감각검사와 마찬가지로 NT로 인해 점수와 분류가 어려울 경우에는 해당 항목에 'ND (not determinable)'로 표시한다. 근력검사는 표준화해 놓은 자세(원칙적으로 앙와위)에서 3도를 먼저 평가하고 이상과 이하이면 그에 따른 평가를 하게 된다. 근력의 정도의 표현에 +나 –를 사용하는 것은 허용하지 않고 0–5로만 평가한

표 6-5 Sensory key points와 key muscles

Segments	Sensory key points	Key muscles
C2	At least 1cm lateral to the occipital protuberance (alternatively 3 cm behind the ear)	none
C3	Supraclavicular fossa (posterior to the clavicle) and at the midclavicular line	none
C4	Over the acroclavicular joint	none
C5	Lateral (radial) side of the antecubital fossa (just proximal to elbow crease)	Elbow flexors: biceps, brachialis
C6	Thumb, dorsal surface, proximal phalanx	Wrist extensors: ECRL and ECRB
C7	Middle finger, dorsal surface, proximal phalanx	Elbow extensors: triceps
C8	Little finger, dorsal surface, proximal phalanx	Finger flexors (FDP) to the middle finger
T1	Medial (ulnar) side of the antecubital fossa, just proximal to the medial epicondyle of the humerus	Small finger abductors: ADQ
T2	Apex of the axilla	none
T3	Midclavicular line and the 3rd intercostal space. Alternatively by palpating the manubriosternal joint	none
T4	4th intercostal line (nipple line) at the midclavicular space	none
T5	Midclavicular line and 5th intercostal space (midway between T4 and T6)	none
T6	Midclavicular line and 6th intercostal space (level of xiphisternum)	none
T7	Midclavicular line and 7th intercostal space (midway between T6 and T8)	none
T8	Midclavicular line and 8th intercostal space (midway between T6 and T10)	none
T9	Midclavicular line and 9th intercostal space (midway between T8 and T10)	none
T10	Midclavicular line and 10th intercostal space (umbilicus)	none
T11	Midclavicular line and 11th intercostal space (midway between T10 and T12)	none
T12	Midclavicular line and mid-point of the inguinal ligament	none
L1	Midway between the key sensory point for T12 and L2	none
L2	Anterior-medial thigh at midpoint between midpoint of inguinal ligament and medial femoral condyle	Hip flexors: iliopsoas

표 **6-5** Sensory key points와 key muscles (계속)

Segments	Sensory key points	Key muscles
L3	Medial femoral condyle above the knee	Knee extensors: quadriceps
L4	Medial malleolus	Ankle dorsiflexors: tibialis anticus
L5	Foot dorsum at the 3rd metatarsal phalangeal joint	Long toe extensors: EHL
S1	Lateral heel (calcaneus)	Ankle plantar flexors: gastrocnemius, soleus
S2	Midpoint of the popliteal fossa	none
S3	Ischial tuberosity or infraglueal fold	none
S4-5	Perianal area less than 1cm lateral to the mucocutaneous junction	none

다. 편의상 통상적인 근력검사 방법으로 검사하여 3+로 평가해 놓았다고 해도 ISNCSCI에서는 3으로 평가하고, 3-인 경우에는 2로 평가한다. 근력검사에서 약하게 보인다고 해도 검사자의 판단에 의해 신경학적인 원인에 의한 근력약화가 아닐 경우에는 5*로 표기한다. 또 반복 검사를 할 경우에는 이전에 검사한 척수절의 순서대로 하도록 권유하고 있다. 아직 중심근육이 정해지지 않은 C2-C4, T2-L1, S2-S4S5 부위의 운동부위 결정은 감각부위에 따르기로 한다.

근력검사를 할 때 건고정술동작(tenodesis)이나 기타 위장운동과 다른 협동운동 관련 근육에 의한 치환운동이 일어나지 않도록 유의하여야 한다. 치환동작이나 오인동작의 예로, 손목을 신전하면 건고정술동작에 의해 flexor digitorum profundus (FDP)가 수축하는 것으로 보일 수 있고, 전박을 회외시키면 중력에 의해 손목이 처지면 손목이 신전동작을 하는 것처럼 보일 수 있다. 손가락을 신전하면 손가락이 외전하는 위장운동에 의해 abductor digiti quinti (ADQ)의 활동으로 오인되기 쉽다. 하지에서는 extensor hallucis longus (EHL)의 수축으로 족관절 신전이 있는 것으로 보이거나 고관절 굴곡동작으로 족관절의 굴곡이 일어나는 오인동작이 있다.

표 6-6 ASIA Impairment Scale (AIS)

Scale	Descriptions
A (complete)	• 천수절 S4-S5에 감각과 운동기능이 없다. 즉 천수절보존(sacral sparing)이 없다.
B (sensory incomplete)	• 천수절 S4-S5에 감각기능은 감각은 보존(완전 또는 부분)되어 있으나 운동기능은 없다. 그리고 • 몸의 어느 한 쪽이라도 운동손상부위 아래 3개 척수절 이상(3개 포함) 운동기능이 있지 않다. 즉 운동손상부위 아래 척수절에 운동기능이 있다고 해도 1내지 2개 밖에 되지 않는다.
C (motor incomplete)	• S4-S5에 자의에 의한 항문수축을 하는 운동기능이 있거나(외항문근의 수축이 불완전하지만 있거나), 또는 • S4-S5에 감각기능(light touch 또는 pin prick 또는 DAP)이 불완전하게라도 있고, 운동손상부위 아래 한 쪽이라도 3개 이상 이상(3개를 포함)의 척수절에 운동기능이 있으면서 • Single NLI 아래에 근력이 3도 이상(3을 포함하여) 되는 척수절이 1/2이 되지 않는 경우. 이때 key muscle과 non-key muscle functions을 포함한다.
D (motor incomplete)	• AIS C의 조건과 single NLI 아래에 key muscle의 근력이 3도 이상 되는 척수절이 50%를 포함하여 그 이상인 경우. • 단, non-key muscle functions은 포함하지 않는다,
E (normal)	• 이전에 척수손상 상태에서 회복되어 모든 척수절의 운동과 감각기능이 정상으로 평가되는 경우이며, 척수손상이 없었던 경우는 E로 표현하지 않는다.

손상의 정도는 ASIA Impairment Scale (AIS)에 따라 A-E로 분류한다. AIS C나 D는 항문괄약근의 자발적 수축력이 있거나, 천수절 감각보존(sacral sensory sparing)이 있으면서 신경학적 손상부위 아래 적어도 3개 척수절에 운동기능이 있어야 한다고 2015년 갱신판에서 명확하게 정의해 놓고 있다. Non-key muscle 기능은 AIS B와 C를 결정하는 데만 사용하며, AIS D를 판단하는 데는 적용하지 않는다(표 6-6).

제8흉추 이하의 골절이 있는 경우 검사 시 고관절을 90도 이상 굴곡하면 요추부에 척추후만성 부하를 증가시킬 수 있으므로 주의한다. 척추불안정성이 있으면 항문부위 검사를 할 때 앙와위에서 하도록 하고 척추가 뒤틀리지 않도록 하여야 한다. 소아의 경우에는 4세 이하이면 ISNCSCI에 의거한 신경학적 검사를 하지 않는다. 5세가 되면 어렵지만 ISNCSCI에 의한 검사를 시행하되 10세는 되어야 신뢰할 수 있는 검사결과를 얻을 수 있다.

IV. 불완전손상 증후군

이전에는 불완전손상으로 인한 임상증후군을 기록하도록 하고 있었지만 지금은 ISNCSCI에서 검사나 분류에 포함되어 있지 않다. 대표적인 불완전손상 증후군으로 중심척수증후군(central cord syndrome), Brown-Sequard 증후군, 전척수증후군(anterior cord syndrome), 마미증후군과 척수원추증후군을 들고 있다.

V. 자율신경기능평가

자율신경계 이상 평가의 표준화를 위해 2012년에 자율신경기능의 평가표준(International Standards to Document Remaining Autonomic Function after Spinal Cord Injury, ISAFSCI)을 만들었다. 자율신경기능평가는 일반적인 자율신경계기능과 하부천수기능인 하부요로계, 장 및 성기능의 두 부분으로 나누고, 요역동학검사는 별도 표기하기로 하였다. 심혈관계와 발한기능, 체온조절기능, 기관지폐기능은 해당하는 상태를 체크하도록 하고 하부천수절의 기능은 점수화하여 기록하도록 하였다.

[참고 및 추천 문헌]

1. 고현윤, 신희석, 오민균. 척수손상의 재활. In: 한태륜, 방문석, 정선근, editors. 재활의학. 서울: 군자출판사; 2014. p747-88.
2. American Spinal Injury Association. International Standards for Neurological Classification of Spinal Cord Injury, Revised 2011. 7th ed. Atlanta, GA: American Spinal Injury Association; 2011.
3. American Spinal Injury Association. International Standards for Neurological Classification of Spinal Cord Injury, Updated 2015. 7th ed. Atlanta, GA: American Spinal Injury Association; 2015.
4. American Spinal Injury Association. International standards to document remaining auto-

nomic function after spinal cord injury. 1st ed. Atlanta, GA: American Spinal Injury Association; 2012.

5. American Spinal Injury Association: International Standards for Neurological Classification of Spinal Cord Injury, revised 2000. Atlanta, GA: Reprinted 2008.

6. Arnold PM, Filardi TZ, Strang RD, McMahon JK. Early neurologic assessment of the patient with spinal cord injury. Top Spinal Cord Inj Rehabil 2006;12:38-48.

7. Frankel HL, Hancock DO, Hyslop G, et al. The value of postural reduction in the initial management of closed injuried of the spine and paraplegia and tetraplegia. Paraplegia 1969;7:179-92.

8. Kirshblum S, Waring W, 3rd. Updates for the International Standards for Neurological Classification of Spinal Cord Injury. Phys Med Rehabil Clin N Am 2014;25:505-17.

9. Kirshblum SC, Biering-Sorensen F, Betz R, Burns S, Donovan W, Graves DE, et al. International standards for neurological classification of spinal cord injury: cases with classification challenges. Top Spinal Cord Inj Rehabil 2014;20:81-9.

10. Kirshblum SC, Waring W, Biering-Sorensen F, Burns SP, Johansen M, Schmidt-Read M et al. Reference for the 2011 revision of the International Standards for Neurological Classification of Spinal Cord Injury. J Spinal Cord Med 2011;34:547-54.

11. Marino RJ, Jones L, Kirshblum S, Tal J, Dasgupta A. Reliability and repeatability of the motor and sensory examination of the international standards for neurological classification of spinal cord injury. J Spinal Cord Med 2008;31:166-70.

12. Waters RL, Adkins RH, Yakura JS. Definition of complete spinal cord injury. Paraplegia 1991;29:573-81.

13. Wolfe D, Hsieh J, Curt A, Teasell R. Neurological and Functional Outcomes Associated with SCI Rehabilitation. Topics in Spinal Cord Injury Rehabilitation 2007;13:11-31.

14. Zariffa J, Kramer JL, Jones LA, Lammertse DP, Curt A, European Multicenter Study about Spinal Cord Injury Study G, et al. Sacral sparing in SCI: beyond the S4-S5 and anorectal examination. Spine J 2012;12:389-400.

[참고 서적]

1. American Spinal Injury Association. International Standards for Neurological Classification of Spinal Cord Injury. Revised 2011, Updated 2015 ed. Atlanta, GA: American Spinal Injury Association; 2015.

2. American Spinal Injury Association. International Standards to document remaining Autonomic Function after Spinal Cord Injury. First Edition Reprint 2015 ed. Atlanta, GA: American Spinal Injury Association; 2012.

3. Cardena DD, Dalal K (editors). Spinal cord injury rehabilitation. Phys Med Rehabil Clinics of North America. Philadelphia: Elsevier; 2014.

4. Chhabra HS (editor). ISCoS Textbook on Comprehensive Management of Spinal Cord Injuries. New Delhi: Wolters Kluwer; 2015.

5. Fehlings MG, Vccaro AR, Roakye M, Rossignol S, Ditunno JF, Burns AS (editors). Essen-

tials of Spinal Cord Injury: Basic Research to Clinical Practice. New York: Thieme; 2013.

6. Harrison P. Managing spinal injury: critical care. The international management of people with actual or suspected spinal cord injury in high dependency and intensive care unit. London: The Spinal Injury Association; 2000.

7. Kirshblum S, Campagnolo DI (editors). Spinal Cord Medicine. 2nd ed. Philadelphia: Wolters Kluwer, Lippincott, Williams & Wilkins; 2011.

8. Lin VW (editor). Spinal cord medicine. Principles and practice. 2nd ed. New York: Demosmedical; 2010.

9. Sabharwal S. Essentials of spinal cord medicine. New York: Demosmedical; 2014.

자율신경계 이상

07

자율신경계 이상

I. 자율신경계의 개요와 기본 해부

척수손상으로 자율신경계의 기능은 관상동맥혈류와 심박동의 변화, 말초혈관운동반응과 같은 심혈관계기능뿐만 아니라, 골격근의 혈류를 비롯하여 내장혈관혈류와 피부혈류조절에 변화를 초래한다. 장관신경계(enteric nervous system)도 자율신경계로 분류하지만, 척수손상에 의한 직접 영향을 받지는 않는다. 자율신경계 손상으로 심혈관기능과 체온조절기능의 이상, 신경인성 방광과 신경인성 장과 같은 말단장기의 이상을 동반하게 된다.

교감신경계와 부교감신경계로 구성된 자율신경계는 인체의 전체 장기에 대해 균형적인 생리학적 상태를 유지하는 기능을 한다. 신경절이전신경세포 (preganglionic neuron)와 신경절이후신경세포(postganglionic neuron)로 나누어져서, 각각 중추신경계와 대상 장기 사이의 연결 기능을 하고 있다. 교감신경의 신경절이전세포는 전체 흉수(T1-T12)와 상부 요수(L1-L2)에 위치하며 전척수신경근(ventral root)을 따라 나와서 척추주위신경절(paravertebral ganglia)과 신경절이전신경절(preganglionic ganglia), 그리고 신경절이후신경세포와 연결된다. 이 신경절이후신경세포에서 시작된 교감신경이 신체전반의 대상 장기에 간다. 교감신경의 신경절이전신경세포는 acetylcholine에 의한 영향을 받으며, 신경절이후신경세포는 acetylcholine에 의해 조절되는 땀분비신경섬유(sudomotor fiber)를 제외하고는 norepinephrine의 영향을 받는다. 한편 부교감신경 신경절이전신경세포(parasympathetic preganglionic neuron)는 제3, 7, 9, 10 뇌신경원과 S2-S4에 위치하며, 신경절이전신경세포와 신경절이후신경세포 모두 acetylcholine에 의해 조절된다(표 7-1, 그림 7-1).

심혈관계와 상부장관의 제10 뇌신경을 통해 심장의 동방결절(S-A node)과 장관의 내재신경계에 간다. S2-S4의 부교감신경계의 영향을 받는 골반장기

표 7-1 인체 장기의 자율신경 분포

Organ	Sympathetic (T1-L2)	Parasympathetic (Vagus and S2-S4)	Somatic
HEART	T1-T5	Vagus nerve (CN X)	none
BLOOD VESSELS		Blood vessels in certain organs: salivary glands, GI glands (CN X), genital erectile tissue (S2-S4)	none
Upper body	T1-T5		
Lower body	T5-L2		
BRONCHO-PULMONARY SYSTEM	T1-T5	Vague nerve (CN X)	C3-C8
SWEAT GLANDS	T1-TL2	None	none
Face	T1-T4	None	
Remainder of the body	T1-L2	none	
LOWER URINARY TRACT			
Detrusor	T10-L2	S2-S4	S3-S5
Bladder neck	T10-L2	None	
External urethral sphincter	T10-L2	none	
GASTROINTESTINAL TRACT			
Esophagus to splenic flexure	T1-L2	Vague nerve (CN X)	
Splenic flexure to rectum/IAS	T1-L2	S2-S4	
External anal sphincter	T10-L2	S2-S4	S3-S5
GENITALIA/REPRODUCTIVE ORGANS			
Vagina	T10-L2	S2-S4	S1-S3
Female reproductive organs	T10-L2	S2-S4, Vagus nerve (CN X)	S1-S3
Penis	T10-L2	S2-S4	S1-S3
Male reproductive organs	T10-L2	S2-S4	S1-S3

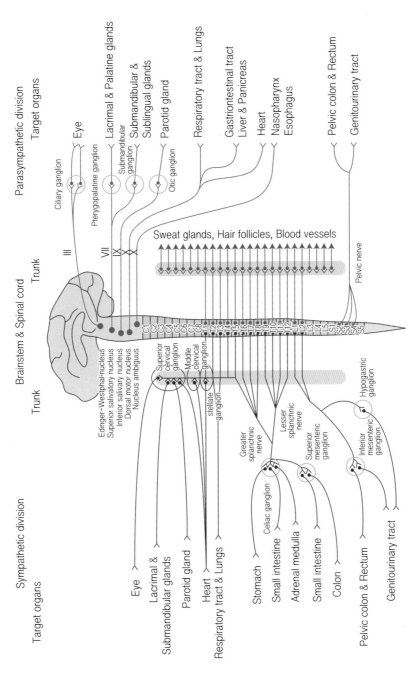

그림 7-1 인체 자율신경계와 교감신경과 부교감신경의 지배 장기 도해

표 7-2 주요 장기의 자율신경 분포

장기	교감신경	부교감신경
Heart	T1-T5	Vagus (CN X)
Blood vessels	T1- T2	none
Sweat grand	T1-L2	none
Broncho-pulmonary system	T1-T5	yeast (CN X)
Gastrointestinal	T1-L2	Vagus to splenic flexure
Lower urinary tract	T10-L2	S2-S4
Genitalia and reproductive organ	T10-L2	S2-S4

표 7-3 인체 각 장기의 교감신경지배의 해당 척수절

Spinal cord segment	organs served
T_1-T_5	Head and neck, heart
T_2-T_4	Bronchi and lungs
T_2-T_5	Upper limb
T_5-T_6	Esophagus
T_6-T_{10}	Stomach, spleen, pancreas
T_7-T_9	Liver
T_9-T_{10}	Small intestine
$T_{10}-L_1$	Kidney, reproductive organs (uterus, testis, ovary, etc.)
$T_{10}-L_2$	Lower limb
$T_{11}-L_2$	Large intestine, ureter, urinary bladder

를 제외하고는 다른 부위의 말초혈관에 대한 부교감신경의 신경지배는 없다. 땀샘도 혈관과 유사하게 교감신경의 지배하에 있어서 신체의 상부는 T1-T5 로부터, 하부는 T5-L2의 척추교감신경세포(spinal sympathetic neuron)의 영향 하에 있게 된다(표 7-2, 7-3).

교감신경의 영향은 심장과 신체상부는 T1-T5에서, 하지와 내장은 T5-L2 로부터 나온다. 또 심장의 동방결절은 미주신경으로부터 나온 신경절이후교감신경(postganglionic parasympathetic fiber)의 지배를 받고 있다. 하행결장과 골반장기를 신경지배하는 신경절이전부교감신경세포(preganglionic parasym-pathetic neuron)는 천수절에서 기원하며, 뇌간에서 시작된 원심성 신호를 척수의 망상척수로(reticulospinal tract)를 통해 천수절까지 전달하게 된다. 대부분의 신경절이전부교감신경섬유는 하장간신경절(inferior mesenteric ganglion)에서 연접을 이루지만, 연접을 이루지 않고 바로 하복신경(hypogastric nerve)을 통해 방광벽의 방광신경총으로 연결되기도 한다.

척수손상으로 인한 자율신경계에 대한 영향은 급성기에는 신경인성 쇼크(neurogenic shock), 서맥, 저혈압, 저체온으로 나타난다. 만성기에는 체온조절과 심혈관기능 등의 자율신경계 이상 반응을 보이게 된다. 척수손상 이후 심박동과 혈압 등의 심혈류계의 이상은 거의 모든 환자에서 동반하게 되며, 아주 급성기의 상태를 지나고 안정기에서 앙와위 고혈압(수축기 >140 mmHg, 이완기 >90 mmHg), 앙와위 저혈압(수축기 <90 mmHg), 이상박동(서맥 <60/min, 빈맥 >100/min)을 비롯하여 기립성 저혈압(orthostatic hypotension, OH), 자율신경 이상반사(autonomic dysreflexia, AD) 등의 응급대응이 필요한 경우가 흔하다. 심혈관계 이외의 자율신경계 이상에 의한 증상은 방광과 장기능, 성기능이상, 체온조절기능이상, 발한장해 등으로 나타난다.

II. 체온조절

정상인에서 체내와 체외 온도와 온도의 변화에 대한 정보는 시상하부(hypo-thalamus)에서 혈관운동과 발한기능을 조절하여 좁은 범위 내에서 체온을 유지할 수 있도록 한다. 또한 피부와 중뇌, 연수, 척수, 복강내의 온도감지 감각기관의 영향을 받는다. 말초수용체에서 감지된 온도자극이 원심성 섬유를 타고 후근절을 통해 척수에 들어가면, 반대쪽을 통해 내측 섬유대(medial lem-niscus)와 시상(thalamus)을 거쳐 시상하부까지 전달된다. 시상하부의 시각교차앞구역(preoptic area)에서 체온상태를 감지하고 조절하는 반응을 하게 된다. 시상하부에 의한 체온조절은 원심성 신호로 C7 아래 부위의 노르아르레날린과 콜린성 섬유를 통해 전율현상(shivering)과 혈관운동과 땀샘운동을 조절하여 체온조절을 한다. 또한 휴지기에 심장박출량의 6% 정도를 수용하는 피부의 교감신경계도 체온조절에 관여하게 된다. 피부를 통해 열 발산이 심하면 정상 상태의 7배에 달하는 혈류의 감소를 이루어 체온의 발산을 방지하는데 기여한다. 정상적으로 30℃ 이상의 온도에 노출되면 피부의 혈관팽창을 통해 열 발산을 촉진하게 되고 발한에 의한 열손실 반응도 중요한 생리적인 방어기제이다. 땀샘은 콜린성 교감신경에 의해 체온상승에 대해 저장성 식염수(hypotonic saline)를 발한시킨다. 땀이 피부에서 기화하면서 체온을 내리는 효과를 만든다. 그러나 습도가 높은 고온상태에서는 발한에 대한 기화효과가 없어 오히려 탈수와 체온상승을 유발할 수 있다.

완전 사지마비 환자는 정상인에 비해 0.5~1℃ (1~2℉) 낮은 정상체온을 가지고 있다. 이를 부분 변온증(partial poikilotherm)이라고 한다. 척수손상 환자에서 체온조절기능의 이상은 신경학적 손상부위와 손상의 정도에 따라 차이가 많다. 즉 손상부위가 높을수록 체온조절기능이 상실된 체표면이 늘어나서 체온조절 기능이상이 더 심해진다. T6 이상의 손상에서는 전율반응과 체온조절을 위한 발한기능이 상실되어 체온조절 기능이 더욱 나빠진다. 완전손상에 의한 사지마비 환자는 고체온(101℉, 38.4℃ 이상) 또는 저체온(95℉, 35℃ 이하)으로 체온의 항상성이 유지되지 않는 변온증(poikilothermia)이 되기 쉽다. 즉 체온의 변화가 환자 주위의 온도에 의해 영향을 받게 된다.

III. 저혈압

정상인의 앙와위에서의 평균동맥압(mean arterial pressure)은 82 mmHg인 반면, 경수환자는 57 mmHg이 평균 평균동맥압이다. 급성기 척수손상 시에 평균동맥압을 85~90 mmHg 이상이 되도록 하여야 신경학적 회복을 악화시키지 않는 혈압이다. 손상 후 혈압조절 기간은 분명 하지는 않지만 7주 정도는 적정혈압을 유지하도록 권고하고 있다. 만약 평균동맥압이 85 mmHg 이하이면 베타-작용제를 사용하고, 알파-작용제의 사용도 고려한다. 보통 알파와 베타-작용제의 기능을 함께할 수 있는 dopamine이나 norepinephrine을 사용한다. 수액의 과다주입이 되지 않도록 주의하여야 한다.

IV. 서맥

경수손상 환자에서 하행 교감신경의 차단과 미주신경 활성도의 상대적인 우세로 인해 손상 후 2~6주간은 서맥이 있는 경우가 많다. 분당 60 이하의 심박을 서맥이라고 하고, 간혹 45 이하의 중증 서맥이 있는 경우도 있다. 보통은 손상 후 4일이 지나면 서서히 회복되는 경향을 보인다. 사지마비 환자는 거의 모든 환자가 수축기혈압이 90 mmHg 이하이고 심박수가 50 이하인 저혈압과 서맥을 가지고 있다. 사지마비 환자에서 기관지 흡인 시 미주신경 자극에 의해 서맥을 악화시키고 동정지(sinus arrest)가 발생할 수도 있다. 치료가 필요한 경우 소량의 isoproterenol을 사용한다. 기도흡인을 할 때는 10분 전에 atropine을 투여하고 기도흡인을 하도록 한다. 증상이 있는 서맥인 경우 atropine 0.4 mg~0.6 mg을 정맥주사한다. Dopamine 2~10 μg/kg/min이나 epinephrine 0.01~0.1 μg/kg/min을 지속적으로 정맥주사하기도 한다. 잘 치료가 되지 않는 서맥이 지속되면 aminophylline을 200~300 mg 주사하고, 이어서 일일 100 mg을 세 차례 2~3개월간 주사한다. 아주 드문 경우 임시 심장박동조율기를 삽입하기도 한다.

V. 기립성 저혈압

혈압은 혈관에 대한 교감신경계의 활성에 의한 긴장성 수축에 의해 조절된다. 일반인도 직립자세를 취하면 하지로 혈액이 쏠리고 심장박출량이 감소하게 된다. 혈압이 낮아지게 되면 대동맥과 경동맥동의 압력수용기(carotid sinus baroreceptors)에 의해 감지되어 교감신경이 활성화되어 혈관을 수축하고 부교감신경 활성도를 억제하여 혈압을 조절한다. T6 이상의 손상일 경우 내장혈관상(splanchnic bed)에 대한 혈관수축조절기능이 상실되어 기립성 저혈압을 조장하기 쉽다. 또한 하지 근육의 마비로 인한 능동적 근육수축에 의한 정맥혈 펌프기능의 상실이 기립성 저혈압의 원인이기도 하다.

기립성 저혈압은 직립자세나 머리를 60° 올린 상태에서 3분 있을 때 수축기 혈압이 20 mmHg, 이완기 혈압이 10 mmHg 떨어지는 경우로 정의한다. 척수손상 환자의 74%에서 자세변경에 의한 기립성 저혈압(orthostasis)이 있고, 기립성 저혈압이 있는 환자 중 41%는 기립성 저혈압으로 인한 증상이 없다는 보고도 있다. 기립성 저혈압이 발생하면 맥박이 빨라지기는 하지만, 척수손상 환자에서는 일반인과 달리 교감신경의 차단과 활성도의 감소로 인해 맥박 상승이 100 이상으로 뚜렷하지는 않은 반응을 보인다. 교감신경 활성도가 차단되어 있어 자세의 변화에 따라 혈장 노르에피네프린의 상승은 없지만 대신 renin이 angiotensin II의 형성을 자극하여 노르아드레날린과 aldosterone에 의해 혈관수축을 유도한다. 또 vasopression이 수분잔류(fluid retention)를 증가시키고 소변량을 감소시킨다. 시간이 경과하여 하지의 경직이 나타나면 하지의 정맥혈 저류가 감소하여 기립성 저혈압이 줄어들게 된다.

VI. 호흡기에 대한 영향

폐의 혈관상(vascular bed)은 교감신경에 의해 조절된다. 척수손상으로 손상 부위에 따른 호흡근 관련 마비와 교감신경 매개인 기관지확장 기능의 상실로 인한 호흡 기능이 악화될 수 있다. 급성기에 혈압을 상승시킨 결과 고저항 전신순환에 비해 상대적으로 혈관의 저항이 약한 폐순환으로 혈액이 몰려 신경인성 폐부종(neurogenic pulmonary edema)의 위험이 있다. 또 자율신경 이상반사증에 의한 과도한 교감신경활성화에 의해 신경인성 폐부종이 악화될 위험이 있다. 사지마비 환자에서 교감신경활동도가 손상되어 기관지의 직경이 좁아 호흡기능의 척도에 영향을 미치면 ipratropium 흡인제를 사용하여 기관지의 미주신경 긴장도를 감소시켜 기관지를 확장시킬 수 있다.

VII. 자율신경계의 평가

척수손상 환자의 운동과 감각기능에 대한 기본적인 신경학적 상태를 표준화하여 이미 보편화되어 있으나 잔존 자율신경기능의 표준화된 평가가 숙제로 남아 있었다. ASIA와 ISCoS에 의해 2009년 자율신경기능 평가를 위한 표준화 노력이 있었고 2012년(1st edition)에 양식의 부분 개정을 통해 International Standards to document remaining Autonomic Function after Spinal Cord Injury (ISAFSCI)를 발간하였다. 여기에는 일반 자율신경기능(general autonomic function)과 하부요로계/장/성기능의 두 항목을 기본으로 일반 자율신경기능에서는 심장, 혈압, 발한, 체온, 호흡의 5개 항의 상태를 기록하도록 하고 있다. 또 하부요로계, 장, 성기능을 기록하게 되어 있다. 2012년의 평가기준에는 2009년 최초의 양식에서 요역동학검사의 자료를 제외하였다 (그림 7-2A, B). 이에 대해 척수손상의 급성기와 아급성기 재활의학적 평가와 치료기간 동안 요역동학검사를 잘하지 않기 때문이라고 적어두고 있다. ISAFSCI의 내용을 보면 아직 평가와 상태에 대한 기술이 되어 있지 않고 전반적인 자율신경기능의 일반적인 해부와 병태생리학적인 내용으로 구성되어 있다. 참고로 그림 7-3은 양산부산대학교병원 재활의학과(재활병원) 자율신경계검사실에서 사용하는 검사항목과 기록지이다.

A

Appendix I

Autonomic Standards Assessment Form

Patient Name: _____

General Autonomic Function

System/Organ	Findings	Abnormal conditions	Check mark
Autonomic control of the heart	Normal		
	Abnormal	Bradycardia	
		Tachycardia	
		Other dysrhythmias	
	Unknown		
	Unable to assess		
Autonomic control of blood pressure	Normal		
	Abnormal	Resting systolic blood pressure below 90 mmHg	
		Orthostatic hypotension	
		Autonomic dysreflexia	
	Unknown		
	Unable to assess		
Autonomic control of sweating	Normal		
	Abnormal	Hyperhydrosis above lesion	
		Hyperhydrosis below lesion	
		Hypohydrosis below lesion	
	Unknown		
	Unable to assess		
Temperature regulations	Normal		
	Abnormal	Hyperthermia	
		Hypothermia	
	Unknown		
	Unable to assess		
Autonomic and Somatic Control of Broncho-pulmonary System	Normal		
	Abnormal	Unable to voluntarily breathe requiring full ventilatory support	
		Impaired voluntary breathing requiring partial vent support	
		Voluntary respiration impaired does not require vent support	
	Unknown		
	Unable to assess		

Autonomic Diagnosis: (Supraconal ☐, Conal ☐, Cauda Equina ☐)

Lower Urinary Tract, Bowel and Sexual Function

System/Organ		Score
Lower Urinary Tract		
Awareness of the need to empty the bladder		
Ability to prevent leakage (continence)		
Bladder emptying method (specify)_____		
Bowel		
Sensation of need for a bowel movement		
Ability to Prevent Stool Leakage (continence)		
Voluntary sphincter contraction		
Sexual Function		
Genital arousal (erection or lubrication)	Psychogenic	
	Reflex	
Orgasm		
Ejaculation (male only)		
Sensation of Menses (female only)		

2=Normal function, 1=Reduced or Altered Neurological Function
0=Complete loss of control, NT=Unable to assess due to preexisting or
concomitant problems

Date of Injury_____ Date of Assessment_____

This form may be freely copied and reproduced but not modified.
This assessment should use the terminology found in the International
SCI Data Sets (ASIA and ISCoS - http://www.iscos.org.uk)

Examiner _____

그림 7-2 (A) International Standards to document remaining Autonomic Function after Spinal Cord Injury (ISAFSCI)의 앞면. 일반 자율신경기능(심장, 혈압, 발한, 체온, 호흡)과 하부요로계/장/성기능에 대해 기록하도록 하고 있다.

B

Appendix II

INTERNATIONAL SPINAL CORD INJURY DATA SETS[4]

Urodynamic Basic Data Set Form

Date performed:_____ ☐ Unknown

Bladder sensation during filling cystometry:
☐ Normal   ☐ Increased   ☐ Reduced   ☐ Absent
☐ Non-specific   ☐ Unknown

Detrusor function
☐ Normal   ☐ Neurogenic detrusor overactivity
☐ Underactive detrusor   ☐ Acontractile detrusor
☐ Unknown

Compliance during filling cystometry:
Low (< 10 mL/cm H_2O) ☐ Yes   ☐ No   ☐ Unknown

Urethral function during voiding:
☐ Normal   ☐ Detrusor sphincter dyssynergia
☐ Non-relaxing urethral sphincter obstruction
☐ Not applicable   ☐ Unknown

Detrusor leak point pressure_____cm H_2O
☐ Not applicable   ☐ Unknown

Maximum detrusor pressure_____cm H_2O
☐ Not applicable   ☐ Unknown

Cystometric bladder capacity_____mL
☐ Not applicable   ☐ Unknown

Post void residual volume_____mL
☐ Not applicable   ☐ Unknown

그림 7-2 (계속) (B) International Standards to document remaining Autonomic Function after Spinal Cord Injury (ISAFSCI)의 뒷면. International Spinal Cord Injury Data Set 의 Urodynamic Basic Data Set Form을 기록하도록 하고 있다.

	Method of measurement	Measurement values		References
1.BP response to postural change (sympathetic function)	Blood pressure response to supine and standing(o min, 2 min, 5 min)	*Supine*		Normal △SBP<10 Borderline
		Standing	*2min:* *3min:* *5min:*	△SBP<11-29 Abnormal △SBP>30
2.HR response to postural change (parasympathetic function)	Heart rate response to sitting and standing	*30th:15th R-R ratio*		Normal R-R 30th:15th ratio >1.17(10-29yr) >1.09(30-49yr) >1.03(50-65yr) >1.00(over 66yr)
3.Isometric exercise (parasympathetic function)	Blood pressure response after 4min of sustained handgrip	*Resting BP:* *Exercise BP:* *Difference:*		Normal △DBP>16 Borderline 11<△DBP<15 Abnormal △DBP<10
4. Heart rate response to deep breathing change (parasympathetic function)	Measurement of R-R intervals during quiet breathing deeply and steadily 6 breaths per min in supine position	*Shortest R-R:* *Longest R-R:* *E to I ratio:*		Normal E to I ratio > 1.14(10-40yr) >1.08(41-60yr) >1.06(61-70yr) >1.05(over 71yr) Normal 30:15ratio △HR>15rate/min
5.Valsalva ratio (parasympathetic function)	The patient breathes forcefully into a mouthpiece for 15 secs while an EKG monitoring and 45 secs following its release.	*Short R-R:* *Long R-R:* *Ratio:*		Normal Ratio > 1.50(10-40yr) >1.40(41-60yr) >1.35(61-70yr) >1.20(over 71yr)
6. Sympathetic skin response (sympathetic function)	Noxious stimulation on the tested wrist or ankle and recording on the opposite wrist or ankle	*Rt Palmar* *Lt Palmar* *Rt Plantar* *Lt Plantar*	*Onset* *s* *Onset* *s* *Onset* *Onset* *s*	SSR Palmar : Onset: 1.52(0.13)s SSR Plantar : Onset: 2.07(0.16)s

Autonomic dysfunction (defined as two or more abnormal results in five tests)
Normal   /5 tests   Abnormal   /5tests

그림 7-3 양산부산대학교병원 재활병원 자율신경계검사 기록지

[참고 및 추천 문헌]

1. Alexander MS, Biering-Sorensen F, Bodner D, Brackett NL, Cardenas D, Charlifue S, et al. International standards to document remaining autonomic function after spinal cord injury. Spinal Cord 2009;47:36-43.

2. American Spinal Injury Association. International standards to document remaining autonomic function after spinal cord injury. 1st ed. Atlanta, GA: American Spinal Injury Association; 2012.

3. Consensus statement on the definition of orthostatic hypotension, pure autonomic failure, and multiple system atrophy. The Consensus Committee of the American Autonomic Society and the American Academy of Neurology. Neurol 1996;46:1470.

4. Contributors, Krassioukov A, Biering-Sorensen CF, Donovan W, Kennelly M, Kirshblum S, et al. International Standards to document remaining Autonomic Function after Spinal Cord Injury (ISAFSCI), First Edition 2012. Top Spinal Cord Inj Rehabil 2012;18:282-96.

5. Garstang SV, Miller-Smith SA. Autonomic nervous system dysfunction after spinal cord injury. Phys Med Rehabil Clin N Am 2007;18:275-96.

6. Krassioukov A, Biering-Sorensen F, Donovan W, Kennelly M, Kirshblum S, Krogh K, et al. International standards to document remaining autonomic function after spinal cord injury. J Spinal Cord Med 2012;35:201-10.

7. Krassioukov A. Autonomic function following cervical spinal cord injury. Respir Physiol Neurobiol 2009;169:157-64.

8. Krogh K, Christensen P. Neurogenic colorectal and pelvic floor dysfunction. Best Pract Res Clin Gastroenterol 2009;23:531-43.

9. Mathias CJ. Orthostatic hypotention: causes, mechanism, and influencing factors. Neurology 1995;45(Suppl 5):S6-11.

10. Quinton P. Sweating and its disorders. Ann Rev Med 1983;34:429-52.

[참고 서적]

1. American Spinal Injury Association. International Standards for Neurological Classification of Spinal Cord Injury. Revised 2011, Updated 2015 ed. Atlanta, GA: American Spinal Injury Association; 2015.

2. American Spinal Injury Association. International Standards to document remaining Autonomic Function after Spinal Cord Injury. First Edition Reprint 2015 ed. Atlanta, GA: American Spinal Injury Association; 2012.

3. Chhabra HS (editor). ISCoS Textbook on Comprehensive Management of Spinal Cord Injuries. New Delhi: Wolters Kluwer; 2015.

4. Fehlings MG, Vccaro AR, Roakye M, Rossignol S, Ditunno JF, Burns AS (editors). Essentials of Spinal Cord Injury: Basic Research to Clinical Practice. New York: Thieme; 2013.

5. Guttmann L. Spinal cord injuries. Comprehensive management and research. Oxford: Blackwell Scientific Publications; 1976.

6. Kirshblum S, Campagnolo DI (editors). Spinal Cord Medicine. 2nd ed. Philadelphia: Wolters Kluwer, Lippincott, Williams & Wilkins; 2011.

7. Lin VW (editor). Spinal Cord Medicine. Principles and Practice. 2nd ed. New York: Demosmedical, 2010

8. Sabharwal S. Essentials of spinal cord medicine. New York: Demosmedical; 2014.

9. Snell RS. Clinical neuroanatomy. 7th ed. Philadelphia: Wolters Kluwer; 2010.

10. Weaver LC, Polosa C (editors). Autonomic dysfunction after spinal cord injury. In progress in brain research. New York: Elsevier; 2006.

척수손상의 역학

08

척수손상의 역학

국내는 아직 미국의 National Spinal Cord Injury Statistical Center (NSCISC) 와 같은 체계적인 역학조사와 자료관리가 되어 있지 않아 미국의 자료를 참 고로 사용할 수밖에 없다. 미국의 경우 척수손상 환자와 관련된 역학적 자 료는 Model Spinal Cord Injury Care Systems에 의한 NSCISC를 통해 체계 적인 관리를 하고 있다. 그럼에도 불구하고 NSCISC에 의한 자료는 미국에 서 매년 발생하는 척수손상 환자의 약 13% 정도만의 자료를 취합하고 있는 것으로 추정된다. 국제척수손상학회(ISCoS)를 통해 국제적인 척수손상 환자 의 등록과 자료통계를 구축하고 사용되고 있으나, 아직은 한정된 국가에서 만 자료를 수집하고 있는 실정이다. 다행히 최근에 WHO가 주관하는 Inter-national SCI Survey (InSCI)의 일환으로 Korean Spinal Cord Injury Cohort Study (KoSCI)가 국립재활원과 박창일 교수를 비롯하여 저자를 포함한 학자 들이 참여하여 진행되고 있어 조만간 국내 척수손상 환자의 전국적인 자료수 집이 가능하게 될 전망이다.

미국에서 외상성 척수손상 환자의 연간 발생 빈도는 백만 명당 40명 정도 이며, 호주와 서유럽의 경우 백만 명당 15~16명 정도로 미국보다 낮다고 알 려져 있다. 국가에 따라 매년 척수손상 환자의 발생빈도는 인구 백만 명당 12 명에서 60명으로 다양하게 보고되고 있으며, 생존하는 외상성 척수손상 환자 의 수는 인구 백만 명당 236명에서 1,000명까지 다양하다. 미국에서는 매년 새로이 발생하는 척수손상 환자는 약 12,000명 정도로 추정하고 있다. 미국에서 현재 생존하고 있는 외상성 척수손상 환자는 인구 백만 명당 700~900명 정도로, 약 270,000명의 척수손상 환자가 있는 것으로 파악되고 있다. 손상부위와 정도는 불완전 사지마비가 41%로 가장 많고, 불완전 하반신마비, 완전 하반신마비, 완전 사지마비 순이다.

I. 국내 척수손상 환자의 현황

국내 장애인등록을 기본 자료로 한 장애인 통계에 척수손상이 별도로 분류되어 있지 않다. 편의상 지체장애로 분류된 장애인 중 장애의 형태가 마비인 경우를 척수손상으로 추정하여 자료를 유추하는 실정이다. 그러므로 조사기관과 조사 시기에 따라 척수장애인의 추정 수가 다양하게 보고되고 있다. 보건복지부와 한국보건사회연구원에 의한 2011년 장애인 실태조사보고서를 근거로 추정하면 국내의 척수손상자는 약 62,000명으로 추정되며, 남녀의 비가 2:1 정도이다. 하반신마비가 사지마비에 비해 약 3배 많을 것으로 추정하고 있다. 이후 2015 장애인통계에 이르기까지의 장애인통계에서는 지체장애와 관련된 통계자료에서 척수손상으로 유추할 수 있는 자료를 추출하기가 더 어려워졌다. 국내의 척수손상에 대한 역학적 조사연구는 1999년 박 등과 1994년 고 등에 의해 단일 또는 몇 개 병원을 대상으로 한 매우 제한적인 연구가 되어 있다. 이들 보고에 의하면 남녀의 비가 약 4:1이며, 20대와 30대의 연령층에서 척수손상의 발생빈도가 높다. 외상성 척수손상의 원인은 교통사고와 추락사고가 대부분을 차지한다.

II. 원인과 연령

미국의 2014년 Model Spinal Cord Injury Care Systems의 연례 보고서에서는 새로 발생하는 척수손상은 전체 연령층에서 발생될 수 있으나, 17세에서

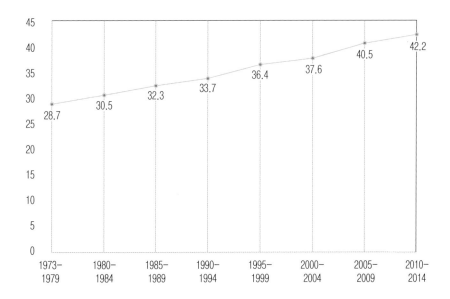

그림 8-1 척수손상의 구간별 발생 연령의 변화 추이. 2014 Annual Report for the Spinal Cord Injury Model Systems

22세 사이가 24.3%를 차지하고, 60세 이상의 노년층은 10.7% 정도를 차지한다고 보고하고 있다. 척수손상이 가장 많이 발생하는 연령은 19세이며, 거의 절반인 48.9%가 16~30세에 발생한다고 보고되어 있다. 척수손상 발생 평균 연령은 34.7세이다. 1973~1979년간 척수손상 발생 평균 연령이 28.7세이고, 2010~2014년간은 42.2세로 손상 연령의 고령화 경향이 뚜렷하다(그림 8-1). 남녀의 비는 대략 4:1이다.

비외상성 손상은 척수손상의 30% 정도를 차지한다. 비외상성 척수손상은 주로 혈관 손상이나 폐쇄, 혈관기형, 감염, 추간판 탈출증이나 척추관 협착증과 같은 척추질환에 의한 이차적인 손상이 원인이다. 비외상성 척수손상은 고령의 여자에서 빈도가 높으며, 사지마비에 비해 하반신마비의 빈도가 높다(표 8-1). 외상에 의한 척수손상은 70~90%를 차지한다. 외상의 원인은 교통사고, 추락사고, 스포츠 손상 등이 주된 원인이다. 따라서 안전벨트의 착용과 산

표 8-1 외상성 척수손상과 비외상성 척수손상의 특성

항목	외상성 척수손상	비외상성 척수손상
발생 연령	젊은 연령층	노인
성비	남녀비 4:1	여성이 많다.
손상부위	사지마비 또는 하반신마비	하반신마비가 많다.
손상정도	완전손상 또는 불완전손상	불완전손상이 많다.

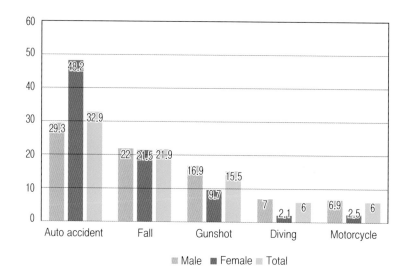

그림 8-2 척수손상 발생 원인의 남녀 차이. 2014 Annual Report for the Spinal Cord Injury Model Systems

업안전이 척수손상 예방에 매우 중요하며, 알코올에 의한 사고 빈도와 스포츠 손상은 증가하는 경향이 있다. 외상에 의한 척수손상의 원인은 자동차사고가 33.5%로 가장 많다. 다음으로 추락과 총상, 다이빙손상 순으로 보고되어 있다 (그림 8-2). 오토바이 사고를 교통사고에 포함시키면 교통사고에 의한 손상의 빈도는 42.6%로 증가하게 된다. 추락에 의한 사고는 21.2%이다. 외상성 척수

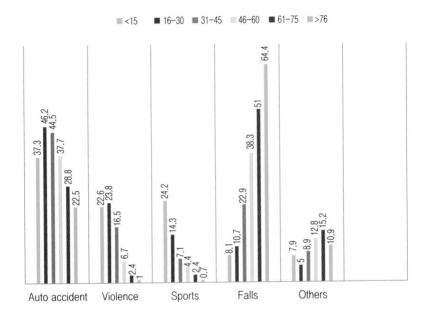

그림 8-3 연령별 척수손상 발생 원인의 차이. 2014 Annual Report for the Spinal Cord Injury Model Systems

손상의 원인은 연령에 따른 차이가 뚜렷하다. 어린 나이일수록 교통사고와 폭력에 의한 손상이 많으나, 연령이 높아질수록 추락에 의한 손상 빈도가 급격히 증가한다(그림 8-3).

척수손상의 계절적 특성은 뚜렷하지 않으나 여름이 가장 높고, 특히 6월에 손상의 빈도가 높다. 야간과 주말에 척수손상의 발생 빈도가 높아서 여름철 토요일 밤의 발생 빈도가 가장 높은 경향이 있다. 손상 당시의 결혼상태는 미혼이 약 50%정도 되지만, 90% 이상에서 손상 후 결혼상태의 변화는 없다고 한다.

III. 척수손상의 여명

척수손상 환자의 손상 후 여명은 꾸준히 증가되어 손상 후 1년 이상 생존한 환자인 경우 사지마비와 호흡기 사용 환자를 제외하고는 거의 일반인의 여명을 기대할 수 있게 되었다. 그러나 1980년대 이후의 최근 30년간의 여명은 정점에 달해있으며 그 이후에는 여명의 더 이상의 연장이 거의 없다. 이는 일반인들의 여명이 증가하지만 척수손상 환자의 여명 증가는 없어 일반인과 척수손상 환자의 여명의 차이가 점차 늘어나는 추세를 보인다.

인공호흡기를 사용하지 않는 척수손상 환자는 기대 여명이 일반인의 여명에 비해 약 4~5년 감소한다. 전반적으로 척수손상 환자의 여명은 점차 연장되지만, 일반 인구에 비해 짧고, 대략 일반 인구의 80% 정도로 파악된다. 하반신마비 환자의 여명은 사지마비 환자에 비해 4년 정도 긴 것으로 보고되어 있다. 척수손상 환자의 여명 예를 보면, 20세에 다친 환자는 상부 경수손상(C1-C4)인 경우 약 36.9년, 하부 경수손상(C5-C8)인 경우 약 40.6년, 하지마비는 약 45.5년을 생존할 수 있다. 이는 일반인의 20세 이후의 기대 여명이 59.3년 정도인 것을 감안한다면 약 15~25년 짧다고 볼 수 있다(표 8-2).

IV. 척수손상의 신경학적 양상

소아의 경우 SCIWORA (spinal cord injury without radiographic abnormalities) 형태의 손상이 많은 반면, 고령으로 갈수록 SCIWORET (spinal cord injury without radiographic evidence of trauma) 양상의 SCIWORA가 증가하는 추세이다.

외상성 척수손상의 부위는 경수, 흉수, 요수의 빈도 순이다. 제5경수손상(15.3%)이 가장 많고, 제4경수(14.7%), 제6경수(10.6%), 제12흉수(6.4%), 제7경수(5.2%), 제1요수(5.0%) 순이다. 신경학적 손상의 정도에 따른 빈도는 불완전 사지마비, 완전 하지마비, 불완전 하지마비, 완전 사지마비 순이다. 급성기 치료와 관리가 잘 됨에 따라 불완전 손상의 비율이 증가하는 추세를 보인다. 또

표 8-2 손상 후 24시간 이상 생존한 척수손상 환자의 여명. 2014 Annual Report for the Spinal Cord Injury Model Systems

Age At Injury	Life Expectancy (Years)					Ventilator Dependent
	No SCI	Not Ventilator Dependent				
		Motor Functional Any Level AIS-D	Paraplegia	Tetraplegia		Any Level
				C5-C8	C1-C4	
10 years	69.1	62.3	54.4	49.1	44.7	26.9
20 years	59.3	52.6	45.0	39.9	35.6	19.2
30 years	49.8	43.4	36.2	31.5	27.7	14.1
40 years	40.4	34.2	27.6	23.3	19.9	8.7
50 years	31.3	25.6	19.7	16.0	13.2	4.5
60 years	23.0	18.0	13.0	10.1	8.0	2.1
70 years	15.5	11.3	7.5	5.5	4.1	0.6
80 years	9.1	5.9	3.5	2.2	1.4	<0.1

한 경수손상은 손상의 정도가 AIS (ASIA Impairment Scale) A가 아니면 D일 가능성이 크다. 한편 흉수손상은 완전손상일 가능성이 크고, 요수와 천수손상은 AIS D의 빈도가 높다. 소아의 경우 성인에 비해 완전손상이 많다. 스포츠 손상의 경우는 사지마비의 빈도가 높다.

V. 척수손상의 사망원인과 퇴원양상

미국의 경우 사지마비와 하지마비 척수손상 환자 간의 입원 기간 차이가 점차 줄어드는 경향이 뚜렷하다. 척수손상 후 주된 사망원인은 호흡기계 합병증이 21.6%로 가장 많다. 이 중 2/3는 폐렴이 사망원인이다. 이어서 욕창, 비뇨기계나 호흡기계의 감염이고, 세 번째가 암에 의한 사망이 많다. 그 다음 심장질환 등의 순서로 보고되어 있다(표 8-3). 일반인의 사망원인과 비교하면 폐혈증, 폐색전증, 폐렴에 의한 사망이 척수손상 환자에서 두드러진 사망

표 8-3 척수손상 환자의 10대 사망원인. 2014 Annual Report for the Spinal Cord Injury Model Systems

Primary cause of death	Incidence (%)
Diseases of the respiratory system	21.9
Infective and parasitic diseases	11.9
Neoplasms	10.0
Hypertensive and ischemic heart disease	9.9
Other heart disease	8.6
Unintentional injuries	6.8
Diseases of the digestive system	4.8
Cerebrovascular disease	3.7
Disease of pulmonary circulation	3.3
Suicides	3.3

원인이 된다. 한편 척수손상 환자에서 암과 허혈성 심장질환에 의한 사망률은 일반인에 비해 낮다. 자살에 의한 사망은 3.5% 정도이다. 척수손상 환자의 자살률은 일반인에 비해 5배 정도 높다고 알려져 있으며, 손상 후 첫 5년 정도에 자살률이 가장 높다. 자살률은 완전 하반신마비 환자에서 가장 높은 빈도를 보인다.

국내에서도 논란이 되고 있는 척수손상 환자의 퇴원 양상은 미국의 경우 초기 치료 후 87.1%가 이전에 살던 집으로 퇴원하고, 너싱홈(nursing home)으로 퇴원하는 경우가 5.6% 정도이다. 손상 후 1년 정도의 시점에 가정 복귀율은 91.4%로 보고되어 있다. 미국에서 척수손상 후 25% 정도가 직업을 가진다. 그러나 현실적으로 손상 부위가 높을수록, 신경학적 손상이 심할수록 직업을 가질 기회가 줄고 직업의 질도 저하된다.

VI. 척수손상의 신경학적 예후

운동성의 회복은 척수손상 후 2개월까지는 빠르게 일어나지만, 이후 3~6개월간의 회복 속도는 느리다. 드물게 약 2년에 걸쳐 운동성 회복이 진행되는 경우도 있다. 척수손상 후 운동성 회복의 정도를 판단하기 위해서는 손상 후 72시간 내에 ASIA 분류 표준에 따른 검사를 하고 3~7일간은 반복하여 검사하여야 한다. 또한 외과적 수술이나 신경학적 상태의 변화가 있으면 반복하여 검사할 필요가 있으며, 회복이 정점에 이를 때까지 정기적인 검사와 평가가 필요하다.

ASIA A에서 하지의 근력이 기능적으로 회복될 가능성은 3~6%로 매우 낮으며, B인 경우 50%로 예측한다. ASIA C인 경우 사회적 보행이 가능해질 확률은 75%, D인 경우는 95%로 보고되어 있다. 보행 가능성은 50세 이상의 환자에서 감소한다.

일반적으로 사지마비 환자에서 한 개의 척수절은 기능적인 정도의 회복을 한다. 완전 사지마비 환자에서 신경학적 손상 부위 바로 아래 한 척수절의 중심 근육의 근력이 1이나 2이면 1년 내에 3 또는 그 이상으로 회복될 가능성이 90%로 크다. 그러나 중심 근육의 근력이 0이면 3 이상의 근력으로 회복될 가능성은 45%로 감소한다. 하지마비 환자는 흉수절의 중심 근육이 결정되어 있지 않아서 신경학적 회복에 대한 연구가 부족하다.

[참고 및 추천 문헌]

1. 고현윤, 신희석, 오민균. 척수손상의 재활. In: 한태륜, 방문석, 정선근, editors. 재활의학. 서울: 군자출판사; 2014. p747-88.

2. Bellon K, Kolakowsky-Hayner SA, Chen D, McDowell S, Bitterman B, Klaas SJ. Evidence-based practice in primary prevention of spinal cord injury. Top Spinal Cord Inj Rehabil 2013;19:25-30.

3. Cao Y, Massaro JF, Krause JS, Chen Y, DeVivo MJ. Suicide mortality after spinal cord injury in the United States: injury cohorts analysis. Arch Phys Med Rehabil 2014;95:230-5.

4. Chen Y, Tang Y, Allen V, DeVivo MJ. Aging and spinal cord injury: external causes of injury and implications for prevention. Top Spinal Cord Inj Rehabil 2015;21:218-26.

5. Chen Y, Tang Y, Vogel LC, DeVivo MJ. Causes of spinal cord injury. Top Spinal Cord Inj

Rehabil 2013;19:1-8.

6. Cripps RA, Lee BB, Wing P, Weerts E, Mackay J, Brown D. A global map for traumatic spinal cord injury epidemiology: towards a living data repository for injury prevention. Spinal Cord 2011;49:493-501.

7. Nahm LS, Chen Y, DeVivo MJ, Lloyd LK. Bladder cancer mortality after spinal cord injury over 4 decades. J Urol 2015;193:1923-8.

8. National Spinal Cord Injury Statistical Center (NSCISC). The 2014 annual statistical report for the spinal cord model systems. 2015.

9. Shavelle RM, DeVivo MJ, Brooks JC, Strauss DJ, Paculdo DR. Improvements in long-term survival after spinal cord injury? Arch J Phys Med Rehabil 2015;96:645-51.

10. Shavelle RM, Paculdo DR, Tran LM, Strauss DJ, Brooks JC, DeVivo HJ. Mobility, continence, and life expectancy in persons with ASIA Impairment Scale Grade D spinal cord injuries. Am J Phys Med Rehabil 2015;94:180-91.

[참고 서적]

1. Chhabra HS (editor). ISCoS Textbook on Comprehensive Management of Spinal Cord Injuries. New Delhi: Wolters Kluwer; 2015.

2. Fehlings MG, Vccaro AR, Roakye M, Rossignol S, Ditunno JF, Burns AS (editors). Essentials of Spinal Cord Injury: Basic Research to Clinical Practice. New York: Thieme; 2013.

3. Kirshblum S, Campagnolo DI (editors). Spinal Cord Medicine. 2nd ed. Philadelphia: Wolters Kluwer, Lippincott, Williams & Wilkins; 2011.

4. Lin VW (editor). Spinal Cord Medicine. Principles and Practice. 2nd ed. New York: Demosmedical; 2010.

5. Sabharwal S. Essentials of spinal cord medicine. New York: Demosmedical; 2014.

6. Vogel LC, Zebracki K, Betz RR, Mulcahey MJ (editors). Spinal Cord Injury in the Child and Young Adult. London: Mac Keith Press; 2014.

척수손상 환자의 기능 평가와 목표 기능

09

척수손상 환자의 기능 평가와 목표 기능

척수손상 환자의 목표 기능은 연령과 동반질환, 경직의 정도, 사회심리적인 환경 등의 여러 요인이 개입하지만, 주로 신경학적 손상의 정도, 특히 운동기능 상태에 의해 결정된다. 척수손상 후 최초 24시간 동안은 혈압을 비롯한 활력 증후의 불안정과 통증, 불안, 진정 등의 여러 요인이 있으므로, 손상 후 72시간 이후의 신경학적 평가가 향후 신경학적 회복을 예측하는데 중요하다.

기능과 관련된 결과는 WHO의 International Classification of Functioning (ICF)에 기초하여 신체기능과 구조(body functions and structure), 활동(activity), 참여(participation)의 3개 영역을 평가한다. 척수손상 환자의 경우 신체기능과 구조는 International Standards for Neurological Classification of Spinal Cord Injury (ISNCSCI)를 사용하여 평가한다. 활동의 평가는 Spinal Cord Independence Measure (SCIM), Modified Barthel Index (MBI), Quadriplegia Index of Function (QIF), Functional Independence Measure (FIM) 등의 도구를 사용한다. 참여 정도의 평가를 위해 Craig Handicap Assessment and Reporting Technique (CHART)이 개발되어 있다(표 9–1).

I. 척수손상의 회복

척수손상 후 2년 이상의 기간에 걸쳐 회복이 진행되기도 한다. 그러나 대개

표 9-1 척수손상 환자의 기능평가 도구

평가도구	평가영역	점수	비고
Spinal Cord Independence Measure (SCIM-III)	• 19개 항목으로 구성 • 3개의 세부항목 (self care, respiratory and sphincter management, mobility)	• 각 항목마다 가중치를 둠 • 점수분포 0-100	• 척수손상 환자만을 대상으로 개발된 도구임 • 척수손상 환자에 가장 많이 사용되는 도구임
Quadriplegia Index of Function (QIF)	• 2부분으로 구성 • 기능과 관련된 9개 항목과 personal care에 대한 이해도에 대한 질문항으로 구성됨	• 각 항목에 대해 0-4점 • 점수분포 0-100	• 사지마비 환자를 대상으로 함 • 보행항목이 없어 보행이 가능한 환자에는 적응이 제한됨
Modified Barthel Index (MBI)	• Self-care, continence, mobility의 3개 영역에 대한 10개 항목으로 구성됨	• 점수분포 0-100	• 척수손상 환자를 위한 도구로 개발되지 않아서 척수손상 환자에 사용은 제한적임 • 기본적인 일상생활동작에 대한 평가에 한정되어 세세한 기능의 평가에는 적합하지 않음
Functional Independence Measure (FIM)	• 18개 항목으로 구성 13 motor, 5 cognitive	• 각 항목에 대해 1-7점을 부여 • 1-5는 타인에 의한 도움이 필요한 경우임 • 1 total assist, 2 maximum assist, 3 moderate assist, 4 minimal assist, 6 modified independence using device, 7 complete independence • 점수분포 18-127	• 척수손상 환자에 특화된 도구가 아님. 호흡기능 등 평가항목 없음 • 인지기능 평가항목은 척수손상 환자의 평가에 의미없는 항목임 • 점수의 천장효과(ceiling effect)가 있음

손상 후 첫 2개월간은 운동기능의 회복 속도가 빠르며, 6개월 정도 회복이 진행된다. 당연히 완전손상에 비해 불완전손상 환자에서 회복의 속도와 회복에 대한 예후가 더 좋다.

완전손상(AIS A)인 환자의 10~20%는 1년 경과 시점에 불완전 손상으로 회복되지만, 하지의 근력이 기능적인 근력 수준으로 회복되는 경우는 3~6%에 불과하다. 대부분의 완전 사지마비 환자에서 상지의 신경학적 손상부위 아래의 2-3 척수절에서 근력이 향상되는 양상을 보이며, 특히 손상부위의 바로 아래 한 개 척수절의 중심근육은 3도 이상으로 회복될 가능성이 크다. 1~2도 정도라도 근력이 있는 근육은 근력이 없는 근육에 비해 더 회복될 가능성이 높아서 손상부위 바로 아래 척수절의 중심근육이 1~2도의 근력이 있으면 1년까지 90%에서 3도 이상의 근력으로 회복된다. 반면 손상부위 바로 아래 척수절의 근력이 전혀 없으면 1년까지 3도 이상의 근력으로 회복될 확률은 45%로 떨어지고 2년 경과할 때까지 3도로 회복될 확률은 64%이다. 손상 때의 신경학적 손상부위에 따라 회복의 정도가 달라서 C6-C7 부위가 85%로 가장 높다.

II. 보행기능의 회복

40 m (130 feet) 이상의 보행이 가능하고, 혼자서 앉고 서고 할 수 있으며, 혼자서 보조기를 차고 벗을 수 있으면 사회적 보행(community ambulator)이라고 정의한다. 초기 평가에서 AIS A 환자의 3%는 손상 1년에 보행이 가능할 정도로 회복된다. AIS B의 50%는 보행이 가능하게 되고, 특히 천추부의 pin prick 감각이 있으면 AIS C나 D로 회복될 가능성이 매우 크다. 천추부의 pin prick 감각이 없는 경우 보행이 가능할 정도로 회복될 확률은 10~33%이다. AIS C의 75%는 사회적 보행이 가능할 정도로 회복된다. 초기에 AIS D 환자의 95%는 보행이 가능하게 된다. 50~60세 이상의 환자의 경우 기능회복의 예후가 좋지 않다.

불완전 사지마비와 불완전 하지마비 환자는 손상 후 1개월에서 1년 사이에 12점 정도의 하지 운동점수 회복이 있으나, 그 이후의 하지 운동점수의 회복은 거의 없다. 손상 후 30일 시점에 하지 운동점수가 10 이상인 불완전 하지마비와 20 이상인 불완전 사지마비 환자는 1년 후 대부분 사회적 보행이 가능하게 된다.

양측 고관절 굴곡근의 근력이 3도 이상이거나, 한쪽 knee-ankle-foot orthosis (KAFO)와 한쪽 ankle-foot orthosis (AFO)를 한 경우, 고관절과 슬관절의 고유수용감각이 정상인 경우에는 사회적 보행이 가능하다. 또 2011년 European Multicenter Study of Human SCI (EM-SCI) Study Group에 의하면 65세 이상인지의 여부와 대퇴사두근(L3), 장딴지근(gastrosoleus) (S1)의 근력과 L3과 S1 피판절의 light touch 감각이 보행기능 회복을 예측하는 데 중요하다고 하였다.

III. 신경학적 손상 부위에 따른 예측 기능

척수손상 환자는 시간이 경과함에 따라 고령화, 동반 질환의 여부와 신경학적 상태의 변화, 환경과 거주 상황의 변화, 심리상태의 변화 등의 요인에 의해 수행 가능한 기능의 변화를 가져올 수 있다. 표 9-2에 나열된 신경학적 손상 부위에 따른 수행 가능한 기능과 타인에 의한 조력의 수준은 완전 손상 환자를 기준으로 한 것이다.

표 9-2 척수손상 부위에 따른 기능의 수준

Activity		C1-C3	C4	C5	C6	C7-C8	T1-T9	T10-L1	L2-S5
Breathing		(T/S) bedside ventilator, portable ventilator, suction device, backup battery, vent tray for w/c	(I/S/T) according to vent use	(I)	(I)	(I)	(I)	(I)	(I)
Eating		(T)	(T)	(I/S/T) long opponens splint, adaptive devices	(I/S) adaptive devices, U-cuff, tenodesis splint, adapted utensils, plate guard	(I)	(I)	(I)	(I)
Bathroom functions	Bowel care	(T)	(T)	(T)	(S/T)	(S/T)	(I)	(I)	(I)
	Bladder care	(T)	(T)	(T)	(S/T)	(I/S)	(I)	(I)	(I)
Personal care	Dressing	(T)	(T)	(T)	(I) for upper exts (I/S) for lower exts	(I) for upper exts for lower exts	(I)	(I)	(I)
	Grooming	(T)	(T)	(S/T) long opponens splint, adaptive devices	(I/S) adaptive devices, U-cuff, adaptive handles	(I)	(I)	(I)	(I)
	Bathing	(T)	(T)	(T)	(I) for upper exts (I/S) for lower exts adaptive devices	(I) for upper exts (I/S) for lower exts	(I)	(I)	(I)
Position/Pressure relief	Wheelchair	(I/S/T) for power recline (T) for manual w/c	(I/S/T) for power recline (T) for manual w/c	(I)Power recline (I/S) for manual w/c	(I) With adapted techniques	(I)	(I)	(I)	(I)
	Bed	(T)	(T)	(S/T)	(I/S)	(I)	(I)	(I)	(I)
Mobility	Bed	(T)	(T)	(S)	(S)	(I/S)	(I)	(I)	(I)
	Transfers	(T)	(T)	(T)	(I/S/T)	(I/S) some assist on uneven surfaces	(I)	(I)	(I)
	Wheelchair use (power)	(I) Power recline	(I) Power recline	(I)	(I)	NA	NA	NA	NA
	Wheelchair use (manual)	(T)	(T)	(I/S/T)	(I/S/T)	(I)	(I)	(I)	(I)
	Transportation	(T)	(T)	(S/T)	(I/S)	(I/S)	(I)	(I)	(I)
	Walking	NA	NA	NA	NA	NA	NA	(I/S)	(I) with or without hand controls
Driving		(T)	(T)	(I) with highly specialized car/van	(I) with a modified car/van	(I) With hand controls	(I) With hand controls	(I) With hand controls	NA
Communication (handwriting and keyboard, telephone use)		(I/S/T) mouth stick, head mouth, environmental controls	(I/S/T)	(I/S)	(I) adaptive devices	(I)	NA	NA	NA
Homemaking		(T)	(T)	(T)	(S/T)	(I/S)	(I/S)	(I/S)	(I/S)

Remarks: I, Independent; S, some assist; T, total dependent

149

[참고 및 추천 문헌]

1. 고현윤, 신희석, 오민균. 척수손상의 재활. In: 한태륜, 방문석, 정선근, editors. 재활의학. 서울: 군자출판사; 2014. p747-88.

2. Alexander MS, Anderson KD, Biering-Sorensen F, Blight AR, Brannon R, Bryce TN, et al. Outcome measures in spinal cord injury: recent assessments and recommendations for future directions. Spinal Cord 2009;47:582-91.

3. Hussey RW, Stauffer ES. Spinal cord injury: requirements for ambulation. Arch Phys Med Rehabil 1973;54:544-7.

4. Kramer JL, Lammertse DP, Schubert M, Curt A, Steeves JD. Relationship between motor recovery and independence after sensorimotor-complete cervical spinal cord injury. Neurorehabil Neural Repair 2012;26:1064-71.

5. Paralyzed Veterans of America. Outcomes following traumatic spinal cord injury. Clinical practice guidelines for health care professionals. Washingon, DC: Paralyzed Veterans of America; 1999.

6. Sandin KJ, Klaas SJ. Assessment and evaluation of primary prevention in spinal cord injury. Top Spinal Cord Inj Rehabil 2013;19:9-14.

7. Waters RL, Adkins R, Yakura J, Sie I. Donal Munro Lecture: Functional and neurologic recovery following acute SCI. J Spinal Cord Med 1998;21:195-9.

[참고 서적]

1. American Spinal Injury Association. International Standards for Neurological Classification of Spinal Cord Injury. Revised 2011, Updated 2015 ed. Atlanta, GA: American Spinal Injury Association; 2015.

2. American Spinal Injury Association. International Standards to document remaining Autonomic Function after Spinal Cord Injury. First Edition Reprint 2015 ed. Atlanta, GA: American Spinal Injury Association; 2012.

3. Bromley I. Tetraplegia and paraplegia. A guide for physiotherapists. New York: Churchill Livingstone; 1976.

4. Chhabra HS (editor). ISCoS Textbook on Comprehensive Management of Spinal Cord Injuries. New Delhi: Wolters Kluwer; 2015.

5. Fehlings MG, Vccaro AR, Roakye M, Rossignol S, Ditunno JF, Burns AS (editors). Essentials of Spinal Cord Injury: Basic Research to Clinical Practice. New York: Thieme; 2013.

6. Harvey L. Management of spinal cord injuries. A guide for physiotherapists. Philadelphia: Churchill Livingstone; 2008.

7. Kirshblum S, Campagnolo DI (editors). Spinal Cord Medicine. 2nd ed. Philadelphia: Wolters Kluwer, Lippincott, Williams & Wilkins; 2011.

8. Sabharwal S. Essentials of spinal cord medicine. New York: Demosmedical; 2014.

9. Somers MF. Spinal cord injury. Functional rehabilitation. 3rd ed. New York: Pearson; 2010.

10. Vogel LC, Zebracki K, Betz RR, Mulcahey MJ (editors). Spinal Cord Injury in the Child and Young Adult. London: Mac Keith Press; 2014.

척수손상의 영상검사

10

척수손상의 영상검사

척추와 척수손상의 초기 영상검사를 처방하고 상태 파악을 위해서는 외상의 기전에 대한 적절한 이해가 필요하다. 외상 초기의 검사는 검사과정에서 외상으로 인한 불안정성과 이로 인해 유발된 척수에 대한 손상과 신경학적 악화가 없도록 주의하여 검사하는 것이 매우 중요하고 최우선으로 고려되어야 할 점이기도 하다. 특히 경추의 영상검사가 필요하지 않은 경우를 판단하여야 하며, 경추의 영상검사를 하지 않을 결정과 판단은 2000년에 발표된 The National Emergency X-Radiography Utilization Study (NEXUS) 지침과 The Canadian C-Spine Rule (CCR)에 따르도록 권고하고 있다. 실제 임상에서 CCR과 NEXUS의 지침을 비교하면 CCR이 NEXUS에 비해 민감도와 특이도가 높다고 알려져 있다. 2013년의 AANS/CNS에 의한 Guidelines for the Management of Acute Cervical Spine and Spinal Cord Injury는 의식이 명료하고 경부통증이나 압통이 없고 신경학적 검사에서 이상을 보이지 않으면 방사선학적 검사를 하지 않아도 된다고 권고하고 있다. 그 이외의 환자는 경추에 대한 방사선학적 검사로 확인하기 전까지는 경추의 부동을 중지하여서는 안 된다(표 10-1). 흉추와 요추의 검사에도 경추와 같은 기준을 적용한다.

경추부 손상이 의심되면 CT검사가 최우선시 되어야 할 초기 영상검사로 추천되고, 추가적으로 경추의 AP, lateral, odontoid view를 촬영하도록 한다.

표 10-1 National Emergency X-Radiography Utilization Study (NEXUS) Criteria

1. Absence of midline tenderness
2. Normal level of alertness and consciousness
3. No evidence of intoxication
4. Absence of focal neurological deficit
5. Absence of painful injury that may detract an accurate evaluation

위 5개 기준이 모두 충족되면 경추 방사선검사를 꼭 할 필요는 없다.

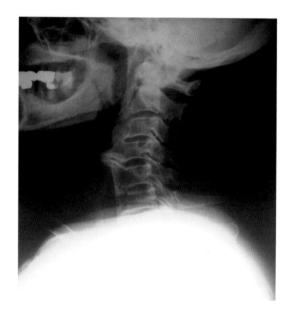

그림 10-1 Diffuse idiopathic skeletal hyperostosis (DISH)

제7경추와 제1흉추는 어깨에 의해 가리게 되므로 swimmer's view를 촬영하거나, CT를 촬영할 때는 경추-흉추연결부가 보이도록 찍는다. 특히 기왕에 강직성 척추염이나 DISH (diffuse idiopathic skeletal hyperostosis)(그림 10-1)가 있는 환자는 경미한 손상이나 일반 방사선사진에서 이상이 보이지 않더라도 중심부의 압통이 있으면 CT나 MRI를 찍도록 한다.

척추나 척수손상의 평가에 MRI가 매우 중요한 검사도구이지만 골절을 찾는데 민감도가 떨어지고 경미한 골절인 경우 초기에 인지하기가 어려운 점과 처치가 필요한 경우 처치하는 동안 감시 영상도구로 적절치 않고, 촬영하는 데 시간이 많이 걸린다는 점에서 초기검사로서의 효율성은 떨어진다고 볼 수 있다. MRI는 척수와 연부조직, 혈종, 인대와 추간판을 영상화하는 데 유리하고, 척수손상의 정도와 수술치료 여부의 판단에 도움이 된다. 소아와 노인의 SCIWORA나 SCIWORET (spinal cord injury without radiographic evidence of trauma)인 경우와 의식이 좋지 않은 환자에서는 MRI에 의한 감별이 이루어져야 한다.

외상 후 척추의 부동 상태를 중단하기 위해서는 동적 굴곡-신전 사진이 필요하다. 그러나 의식이 좋지 않거나 근육의 경축이나 통증이 있으면 동적 굴곡-신전사진 촬영을 위한 시도를 하지 말아야 하고, 검사 중 척추의 탈구나 불안정성이 인지되면 즉시 중단한다. 그러므로 급성기에는 가급적 동적 사진 촬영은 하지 않는다.

I. 자기공명영상(magnetic resonance imaging, MRI)

생체조직의 수소양자의 자성 회전 특성 간의 상호작용을 활용한 영상이 MRI이다. 즉 조직 내 수소양자의 밀도의 차이와 조직간의 수소양자의 이완시간 차이로 서로 다른 신호강도의 차이를 유발하여 조직 간의 영상의 음영차이를 만들게 된다. 외부 자성에 의해 움직이게 된 양자가 평형상태로 돌아오는 정도를 이완율(relaxation rate)이라고 한다. 두 종류의 이완율에 따라 T1과 T2라고 하고 이완율에 따라 영상의 신호강도가 결정된다. T1과 T2는 양자 이완의 시간 상수이다. 이에 따른 몇 가지 특성을 들면 다음과 같다. 1) 뇌척수액이나 부종과 같이 수분이 많은 조직은 T1과 T2 이완율이 길어서 T1 강조영상(T1W)에서 저신호강도로 어둡게 보이고, T1 강조영상(T2W)에서는 고신호강도로 희게 보인다. 2) 척수는 T1 강조영상과 T2 강조영상 모두에서 중간 신호강도를 가지고 있고, T2 강조영상에서 주변에 뇌척수액의 고강도신호에 비해 신호강도가 상대적으로 낮게 보인다. 3) 공기나 피질골조직과 같이 수

소양자가 적어 수분이 거의 없는 조직은 T1 강조영상과 T2 강조영상 모두에서 어둡게 보인다. MRI에서 손상 인접부를 더 잘 보기 위해서는 지방의 신호 강도를 억제하는 short inversion recovery (STIR) 영상을 사용하기도 한다.

1. 척수병리의 영상화

MRI 소견이 손상의 중증도와 예후를 잘 반영하는지에 대해서는 아직까지 잘 정리되어 있지 않다. 일반적으로 부종의 범위와 척수 내 출혈의 정도가 손상의 정도와 예후를 예측하는 데 도움이 된다. 척수손상 후의 시간경과와 병리학적 특성에 따라 MRI에서 특징적인 영상을 보인다. 골절이나 혈종, 추간판 등에 의한 척수의 압박 요인과 척수 내에서 일어나는 병리현상이 단계적으로 MRI에 의해 형상화된다. 예를 들어 급성기에는 부종과 출혈, 아급성기에는 척수연화증이 나타나고 만성기에는 척수공동증이나 척수 내 낭종 등이 영상화된다.

급성기에 MRI에서 골절에 의한 뼈조각이나 경막외 출혈, 추간판돌출 등에 의한 척수의 압박이 있는지와 인대손상, 척추 내 출혈, 척수의 종창(swelling)과 부종을 관찰한다. 척추 내의 급성 출혈은 T2WI에서 저강도로 보이고, 저강도부위가 주위 부종부위의 고강도 영상에 둘러싸여 있기도 하다. 출혈의 T1WI와 T2WI에서의 신호강도는 급성기에 deoxyhemoglobin에서 수일 내에 metahemoglobin으로 바뀌고, 2주 정도 지나 hemosiderin으로 바뀌는 과정의 hemoglobin 변화 단계에 따라 변화한다(그림 10-2). 부종은 T2WI에서 고강도신호로 보인다. 골절에 의한 뼈 조각은 주위의 골수지방의 고강도신호에 비해 저강도신호를 나타낸다.

아급성기에 척수연화증이 오면서 부종과 유사한 신호강도로 T2WI에서 고강도신호를 보이지만 T1WI에서 척수와 뇌척수액의 중간 정도의 신호강도로 나타난다. 만성기에 척수공동이 생기면 뇌척수액이 찬 공동이 T2WI에서 희게, T1WI에서 검게 보이는 뚜렷한 영상으로 나타난다. 척수위축은 경수와 흉수의 전후 직경이 각각 7 mm와 6 mm 이하인 경우로 정의한다(표 10-2).

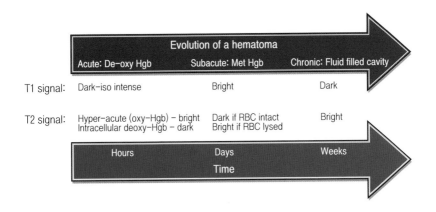

그림 10-2 시간경과에 따른 혈종의 성상 변화에 의한 T1강조신호와 T1강조신호의 변화

2. 골절과 인대 손상

골절을 진단하는 데는 MRI에 비해 CT가 더 유리하다. 인대손상의 경우 전후종인대의 손상으로 MRI에서 인대의 절단이 확인되거나 인대의 저신호강도가 상실되어 나타난다.

II. 단순방사선촬영

경추의 경우 단순방사선촬영은 전후, 측면, 치상돌기 촬영을 한다. 단순방사선촬영에서 척추의 추체, 추간판의 높이, 후관절 등의 골성구조는 대부분 볼 수 있다. 개구영상(open-mouth view)으로 C1-C2의 연결상태와 치상돌기를 더 잘 영상화할 수 있다. 인대손상은 단순방사선사진에서 직접 볼 수는 없지만 상부경추의 경우 환추-치상돌기간격(atlanto-dens interval)이 성인에서 3 mm 이상이거나 소아에서 5 mm 이상이면 인대손상으로 인한 C1-C2 불안정성이 있다고 판단한다. 기타 경추에서 척추체의 전후 전이가 3.5 mm 이상

표 10-2 척수손상의 시기와 병리에 따른 MRI 소견

Pathology	MRI findings
Acute	
External compression of the spinal cord	• Evidences of spinal cord compression • Compression by bone, extruded intervertebral disc, epidural hematoma
Bone fracture	• Low signal intensity on T1WI in bony fragments
Ligament injury	• High signal intensity on T2WI • Fat-suppression MR sequences
Spinal cord swelling	• Smooth enlarged cord contour
Edema	• High signal intensity on T2WI • Low signal intensity on T1WI
Hemorrhage	• Low signal intensity on T2WI for acute hemorrhage, surrounded by high intensity by edema • Signal intensity based on hemoglobin breakdown stage
Subacute	
Myelomalacia	• High intensity on T2WI and intermediate signal intensity between cord and CSF on T1WI • Similar signal intensity to edema
Chronic	
Posttraumatic syrix formation	• Isointense with CSF
Atrophy of spinal cord	• Decreased AP diameter: <7 mm in cervical and <6 mm in thoracic spinal cord

이면 불안정성이 있다고 하고, 척추체가 아래 척추체에 비해 50% 이상 어긋나 있으면 양측 추관절탈구(bilateral facet dislocation)가 있다고 판단한다. 또 두 인접한 경추각이 11° 이상이면 불안정성이 있음을 암시한다.

경추의 측면 단순방사선 사진에서는 각각의 척추체를 확인하고, 전척추선(anterior spinal line, 척추체의 전면을 잇는 선), 후척추선(posterior spinal line, 척추체의 후면을 잇는 선), 척추후궁선(spinolaminar line, 후궁과 극돌기가 만나는 부위를 잇는 선), 극돌기선(spinous process line, 극돌기의 끝을 잇는 선)을 관찰

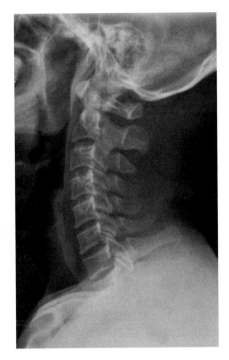
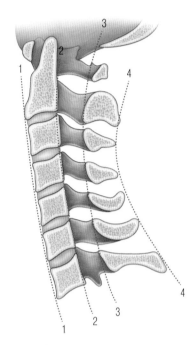

그림 10-3 Normal 4 imaginary lines in the lateral cervical spine. (1) anterior vertebral line, (2) posterior vertebral line, (3) spinolaminar line, and (4) spinous process line

한다. 환추-치상돌기간격과 척추간 형성각을 관찰하고, 전척추연부조직 영상 (prevertebral soft tissue)이 C3 앞에서 5 mm 이하인지 측정한다(그림 10-3, 표 10-3).

흉추와 요추손상과 불안정성은 Denis의 3-주이론(Denis' three-column spine concept)에 의거하여 불안정성을 판단한다. Denis의 3-주이론은 흉추 와 요추를 대상으로 한 개념이지만 경추에서는 전주(anterior column)와 중주 (middle column)를 묶어서 2-주로 보고 적용한다(그림 10-4). 기타 척추의 골 절과 관련된 내용은 제4장 척추골절에 기술하였다. 3-주이론과 함께 일반 방 사선사진과 CT에서 척추체의 전이가 2 mm 이상이고 극돌기간 간격, 척추후 관절의 간격과 경간간격(interpedicular distance)이 넓어져 있으면 주위 인대조

표 10-3 경추의 측면 사진에서 관찰하여야 할 내용

Observation points
All 7 cervical vertebral bodies
Alignment of 4 imaginary lines • anterior spinal line • posterior spinal line • spinolaminar line • spinous process line
Atlanto-dens interval
Intervertebral angulation
Presence of fractures
Fanning of spinous processes
Prevertebral soft tissue, <5 mm at C3
Findings of cervical spine instability • atlanto-dens interval: >3 mm in adults, >5 mm in children • anterior or posterior translation of vertebral bodies >3.5 mm • angulation between adjacent vertebrae >11° • flexion tear-drop fracture

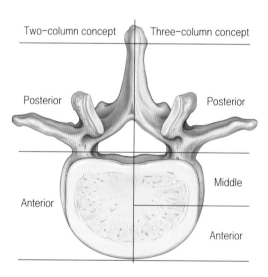

그림 10-4 2-column and 3-column spine concept

직의 손상을 시사한다. 후추체선(posterior vertebral body line)이 흐트러져 있
으면 전주(anterior column)나 후주(posterior column)의 손상이 있음을 의미한
다. 기타 척추관의 확장소견과 척추체의 높이가 50% 이상 감소하거나 척추체
가 넓어지거나, 인접한 척추체와의 척주후만각이 20도 이상이면 척추 불안정
의 증거로 본다.

[참고 및 추천 문헌]

1. Battal B, Kocaoglu M, Bulakbasi N, Husmen G, Tuba Sanal H, Tayfun C. Cerebrospinal fluid flow imaging by using phase-contrast MR technique. Br J Radiol 2011;84:758-65.

2. Daffner RH, Deeb ZL, Golderberg AL, Kandabarow A, Rothfus WE. The radiologic assessment of post-traumatic vertebral stability. Skeletal Radiol 1990;19:103-8.

3. Dionello R, Lopez de Heredia L, Hughes RJ, Meagher TM, Belci M, Warakaulle DR. Review: indications for interventional radiology in the management of patients with spinal cord injuries. Top Spinal Cord Inj Rehabil 2013;19:211-21.

4. Ducreux D, Fillard P, Facon D, Ozanne A, Lepeintre JF, Renoux J, et al. Diffusion tensor magnetic resonance imaging and fiber tracking in spinal cord lesions: current and future indications. Neuroimaging Clin N Am 2007;17:137-47.

5. Eppenberger P, Andreisek G, Chhabra A. Magnetic resonance neurography: diffusion tensor imaging and future directions. Neuroimaging Clin N Am 2014;24:245-56.

6. Flanders AE, Schaefer DM, Doan HT, Mishkin MM, Gonzalez CF, Northrup BE. Acute cervical spine trauma: correlation of MR imaging findings with degree of neurologic deficit. Radiology 1990;177:25-33.

7. Flanders AE, Spettell CM, Tartaglino LM, Friedman DP, Herbison GJ. Forecasting motor recovery after cervical spinal cord injury: value of MR imaging. Radiology 1996;201:649-55.

8. Goldberg AL, Kershan SM. Advances in imaging of vertebral and spinal cord injury. J Spinal Cord Med 2010;33:105-16.

9. Hadley MN, Walters BC. Introduction to the guidelines for the management of acute cervical spine and spinal cord injuries. Neursurgery 2013;72(Suppl 2):5-16.

10. Kaji A, Hockberger R. Imaging of spinal cord injuries. Emerg Med Clin North Am 2007;25:735-50.

11. Klein JP. A practical approach to spinal imaging. Continuum (Minneap Minn) 2015;21:36-51.

12. Krings T, Lasjaunias PL, Hans FJ, Mull M, Nijenhuis RJ, Alvarez H et al. Imaging in spinal vascular disease. Neuroimaging Clin N Am 2007;17:57-72.

13. Lammertse D, Dungan D, Dreisbach J, Falci S, Flanders A, Marino R, et al. Neuroimaging in traumatic spinal cord injury: an evidence-based review for clinical practice and research. J Spinal Cord Med 2007;30:205-14.

14. Moseley ME, Liu C, Rodriguez S, Brosnan T. Advances in magnetic resonance neuroim-

aging. Neurol Clin 2009;27:1-19.

15. Nijenhuis RJ, Mull M, Wilmink JT, Thron AK, Backes WH. MR angiography of the great anterior radiculomedullary artery (Adamkiewicz artery) validated by digital subtraction angiography. AJNR AM J Neuroradiol 2006;27:1565-72.

16. Quencer RM, Bunge RP, Egnor M, Green BA, Puckett W, Naidich TP, et al. Acute traumatic central cord syndrome: MRI-pathological correlations. Neuroradiology 1992;34:85-94.

17. Quencer RM, Bunge RP. The injured spinal cord: imaging, histopathologic clinical correlates, and basic science approaches to enhancing neural function after spinal cord injury. Spine 1996;21:2064-6.

18. Stiell IG, Clement CM, McKnight RD, Brison R, Schull MJ, Rowe BH, et al. The Canadian C-spine rule versus the NEXUS low-risk criteria in patients with trauma. N Engl J Med 2003;349:2510-8.

19. Yoshioka K, Niinuma H, Ehara S, Nakajima T, Nakamura M, Kawazoe K. MR angiography and CT angiography of the artery of Adamkiewicz: state of the art. Radiographics 2006;26:563-73.

20. Yoshioka K, Niinuma H, Kawakami T, Nakajima T, Kawazoe K, Ehara S. Three-Dimensional Demonstration of the Artery of Adamkiewicz With Contrast-Enhanced Magnetic Resonance Angiography. The Annals of Thoracic Surgery 2005;79:1785.

[참고 서적]

1. Byrne TN, Benzel EC, Waxman SG (editors). Diseases of the spine and spinal cord. Oxford: Oxford University Press; 2000.

2. Chhabra HS (editor). ISCoS Textbook on Comprehensive Management of Spinal Cord Injuries. New Delhi: Wolters Kluwer; 2015.

3. Cohen-Adad J, Wheeler-Kingshott CAM (editors). Quantitative MRI of the spinal cord. New York: Elsevier; 2014.

4. Fehlings MG, Vccaro AR, Roakye M, Rossignol S, Ditunno JF, Burns AS (editors). Essentials of Spinal Cord Injury: Basic Research to Clinical Practice. New York: Thieme; 2013.

5. Flint G, Rusbridge C (editors). Syringomyelia, a disorder of CSF circulation. London: Springer; 2014.

6. Harrison P. Managing spinal injury: critical care. The international management of people with actual or suspected spinal cord injury in high dependency and intensive care unit. London: The Spinal Injury Association; 2000.

7. Hattingen E, Klein JC, Weidauer S, Vrionis F, Setzer M (editors). Diseases of the Spinal Cord. Heidelberg: Springer; 2015.

8. Holtz A, Levi R. Spinal Cord Injury. Oxford: Oxford University Press; 2010.

9. Kirshblum S, Campagnolo DI (editors). Spinal Cord Medicine. 2nd ed. Philadelphia: Wolters Kluwer, Lippincott, Williams & Wilkins; 2011.

10. Lin VW (editor). Spinal Cord Medicine. Principles and Practice. 2nd ed. New York: Demosmedical; 2010.

11. Sabharwal S. Essentials of spinal cord medicine. New York: Demosmedical; 2014.

12. Thron AK. Vascular anatomy of the spinal cord. Neurological investigations and clinical syndromes. New York: Springer-Verlag; 1988.

13. Vaccaro AR, Fehlings MG, Dvorak MF (editor). Spine and spinal cord trauma, evidence-based management. New York: Thieme Medical Publishers; 2011.

척수손상의 급성기 관리

11

척수손상의 급성기 관리

급성기의 척수손상 환자의 치료와 관리 과정에서 재활의학과 의사는 급성기에 외과적 또는 내과적 처치를 적절히 할 수 있도록 자문의로서의 역할을 하는 것이다. 다발성 외상인 경우 척수손상의 여부를 조기에 인지하는 것이 가장 중요하다. 사고 현장이나 응급실에서 특정부위 아래에 통증에 대한 반응이 없거나, 사지의 이완성 마비, 항문괄약근의 긴장도가 없는 경우, 저혈압이 있음에도 하지에 온기가 있고 혈류가 차있는 듯하거나, 역행호흡(paradoxical breathing), 서맥과 발기지속증이 있는 경우에는 척수손상을 의심할 수 있는 증상이다.

아킬레스건, 견관절, 주관절 고관절 굴곡근의 관절운동범위를 유지하도록 하고, 의학적이나 외과적으로 안정화된 후에 조기 가동을 위한 준비, 방광과 장관리, 호흡분비물제거, 자세, 욕창방지, 보조기, 환자와 가족의 교육 등을 하게 된다. 아울러 급성기나 아급성기 재활의학적 치료를 위한 평가, 기능에 대한 평가, 예후에 대한 조언과 관련 과에서 간과하기 쉬운 합병증과 의학적 문제에 적절히 대응할 수 있어야 한다. 또한 척수손상 초기에 척수손상의 신경학적 분류와 평가 및 치료에 관여하여 환자의 신경학적, 기능적 상태를 평가하여 조언하고 다른 재활의학 팀 구성원들이 적절한 치료를 위해 조기에 기능을 할 수 있도록 하는 중재자적 역할이 중요하다. 특히 조기에 환자를 앉히거나 세우려면 기립성 저혈압을 치료하여야 하고, 삼킴기능, 언어소통기능과 인지기능 등의 외상성 뇌손상이 동반되어 있지 않은지에 대한 평가가 이루어져야 한다.

1990년대의 NASCIS 연구에 따른 고용량 methylprednisolone의 정맥주사가 한동안 사용되었으나, 그 동안 연구결과에 대한 회의적인 의견과 효과에 대한 논란이 많았다. 또한 고용량 스테로이드에 의한 폐렴, 패혈증과 위장관 출혈의 부작용이 많이 보고되었다. 2008년 The Consortium for Spinal Cord Medicine에 의한 가이드라인 중 'Early Acute Management in Adults with Spinal Cord Injury'와 2013년 AANS/CNS 'Guidelines for Management of Acute Cervical Spine and Spinal Cord Injury'에서 더 이상 고용량 methyl-prednisolone 치료를 권장하지 않게 되었다. 따라서 조기에 MRI를 비롯한 영상검사의 시행, 수술여부의 판단 및 수술 후 관리, 이후 재활의학적 개입과 일반적인 척수손상과 관련된 의학적 관리가 중요한 치료행위로 인식되고 있다. 그러므로 척수손상 후 급성기의 신경인성 쇼크(neurogenic shock)와 관련된 심혈관계 이상, 호흡기능의 관리와 치료에 이어 아급성기에 합병될 수 있는 제반 의학적 문제에 대한 대응이 필요하다.

척수손상 후 최우선적으로 해야 할 의학적 관리는 심장과 호흡기능을 안정화시키는 일이다. 척수손상 후 초기에 심장과 호흡기능이 불안정하기 때문에 상당기간 저혈압, 호흡부전, 저산소증, 체온조절기능이상 등의 심장과 혈류역학적인 문제와 호흡기능에 대해 집중적인 감시를 하게 된다. 척수손상 후 최소 1주일 간은 평균동맥혈압이 85 mmHg가 되도록 하고 서맥을 예방하고 치료하는 데 중점을 두게 된다. 초기에 VC, FEV1, ABG와 같은 호흡기능에 대한 기본 측도가 안정화 될 때까지 감시하고 호흡기를 사용하게 되면 호흡기 관련 폐렴(ventilator-associated pneumonia, VAP)이 생기지 않도록 주의하여 관리한다. 그 외의 일반적인 주객관적인 증상이 있으면 이에 대한 치밀한 검사와 조처를 하여야 한다(표 11-1).

또한 골절된 척추를 안정화시키고, 더 이상 신경학적 손상이 없도록 하는 데 최우선적인 처치가 이루어져야 한다. 흉추나 요추손상인 경우 1983년 De-nis의 3-주이론(3-column concept)에 입각하여 어느 정도의 안정성이 있는지

표 11-1 척수손상 환자에서 흔한 증상과 증상의 유발원인

증상	원인
Daytime drowsiness	medication side effect, sleep apnea, OH, depression
Diarrhea	bowel management schedule, CD infection, bowel impaction, medication side effect
Headache	AD, BP change
Increased spasticity	UTI, pressure ulcer, bowel impaction, acute abdomen
Shoulder pain	rotator cuff, adhesion, cervical radiculopathy, syringomyelia, visceral referred pain
Fever	UTI and other infection, pneumonia, pressure ulcer, cellulitis, DVT, HO, limb fracture, drug fever
Fatigue	infection, cardiac/respiratory failure, depression, medication effect
Unilateral leg swelling	DVT, fracture, HO, cellulitis, hematoma, pelvic cancer
New weakness	syringomyelia, entrapment neuropathy

를 파악하게 된다. 사고로 인한 척수 이외의 뇌와 복부 등의 동반손상을 평가
하여야 하며, 가능한 조기에 척수손상의 신경학적 손상부위의 결정과 손상의
정도를 평가하여 향후의 신경학적 또는 기능적 상태를 예측하는 데 기본 자료
로 취득하여야 한다.

척추골절을 동반한 척수손상인 경우 척추골절과 골절의 안정성 등을 고려
하여 적절한 척수손상의 신경학적 평가와 분류를 2015년 갱신된 ISNCSCI
에 의거하여 평가하고 기록한다. 2011년 7번째 개정판을 몇 가지 보완하여
2015년 갱신판을 발간하였다. 손상 후 48~72시간 후에 평가된 내용이 향후
예후를 예측하는 데 중요하다. 급성기에 손상의 부위에 따라 척수쇼크(spinal
shock)와 신경인성 쇼크 상태를 감안하여 ISNCSCI에서 평가하도록 되어 있
는 항목 이외의 반사기능과 혈압과 맥박의 상태를 추가적으로 기록하도록 한
다. 특히 최근 증가하는 노인 척수손상 환자의 경우에는 급성기의 동반 손상
을 파악하고 신경인성 쇼크와 전해질 이상에 의한 섬망 상태를 고려한 평가가
필요하다.

척수손상 환자에서 흉곽, 하지, 상지 두부, 골반 등의 척추 이외 부위의 동반 골절의 빈도는 높다. 특히 외상성 뇌손상이 동반되면 척수손상으로 인한 감각의 손실과 더불어 동반 골절이 조기에 인지되지 않을 수 있다. 상부 경수 손상의 경우 뇌손상의 빈도가 매우 높아서 Glasgow Coma Scale을 측정하고 Galveston Orientation and Amnesia Test (GOAT)와 같은 검사를 통해 외상 후 기억상실을 평가하여야 한다. 경수손상 환자는 경동맥이나 척추동맥의 손상을 동반하기 쉬우므로 CT나 MR 동맥조영술로 선별검사가 필요하다.

I. 심혈관계 관리

척수손상 직후에는 단기간의 고혈압 상태가 있으며, 곧 이어 척수쇼크가 오면서 신경인성 쇼크로 인한 저혈압과 서맥, 저체온증이 유발된다. 저혈량쇼크(hypovolemic shock)와의 감별이 필요하다(표 11-2). 특히 경수손상의 급성기에 신경인성 쇼크 상태에서 서맥은 70% 정도에서 볼 수 있으며, 손상 후 약 1개월간 지속되는 경향이 있다. 이때 수축기 혈압을 90 mmHg 이상으로 유지하도록 하여야 한다. 수축기 혈압이 90 mmHg 이하이면 이환율과 사망률이 높다. 특히 척수손상 급성기의 저혈압은 이후 척수의 관류를 감소시켜 신경학적 회복과 악화에 영향을 줄 수 있으므로 적극적인 치료가 필요하다. 척수의 적절한 혈액 관류를 유지하기 위해서는 수축기 혈압이 최소 90 mmHg는 되어야 하며, 가능한 110 mmHg으로 유지할 것이 권고된다. CVP를 관찰하고 도뇨관을 삽입하고 수액공급을 충분히 하여 정상혈량상태(euvolemia)를 유지하되 과도한 수분공급이 되지 않도록 주의하여야 한다. 보통 첫 24시간 동안은 최대 2.5 L를 유지하도록 한다.

필요한 경우 알파 수용체 작용제(α-receptor agonist)인 pseudoephedrine 이나 midodrine hydrochloride을 경구로 주거나, 저혈압과 서맥을 치료하기 위해 알파 아드레날린(α-adrenergic)과 베타 아드레날린(β-adrenergic) 효과가 같이 있는 약물을 선택한다. 약물치료에 대한 합의된 지침은 아직 정리되어 있지 않다(표 11-3). 척수손상의 정도가 심하지 않으면 짧은 기간 동안의

표 11-2 저혈량 쇼크와 신경인성 쇼크의 감별점

Hypovolemic Shock	Neurogenic Shock
Cold, clammy extremities	Warm, flushed extremities
Tachycardia	Bradycardia
Decreased urine volume	Urine volume often maintained

표 11-3 신경인성 쇼크에 사용되는 혈관작용제의 특성

Vasoactive agents for neurogenic shock			
Agent	Alpha activity	Beta activity	Consideration
Norepinephrine	+++	++	preferred agent
Dopamine Low dose (3~10 µg/kg/min) High dose (10~20 µg/kg/min	 + ++	 ++ +++	diuresis at low dose
Epinephrine	+++	++	rarely needed

저혈압과 서맥이 있은 후 곧 회복된다. 척수손상 급성기의 심혈관계 치료 기준이 설립되어 있지는 않지만, 손상 첫 주는 척수의 관류를 유지하기 위해 평균동맥압을 85~90 mmHg으로 유지하도록 한다. 만약 임산부가 척수손상으로 신경인성 쇼크 상태이면 태아에 대한 유해반응이 없는 dopamine을 사용하도록 한다.

서맥은 기도분비물제거 시 경한 저산소증으로 유발되는 경우가 많으므로 저산소증이 유발되지 않도록 주의하여야 하며, 경우에 따라 albuterol과 같은 베타 작용제(β-agonist)를 주고 간혹 theophylline을 사용하기도 한다. 중증 서맥이 있으면 산소를 충분히 주어 저산소증을 치료하고, 호흡감염에 대한 치료를 하여야 한다. 기관지 흡인을 하게 되면 10분 전에 atropine을 주사하고 기관지 흡인을 시행하도록 한다. 서맥이 지속되면 atropine은 0.4~0.6 mg을 정맥 주사하거나, aminophylline을 200~300 mg을 초기투여 후 2~3개월간 100 mg tid로 투여한다(표 11-4).

표 11-4 Management of bradycardia in cervical SCI

Drugs/Modality	Administration Route	Action Mechanism
Atropine	IV	Reduces vagal tone by muscarinic blockade
Dopamine	IV infusion	Beta1 receptors on the heart
Epinephrine	IV infusion	Beta1 receptors on the heart
Aminophylline	IV	Inhibition of PDE enzyme
Theophylline	Enteral or parenteral	Inhibition of PDE enzyme
Pacemaker	Invasive	

II. 심부정맥혈전증

급성기 척수손상 환자에서는 간헐적 공기압박(intermittent pneumatic compression) 치료와 대퇴부 높이의 점진적 압박스타킹(thigh high graded compression stockings)의 착용은 필수적이다. 척수손상 후 근육의 마비로 인한 정맥혈류의 저류, 부동, 일시적인 응고인자의 변화와 혈소판응집 이상과 혈관내벽손상(Virchow's triad)으로 인한 정맥혈전증의 발생 가능성이 크다. 임상적으로 한쪽 발이 붓거나 종아리의 둘레가 커지고, 단단하게 느껴지거나 국소 압통, 약간의 열이 있으면 심부정맥혈전증을 의심할 수 있다. 그러나 이러한 증상 없이도 발생되기도 한다. 만약 숨이 가쁘거나 저혈압, 빈맥, 흉부 통증이나 원인을 잘 모르는 저산소증이 있으면 폐색전을 의심할 수 있다. 심부정맥혈전증의 검사는 이중초음파검사를 하고 폐색전은 흡인-관류스캔과 심전도에서 우심실긴장 소견(right ventricular strain pattern)이 보이거나, 폐의 나선식 CT (spiral CT)를 시행한다. D-dimer는 특이도는 낮으나 심부정맥혈전증이 있는 경우에는 좋은 예상치가 된다. 정맥조영술과 폐동맥조영술이 절대 표준검사이기는 하지만, 임상적으로 의심이 되지만 다른 검사에서 음성일 경우에 시행할 수 있다.

서구에서는 심부정맥혈전증을 예방하는 목적의 약물 사용이 일반적이지만 국내에서는 통상적으로 예방을 위한 약물투여를 하지는 않는다. 예방목적으로 약물투여를 하게 되는 경우에는 coumadin이나 소량의 비분할 헤파린(unfractionated heparin, 5,000 units bid) 또는 조정량(adjusted dose)으로 피하 주사하거나, 저분자량 헤파린(low molecular weight heparin, LMWH)을 피하 주사한다. 내부 장기의 손상을 동반하거나 출혈의 위험이 있는 심부정맥혈전증 환자나 고위험군 환자에서는 조기에 하대정맥필터(Greenfield IVC filter) 삽입을 고려할 필요가 있다. 급성기에 72시간 출혈이 지속될 것으로 예상되면 하대정맥필터를 삽입하고, 출혈이 멈추거나 안정화되면 가능한 조기에 항응고제를 투여한다. 최근의 추세는 출혈이 있거나 중증의 혈소판 감소증 등의 금기증이 있지 않는 한 LMWH을 사용하는 경향이다. 수술을 하게 되는 경우에는 수술 하루 전과 하루 후에 약물투여를 중단한다. 예방목적의 항응고제 치료는 대개 척추손상 후 8~12주까지 하도록 권고하고 있다. 대개 척수손상 발생 후 의학적으로 또는 외과적으로 안정화되면 원칙적으로 조기 가동화와 수동운동치료를 시작하며, 조기에 심부정맥혈전의 예방목적의 치료를 하게 한다. 그러나 심부정맥혈전증이 의심되면 진단이 되기까지 48시간 정도의 하지의 운동치료는 중단하도록 한다. 또 이후에 환자가 다른 의학적 합병증 등으로 입원하거나 장기간 침상안정을 하여야 하는 상황이 발생하면 심부정맥혈전에 대한 예방적 처치를 하는 것이 원칙이다.

급성기 척수손상 환자를 다루는 외과 의사들이 예방 목적의 항응고제 사용에 거부감이 있다면 간헐적 공기압박기나 압박스타킹를 사용하고 자주 Doppler를 시행하여 심부정맥 혈전증에 대한 지속적인 감시를 하여야 한다. 예방목적의 항응고제 사용의 권유에 거부감이 있는 경우, 특히 대퇴 골절을 동반한 완전 상부 경수 손상 환자와 같은 초고위험군 환자에서는 시간이 경과되어 재활의학과로 환자가 전과되어 LMWH을 사용하더라도 조기에 하대정맥필터를 권유하는 것이 유리하다.

일단 심부정맥혈전증이 확인되면 LMWH이나 비분할 헤파린을 즉시 사용한다. 점차 비분할헤파린에 비해 LMWH의 사용을 선호하는 경향이다. 와파린(warfarin)은 하루 5~10 mg을 한번 같은 시간에 투여하는 것을 원칙으로 한다. 헤파린을 중단하기로 하면 헤파린과 와파린은 4~5일간 같이 준다. 와파린을 복용하는 동안 INR은 2~3이 되도록 유지한다. 보통 심부정맥혈전증이 있었으면 3~6개월간, 폐색전증이 있었으면 6개월 정도 지속한다.

III. 자율신경 이상반사증

급성기에 척수쇼크기가 지난 후 T6 이상의 척수손상 환자에서 자율신경 이상반사증(autonomic dysreflexia, AD)이 발생될 수 있다. AD는 상태에 따라 뇌졸중이나 심경색, 간질을 유발할 수 있으므로 응급을 요하는 처치가 필요하다. 가장 흔한 원인은 방광 팽창과 대변 매복이지만 욕창, 신장 결석, 이소성 골화증, 치질, 급성 복부 질환 등의 손상 부위 이하에서 유발되는 모든 유해성 자극이 원인으로 작용한다. 증상이 발현되면 제거가 가능한 원인을 빨리 제거하고 원인이 불분명하거나 원인을 빨리 제거할 수 없다면 고혈압에 대한 신속한 대처가 필요하다(표 11-5).

IV. 배뇨 관리

대부분의 급성기 척수손상 환자는 Foley 관을 삽입하게 된다. 환자가 의학적으로 안정화되고 일 소변량이 3,000 mL 이하로 되면 간헐적 도뇨법을 시행하고, 처음에는 매 도뇨 당 소변량이 400~500 mL 정도 되도록 4시간 간격으로 시행하는 것을 원칙으로 한다. 도뇨 당 소변량이 지속적으로 적으면 도뇨 횟수를 줄여 6시간 간격으로 간헐적 도뇨를 하도록 한다. 배뇨 관리 프로그램은 환자의 손상 이후의 시기와 재활치료 기간과 개인에 따라 적절히 조

표 11-5 Medication for autonomic dysreflexia

Agent	Administration
Nifedipine	10 mg PO, repeat after 30 mins if necessary
Hydralazine	20-40 mg IV or IM, or 25-100 mg PO
Nitroprusside	0.5-1.5 mg/min IV
Prazosin	2.5 mg PO bid

절한다. 급성기의 배뇨 관리의 목표는 방광의 과대팽창과 방광의 수축이나 방광근의 구축으로 인한 방광점막하의 요관의 주행각이 변화되지 않도록 하는 데 있다고 해도 과언이 아니다. 혹 조기에 배뇨 반사가 회복된 환자에서 방광 용량이 적절하고 방광 내압이 낮으면서 요 유출부의 기능적 폐쇄가 없는 경우에는 조기에 Valsalva 방법이나 압박에 의한 배뇨를 시행할 수도 있다. 급성기에 발기지속증이 있을 수 있으나 대개 저절로 없어지고 요도관은 발기지속증이 있어도 유지하도록 하는 것을 원칙으로 한다.

V. 위장관계

급성기 초기 4주간은 스트레스궤양으로 인한 출혈의 위험이 큰 시기이므로 스트레스궤양 예방을 목적으로 한 치료를 하여야 한다. 보통 스트레스궤양의 예방 목적으로 양성자펌프억제제(proton pump inhibitor, PPI)나 H2-수용체 길항제를 사용한다. 보통 4주 후에는 중단하며, 장기간 PPI를 사용하면 Clostridium difficile 감염의 위험을 증가시킨다. 척수손상의 급성기에는 장운동이 감소되고 장폐색증이 흔히 발생한다. 이로 인한 장팽창과 대변을 제거하지 못하면 구역과 구토증뿐만 아니라 복부장기의 팽창으로 횡격막의 운동이 방해되어 호흡곤란을 일으킬 수 있다. 그러므로 초기에 규칙적으로 배변을 유도할 수 있도록 장훈련을 실시하도록 한다. 또 초기에는 대개 하부운동신경원 손상의 장과 같이 무반사성의 장운동을 보이므로 이에 준하는 장훈련이 필요하다.

VI. 연하기능

경수손상 환자에서 halo의 장착이나, 전방접근에 의한 추간판제거술과 고정술 같은 경추수술, 기관지절개술, 장기간의 기관 내 삽관, 뇌손상 동반 등으로 연하장애가 유발되기 쉽다. 그러므로 구강섭식을 시작하게 전에 연하기능에 대한 평가가 필요하다. 만약 장관영양을 위해 장기간 비강-위장관을 장착하여야 한다면 위루술이나 공장조루술을 시행하는 것이 영양유지에 유리하다. 위루술보다 공장조루술을 하여 경관 섭식을 하면 기도 흡입의 위험성이 적다.

VII. 영양

척수손상 초기 수주 간 감염위험의 증가와 상처치료, 호흡기 사용 등으로 질소 상실 상태가 지속되어 영양부족 상태가 유발되기 쉽다. 또 초기의 부동상태는 근위축을 일으키므로 영양보조가 매우 중요하다. 단백분해대사가 탈지방체중을 줄이게 된다. 척수손상 초기의 음성질소평형 상태가 길어지면 감염의 위험이 높고 상처의 치유가 지연될 뿐만 아니라 호흡기 제거가 어려워진다. 고혈당은 호흡기를 사용하는 환자의 상태를 악화시키므로 정상 혈당을 유지하도록 한다. 가능한 한 경구영양을 권장하고, 비경구영양을 하게 되면 반좌위 자세에서 욕창을 주의하여 시행하면 기관지흡입을 방지하는 데 유리하다. 호흡기능이 좋지 않은 경우에는 고지방 저탄수화물 비경구영양이 도움이 될 수 있다.

VIII. 통증

급성기에는 통증에 대한 인식이 떨어지고 통증 치료에 관심이 상대적으로 적을 수 있다. 척수손상 초기에 손상부위와 손상 원위부의 신경병성 통증과 손상부위의 근골격계 통증을 호소하게 된다. 특히 경수 불완전손상 환자에서 이질통증(allodynia)을 많이 호소한다. 이질통증은 촉각에 대한 비정상적인 과민현상이므로 급성기에 환자를 처치하거나 접촉할 때 이질통증이 있는 부위의 접촉은 주의하여야 한다. 필요한 경우 약물을 투여하지만 급성기의 과도한 진정이 되지 않도록 하고, 호흡기능이 억제되지 않도록 주의할 필요가 있다.

IX. 피부 보호

특히 뼈의 돌출부위의 욕창 고위험에 대해 주의하도록 한다. 최소한 2시간 간격의 압력제거를 위한 체위변경을 하고 압박궤양 고위험 부위를 건조하게 한다. 또한 압박스타킹이나 보조기나 깁스를 하고 있는 부위의 압박궤양이나 찰과상 등을 주의하여 관찰하도록 한다.

X. 심리

손상 초기부터 환자 자신의 심리적 반응 및 심리적 상태, 환자와 연관된 사회 심리적인 문제에 대한 관심이 필요하고, 우울증이 있었는지와 사용약물, 기타 환자와 관련된 스트레스 요인에 대한 파악이 되어야 한다. 치료거부와 자살 암시와 같은 추후 심각한 사회심리적 문제가 될 수 있는 요인에 대해 특별한 관심을 두어야 한다. 일반인에 비해 척수손상 환자에서 자살률이 높다. 손상 초기에 고위 사지마비환자의 경우 의료진이나 기타 치료에 관여하는 사람들이 환자의 향후 삶의 질에 대한 과소평가로 인해 소극적이고 소홀한 대응을 하기 쉬우므로 재활의학과 의료진의 적절한 교육과 세심한 대응이 요구된다.

[참고 및 추천 문헌]

1. Ahn H, Singh J, Nathens A, MacDonald RD, Travers A, Tallon J, et al. Pre-hospital care management of a potential spinal cord injured patient: a systematic review of the literature and evidence-based guidelines. J Neurotrauma 2011;28:1341-61.
2. Ball PA. Critical care of spinal cord injury. Spine (Phila Pa 1976) 2001;26:S27-30.
3. Consortium for spinal cord medicine. Early acute management in adults with spinal cord injury. Clinical practice guidelines for health care professionals. Washington, DC: Paralyzed Veterans of America; 2008.
4. Consortium for spinal cord medicine. Prevention of thromboembolism in spinal cord injury. 2nd ed. Washington, DC: Paralyzed Veterans of America;1999.
5. Cook N. Respiratory care in spinal cord injury with associated traumatic brain injury: bridging the gap in critical care nursing interventions. Intensive Crit Care Nurs 2003;19:143-53.
6. Dhall SS, Hadley MN, Aarabi B, Gelb DE, Hurlbert RJ, Rozzelle CJ, et al. Deep venous

thrombosis and thromboembolism in patients with cervical spinal cord injuries. Neurosurgery 2013;72:244-54.

7. Dhall SS, Hadley MN, Aarabi B, Gelb DE, Hurlbert RJ, Rozzelle CJ, et al. Nutritional support after spinal cord injury. Neurosurgery 2013;72:255-9.

8. Hadley MN, Walters BC, Aarabi B, Dhall SS, Gelb DE, Hurlbert RJ, et al. Clinical assessment following acute cervical spinal cord injury. Neurosurgery 2013;72 Suppl 2:40-53.

9. Hadley MN, Walters BC. Introduction to the Guidelines for the Management of Acute Cervical Spine and Spinal Cord Injuries. Neurosurgery 2013;72:5-16.

10. Hughes MC. Critical care nursing for the patient with a spinal cord injury. Crit Care Nurs Clin North Am 1990;2:33-40.

11. Hurlbert RJ, Hadley MN, Walters BC, Aarabi B, Dhall SS, Gelb DE, et al. Pharmacological therapy for acute spinal cord injury. Neurosurgery 2013;72 Suppl 2:93-105.

12. Jia X, Kowalski RG, Sciubba DM, Geocadin RG. Critical care of traumatic spinal cord injury. J Intensive Care Med 2013;28:12-23.

13. Kato H, Kimura A, Sasaki R, Kaneko N, Takeda M, Hagiwara A, et al. Cervical spinal cord injury without bony injury: a multicenter retrospective study of emergency and critical care centers in Japan. J Trauma 2008;65:373-9.

14. Lo V, Esquenazi Y, Han MK, Lee K. Critical care management of patients with acute spinal cord injury. J Neurosurg Sci 2013;57:281-92.

15. Ryken TC, Hurlbert RJ, Hadley MN, Aarabi B, Dhall SS, Gelb DE, et al. The acute cardiopulmonary management of patients with cervical spinal cord injuries. Neurosurgery 2013;72:84-92.

16. Stevens RD, Bhardwaj A, Kirsch JR, Mirski MA. Critical care and perioperative management in traumatic spinal cord injury. J Neurosurg Anesthesiol 2003;15:215-29.

17. Walters BC, Hadley MN, Hurlbert RJ, Aarabi B, Dhall SS, Gelb DE, et al. Guidelines for the management of acute cervical spine and spinal cord injuries: 2013 update. Neurosurgery 2013;60:82-91.

18. Wirtz KM, La Favor KM, Ang R. Managing chronic spinal cord injury: issues in critical care. Crit Care Nurse 1996;16:24-35.

[참고 서적]

1. Chhabra HS (editor). ISCoS Textbook on Comprehensive Management of Spinal Cord Injuries. New Delhi: Wolters Kluwer; 2015.

2. Eltorai IM, Schmit JK (editors). Emergencies in chronic spinal cord injury patients. Eastern Paralyzed Veterans Association; 2001.

3. Fehlings MG, Vccaro AR, Roakye M, Rossignol S, Ditunno JF, Burns AS (editors). Essentials of Spinal Cord Injury: Basic Research to Clinical Practice. New York: Thieme; 2013.

4. Green D, Olson DA (editors). Medical Mangement of Long-Term Disability. 2nd ed. Boston: Butterworth-Heinemann; 1996.

5. Harrison P. Managing spinal injury: critical care. The international management of people with actual or suspected spinal cord injury in high dependency and intensive care unit. London: The Spinal Injury Association; 2000.

6. Kirshblum S, Campagnolo DI (editors). Spinal Cord Medicine. 2nd ed. Philadelphia: Wolters Kluwer, Lippincott, Williams & Wilkins; 2011.

7. Lee BY, Ostrander LE (editors). The spinal cord injured patient. 2nd ed. New York: Demos; 2002.

8. Lin VW (editor). Spinal Cord Medicine. Principles and Practice. 2nd ed. New York: Demosmedical; 2010

9. Sabharwal S. Essentials of spinal cord medicine. New York: Demosmedical; 2014.

10. Sykes K, Yong JD. Respiratory support in intensive care. London: BMJ Books; 1999.

11. Vaccaro AR, Fehlings MG, Dvorak MF (editors). Spine and spinal cord trauma, evidence-based management. New York: Thieme Medical Publishers; 2011.

12. Young RR, Woolsey RM (editors). Diagnosis and management of disorders of the spinal cord. Philadelphia: W. B. Saunders; 1995.

불완전 척수손상 증후군

12

불완전 척수손상 증후군

외상에 의한 척수손상으로 발생한 불완전손상은 대개 신경학적 증상의 발현이 단순하지 않고 복잡한 손상이 많아서 전형적인 불완전 척수손상 증후군으로 나타나는 경우가 흔하지는 않지만, 아래에 나열한 불완전손상 증후군으로 나타나기도 한다. 외상이나 혈관성 또는 기타 공간점유성 병변으로 인한 척수손상 중 2011년 7번째 개정판 이전의 The International Standards for the Neurological Classification of Spinal Cord Injury (ISNCSCI)에는 척수손상의 임상증후군을 표시하기로 되어 있었다. 전형적인 신경학적 증상을 보이는 임상증후군으로 중심척수증후군(central cord syndrome), Brown-Sequard 증후군, 전척수증후군(anterior cord syndrome), 마미증후군(cauda equina syndrome), 척수원추증후군(conus medullaris syndrome)을 열거하고 있다.

I. 중심척수증후군

척수손상의 임상증후군 중에서 가장 흔하다. 경추의 과신전 손상으로 골절이나 탈구가 없이 척수 내부의 출혈이나 타박상에 의해 중심척수증후군이 유발될 수 있다. 척수의 압박이나 타박, 허혈성 손상인 경우 척수의 중심부인 중심관 주위의 회색질과 내측 백색질의 손상이 용이하다. 척수의 각 척수로는 안쪽에서 외측으로 갈수록 하부 척수절의 신호를 전달하는 특징적인 체성 순서적 배열을 하고 있다. 그러므로 중심관 주위나 척수의 내측 또는 중심부의 손상에 의해 피질척수로와 척수시상로의 내측 손상이 먼저 또는 심하게 유발 된다. 척수의 중심부 또는 내측의 손상으로 상지의 운동과 감각의 소실이 심한 반면 외측부를 지나는 요수절과 천수절의 기능은 손상이 경하거나 보존되기 쉽다. 노인에서 경추의 퇴행성 척추증이 있는 상태에서 경추의 과도한 신전손상에 의해 유발되기 쉽다. 중심척수증후군에서는 상지기능의 소실은 심한 반면 하지의 근력과 감각 기능은 비교적 보존되어 있는 경우가 많아 사지 마비이지만 보행이 가능한 경우가 많다. 이 경우 'walking quad'라고 칭하기도 한다.

II. Brown-Sequard 증후군

척수의 절반이 손상되었을 경우 나타나는 증상을 Brown-Sequard 증후군이라고 한다. 척수의 외상이나 종양, 혈관성 질환 또는 감염이 원인일 수 있다. 원래는 칼에 의한 손상과 관련된 증상으로 기록되었다. 손상 편측의 운동 마비와 고유수용감각의 소실과 반대 측의 통증과 온도 감각의 소실 또는 감소되는 특징적인 증상의 분포를 보인다. 이러한 감각과 운동이상의 특징적 증상은 피질척수로와 후주로가 척수 내에서 교차하지 않고 뇌간까지 연결되어 있으나, 척수시상로는 척수 내에서 반대 측으로 교차하기 때문이다. Brown-Sequard 증후군에서 편측의 운동 마비와 고유수용감각의 소실은 척수 내에서 교차하지 않는 피질척수로와 후주의 손상으로 손상 부위에서부터 아래로 증상이 유발되지만 척수시상로는 해당 척수절의 1-2 척수절 상부까지 동측으로 상승하여 반대 측으로 교차하기 때문에 실제 손상부위보다 1-2 척수절 하부에서 통증과 온도 감각의 이상이 나타난다. 아주 정교한 척수의 절반 절단 손상이 아닌 한 이러한 특징적인 증상이 양측에서 특징적으로 발현되는 경우는 드물다. 대개 Brown-Sequard 증후군과 중심척수증후군의 양상을 혼합된 듯한 증상을 보이는 경우가 많다. 그러나 전형적이지는 않지만 Brown-Sequard 증후군에서 볼 수 있는 양측 증상이 유사한 양상으로 나타나는 경우는 Brown-Sequard plus 증후군이라고도 한다.

III. 전척수증후군

전척수동맥에 의해 혈관 분포하는 척수 전방부 2/3의 손상으로 유발되는 증후군을 전척수증후군이라고 한다. 다른 척수의 임상증후군에 비해 빈도는 낮다(그림 12-1). 전척수증후군은 피질척수로(corticospinal tract)와 척수시상로(spinothalamic tract)의 손상으로 운동과 통증, 온도 감각은 소실되는 반면, 후척수동맥에 의해 혈관 분포하는 척수 후주는 보존되어 고유수용감각은 손상되지 않는다.

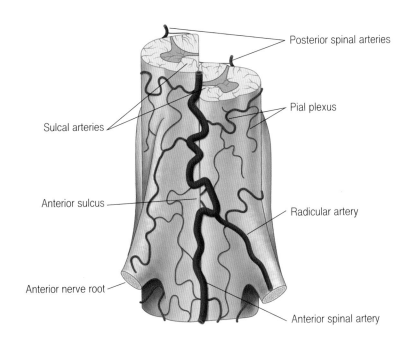

Posterior spinal arteries

Pial plexus

Sulcal arteries

Anterior sulcus

Radicular artery

Anterior nerve root

Anterior spinal artery

그림 12-1 전척수동맥과 후척수동맥

IV. 마미증후군

척추관 내의 척수원추 하부에 다발로 배열되어 있는 요천추 신경근의 다발인 마미(cauda equina)의 손상으로 유발되는 증상이다. 마미증후군은 척수손상의 한 증후군으로 분류되고 있지만 척수의 손상이 없이 요천추 신경근의 손상으로 인해 하지의 이완성 운동 마비와 감각 소실을 유발하는 일종의 말초신경 손상이다. 하부 천추 신경근의 손상에 의하여 방광과 직장 마비가 동반된 경우 무반사성 또는 저반사성 방광과 직장이 유발된다. 그러므로 구해면체근반사와 항문반사가 없으며, 감각의 손상도 감각의 종류에 따라 손상의 우선도의 차이가 없다. 척추 골절로 척수원추와 마미손상이 동반된 경우에는 마미증후군과 척수원추 주위의 요천추 신경근 손상이 있는 척수원추증후군과의 임상적인 구별이 불가능하다(그림 12-2).

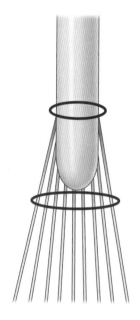

Epiconus + Cauda equina

그림 12-2 마미와 척수원추의 동반손상이 있으면 마미증후군과 임상적으로 구분하기가 불가능하다.

마미를 구성하는 요천추 신경근 중 근위부 신경근은 척추강의 전방-외측에, 원위부 신경근은 후방-내측에 위치하고 있으므로 외상의 양상에 따라 신경근 손상 부위와 정도가 결정된다. 추체 골절로 유발된 마미증후군에서 배뇨기능이 보존되는 경우가 흔하며, 이는 마미를 구성하는 신경근 위치 구성의 특징으로 설명할 수 있다. 척수손상의 증후군으로 분류되는 다른 증후군과는 달리 마미증후군은 신경근 손상에 의한 말초신경 손상이므로 신경재생에 의한 회복의 가능성이 클 것으로 예상되지만, 실제 손상의 정도와 부위 등에 의해 차이가 많다. 한편으로는 마미신경총을 구성하는 신경근은 척추강 내에서 신경외막(epineurium)이 없는 상태이고 척추강의 주행이 길고, 다른 부위의 신경근에 비해 신경근 주위 혈류가 좋지 않으므로 다른 부위의 신경근의 회복과 비교하여 불리한 점도 있다.

V. 척수원추증후군

운동과 감각 소실의 양상은 척수 원추 부위와 척수 원추 주위의 요천추 신경근 손상 유무에 따라 무반사성 방광과 직장이나 하지의 이완성 마비가 나타날 경우 마미증후군과 유사하다. 마미증후군으로 보이지만 손상부위가 높으면 척수원추증후군을 의심해 보아야 한다. 대개 흉요추 연결부위의 골절과 연관되어 척수 원추 부위에 있는 천수의 손상으로 유발된다. 대개 척수원추손상으로 상부신경원손상의 증상과 척수원추 주변의 신경근 손상으로 인한 하부신경원손상의 증상이 함께 나타나는 경우가 많다. 많은 경우에서 척수원추증후군과 마미증후군을 구별하기 어렵다. 손상 부위가 상척수원추(epiconus)인 경우에는 천수절의 반사궁을 통한 반사 기능이 형성되어 있어서 상부신경원손상의 증상을 보이는 척수손상으로 분류된다.

불완전 척수손상 중 발생 빈도가 낮아 임상증후군으로 분류하지는 않지만 십자마비(cruciate paralysis), 후척수증후군(posterior cord syndrome), 아급성 연합변성척수증(subacute combined degenerative myelopathy)은 전형적인 특징적 증상을 나타내는 척수손상이나 척수증의 형태이다.

VI. 십자마비

상지의 마비는 심한 반면 하지의 마비는 경하거나 없는 양상을 보이므로 중심척수증후군과 유사한 증상이다. 십자마비는 C1이나 C2 척추 골절로 인해 연수-경수 접합부의 손상으로 발생한다. 연수-경수 접합부에서 상지로 가는 피질척수로가 하지로 가는 피질척수로에 비해 근위부와 내측에서 교차하고 있기 때문에 골절에 의해 연수-경수 접합부의 중심부에 압박손상이 가해져서 유발되는 중심척수손상의 증상과 유사한 신경학적 특성을 보이게 된다. 십자마비의 기능적 회복에 대한 예후는 좋은 편이다.

VII. 후척수증후군

전척수증후군에 비해 빈도가 매우 낮다. 후척수동맥의 폐쇄로 인한 척수 후주의 손상의 결과이며 척수의 후방 1/3부위의 손상으로 전방과 측부의 기능은 보존되어 운동성과 통증감각, 온도감각, 촉각은 손상되지 않지만 후주의 고유수용감각이 상실되어 감각성 운동실조증을 유발한다. 그러므로 감각성 운동실조로 인해 특히 야간이나 시각에 의한 피드백이 상실된 상태에서 보행기능 장애가 심하게 된다.

VIII. 아급성 연합변성척수증

회장 말단부에서 비타민 B_{12} (vitamin B_{12})의 흡수가 선택적으로 제한되어 비타민 B_{12} 결핍으로 인해 척수의 후주와 피질척수로의 연합 변성을 초래하는 척수 질환이다. 주로 악성 빈혈과 위절제술이나 회장절제술이 원인이 될 수 있으며, 여러 회장 말단부의 흡수력을 제한하는 다른 요인도 아급성 복합퇴행성척수증을 초래할 수 있다. 알코올 섭취가 많은 사람에서 발생 가능성이 높다. 정상 체내의 비타민 B_{12} 양은 5 mg 정도이고 더 이상의 섭취가 없다면 체내에서 비타민 B_{12}가 완전히 없어지는 데에는 수년 이상 걸린다. 치료 목적의 비타민 B_{12}의 일 경구 투여용량은 1,000 μg이다. 비타민 B_{12} 결핍에 의해 말초신경과 중추신경 수초 손상과 공포형성(vacuolation)이 유발된다. 대개 척수의 후주 손상으로 인한 증상이 먼저 발현되고 피질척수로의 손상으로 병변이 확대된다. 그러므로 후주 손상으로 인한 자세와 위치감각 등의 고유수용감각의 이상이 초기증상이다. 피질척수로 손상으로 인한 경직 등의 증상은 나중에 나타난다. 이 병변으로 후주와 피질척수로의 손상으로 인한 증상인 감각성 운동실조증을 동반한 경직성 하반신마비를 특징으로 하는 증상이 나타난다. 특징적으로 아급성 복합퇴행성척수증의 증상은 예외 없이 하지의 감각 저하와 저린감이 초기 증상으로 나타나며, 근력의 약화와 보행 이상은 나중에 나타난다. 드물게 상지의 증상을 보이는 경우도 있으나, 대개 배뇨 장애를 초래하지 않는다.

[참고 및 추천 문헌]

1. 고현윤, 신희석, 오민균. 척수손상의 재활. In: 한태륜, 방문석, 정선근, editors. 재활의학. 서울: 군자출판사; 2014. p747-88.
2. Coppola AR. "Cruciate paralysis": a complication of surgery. South Med J 1973;66:684.
3. Pouw MH, van Middendorp JJ, van Kampen A, Hirschfeld S, Veth RP, et al. Diagnostic criteria of traumatic central cord syndrome. Part 1: a systematic review of clinical descriptors and scores. Spinal Cord 2010;48:652-6.
4. Sweeney PJ. Clinical evaluation of cervical radiculopathy and myelopathy. Neuroimaging Clin N Am 1995;5:321-7.
5. van Middendorp JJ, Pouw MH, Hayes KC, Williams R, Chhabra HS, Putz C, et al. Diagnostic criteria of traumatic central cord syndrome. Part 2: a questionnaire survey among spine specialists. Spinal Cord 2010;48:657-63.

[참고 서적]

1. American Spinal Injury Association. International Standards for Neurological Classification of Spinal Cord Injury. Revised 2011, Updated 2015 ed. Atlanta, GA: American Spinal Injury Association; 2015.
2. Chhabra HS (editor). ISCoS Textbook on Comprehensive Management of Spinal Cord Injuries. New Delhi: Wolters Kluwer; 2015.
3. Fehlings MG, Vccaro AR, Roakye M, Rossignol S, Ditunno JF, Burns AS (editors). Essentials of Spinal Cord Injury: Basic Research to Clinical Practice. New York: Thieme; 2013.

4. Flint G, Rusbridge C (editors). Syringomyelia, a disorder of CSF circulation. London: Springer; 2014.
5. Holtz A, Levi R. Spinal Cord Injury. Oxford: Oxford University Press; 2010.
6. Kirshblum S, Campagnolo DI (editors). Spinal Cord Medicine. 2nd ed. Philadelphia: Wolters Kluwer, Lippincott, Williams & Wilkins; 2011.
7. Lin VW (editor). Spinal Cord Medicine. Principles and Practice. 2nd ed. New York: Demosmedical; 2010.
8. Sabharwal S. Essentials of spinal cord medicine. New York: Demosmedical; 2014.
9. Thron AK. Vascular anatomy of the spinal cord. Neurological investigations and clinical syndromes. New York: Springer-Verlag; 1988.
10. Watson C, Paxinos G, Kayalioglu G (editors). The Spinal Cord. A Christopher and Dana Foundation Text and Atlas. New York: Elsevier; 2009.
11. Wilberger JE (editor). Spinal cord injuries in children. New York: Futura Publishing Company; 1986.
12. Young RR, Woolsey RM (editors). Diagnosis and management of disorders of the spinal cord. Philadelphia: W. B. Saunders; 1995.

비외상성 척수손상

13

비외상성 척수손상

척추의 퇴행성 질환에 이어서 척추 종양이 비외상성 척수손상을 일으키는 많은 원인이다. 그외 혈관성 손상, 감염, 발달과 유전 질환, 영양장애, 염증 등에 의해 척수손상이 유발되기도 한다. 노인 인구의 증가 등으로 갈수록 비외상성 척수손상 환자가 늘어나는 추세이다. 나타나는 신경학적 양상은 외상성 척수손상과 유사하지만, 고령이고 여성에서 빈도가 높은 경향이 있다. 또 손상의 정도가 불완전손상의 빈도가 높고 기저질환을 동반할 가능성이 높다. 합병증의 발생 양상도 외상성 척수손상과 비슷하지만, 비외상성 척수손상 환자에서 심부정맥혈전증, 자율신경 이상반사증, 기립성 저혈압, 폐렴의 발생 빈도가 낮다.

비외상성 척수손상의 평가도 The International Standards for the Neurological Classification of Spinal Cord Injury (ISNCSCI)에 의거하여 시행한다. 그러나 다발성경화증이나 근위축성 측삭경화증과 같은 질환은 ISNCSCI에 의거하여 검사를 하지는 않는다.

I. 경추의 척추성 척수증(cervical spondylotic myelopathy)

경추의 척추성 변화는 나이가 듦에 따라 유발되는 자연적 현상이며 65세 이상의 노인의 90%에서 척추증이 있으나 대부분 증상이 없이 지내지만

5~10% 정도에서 척수증의 증상이 나타난다. 55세 이상의 연령층에서 가장 많은 척수증의 원인이 경추 척추증이다. 척추증(spondylosis)은 한 부위의 추간판변성에서 시작되어 협착과 변성이 심해지면서 굴곡변성을 유발하고 점차 인접 척추절로 척추운동절의 운동이상이 파급되어 주위 척추절로 척추증이 확산된다. 대개 처음에는 C5-C6와 C6-C7의 하부 경추에서 시작되어 C3-C4, C4-C5로 파급된다. 초기의 굴곡변형에 의한 경추의 척주후만(kyphosis)이 만성적으로 척수의 길이를 늘이고 척추 내부구조에 긴장을 지속시켜 척수증의 진행을 가속시킨다. 경추 척추관의 잠식(encroachment)이 점차 진행되면서 정상적인 경추의 움직임에 의해 일시적인 척수압박이 반복되는 동적협착(dynamic stenosis)이 경수증을 일으키는 정적협착(static stenosis)으로 진행한다. 흡연, 무거운 물건을 드는 직업에 의한 반복적 손상, 뇌성마비, 다운증후군 등이 척추성 경수증의 고위험군이 된다.

경추 척추관(C3-C7)의 전후 직경(시상면 직경)은 평균 17 mm인데 이 중 척수가 10 mm를 차지한다. 경추 척추관의 시상면 직경이 10~13 mm이면 상대협착(relative stenosis)이라고 하고 10 mm 이하면 절대협착(absolute stenosis)이라고 정의한다. 척추성 경수증은 시상면 직경이 13 mm 이하인 선천성 척추관 협착증이 있는 경우 발생하기 쉽다. 척추관의 시상면 직경이 12 mm보다 작으면 경수증의 빈도가 높고, 16 mm 이상이면 경수증의 위험도가 낮다. 대략 경추 척추관의 단면적이 1/3 이상 좁아지면 거의 경추 척수증이 발생한다고 보면 된다. 또한 좁은 척추관 내에서의 경추의 굴곡과 신전 운동에 의한 신장손상이 척수증을 유발하는 데 중요한 역할을 하기도 한다. 척추관 앞쪽에서 발생한 골극이나 뒤쪽의 황색인대 비후에 의해 척수가 집혀서 척수증이 발생할 수 있다. 경추의 척추증으로 인한 척추관의 협착으로 압박이나 반복적인 손상을 일으키는 척추의 움직임으로 인해 유발된 직접 손상 또는 동맥의 압박이나 정맥울혈에 의한 허혈손상에 의해 척수손상이 유발된다. 경추의 척추증은 운동성이 많은 C4-C5, C5-C6, C6-C7 분절에서 발생 빈도가 높다. 연령이 높을수록 척추증은 여러 분절에 걸쳐 다발성으로 오는 경우가 많다.

척추의 퇴행에 의한 변화는 척추뼈 자체와 추간판, 후종인대, 황색인대, 척추후관절 등 척추의 운동단위와 척추관 주변의 모든 조직에서 일어난다. 일본이나 아시아인에서 후종인대골화에 의한 척수증의 발생빈도가 높다. 뇌성마비 무정위운동형과 같은 비정상적인 운동에 의한 부하가 지속되어 온 환자의 경우 조기 퇴행에 의한 척추성 척수증(early spondylotic myelopathy)이 조기에 올 수도 있다. 간혹 근위축성측삭경화증으로 인한 척수증 증상이 경추의 척추성 척수증으로 잘못 진단되어 불필요한 수술을 하게 되는 경우가 있어, MRI를 비롯한 근전도검사, SEP, MEP 등을 시행하여야 한다.

1. 증상의 특징

척추성 경수증 환자의 척수손상의 증상은 매우 다양하다. 척추성 경수증 환자는 가장 흔한 초기증상으로 보행장애와 잘 넘어지는 것을 호소하는 경우가 많다. 초기에 근력은 잘 보존되어 있음에도 불구하고 균형이상, 모호한 감각이상, 뻣뻣함을 호소한다. 손의 감각이 둔하여 섬세운동 장애가 두드러진 증상으로 나타난다. 요실금 등의 방광기능 이상과 배변장애는 초기에 흔한 증상이 아니다. 그러나 배뇨와 배변장애가 있는 경우는 척수증의 증상이 심하다고 추측할 수 있다. 척수증의 증상은 침범된 해부학적 구조물에 따라 매우 다양하게 나타나고 경직성 보행, 발목 클로누스, 호프만징후, 바빈스키징후 등의 상부신경원손상 증상과 고유수용감각이상 등의 후척수주 손상 증상이 나타난다. 척수 후주의 손상으로 운동실조증과 Rhomberg 증상이 나타나고 보폭이 넓은 보행 형태를 보인다. 경추나 요추부의 신경근증을 동반하게 되면 상부신경원손상의 증상들이 억제되거나 나타나지 않을 수 있다. 목을 굴곡시키면 사지와 몸통으로 찌릿한 증상이 나타나는 레르미테(Lhermittes) 현상이 있는 경우도 있다. 경추 척추증으로 식도에 대한 물리적인 압박이나 척추 전방부 연부조직의 부종에 의한 염증성 압박에 의해 연하곤란(dysphagia)을 유발할 수 있다(표 13-1).

척추성 척추관 협착증이 있지만 무증상인 환자에서 갑작스럽게 목을 과신전하면 후종인대가 접히면서 돌출하여 중심척수증후군을 유발하기도 한다. 이

표 13-1 Symptoms and signs of cervical spondylotic myelopathy

Symptoms associated with myelopathy
• Posterior neck pain
• Unilateral or bilateral pain of the upper extremities
• Weakness, numbness, lack of dexterity of the upper extremities
• Lower extremity weakness and sensory loss
• Bladder and bowel problem
• Lhemitte sign

Findings associated with myelopathy
• Hyperreactive DTRs
• Loss of superficial reflex
• Hoffman signs
• Babinski sign, Chaddock sign
• Sensory abnormality
• Motor disturbance
• Limb spasticity
• Gait disturbance
• Bladder and bowel dysfunction

경우 상지의 증상이 하지보다 더 심하고, 배뇨와 배변기능과 같은 천수절의 감각기능은 보존되는 경향을 보인다. 하지의 근력은 장요근(iliopsoas)과 대퇴사두근(quadriceps)과 같은 근위부 근육군의 근력 약화가 심한 경향이 있다.

2. 예후

척추성 경수증의 자연경과는 매우 다양하다. 대개 서서히 증상이 악화되지만 낙상으로 인한 과신전 손상으로 갑자기 척수손상의 증상이 발현하기도 한다. 증상 발현 후 완전한 회복은 아니어도 신경학적 호전을 보이는 경우도 있지만 대개 저절로 좋아지지 않고 시간이 지나면 더 악화되는 경우가 많다. 중증 압박증이 있는 경우에 수술을 하지 않으면 척수의 괴사와 회색질 내에 공동을 형성하게 되어 신경학적 증상이 악화된다. 운동 증상이 감각 증상에 비해 더 나빠질 가능성이 크다. 척추성 척수증의 수술 후 경과에 영향을 미치는

표 **13-2** Poor prognostic surgical outcome sign

Patient factors
• Older
• Longer duration of symptoms and signs

Imaging factors
• Intramedullary T1WI hypointensity
• Intramedullary T2WI hyperintensity
• Small cross sectional area or atrophy of the spinal cord
• Intramedullary gadolinium enhancement

예측 인자는 질병기간과 증상의 중증도에 상당한 영향을 받는다. MRI 상에 보이는 이상은 좋은 임상적 예측인자가 아니다. 압박 부위에서 T2WI의 고강도 신호와 T1WI에서 저강도 신호를 보이는 괴사나 공동형성이 있는 경우에는 회복이 어려운 손상일 가능성이 커 예후가 좋지 않은 것으로 판단한다(표 13-2). 부종으로 인해 T2WI에서 신호강도의 변화가 있는 경우는 회복 가능성이 높다고 예측할 수 있다.

3. 평가

척수손상의 평가는 기본적으로 ISNCSCI에 의거하여 실시하고 보조적으로 modified Japanese Orthopedic Association Scale (mJOA)(표 13-3)을 사용한다.

방사선영상검사는 전후(AP), 측면(lateral), 양측 사위각(both oblique) 사진을 찍어서 척추증을 확인하고 앞에서 언급한 바와 같이 측면 사진에서 C3-C7 척추관의 척추체 후면선과 척추후궁선(spinolaminar line) 간의 거리가 13 mm 이하면 척추관 협착증이라고 한다(그림 13-1). 그리고 이 시상면에서의 척추관의 직경과 척추체의 직경의 비(Torg-Pavlov ratio)가 0.8 이하(정상은 약 1.0)이면 척추관 협착증이라고 정의할 수 있다. 이는 방사선 사진에서 확대에 의한 오류의 영향을 제거할 수 있는 장점이 있어 좋은 기준이 된다. 그러나 이

표 13-3 Modified Japanese Orthopedic Association Cervical Spine Myelopathy Functional Assessment Scale

Score	Definition
Motor dysfunction score of the upper extremities	
0	inability to move hands
1	inability to eat with a spoon, but able to move hands
2	inability to button shirt, but able to eat with a spoon
3	able to button shirt with great difficulty
4	able to button shirt with slight difficulty
5	no dysfunction
Motor dysfunction score of the lower extremities	
0	complete loss of motor and sensory function
1	sensory preservation without ability to move legs
2	able to move legs, but unable to walk
3	able to walk on flat floor with a walking aid (cane or crutch)
4	able to walk up and/or down stairs with hand rail
5	moderate-to-significant lack of stability, but able to walk up and/or down stairs without hand rail
6	mild lack of stability but walks with smooth reciprocation unaided
7	no dysfunction
Sensory dysfunction score of the upper extremities	
0	complete loss of hand sensation
1	severe sensory loss or pain
2	mild sensory loss
3	no sensory loss
Sphincter dysfunction score	
0	inability to micturate voluntarily
1	marked difficulty with micturation
2	mild-to-moderate difficulty with micturation
3	normal micturation

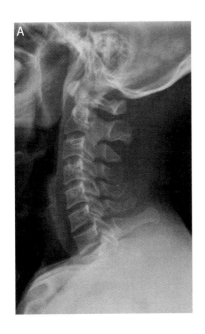
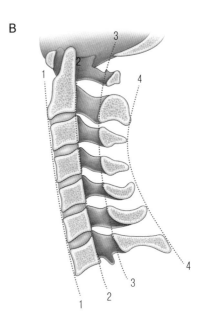

그림 **13-1** Normal 4 imaginary lines in the lateral cervical spine. (1) anterior vertebral line, (2) posterior vertebral line, (3) spinolaminar line, and (4) spinous process line

비율의 값이 척수손상의 임상 증상의 정도를 예측하는데 절대적인 가치를 가지고 있지는 않다. 측면 굴곡-신전 사진에서 각 운동단위 간의 리듬과 유연성 또는 불안정성을 판단하는 것이 도움이 된다.

기타 MRI와 SEP, MEP 등이 척수손상을 확인하고 정도와 예후를 판단하는데 어느 정도 보조적인 평가 도구로 사용된다.

4. 치료

신경학적 증상이 진행되면 수술적 치료를 고려한다. 그러나 수술의 여부와 수술 방법 등에 대한 근거와 관련된 합의는 완전치 않다. 수술 방법은 척수증을 유발하고 있는 해부학적 압박 부위에 따라 결정된다. 후궁절제술과 관련되어 C5 운동신경근마비가 발생할 수 있다. C5 운동기능만 선택적으로 손상되는 경우를 C5 paraysis 또는 deltoid paralysis라고 부르기도 한다. 이는 척추관 내의 C5 전신경근이 다른 부위에 비해 짧아서 견인이나 발인손상에 손상 받기 쉬운 해부학적 특성으로 설명하기도 한다.

II. 척추와 척수의 종양

척추와 척수 종양은 종양의 기원과 부위에 따라 분류한다. 기원에 따라 원발성과 속발성으로, 부위는 경막을 중심으로 경막외(extradural)와 경막내(intradural) 종양으로 나눈다. 경막내 종양인 경우 척수 내에 있는가에 따라 척수외(extramedullary)와 척수내(intramedullary) 종양으로 분류한다. 척추 또는 척수종양의 55~60%는 경막외 종양이고 35~40%는 경막내-척수외 종양, 5% 정도만 척수내 종양이다. 경막외 전이암은 급성 또는 아급성 발생 양상으로 보이는 반면, 경막내 종양은 서서히 증상이 발현되는 경향이 있다.

　경막외 종양의 98% 이상은 전이성 종양이다. 거의 모든 악성 종양은 척추로 전이될 수 있다. 특히 폐암, 유방암, 전립선암, 신장암, 골수암, 림프종이 척추로 전이를 잘하는 종양이다. 전이암은 대개 흉추로의 전이가 많으나 전립선암은 요추로 전이를 잘하는 특징이 있다.

　반면 경막내-척수외 종양은 대개 양성이고, 수막종(meningioma)이나 신경섬유종(neurofibroma)이나 신경초종(schwannoma)이 대부분을 차지한다. 수막종은 흉추부의 척수 후방이나 대공(foramen magnum) 인접부에 잘 발생하고 여성에서 많은 빈도를 보인다. 척수내 종양은 뇌실막세포종(ependymoma), 성상세포종(astrocytoma)과 혈관모세포종(hemangioblastoma) 등이다. 뇌실막세포종은 성인에서, 성상세포종은 소아에서 발생하는 척수내 종양의 대부분을 차지한다. 뇌실막세포종은 주로 경수나 종사(filum terminale)부위 척수중심관 주변의 뇌실막세포에서 발생하며 대부분 양성종양으로 분류된다. 성상세포종은 주로 경수에서 발생하고 악성도가 다양하다.

1. 특징적 증상

신경학적 증상은 침범부위에 따라 결정된다. 분절을 따라 통증이 있거나 감각이상이 있으며, 앙와위로 편히 있으면 통증이 심해지는 것이 척추나 척수종양의 가장 두드러진 증상이다. 특히 야간에 흉추부에 통증으로 잠이 깰 정도이거나 기침을 하면 통증이 악화되면 흉추부 척추체의 전이암이 의심되는 증상이다. 대개 전이암일 가능성이 많으나 척추의 전이암이 원발성 종양에 앞서 발견되기도 한다. 보통 가볍게 손으로 누르거나 가볍게 두드리거나치면 심한 압통을 호소한다. 척수내 종양은 중심척수증후군의 신경학적 손상양상을 보이는 경우가 많다.

2. 치료

척수외 종양이나 척수내 종양은 수술에 의한 종양의 제거를 원칙으로 한다. 뇌실막세포종(ependymoma)은 주변 조직과의 구분이 명확하여 완전 제거가 용이하다. 성상세포종의 경우 완전 제거가 되지 않고 조직검사에서 악성이면 수술 후 방사선치료를 병행한다.

전이에 의한 척수 압박은 대개 급작스럽게 일어나서 스테로이드와 방사선 치료를 가능한 빨리 시행한다. 영상검사에서 척수압박이 있어도 신경학적 증상이 없으면 스테로이드 치료가 필요하지 않다. 치료에 대한 지침이 잘 정립되어 있지는 않지만, 특별히 금기사항이 없는 한 8~10 mg의 dexamethasone을 한번에 주사하고 하루에 16 mg을 2~4회 나누어서 주사한다. 마비상태가 심하면 100 mg까지의 고용량을 주사하기도 한다. 보통 12시간 내에 운동기능 호전이 기대되지만 48시간이 지나도 증상의 호전이 없으면 회복에 대한 예후가 좋지 않은 경우이다. 스테로이드는 방사선치료가 끝날 때까지 소량으로 유지한다. 방사선치료는 가능한 조기에 시행하도록 하고, 종양이 있는 부위에 보통 3,000 cGY(centigray, rad) 용량을 15일간 조사한다. 수술하게 되면 방사선 치료를 이어서 시행하는 것이 유리하다.

III. 혈관성 척수손상

척수에 국소적 허혈이나 전신적인 허혈 상태에 의해 척수 경색이 유발될 수 있다. 어떠한 원인에 의한 혈관성 척수증이든 간에 척수의 경색과 척수 내 출혈이나 경막외 출혈에 의한 이차적인 압박에 의해 척수손상이 일어나게 된다. 척수경색은 대동맥 수술, 박리성 동맥류의 후유증이나 심한 전신 저혈압과 관련되어 유발되는 것이 가장 흔하다. 그 외 경추의 외상과 도수치료에 의한 척추동맥박리, 척추동맥 또는 대동맥 동맥조영술, 죽상동맥경화증(athero-sclerosis), 심장색전증, 감압병으로 인한 공기색전증 등이 원인이다.

혈관성 척수손상의 부위는 중간 흉수부에 가장 흔하다. 대동맥류 수술과 관련되어 혈관성 척수손상이 나타나는 비율이 5~10%이며, 대개 신장 상부 동맥에 대한 수술 시 유발되고 신장 하부의 동맥류 수술과 관련되어 나는 경우는 매우 드물다.

1. 척수혈관 분포의 특성

위쪽에서 내려오는 전척수동맥과 아래에서 위로 올라오는 Adamkiewicz 동맥의 혈류가 접하는 부위인 중간 흉수부(T4-T6 또는 T4-T8)는 다른 부위에 비해 혈류가 적은 부위이므로 이 부위의 허혈성 척수손상이 가장 많다. Adamkiewicz 동맥은 하부 척수에 혈액공급을 하는 주된 척수절동맥이다. 주로 T10-T12 부위에서 들어가지만 T5-T10까지 변이가 많고, 왼쪽에서 들어가는 경우가 70% 이상이다. 척수의 앞쪽 2/3는 한 개의 전척수동맥이 뒤쪽 1/3은 두 개의 후척수동맥의 혈류가 들어가고 있다. 전척수동맥과 후척수동맥의 관통지(penetrating artery) 사이의 부위는 허혈 지역이 되기 쉬워서 중심척수 증후군을 유발하는 해부학적 특성으로 설명되기도 한다. 척수경색은 전척수동맥에 의한 경색이 많다. 전척수동맥증후군에 의해 운동기능과 통증과 온도감각이 손상되지만, 척수 후주의 손상이 없거나 심하지 않아서 위치감각 등의 고유수용감각은 보존되는 경향이 있다. 특히 전각세포가 허혈 손상에 민감하여 허혈 손상으로 이완성 마비를 일으키기 쉽다.

2. 혈관성 척수증의 임상적 특성

대개 갑자기 발생하고 진행도 빠른 양상을 보인다. 발생 부위에 따라 어깨 부위, 가슴과 복부, 둔부 등에 신경근성 통증과 유사하게 띠를 두른 듯한 통증을 호소하는 경우가 많다. 허혈 손상의 부위에 따라 전척수증후군이나 Brown-Sequard 증후군, 중심척수증후군, 또는 완전 횡형성 척수증의 양상을 나타낸다. 그러나 후척수증후군 양상의 허혈성 손상은 드물다. 초기에 이완성 마비가 있다가 시간이 지나면서 경직성 마비의 양상을 보이는 경우가 많지만, 드물게 전각세포의 손상이나 마미손상으로 이완성 마비가 지속될 수도 있다.

발병 수 시간 동안은 MRI에서 이상 소견이 보이지 않지만 시간이 지나면서 척수부종을 시사하는 이상 신호가 T2WI에서 관찰된다. 만성기가 되면 신호강도의 이상은 약해지는 반면 척수 위축이 나타나기도 한다.

IV. 비외상성 마미증후군

비외상성 마미증후군은 L4-L5 추간판탈출증에 의한 경우가 가장 많다. 그외 척추전방전위증이나 척추관 협착증, 혈종, 종양이 원인이 될 수 있다. 드물게 척추의 도수치료의 합병증으로 발생하기도 한다.

마미를 구성하는 척추관 내의 신경근은 근위부 신경근일수록 앞쪽과 외측으로, 원위부 신경근일수록 뒤쪽과 내측으로 배열하고 있다. 그러므로 추간판탈출증이 심하지 않으면 방광과 직장기능은 보존될 가능성이 높으며, 황색인대의 비후 등에 의한 후방에서부터 가해진 원인에 의한 마미손상은 배뇨장애를 동반하기가 쉽다. 추간판탈출증에 의한 배뇨와 배변장애를 동반하게 되면 마비손상이 심하며 회복의 예후도 좋지 않다고 예측할 수 있다.

배뇨와 배변 또는 성기능 장애와 회음부 감각이상이 있는 경우 척수원추손상과 마미손상을 구분하기가 쉽지 않다. 척수원추손상 부위가 척수원추의 근위부 손상이면 항문반사와 구해면체근반사가 있을 수 있다. 그러나 척수원추부의 손상이면 항문반사와 구해면체반사가 없으므로 마미손상과 구분하기가 더 어렵다. 대개 마미손상이 척추원추손상에 비해 비대칭의 신경학적 이상을 보인다. 또 척추관 내의 병변에 의한 척수원추손상은 척수원추 주변의 신경근 손상을 동반할 가능성이 많다. 이 경우 척수원추의 근위부 손상이지만 항문반사와 구해면체근반사가 없어서 마미손상과 임상적인 차이점이 뚜렷하지 않다. 시간이 경과하여 척수원추 주변의 손상된 신경근이 회복되어 척수원추 근위부 손상에 의한 척수원추를 통한 항문반사와 구해면체근반사가 회복되면 척수원추손상으로 진단할 수 있다.

마미손상의 증상이 나타나면 가능한 24~48시간 내 조기에 감압술을 시행하는 것을 원칙으로 한다.

V. 척수수막류와 이분척추

발생과정에서 임신 3, 4주에 폐쇄되어야 할 신경관 폐쇄가 완전히 이루어지지 않아 척추의 후궁이 닫히지 않은 상태이다. 피부가 신경조직을 덮고 있는 폐쇄형과 신경조직이 노출된 개방형으로 나눈다. 개방형 이분척추의 90% 이상이 신경학적 이상을 동반하는 척수수막류(myelomeningocele)이다(그림 13-2). 이분척추는 유전성향과 엽산결핍과 당뇨, 임신 초기에 carbamazepine과 valproate와 같은 약물에 의한 환경적인 요인이 관련 있다. 모든 임산부는 하루 0.4 mg의 엽산을 섭취하게 한다. 이분척추가 있거나 이분척추 아이를 출산한 산모는 임신 1개월 전부터 임신 첫 석 달 동안 하루 4 mg의 고용량을 섭취하도록 한다. 또 임신 16~18주에 alpha-fetroprotein을 검사한다.

신경관폐쇄 이상에 의한 이분척추는 요천추부가 70% 정도로 가장 많다. 개방형 이분척추가 발견되면 감염을 방지하기 위해 출산 72시간 내에 봉합수술을 한다. 이분척추 환자는 결박척수증(tethered cord), 수두증, Chiari 변형(제2형)을 동반하기 쉽다. 척수수막류 환자의 90% 이상에서 수두증을 동반한다. 수두증이 있으면 뇌실복강단락술을 한다. 소뇌편도, 소뇌충부(vermis), 제4뇌실, 연수가 대공을 통해 아래로 처져있는 제2형의 Chiari 변형을 동반하는

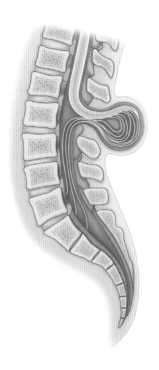

그림 13-2 척수수막류. 수막과 신경조직을 포함한 경막낭의 탈출

경우도 많다. 이 경우 신생아 급사의 원인이 되기도 한다. 결박척수증(tethered cord)은 성장이 빠른 청소년기에 증상이 발현되기 쉽다. 척수의 근위부 이동에 대한 결박으로 척수형성이상(myelodysplasia)이 유발되면 척수 증상이 나타나거나 악화된다. 결박척수증의 증상이 나타나면 수술을 하도록 한다. 신경학적인 상태는 손상되거나 변형이 있는 척수와 신경근에 따라 결정되며, 소아 척수손상 환자에서 볼 수 있는 척주측만증, 고관절탈구, 관절구축과 변형, 족부변형, 골다공증과 골절 등이 합병되기 쉽다. 결박척수증이나 척수형성이상 (myelodysplasia)이 있으면 과활동성과 순응도가 낮은 방광이 흔하므로, 조기에 치료하지 않고 방치하면 방광요관역류와 수신증 등의 상부요로계 합병증이 유발되기 쉽다. 성조숙증과 행동장애나 지능이 낮은 경우도 있다.

VI. Chiari 변형

Chiari 변형은 후뇌부의 비정상적인 발달로 소뇌의 일부가 아래로 처져있다. 뇌간이 대공을 통해 척추관으로 밀려 내려오는 경우도 있다. Chiari 변형은 해부학적 이상의 양상에 따라 두 개의 형으로 나눈다. 제1형은 소뇌편도(cerebellar tonsil)가 대공 아래로 빠져나와 있는 경우이고, 제2형에 비해 빈도가 높다. 제1형의 30% 정도에서 척수공동증을 동반하기 쉽다. 척수공동증은 아래로 처진 소뇌편도에 의해 뇌척수액의 흐름과 압력의 변화에 의해 발생한다. 주로 중간 경수부에서 발생한 척수공동증이 위아래로 확장되기도 한다. 제2형은 소뇌와 연수가 아래로 쳐져 있는 변형이다. 대다수의 제2형은 척수수막류를 동반한다. 간혹 제2형에서 수두증이 있는 경우도 있다.

제1형의 경우 신경학적 증상이 없을 수도 있고, 증상이 발현되면 청소년기나 성인이 되어서 서서히 증상이 나타나기도 한다. 신경학적 증상이 발현된다면 20대나 30대에 나타나는 경우가 많다. 반면 제2형은 대개 뇌수막류를 동반하므로 신생아나 소아기 때 증상이 발현된다. 제1형에서 척수공동증이 생기면 목과 어깨, 상지의 비대칭적인 통증이 나타나기 쉽다. 감각의 이상은 촉각과 진동감 등은 양호한 반면에 통증과 온도감각은 이상이 심한 감각의 해리현상(dissociated sensory abnormality)이 특징적이다.

VII. 감전 손상에 의한 척수증

직접 전기나 번개에 닿아 생기는 척수손상으로 척수를 통해 전류가 흘러 열에 의한 손상이나 신경세포막 투과성의 변화와 신경세포 단백질의 변성을 유발하게 된다. 임상증상은 매우 다양하여 일시적인 신경학적 증상이 있는 경우도 있고 지연성으로 증상이 나타나 신경학적 증상이 지속되기도 한다.

또한 전기손상에 의해 척수뿐만 아니라 말초신경의 손상과 분획증후군에 의한 이차적인 말초신경 손상을 동반할 수 있다. 그 외 근육의 손상으로 미오글로빈뇨증(myoglobinuria)과 신장손상을, 정맥손상으로 정맥혈전증을 초래한다.

VIII. 감압병으로 인한 척수증

잠수 후 표면 상승 속도가 빠른 경우 혈중에 압력에 의해 용해되어 있던 질소가 혈액으로 용출되어 형성된 질소기포가 혈류나 조직으로 들어와서 생기는 현상이다. 증상은 질소기포가 혈류를 방해한 신체 부위에 해당하는 증상을 유발하게 된다. 대관절을 침범하여 관절통이 있는 경우(bends)를 제1형 감압병이라고 하고, 두통, 뇌졸중, 시각장애, 척수증 등의 신경학적 손상을 동반하면 제2형 감압병이라고 한다.

IX. 방사선 척수증

척추부위의 방사선 치료 후 6주~6개월 사이의 조기에 나타나는 척수증은 신경학적 증상이 일시적이고 대개 완전히 회복되는 반면, 방사선 치료 후 6개월 이후, 길게는 4년 후에 나타나는 지연성 척수증은 회복에 대한 예후가 좋지 않다. 지연성 방사선 척수증은 척수의 백색질부의 손상을 유발하고, 조사한 방사선량에 비례하며 5,000 cGy 이상에서 유발된다.

X. 영양성 척수증

비타민 B_{12} (cobalamin) 결핍에 의한 아급성 연합변성증이 가장 흔한 영양 결핍에 의한 척수증이다. 악성빈혈, 흡수장애, 위절제, 말단 회장부 병변, NO마취 등의 비타민 B_{12}의 흡수 장애나 대사이상이 원인이다. 회장 말단부에서 비타민 B_{12}의 흡수가 선택적으로 제한되어 유발되므로 회장 말단부에서 흡수력을 제한하는 다른 요인도 아급성 복합퇴행성척수증을 초래할 수 있다. 알코올중독 환자에서 유병률이 높다. 비타민 B_{12}의 정상 참고치는 130~700 ng/L이다. 정상 체내의 비타민 B_{12} 양은 5 mg 정도이다. 더 이상의 섭취가 없다면 체내에서 비타민 B_{12}가 완전히 없어지는 데에는 수년 이상 걸린다.

비타민 B_{12} 결핍에 의해 말초신경과 중추신경의 수초의 손상과 공포형성

(vacuolation)이 유발된다. 척수의 후주 손상이 먼저 오고, 이후에 피질척수로의 손상으로 병변이 확대된다. 그러므로 후주 손상으로 인한 자세와 위치감각 등의 고유수용감각의 이상이 초기증상이다. MRI에서도 후주의 이상이 뚜렷하게 나타난다. 피질척수로 손상으로 인한 경직 등의 증상은 나중에 동반된다. 그러므로 감각성 운동실조증을 동반한 경직성 하반신마비의 증상을 보이게 된다. 또한 상부신경원손상과 하부신경원손상에 의한 증상이 혼재되어 나타날 수 있다. 예를 들어 경직과 바빈스키가 있음에도 근위축이 있거나, 족관절반사는 소실되고 슬관절반사는 항진되는 경우가 있다. 거대적혈모구빈혈(megaloblastic anemia), 말초신경증, 치매를 동반하기도 한다. 치료 목적의 비타민 B_{12}의 일 경구 투여용량은 1,000 μg이다. 그 외 구리결핍이나 아연의 과도섭취로 인해 구리 흡수가 억제된 경우에 척수증이 발생할 수 있다.

XI. 근위축측삭경화증

위에 나열한 비외상성 척수손상과는 성격이 다른 질환이지만 성인에게 빈도가 높은 운동신경원질환이라 간략하게 특징적인 내용을 기술한다. 근위축성측삭경화증(amyotrophic lateral sclerosis, ALS)은 성인에서 발생하는 진행성 운동신경원질환 중 가장 흔한 질환이다. 근위축성측삭경화증은 전통적으로는 가족성(familial)과 산발성(sporadic)으로 나누었고 90% 이상이 산발성이다. 가족성향을 보이는 ALS는 5~10%에 지나지 않고 대개 상염색체 우성유전이다. 유전자의 이질성군에서 돌연변이가 있고 16번 변이가 확인된다. ALS는 ALS를 비롯하여 원발측삭경화증(primary lateral sclerosis), 진행근위축증(progressive muscular atrophy), 진행연수마비(progressive bulbar palsy) 등의 표현형 변이가 있다. 원발측삭경화증은 상부신경원증상만 있지만 3~4년 내에 75%는 ALS로 발전한다. ALS로 진행되지 않는 경우의 생존기간은 20년 이상이다. 그러나 진행근위축증은 하부신경원손상 증상만 있고 ALS로의 진행하는 정도는 다양하다. 여러 ALS의 표현형 변이가 있지만 대개 65세 이상의 여성에서 발병하거나, 초기에 연수증상(bulbar symptom)이나 호흡증상

표 13-4 Management for multiple symptoms in ALS

Symptom/sign	Management
Respiratory dysfunction	• Avoid unnecessary oxygen • Consider NIPPV if FVC <50% • Need informed decision about tracheostomy and mechanical ventilation • Anxiety control, avoid benzodiazepine or opiates • Mechanical I/E • Air-stacking, manual assist cough • Hydration, acetylcysteine 200~400 mg tid, nebulizer
Swallowing/nutrition	• Swallowing evaluation, FESS • Semisolid or modified food consistency • Carefully monitor bulbar dysfunction and nutrition • Protein supplements • Consider early PEG
Drooling	• Anticholinergic medication, amitriptyline 10 mg tid, atropine sublingual drop 3~4 times a day, transdermal scopolamine patch q 3 days • Botulinum toxin into parotid or submandibular glands • Irradiating of salivary glands in refractory cases

Insomnia	• Hypnotic medications, zolpidem
	• Control contributing factors
	  depression and anxiety
	  excessive drooling
	  hypoventilation
	  unable to position change

Depression and anxiety	• Antidepressant medication, SSRI, TCA • Benzodiazepine for anxiety • Behavioral interventions, support and counseling
Care for end of life	• Opioids and benzodiazepine for dyspnea and/or pain • Hospice care, including home hospice • Discussion about end-of-life decisions

이 있는 경우에는 예후가 좋지 않은 경향이 있다. 임상증상과 신경생리검사에 의거하여 definite ALS, probable ALS, possible ALS로 분류한다.

근위축측삭경화증으로 인해 사지 근력의 약화에 의한 보행기능과 상지기

능 장해를 비롯하여 호흡, 삼킴, 수면, 우울 등의 다양한 증상이 나타날 것이
며 각각의 증상에 대해 대증적인 치료가 이루어져야 한다(표 13-4).

[참고 및 추천 문헌]

1. 고현윤, 신희석, 오민균. 척수손상의 재활. In: 한태륜, 방문석, 정선근, editors. 재활의학. 서울: 군자출판사; 2014. p747-88.
2. Aebli N, Ruegg TB, Wicki AG, Petrou N, Krebs J. Predicting the risk and severity of acute spinal cord injury after a minor trauma to the cervical spine. Spine J 2013;13:597-604.
3. Aebli N, Wicki AG, Ruegg TB, Petrou N, Eisenlohr H, Krebs J. The Torg-Pavlov ratio for the prediction of acute spinal cord injury after a minor trauma to the cervical spine. Spine J 2013;13:605-12.
4. Andersen PM, Abrahams S, Borasio GD, de Carvalho M et al. EFNS guidelines on the clinical management of amyotrophic lateral sclerosis (MALS)-revised report of an EFNS task force. Eur J Neurol 2012;19:360-75.
5. Baptiste DC, Fehlings MG. Pathophysiology of cervical myelopathy. Spine J 2006;6:190S-7S.
6. Beh SC, Greenberg BM, Frohman T, Frohman EM. Transverse myelitis. Neurol Clin 2013;31:79-138.
7. Breig A, el-Nadi AF. Biomechanics of the cervical spinal cord. Relief of contact pressure on and overstretching of the spinal cord. Acta Radiol Diagn (Stockh) 1966;4:602-24.
8. Breig A, Turnbull I, Hassler O. Effects of mechanical stresses on the spinal cord in cervical spondylosis. A study on fresh cadaver material. J Neurosurg 1966;25:45-56.
9. Dicianno BE, Kurowski BG, Yang JM, Chancellor MB, Bejjani GK, Fairman AD, et al. Rehabilitation and medical management of the adult with spina bifida. Am J Phys Med Rehabil 2008;87:1027-50.
10. Dropcho EJ. Neurotoxicity of radiation therapy. Neurol Clin 2010;28:217-34.
11. Edwards CC, 2nd, Riew KD, Anderson PA, Hilibrand AS, Vaccaro AF. Cervical myelopathy. current diagnostic and treatment strategies. Spine J 2003;3:68-81.
12. Fattal C, Fabbro M, Gelis A, Bauchet L. Metastatic paraplegia and vital prognosis: perspectives and limitations for rehabilitation care. Part 1. Arch Phys Med Rehabil 2011;92:125-33.
13. Fattal C, Fabbro M, Rouays-Mabit H, Verollet C, Bauchet L. Metastatic paraplegia and functional outcomes: perspectives and limitations for rehabilitation care. Part 2. Arch Phys Med Rehabil 2011;92:134-45.
14. Ghogawala Z, Whitmore RG. Asymptomatic cervical canal stenosis: is there a risk of spinal cord injury? Spine J 2013;13:613-4.
15. Gruis KL, Lechtzin N. Respiratory therapies for amyotrophic lateral sclerosis: a primer. Muscle Nerve 2012;46:313-31.
16. Hardiman O, van den Berg LH, Kiernan MC. Clinical diagnosis and management of amyotrophic lateral sclerosis. Nat Rev Neurol 2011;7:639-49.
17. Harrop JS, Hanna A, Silva MT, Sharan A. Neurological manifestations of cervical spondy-

losis: an overview of signs, symptoms, and pathophysiology. Neurosurgery 2007;60:S14-20.

18. Hawes J, Massey EW. Neurologic injuries from scuba diving. Neurol Clin 2008;26:297-308.

19. Hawes J, Massey EW. Neurologic injuries from scuba diving. Phys Med Rehabil Clin N Am 2009;20:263-72.

20. Holmes A, Han ZH, Dang GT, Chen ZQ, Wang ZG, Fang J. Changes in cervical canal spinal volume during in vitro flexion-extension. Spine (Phila Pa 1976) 1996;21:1313-9.

21. Huang ME, Sliwa JA. Inpatient rehabilitation of patients with cancer: efficacy and treatment considerations. PM R 2011;3:746-57.

22. Kamin S, Garstang S. Vascular Disease of the Spinal Cord. Topics in Spinal Cord Injury Rehabilitation 2008;14:42-52.

23. Karadimas SK, Erwin WM, Ely CG, Dettori JR, Fehlings MG. Pathophysiology and natural history of cervical spondylotic myelopathy. Spine (Phila Pa 1976) 2013;38:S21-36.

24. Kettler A, Werner K, Wilke HJ. Morphological changes of cervical facet joints in elderly individuals. Eur Spine J 2007;16:987-92.

25. Klineberg E. Cervical spondylotic myelopathy: a review of the evidence. Orthop Clin North Am 2010;41:193-202.

26. Koyanagi I, Iwasaki Y, Hida K, Houkin K. Clinical features and pathomechanisms of syringomyelia associated with spinal arachnoiditis. Surg Neurol 2005;63:350-5.

27. Kumar N. Metabolic and toxic myelopathies. Semin Neurol 2012;32:123-36.

28. Kumar N. Neurologic presentations of nutritional deficiencies. Neurol Clin 2010;28:107-70.

29. Lammertse DP. Neurorehabilitation of spinal cord injuries following lightning and electrical trauma. NeuroRehabilitation 2005;20:9-14.

30. Liptak GS, Dosa NP. Myelomeningocele. Pediatr Rev 2010;31:443-50.

31. Loblaw DA, Mitera G, Ford M, Laperriere NJ. A 2011 updated systematic review and clinical practice guideline for the management of malignant extradural spinal cord compression. Int J Radiat Oncol Biol Phys 2012;84:312-7.

32. Ludolph AC, Brettschneider J, Weishaupt JH. Amyotrophic lateral sclerosis. Curr Opin Neurol 2012;25:530-5.

33. Matz PG, Anderson PA, Holly LT, Groff MW, Heary RF, Kaiser MG, et al. The natural history of cervical spondylotic myelopathy. J Neurosurg Spine 2009;11:104-11.

34. McKinley W. Nontraumatic Spinal Cord Injury/Disease: Etiologies and Outcomes. Topics in Spinal Cord Injury Rehabilitation 2008;14:1-9.

35. McKinley WO, Seel RT, Hardman JT. Nontraumatic spinal cord injury: incidence, epidemiology, and functional outcome. Arch Phys Med Rehabil 1999;80:619-23.

36. Nikolaidis I, Fouyas IP, Sandercock PA, Statham PF. Surgery for cervical radiculopathy or myelopathy. Cochrane Database Syst Rev 2010:CD001466.

37. Novy J, Carruzzo A, Maeder P, Bogousslavsky J. Spinal cord ischemia: clinical and imaging patterns, pathogenesis, and outcomes in 27 patients. Arch Neurol 2006;63:1113-20.

38. Phukan J, Hardiman O. The management of amyotrophic lateral sclerosis. J Neurol 2009;256:176-86.

39. Raj VS, Lofton L. Rehabilitation and treatment of spinal cord tumors. J Spinal Cord Med

2013;36:4-11.

40. Rezania K, Roos RP. Spinal cord: motor neuron diseases. Neurol Clin 2013;31:219-39.

41. Richie MB, Pruitt AA. Spinal cord infections. Neurol Clin 2013;31:19-53.

42. Rubin MN, Rabinstein AA. Vascular diseases of the spinal cord. Neurol Clin 2013;31:153-81.

43. Sahraian MA, Radue EW, Minagar A. Neuromyelitis optica: clinical manifestations and neuroimaging features. Neurol Clin 2013;31:139-52.

44. Scalabrino G. Subacute combined degeneration one century later. The neurotrophic action of cobalamin (vitamin B12) revisited. J Neuropathol Exp Neurol 2001;60:109-20.

45. Schwendimann RN. Metabolic, nutritional, and toxic myelopathies. Neurol Clin 2013;31:207-18.

46. Shedid D, Benzel EC. Cervical spondylosis anatomy: pathophysiology and biomechanics. Neurosurgery 2007;60:S7-13.

47. Thurnher MM, Cartes-Zumelzu F, Mueller-Mang C. Demyelinating and infectious diseases of the spinal cord. Neuroimaging Clin N Am 2007;17:37-55.

48. Toledano M, Bartleson JD. Cervical spondylotic myelopathy. Neurol Clin 2013;31:287-305.

49. Tsutsumimoto T, Shimogata M, Yui M, Ohta H, Misawa H. The natural history of asymptomatic lumbar canal stenosis in patients undergoing surgery for cervical myelopathy. J Bone Joint Surg Br 2012;94:378-84.

50. Turner MR, Hardiman O, Benatar M, Brooks BR, Chio A, de Carvalho M, et al. Controversies and priorities in amyotrophic lateral sclerosis. Lancet Neurol 2013;12:310-22.

51. Vollmann R, Lamperti M, Magyar M, Simbrunner J. Magnetic resonance imaging of the spine in a patient with decompression sickness. Clin Neuroradiol 2011;21:231-3.

52. Wald JT. Imaging of spine neoplasm. Radiol Clin North Am 2012;50:749-76.

53. Williams TL. Motor neurone disease: diagnostic pitfalls. Clin Med 2013;13:97-100.

54. Yadla S, Klimo Jr P, Harrop J. Traumatic Central Cord Syndrome: Etiology, Management, and Outcomes. Topics in Spinal Cord Injury Rehabilitation 2010;15:73-84.

55. Yarnell PR, Lammertse DP. Neurorehabilitation of lightning and electrical injuries. Semin Neurol 1995;15:391-6.

56. Zaina C, Grant R, Johnson C, Dansie B, Taylor J, Spyropolous P. The effect of cervical rotation on blood flow in the contralateral vertebral artery. Manual Therapy 2003;8:103-9.

57. Zairi F, Marinho P, Bouras A, Allaoui M, Assaker R. Recent concepts in the management of thoracolumbar spine metastasis. J Neurosurg Sci 2013;57:45-54.

[참고 서적]

1. American Spinal Injury Association. International Standards for Neurological Classification of Spinal Cord Injury. Revised 2011, Updated 2015 ed. Atlanta, GA: American Spinal Injury Association; 2015.

2. Byrne TN, Benzel EC, Waxman SG (editors). Diseases of the spine and spinal cord. Oxford: Oxford University Press; 2000.

3. Chhabra HS (editor). ISCoS Textbook on Comprehensive Management of Spinal Cord In-

juries. New Delhi: Wolters Kluwer; 2015.

4. Fehlings MG, Vccaro AR, Roakye M, Rossignol S, Ditunno JF, Burns AS (editors). Essentials of Spinal Cord Injury: Basic Research to Clinical Practice. New York: Thieme; 2013.

5. Hattingen E, Klein JC, Weidauer S, Vrionis F, Setzer M (editors). Diseases of the Spinal Cord. Heidelberg: Springer; 2015.

6. Kirshblum S, Campagnolo DI (editors). Spinal Cord Medicine. 2nd ed. Philadelphia: Wolters Kluwer, Lippincott, Williams & Wilkins; 2011.

7. Lin VW (editor). Spinal Cord Medicine. Principles and Practice. 2nd ed. New York: Demosmedical; 2010

8. Sabharwal S. Essentials of spinal cord medicine. New York: Demosmedical; 2014.

9. Thron AK. Vascular anatomy of the spinal cord. Neurological investigations and clinical syndromes. New York: Springer-Verlag; 1988.

마미손상

14

마미손상

마미손상(마미증후군)은 1934년 Mixter와 Barr에 의해 처음 보고되었으며, 요천추 신경근의 다발인 마미(cauda equina)를 구성하는 요천추신경근 여러 개가 동시에 손상을 입어 유발되는 증상이다. 마미증후군은 척수손상의 한 증후군으로 분류되고 있지만 척수의 손상 없이 요천추 신경근의 손상만으로 하지의 이완성 운동 마비와 감각 소실을 유발하는 일종의 말초신경 손상이다. 마미를 구성하는 요천추신경근 중 전체 또는 여러 개의 신경근 손상으로 유발되지만, 손상되는 신경근에 따라 증상이 결정된다. 그러나 대개 마미손상은 초기에 배뇨기능의 이상에 의해 인지되게 된다. 하부 천추 신경근의 손상에 의하여 방광과 직장 마비가 동반된 경우 무반사성 또는 저반사성 방광과 직장을 유발된다. 그러므로 구해면체근반사와 항문반사가 없으며, 감각의 손상도 감각의 종류에 따라 손상의 우선도의 차이가 없다.

　발달과정에서 척추의 골성구조물은 위에서 아래로 자라게 되면서 요추와 천추신경근의 척수절이 각 척추신경근이 척추관을 빠져나오는 해당 척추간공의 위치에 비해 상부에 위치하게 된다. L2에서 S5와 미골신경근은 척추낭 안에서 해당 척추간공까지 아래로 길게 주행하게 되어 양쪽의 여러 요천추신경근이 다발을 이루어 마미를 형성한다. 따라서 이 마미에 속하는 요천추신경근은 L2-S2의 근육절에 해당하는 하지의 운동신경, L2-S3에 해당하는 하지의 감각신경, S2-S4로부터의 골반신경(pelvic nerve)을 통한 방광기능 조절,

표 14-1 마미손상과 척수원추손상의 임상증상의 차이

Sign/symptom	Cauda equina lesion	Conus medullaris lesion
Symmetry	Often asymmetrical	More often symmetrical
Stretch reflexes	Depressed reflexes according to involved roots	Usually preserved
Sensory loss	According to involved roots	Saddle pattern
BCR, anal reflex	Usually absent	Preserved in high conus injury or epiconus lesion
Pain	Common	Less common
Bladder activity	Usually absent	Preserved in high conus injury or epiconus lesion
Recovery	More likely	Less likely

S2-S4로부터의 음부신경(pudendal nerve)을 통한 외요도괄약근 조절기능, 음부신경을 통해 S2-S4에 해당하는 회음부와 외부 생식기부위의 감각, 미골신경근과 미골신경총을 통한 미골부위의 감각기능 등에 관여하게 된다.

마미손상은 척추의 골절이나 추간판탈출증, 종양, 염증이나 감염 등의 여러 원인에 의해 발생할 수 있다. 척추 골절로 척수원추와 마미신경총 손상이 동반된 경우에는 마미증후군과 척수원추 주위의 요천추 신경근 손상이 있는 척수원추증후군과의 임상적인 구별이 불가능하다(표 14-1). 실제 척수원추 주위의 10~15% 정도만 신경근에 덮여 있지 않다(그림 14-1). 그러므로 손상의 부위가 척수원추 직상부(epiconus)나 척수말단부인지 척수원추부, 마미인지에 따라 신경학적 증상이 결정되어지며, 주위의 마미손상에 의한 증상은 개인에 따라 매우 다양하게 나타난다. T12-L1의 골절로 유발되는 경우가 많지만 마미손상이나 척수원추손상을 척추골절 부위와 연관지어 결정하기는 어렵다. 극단적으로 해부학적인 특성과 연관지어 설명하면, T12와 L1 척추체에 상응하는 척수는 요수와 천수의 10개 척수절이 모두 포함되어 있어 T12와 L1의 골절이 후방으로 해당하는 척수에 손상을 준다면 척수원추가 파괴되고, 척수원추를 싸고 있는 요천추신경근과 마미가 손상되는 결과를 초래할 수 있다.

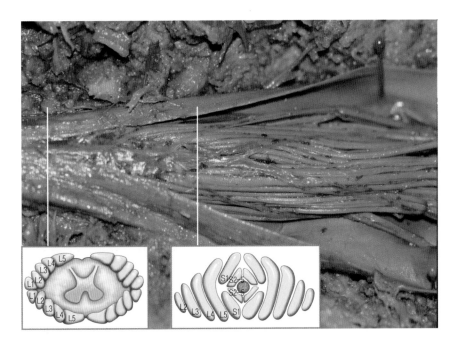

그림 14-1 척수원추와 주위의 신경근과의 관계 및 신경근의 배치 양상

마미손상으로 단순히 요통을 호소하는 경우에서부터 하지 방사통, 회음부 감각이상, 하지의 근력약화, 배뇨장애, 성기능 장애에 이르기까지 손상의 부위와 손상의 정도에 따라 다양한 증상이 형성된다. 대개의 증상이 척수원추손상과 유사하지만 마미손상의 경우는 비대칭의 신경학적 증상을 나타내기 쉽다.

I. 마미의 발생과 해부학적 특징

전척추신경근과 후척추신경근의 짝이 척수원추 아래에서 마미를 형성하여 척추관 내 지주막하의 뇌척수액에 담가져 있다. 척수원추 바로 아래 부위부터 마미라고 정의하면 척수원추의 말단부의 위치가 L1-L2 추간판 부위에 있는 경우가 가장 많고, 대개 T12-L1 추간판 부위에서 L2 척추체의 중간부에 위치한다. 그러나 T11-T12 추간판 부위에서 L4 척추체까지 다양하게 위치한다는 점을 고려하여야 한다. 각각의 신경근은 해당하는 척추간공을 통해 척추관 외부로 빠져나가게 된다. 임신 3개월 초에 후체절기(post-somite phase) 후에 곧 마미의 발달이 시작된다. 이때는 척수가 미골부까지 전체 척추관을 채우고 있는 시기이다. 이후 중배엽 기원의 척추를 구성하는 뼈와 연골은 척수에 비해 빠른 속도로 성장한다. 이러한 척추관과 척수의 성장 속도의 차이가 상부 경추부을 제외하고는 척수에 직각 방향으로 뻗쳐져 각 척추간공으로 빠져나가던 신경근이 점차 경사가 심해진다. 요추와 천추신경근의 거미막하 공간에서 거의 수직으로 주행하여 해당하는 척추간공에 이르게 된다. 이렇게 직각방향으로 주행하고 있는 척수원추 아랫부분의 신경다발이 마미를 형성한다.

CT나 MRI에 의한 축영상(가로면 영상)에서 건초낭(thecal sac) 내에 정렬된 척추신경근의 배열을 볼 수 있다. 예로 L5-S1의 단면 축영상에서는 L5-S1 추간공을 통해 이미 빠져나간 L5 신경근은 보이지 않고, S1이 가장 앞쪽과 외측에 배열되어 있다. 또 L4-L5의 축영상일 경우에는 L5 신경근이 가장 앞쪽 외측에 위치하게 된다. 각 축영상에서 그 아래 신경근은 후방과 내측으로 배열되어 있게 된다. 즉 가장 근위부 마미 부위에서는 L2 신경근이 가장 외측에 L5가 가장 내측에 위치한다. 각 신경근에 전척추신경근은 앞쪽 내측으로, 후척추신경근은 후방 외측으로 위치한다. 상부 요추부의 축영상일수록 많은 신경근이 영상에 표출되어 건초낭을 꽉 채우고 있으며 배열이 복잡해 보인다. 그러나 각 신경근과 전신경근과 후신경근의 배열 양식은 동일하다(그림 14-2). 전척추신경근이 차지하는 면적은 후척추신경근의 1/2이다. 개인에 따른 변이는 있지만 대개 S1 신경근의 전척추신경근과 후척추신경근이 가장 크다.

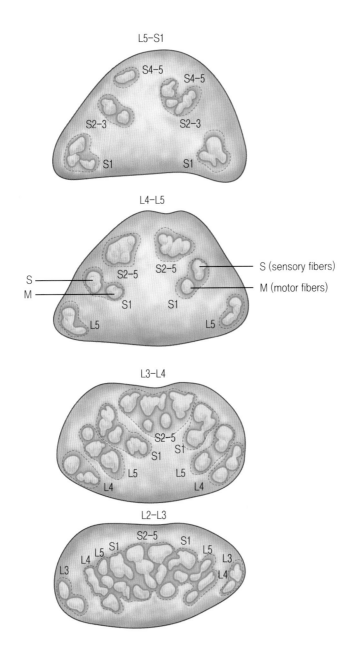

그림 14-2 척추의 부위에 따른 마미를 구성하는 신경근의 배치 양상

II. 마미손상의 증상

마미손상은 원칙적으로 다발성 요천추신경근 손상에 의한 증상으로 나타날 것이지만 침범되는 신경근과 손상의 정도 등에 의해 증상이 결정된다. 손상부위에 따라 마미손상을 상부(L2-L4) 손상, 중간부(L5-S1) 손상, 하부(S2-S5) 손상, 일측 손상 등으로 구분하기도 한다. 또 손상의 정도에 따라 완전손상과 불완전손상, 증상의 발현 시기에 따라 급속성(rapid)과 완만성(slow) 마미손상으로 구분하기도 한다. 앞서 기술한 마미의 해부학적 분포 특성에 의해 추간판 탈출증과 같은 앞쪽에서 척추관으로 가해지는 손상에 의해서는 근위부 또는 중간부 손상이 발생하기 쉽다. 반면에 후주(posterior column in 3-comlumn theory)의 손상이나 황색인대의 비후에 의한 손상일 경우에는 원위부의 신경근 손상으로 인해 배뇨 및 배변 등의 하부 천추신경근의 손상으로 발생하는 증상을 유발하기 쉽다. 심한 중심성 추간판탈출증이나 분리된 추간판조각에 의해 하지의 신경학적 손상이 없음에도 불구하고 심한 배뇨장애가 발생할 수 있다. 마미손상으로 인한 신경학적 증상은 매우 다양하지만 마미손상을 유발할 원인이 있고, 하지의 비대칭적 이완성 마비와 방광의 이완성마비, 구해면체근반사와 항문반사가 없으면 진단의 단서가 된다.

배뇨장애를 동반한 마미손상의 경우, 시간이 지남에 따라 체성과 자율신경 반사기능이 회복되면 배뇨근 기능이 하지의 반사와 음경해면체근반사에 비해 늦게 회복된다. 척수원추의 직상부(epiconus)와 주변의 요천추신경근의 손상이 동반되거나 척수원추와 마미손상이 동시에 있는 경우, 손상의 초기에는 마미손상과 척수원추손상을 구별할 수 없다(그림 14-3). 그러므로 초기에는 마미손상이나 마미손상과 척수원추손상이 동반된 경우로 임상적으로 진단되지만, 시간이 경과하면서 먼저 요천추신경근의 재생과 회복이 되면서 배뇨근의 과활동성이 표출되기도 한다. 이때 비로소 척수원추손상으로 진단할 수 있는 경우이다. 척수원추손상으로 진단된 경우의 57%는 AIS (ASIA Impairment Scale) A나 B이다.

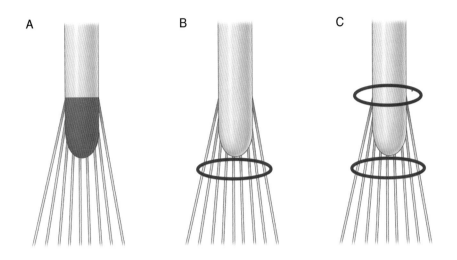

그림 14-3 척수손상 초기에 척수원추 내의 병변(A), 마미손상(B), 그리고 척수원추 상부 (epiconus)와 마미손상이 동반(C)되어 있는 3가지 손상은 임상적 또는 신경학적으로 증상 의 구별이 되지 않는다.

마미손상의 여러 가지 원인 중 척추관협착증도 주요한 원인 중의 하나이 다. 특히 상하 2부위의 협착이 있는 경우, 근위부와 원위부의 각각 척추동맥과 신경근동맥 간의 문합이 있으므로 낮은 압력의 압박에 의해서도 마미의 허혈 손상에 의한 간헐파행(intermittent claudication)과 마비증상을 유발하기 쉽다. 척추 지주막염(arachnoiditis)은 척수원추와 마미의 연수막(leptomeninges)의 염증반응으로 신경근의 경막내 섬유주형성(intrathecal trabecular formation)을 일으켜 신경근변형을 유발한다. 이 결과 다발성 신경근손상으로 인한 마미손 상 증상을 나타내게 된다. 지주막염에 의한 신경근손상은 CT나 MRI에서 신 경근이 뭉쳐있거나 한쪽으로 치우쳐져 보인다.

[참고 및 추천 문헌]

1. 고현윤, 신희석, 오민균. 척수손상의 재활. In: 한태륜, 방문석, 정선근, editors. 재활의학. 서울: 군자출판사; 2014. p747-88.

2. Chuang TY, Cheng H, Chan RC, Chiang SC, Guo WY. Neurourologic findings in patients with traumatic thoracolumbar vertebra junction lesions. Arch Phys Med Rehabil 2001;82:375-9.

3. Findlay G, Macfarlane R. Cauda equina syndrome. J Neurosurg Spine 2009;11:90-1.

4. Fraser S, Roberts L, Murphy E. Cauda equina syndrome: a literature review of its definition and clinical presentation. Arch Phys Med Rehabil 2009;90:1964-8.

5. Harrop JS, Hunt GE, Jr, Vaccaro AR. Conus medullaris and cauda equina syndrome as a result of traumatic injuries: management principles. Neurosurg Focus 2004;16:e4.

6. Hertzler DA, 2nd, DePowell JJ, Stevenson CB, Mangano FT. Tethered cord syndrome: a review of the literature from embryology to adult presentation. Neurosurg Focus 2010;29:E1.

7. Kennedy JG, Soffe KE, McGrath A, Stephens MM, Walsh MG, McManus F. Predictors of outcome in cauda equina syndrome. Eur Spine J 1999;8:317-22.

8. Kingwell SP, Curt A, Dvorak MF. Factors affecting neurological outcome in traumatic conus medullaris and cauda equina injuries. Neurosurg Focus 2008;25:E7.

9. Lavy C, James A, Wilson-MacDonald J, Fairbank J. Cauda equina syndrome. BMJ 2009;338:b936.

10. Lawson BK, Jenne JW, Koebbe CJ. Cauda equina and conus medullaris avulsion with herniation after midlumbar chance fracture. Spine J 2014;14:1060-2.

11. McCarthy MJ, Aylott CE, Grevitt MP, Hegarty J. Cauda equina syndrome: factors affecting long-term functional and sphincteric outcome. Spine (Phila Pa 1976) 2007;32:207-16.

12. McKinley W, Graham S, Lee K, DiNicola A. Cervical and Lumbar Spinal Stenosis Associated with Myelopathy and Cauda Equina Syndrome. Topics in Spinal Cord Injury Rehabilitation 2008;14:10-8.

13. New PW. Cauda equina syndrome. Specialist rehabilitation. BMJ 2009;338:b1725.

14. Pavlakis AJ, Siroky MB, Goldstein I, Krane RJ. Neurourologic findings in conus medullaris and cauda equina injury. Arch Neurol 1983;40:570-3.

15. Podnar S. Epidemiology of cauda equina and conus medullaris lesions. Muscle Nerve 2007;35:529-31.

16. Podnar S. Saddle sensation is preserved in a few patients with cauda equina or conus medullaris lesions. Eur J Neurol 2007;14:48-53.

17. Tarulli AW. Disorders of the cauda equina. Continuum (Minneap Minn) 2015;21:146-58.

18. Wostrack M, Shiban E, Obermueller T, Gempt J, Meyer B, Ringel F. Conus medullaris and cauda equina tumors: clinical presentation, prognosis, and outcome after surgical treatment: clinical article. J Neurosurg Spine 2014;20:335-43.

[참고 서적]

1. American Spinal Injury Association. International Standards for Neurological Classification of Spinal Cord Injury. Revised 2011, Updated 2015 ed. Atlanta, GA: American Spinal Injury Association; 2015.

2. Buchanan LE, Nawoczenski DA (editors). Spinal cord injury-concepts and management approaches. Baltimore: Williams & Wilkins; 1987.

3. Byrne TN, Benzel EC, Waxman SG (editors). Diseases of the spine and spinal cord. Oxford: Oxford University Press; 2000.

4. Chhabra HS (editor). ISCoS Textbook on Comprehensive Management of Spinal Cord Injuries. New Delhi: Wolters Kluwer; 2015.

5. Fehlings MG, Vccaro AR, Roakye M, Rossignol S, Ditunno JF, Burns AS (editors). Essentials of Spinal Cord Injury: Basic Research to Clinical Practice. New York: Thieme; 2013.

6. Holtz A, Levi R. Spinal Cord Injury. Oxford: Oxford University Press; 2010.

7. Kirshblum S, Campagnolo DI (editors). Spinal Cord Medicine. 2nd ed. Philadelphia: Wolters Kluwer, Lippincott, Williams & Wilkins; 2011.

8. Lin VW (editor). Spinal Cord Medicine. Principles and Practice. 2nd ed. New York: Demosmedical; 2010.

9. Sabharwal S. Essentials of spinal cord medicine. New York: Demosmedical; 2014.

10. Vaccaro AR, Fehlings MG, Dvorak MF (editors). Spine and spinal cord trauma, evidence-based management. New York: Thieme Medical Publishers; 2011.

척수공동증

15

척수공동증

척수공동증은 척수 내에 뇌척수액으로 채워진 공동이 형성된 것이고, 이로 인해 통증과 근력약화, 경직의 증가 등의 증상을 유발하게 된다. 발생기전이 잘 정립되어 있지는 않지만, 척수손상과 동반된 척수공동증은 척수절에 가해 지는 특정 척수절을 중심으로 한 상하 부위의 급격한 압력의 차이(suck and slosh theory)에 의해 유발되는 경우가 많다(그림 15-1). 그 외의 척수공동증 을 유발하는 여러 유체역학적인 기전에 대한 가설이 있다. 대표적인 가설은 syrinx filling mechanism, trans-medullary filling mechanism, obstruction theory 등이 제시되어 있다. 그 외 척수 내 병변의 결과로 혈종의 흡수, 척수 의 괴사, 수화, 지주막염 등이 기전으로 설명되고 있다.

척수공동증은 원발성으로 발생하는 경우도 있지만, 크게 척수손상과 관련 되어 발생하는 외상후 척수공동증과 Chiari 변형에 의한 척수공동증으로 나 눌 수 있다. 또 척수공동증을 유발하는 원인에 따라, Type I은 Chiari 변형이 나 종양이나 다른 원인에 의해 대공(foramen magnum)이 막혀서 생기는 경 우이고, Type II는 원인을 모르는 대공부의 폐쇄가 없이 발생하는 경우이다. Type III은 척추의 종양이나 척수손상, 지막염 등에 의해 발생하는 것이며, Type IV는 수두증으로 인하여 이차적으로 척수의 중심관이 팽창되어 발생하 는 경우이다(그림 15-2).

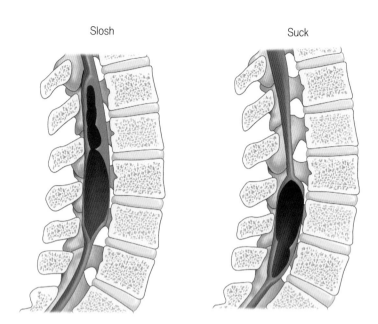

그림 15-1 Williams' theory (suck and slosh theory). 'Slosh'로 위쪽으로 팽창되면서 구조적으로 약한 부위가 파괴되고, 아래쪽으로 압력차에 의해 빈공간이 채워지면서 아래로 공동형성이 진행한다.

I. 외상후 척수공동증

외상후 척수공동증(post-traumatic syringomyelia)의 발생 빈도는 매우 다양하게 보고되어 있다. 이는 척수손상 후 기간과 척수공동증을 어떻게 정의하느냐에 따른 차이도 많은 것으로 생각된다. 빈도가 0.3~3.2%라고 하지만, MRI에 의한 외상후 척수공동증의 빈도는 12~22%로 보고되어 있기도 하다. 외상후 척수공동증은 척수손상 후 신경학적 증상의 악화를 유발하는 가장 흔한 원인이기도 하다.

척수 내 공동의 크기가 5 mm 이하이면 척수 내 낭종(intramedullary cyst)이라고 하고 5 mm 이상일 때 진성공동(true syrinx)으로 정의한다. 외상후 척수공동증의 발생기전으로, 척추의 굴곡과 신전에 의해 척수가 6 cm 정도 움

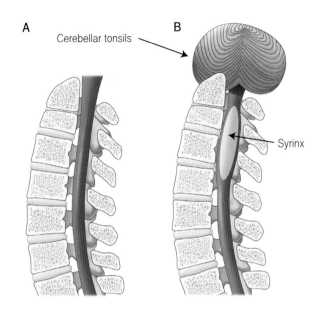

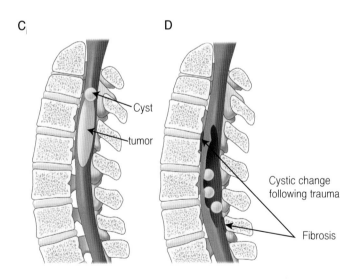

그림 15-2 대표적인 척수공동증의 도해: (A) 정상 척수, (B) Type I (Chiari 변형), (C) Type III (척수종양), (D) Type III (척수손상)

직이므로, 척수에 대한 외상 후 척수 주위의 국소 상처가 척수를 경막으로 당겨 척수 내와 주위의 뇌척수액의 순환을 방해하게 되어 손상부위 상하 부위의 지주막하 부 압력 차이에 의해 형성될 수도 있다(suck and slosh theory). 그리고 척수 내의 혈종이 흡수되고 공동을 형성하거나, 국소 허혈 손상이 있는 부위에서 뇌척수액의 이동으로 공동을 형성할 수도 있다.

1. 척수공동증의 경과

척수공동증의 경과는 매우 다양하다. 많은 경우에 임상적 증상의 변화가 없이 안정화되는 것으로 보이지만, 수년에 걸쳐 아주 천천히 악화되는 경우가 많고 드물게는 빨리 진행하는 경우도 있다. 많은 경우에 단락수술 등의 외과적 치료를 하지만 수술에 의한 효과는 기대보다 좋지 못한 경우가 많다. 오히려 수술로 인해 신경학적 증상의 악화를 초래하는 경우도 많다. 척수공동에 대한 내부 감압을 위한 공동-복막단락술(syringoperitoneal shunt)이나 공동-늑막단락술(syringopleural shunt)이나 척수 주위의 유착으로 인한 척수결박을 제거하기 위한 수술 직후에 공동내압이 급격히 감소되어 신경학적 증상의 악화를 유발할 수 있으며, 어느 정도 경과 후 신경학적 증상이 급격히 또는 점차적으로 악화될 수도 있다.

2. 척수공동증의 증상

척수공동증이 발생하면 환자에서 손상부위 위쪽이나 경부, 상박부위에 통증이 흔하고, 기침이나 자세변화에 의해 증상이 악화된다. 그 외 기립성 저혈압의 악화나 경직이 감소 또는 증가되는 경우, 배뇨장애가 심해지거나 변화가 있는 경우, 자율신경 이상반사증 악화 등의 증상으로 표출되기도 한다. 그러므로 척수손상 후 새로운 증상을 호소하면 척수공동증의 발생에 대한 주의와 척수공동증의 악화에 대한 관심이 필요하다. 척수공동증의 발생 초기의 증상은 대개 비대칭적이거나 한쪽에 먼저 나타나는 경향이 있다. 감각증상은 상당한 진행이 있기 전에는 해리성 감각장애로 나타나는 경우가 많다. 즉 통증

감각과 온도감각은 상실되거나 심하게 손상되는 반면 진동이나 위치감각은 비교적 보존되는 양상을 보인다. 이는 공동에 의해 척수시상로의 교차가 차단되지만, 후주가 보존되기 때문이다. 공동이 뇌간까지 위로 확장되면 얼굴의 감각이상과 혀와 흉쇄유돌근의 근위축으로 나타날 수 있다(syringobulbia).

3. 척수공동증의 진단

MRI가 가장 중요하고, MRI로 척수공동의 유무와 범위, 공동의 분엽화(lobulation) 정도를 파악할 수 있다. 금속고정술이 되어 있으면 영상의 왜곡은 있지만 대략의 필요한 영상 정보는 얻을 수 있다. 전기진단은 척수공동증의 진단에 제한이 많지만 일반적인 신경전도검사와 근전도검사, SEP와 MEP를 같이 하면 척수공동의 범위와 침범부위 등의 필요한 정보를 얻을 수 있고, 포착성 신경병증 등의 유무와 동반여부를 진단하는 데 도움이 된다.

4. 척수공동증의 치료

연속적으로 신경학적 신체진찰과 영상검사를 하고, 전기생리학적 검사를 하는 것이 척수공동증의 경과를 관찰하고 향후 치료방향을 정하는 데 가장 중요하다. 가능한 한 Vasalva법과 같은 복압을 증가시키는 동작을 피하도록 하고, 대소변 관리 때 복압을 높일 수 있는 동작이나 방식은 하지 않도록 하여야 한다. 과도한 운동은 제한하고, 특히 수영과 같이 운동 시 목을 많이 움직이거나 체간의 신전과 복압의 증가가 필요한 반복 동작은 주의하도록 한다. 치료는 통증과 기능의 악화를 개선하기 위한 치료에 중점을 두게 된다.

신경학적 증상이 급격히 악화되거나 통증이 매우 심한 경우에는 수술을 고려한다. 일반적으로 척수공동증 발생 초기나 진행이 느린 경우에 수술 치료에 대해서는 비관적인 견해가 우세하다. 오히려 수술적 치료에 의해 신경학적 악화를 초래하고 증상의 진행을 빠르게 하는 등 매우 다양한 결과를 초래한다.

수술 후의 신경학적 증상의 악화가 단락(shunt)의 작동 오류에 의한 것이면 교정이 가능할 것이지만, 신경학적인 증상의 악화가 가속되는 경우에는 그 이후의 효과적인 대응 대책이 별로 없다는 한계가 있다. 단락 실패(shunt failure)의 비율은 약 50%로 보고되어 있다. 따라서 점차 척수공동증의 외과적인 치료가 단순히 통증 완화를 위해 지주막유착의 박리나 경막팽창술(expansile duroplasty)로 국한되는 경향이 있다. 단락관 거치는 지주막 반흔형성을 증가시켜 신경학적 증상을 악화시키기 쉬우므로 제한적으로 시행해야 한다는 견해가 많다. 그러므로 수술은 척수공동증의 확산과 진행으로 인한 통증의 완화에는 효과가 있을 수 있으나, 기타 감각이상, 경직 등의 증상의 호전은 기대하기 어렵다는 점을 충분히 고려하여 결정하여야 한다.

II. Chiari 변형

후뇌 부위의 비정상적인 발달로 소뇌의 일부가 아래로 처져있는 변형을 Chiari 변형이라고 한다. 뇌간이 대공을 통해 척추관으로 밀려 내려오는 경우도 있다. Chiari 변형은 해부학적 이상의 양상에 따라 두 개의 형으로 나눈다. 제1형은 소뇌편도(cerebellar tonsil)가 대공 아래로 빠져나와 있는 경우이고, 제2형은 소뇌와 연수가 아래로 쳐져 있는 변형이다(표 15-1). 제1형이 제2형에 비해 빈도가 높다. 제1형에서 척추공동증을 동반하는 경우가 약 30%이다. 척수공동증은 아래로 처진 소뇌편도에 의해 뇌척수액의 흐름과 압력의 변화에 의해 발생한다. 주로 중간 경수부에서 발생한 척수공동증이 위아래로 확장된다. 간혹 제2형에서 수두증이 있는 경우도 있으며, 대다수의 제2형은 척수수막류를 동반한다.

　제1형의 경우 20대나 30대에 신경학적 증상이 발현되는 경우가 많다. 반면 제2형은 대개 뇌수막류를 동반하므로 신생아나 소아기 때 증상이 발현된다. 제1형에서 척수공동증이 생기면 목과 어깨, 상지의 비대칭적인 통증이 나타나기 쉽다. 감각의 이상은 촉각과 진동감 등은 양호한 반면에 통증과 온도감각은 이상이 심한 감각의 해리현상이 특징적이다.

표 15-1 Chiari 변형의 분류

Chiari type	Description	Associated malformation
I	• Herniated cerebellar tonsil >5 mm below foramen magnum	• Skull base anomaly • Craniosynostosis
II	• Herniated cerebellar vermis and 4th ventricle • Low-lying tentorium • Posteriorly located occipital lobe to cerebellum	• Meningomyelocele • Hydrocephalus • Syringomyelia
III	• Herniated cerebellum, brainstem, 4th ventricle • Occipito-cervical meningoencephalocele	• Most serious form • Hydrocephalus
IV	• Cerebellar hypoplasia • Communicating 4th ventricle with cisterna magna • No hindbrain herniation	• Dandy-Walker malformation

[참고 및 추천 문헌]

1. 고현윤, 신희석, 오민균. 척수손상의 재활. In: 한태륜, 방문석, 정선근, editors. 재활의학. 서울: 군자출판사; 2014. p747-88.

2. Battal B, Kocaoglu M, Bulakbasi N, Husmen G, Tuba Sanal H, Tayfun C. Cerebrospinal fluid flow imaging by using phase-contrast MR technique. Br J Radiol 2011;84:758-65.

3. deSouza RM, Zador Z, Frim DM. Chiari malformation type I: related conditions. Neurol Res 2011;33:278-84.

4. Dicianno BE, Kurowski BG, Yang JM, Chancellor MB, Bejjani GK, Fairman AD, et al. Rehabilitation and medical management of the adult with spina bifida. Am J Phys Med Rehabil 2008;87:1027-50.

5. Falci SP, Indeck C, Lammertse DP. Posttraumatic spinal cord tethering and syringomyelia: surgical treatment and long-term outcome. J Neurosurg Spine 2009;11:445-60.

6. Fujimoto S, Mizuno R, Saito Y, Nakamura S. Clinical application of wave intensity for the treatment of essential hypertension. Heart Vessels 2004;19:19-22.

7. Ko HY, Kim W, Kim SY, Shin MJ, Cha YS, Chang JH, et al. Factors associated with early onset post-traumatic syringomyelia. Spinal Cord 2012;50:695-8.

8. Liptak GS, Dosa NP. Myelomeningocele. Pediatr Rev 2010;31:443-50.

9. McVige JW, Leonardo J. Imaging of Chiari type I malformation and syringohydromyelia. Neurol Clin 2014;32:95-126.

10. Roy AK, Slimack NP, Ganju A. Idiopathic syringomyelia: retrospective case series, comprehensive review, and update on management. Neurosurg Focus 2011;31:E15.

11. Rufener S, Ibrahim M, Parmar HA. Imaging of congenital spine and spinal cord malformations. Neuroimaging Clin N Am 2011;21:659-76.

12. Sekula RF, Jr., Arnone GD, Crocker C, Aziz KM, Alperin N. The pathogenesis of Chiari I malformation and syringomyelia. Neurol Res 2011;33:232-9.

13. Shields CB, Zhang YP, Shields LB. Post-traumatic syringomyelia: CSF hydrodynamic changes following spinal cord injury are the driving force in the development of PTSM. Handb Clin Neurol 2012;109:355-67.

14. Umbach I, Heilporn A. Review article: post-spinal cord injury syringomyelia. Paraplegia 1991;29:219-21.

[참고 서적]

1. Fehlings MG, Vccaro AR, Roakye M, Rossignol S, Ditunno JF, Burns AS (editors). Essentials of Spinal Cord Injury: Basic Research to Clinical Practice. New York: Thieme; 2013.

2. Flint G, Rusbridge C (editors). Syringomyelia, a disorder of CSF circulation. London: Springer; 2014.

3. Hattingen E, Klein JC, Weidauer S, Vrionis F, Setzer M (editors). Diseases of the Spinal Cord. Heidelberg: Springer; 2015.

심혈관계 이상

16

심혈관계 이상

척수손상과 관련된 사망원인이 점차 비뇨기계 합병증 등의 감염에서 호흡과 심혈관계 합병증으로 변화하고 있다. 또한, 척수손상의 발생률은 감소하는 추세이지만 척수손상 환자의 여명 연장으로 고령화와 노인 척수손상 발생률이 증가함에 따라 심혈관계 합병증에 관한 관심이 증가할 수밖에 없는 실정이다. 척수손상 발생 시 청장년층의 혈압 변화를 비롯한 심혈관계 합병증에 비해 고령층의 심혈관계 합병증은 더 치명적일 수 있으므로 세심한 주의와 관리가 필요하다. 척수손상의 부위에 따라 심혈관계 이상 증상이 매우 다양하여 척수손상에 대한 이해와 지식이 부족한 의료진에 의해 적절한 대응이 되지 않는 때도 있다. 의학적인 처치나 시술 중에 자율신경 이상반사증(autonomic dysreflexia)이 발생하여 혈압의 상승으로 인해 위험할 뿐만 아니라, 혈압상승이 심하지 않은 상태에서 반사적 서동(reflex bradycardia)만 있는 경우에는 증상에 대한 인지가 잘되지 않아 생명을 위협하게 되는 예도 있다.

척수손상에 의한 심혈관계 이상은 심혈관의 항상성과 혈액역동을 조절하는 척수상부 조절기능의 차단과 손상부위 아래의 교감신경 긴장성의 감소, 말초의 alpha-adrenergic 수용체의 과민반응 등에 의해 유발된다. 이러한 기전에 의해 나타나는 심혈관계 이상반응은 신경인성 쇼크(neurogenic shock), 자율신경 이상반사증, 기립성 저혈압 등으로 나타난다.

일찍이 척수손상 환자의 운동과 감각기능에 대한 기본적인 신경학적인 상태는 표준화하여 보편화되어 있으나 잔존 자율신경기능의 평가에 대한 표준화는 숙제로 남아 있었다. 2009년에 ASIA와 ISCoS에 의해 자율신경기능 평가의 표준화를 위한 노력이 있었고, 2012년(1st edition)에 양식의 부분 개정을 통해 International Standards to document remaining Autonomic Function after Spinal Cord Injury (ISAFSCI)를 발간하였다. 여기에는 일반 자율신경기능(general autonomic function)과 하부요로계, 장, 성기능의 세 항목을 기본으로 일반 자율신경기능에서는 심장, 혈압, 발한, 체온, 호흡의 5개 항에 대한 상태를 기록하도록 하였다. 2012년의 평가기준에는 2009년 최초의 양식에서 요역동학검사의 자료를 제외하였다. 제7장 자율신경계 이상에도 설명되어 있다.

I. 심혈관계 이상과 관련된 자율신경계 해부 요약

교감신경계와 부교감신경계로 구성된 자율신경계는 인체의 전체 장기에 대해 생리학적 균형 상태를 유지하는 기능을 한다. 신경절이전신경세포(preganglionic neuron)와 신경절이후신경세포(postganglionic neuron)로 나누어져서 각각 중추신경계와 대상 장기 사이의 연결 기능을 하고 있다. 교감신경의 신경절이전세포는 전체 흉수(T1-T12)와 상부 요수(L1-L2)에 위치하며 전척수신경을 따라 나와서 척추주위신경절(paravertebral ganglia)까지 신경절이전 교감신경으로 연결되고, 척추주위신경절에서부터 신경절이후 교감신경을 형성하게 된다. 이 신경절이후신경세포에서 시작된 교감신경이 신체 전반의 대상 장기에 간다. 한편 부교감신경 신경절이전신경세포(parasympathetic preganlionic neuron)는 제3, 7, 9, 10 뇌신경원과 S2-S4에 위치한다. 심혈관계와 상부장관에는 제10 뇌신경을 통해 심장의 동방결절(S-A node)과 장관의 내재 신경계로 간다. S2-S4의 부교감신경계의 영향을 받는 골반장기를 제외하고는 다른 부위의 말초혈관에 대한 부교감신경의 신경지배는 없다.

교감신경의 영향은 심장과 신체상부는 T1-T5에서, 하지와 내장은 T5-L2로부터 나온다. 또 심장의 동방결절(sinoatrial node)은 미주신경으로부터 나온 신경절이후부교감신경(postganglionic parasympathetic fiber)의 지배를 받고 있다. 땀샘도 혈관과 유사하게 교감신경의 지배하에 있어서 신체의 상부는 T1-T5로부터, 하부는 T5-L2의 척수교감신경세포(spinal sympathetic neuron)의 영향 하에 있게 된다. 척수손상으로 거의 모든 환자에서 심박동과 혈압 등의 심혈류계의 이상이 초래된다. 급성기가 지나 안정기에서도 앙와위 고혈압(수축기혈압>140 mmHg, 이완기혈압>90 mmHg), 앙와위 저혈압(수축기혈압<90 mmHg), 이상박동(서맥<60/min, 빈맥>100/min)을 비롯하여 기립성 저혈압(orthostatic hypotension), 자율신경 이상반사(autonomic dysreflexia) 등의 응급한 상황이 발생하기 쉽다. 서맥이나 심실상빈맥(supraventricular tachycardia), 저혈압, 방실결절차단(atrioventricular block) 등의 심혈관계 증상 이외의 자율신경계 이상에 의한 증상은 방광과 장기능, 성기능이상, 체온조절기능이상, 발한장해 등으로 나타난다.

II. 심혈관계 반응과 특성

1. 서맥

경수와 상부 흉수손상의 급성기에 저혈압과 서맥이 지속되는 상태를 신경인성 쇼크(neurogenic shock)라고 한다. 이 시기의 서맥은 70% 정도에서 볼 수 있으며, 경수손상 후 3~5일 내에 가장 심하게 나타난다. 대개 2~6주 내에 없어지지만, 손상 후 약 2개월 이상 지속되기도 한다. 이때 수축기 혈압을 90 mmHg 이상으로 유지하도록 하여야 한다. 서맥은 척수손상의 신경학적 부위와 손상의 정도와 직접적인 연관이 있다. 척수손상의 정도가 심하지 않으면 짧은 기간 동안의 저혈압과 서맥이 있은 후 곧 회복된다. 척수손상 급성기의 심혈관계 치료 기준이 설립되어 있지는 않지만, 손상 첫 주는 척수의 관류를 유지하기 위해 평균 동맥압(mean arterial pressure)을 85~90 mmHg으로 유지하도록 한다. 통상적으로 서맥은 심박수 <60/min로 정의하고, <45/min 이면 중증 서맥이라고 한다. 참고로 빈맥은 >100/min로 정의한다.

서맥은 척수손상으로 교감신경이 차단되어 교감신경 활동성이 감소하고 상대적으로 부교감신경의 활성도가 우세해져서 나타나는 현상이다. 부교감신경 활성도가 높은 상태에서 기관지 흡인과 같은 조작이나 저산소증 등으로 미주신경을 자극하여 부교감신경 활성도가 더욱 증가하면 반사적 서맥이 항진되고, 심한 경우 심장마비를 초래할 수도 있다. 만성 무증상 서맥(chronic asymptomatic bradycardia)은 대개 치료를 필요로 하지 않지만, 증상이 있으면 치료하도록 한다.

심한 피로감이나 어지럼증을 동반한 서맥이 나타나면 산소를 충분히 주어 저산소증을 줄이고, 기도흡인을 하여야 한다면 10분 전에 atropine을 투여하고 실시하도록 한다. 유증상의 서맥인 경우 atropine 0.4~0.6 mg을 정맥 주사한다. Dopamine 2~10 µg/kg/min이나 epinephrine 0.01~0.1 µg/kg/min을 지속적으로 정맥주사하기도 한다. 잘 치료가 되지 않는 서맥이 지속되면 aminophylline을 200~300 mg 주사하고, 이어서 일일 100 mg을 세 차례 2~3개월간 주사한다. 약물에 의한 증상조절이 되지 않으면 임시 심장박동조율기를 장착하기도 한다.

2. 급성심근경색증

척수손상 환자는 저활동량과 신체지방의 증가, 당내성의 감소, HDL (high density lipoprotein)의 감소 등의 요인을 가지고 있어 허혈성 심질환에 대한 고위험군으로 분류된다. 또한, 자율신경계의 이상과 혈액응고기전의 이상 등이 척수손상 환자의 허혈성 심질환의 위험을 증가시키게 된다. 일반인에서 HDL cholesterol이 35 mg/dl 이하인 경우가 10%인 데 비해, 척수손상 환자에서는 24~40%로 빈도가 높다.

척수손상 환자의 여명이 늘어남에 따라 고령의 척수환자에서 관상동맥 질환의 빈도가 높아지고 있다. 특히 척수손상 환자에서 흡연과 비만, 활동량의 감소, 당뇨와 고혈압의 빈도 증가, 고지질증 등으로 인한 관상동맥 질환의 위험인자가 많아 이들에 대한 엄격한 관리가 필요하다. 척수손상의 부위에 따라 급성심근경색에서 보이는 가슴 조임과 흉통 등의 증상이 인지되지 않아 무증상으로 지나치게 되어 심각한 상태에서 대응하게 되는 경우가 많다. 경수손상 환자에서 급성심근경색을 시사하는 경미한 증상이 인식되면, 조기에 troponin I와 troponin T를 검사하여 적절한 처치가 되도록 하여야 한다. 만성 사지마비 환자의 65% 정도에서 휴지기에 자율신경계의 불균형으로 인해 V2, V3, V4 등의 여러 심전도 유도극에서 기준 ST 분절이 1 mm 이상 상승하여 급성심근경색증과 혼돈 되는 가성경색(pseudo-infarct pattern)을 보이는 경우가 있다. 적시에 조절하지 못한 자율신경 이상반사증으로 합병된 대동맥박리(aortic dissection)와 폐색전도 급성심근경색과 유사한 증상으로 나타나는 조기에 인지하여 치료하지 않으면 생명을 위협하는 질환이므로 감별이 필요하다. 위식도 역류와 늑골골절도 급성심근경색의 증상과 감별되어야 한다.

3. 자율신경 이상반사증

T6 이상의 척수손상 환자에서 손상 하부 척수절 부위에 유해한 자극이 있을 경우, 말초 교감신경수용체의 탈신경과민화(denervation supersensitivity)된 상태이어서 척수 내 또는 척수간 전파를 통한 교감신경반응이 확산되어 증가된다. 과활성화된 교감신경반응이 정상적인 부교감반응이 상실된 상태에서 신체 혈류량의 1/4을 내포하고 있는 내장혈류(splanchnic bed)의 수축으로 유발되는 제 증상이다. 손상부위 아래에서 발생된 유해자극의 중개 통로는 척수시상로(spinothalamic tract)와 척수후주(posterior column)이다. 한편 상승된 혈압에 대응하는 부교감신경 반응이 손상부위 상부의 혈관을 이완 확장시키므로 뇌혈관의 팽창과 혈류의 증가로 인해 두통 등의 제 증상이 나타난다.

자율신경 이상반사증(autonomic dysreflexia)은 기준 수축기 혈압에 비해 20~40 mmHg 이상의 상승이 있을 때로 정의한다. 참고로 소아나 청소년기는 15 mmHg의 상승으로 정의한다(표 16-1). 그러나 사지마비를 비롯한 척수손상 환자에서 휴지기 안정혈압이 정상인에 비해 낮은 점을 고려하여야 한다. 그러므로 정상 혈압임에도 안정혈압에 비해 수축기 혈압이 20 mmHg 이상 상승하여 자율신경 이상반사증이 유발된 상태일 수 있다. 소아의 경우 혈압계

표 16-1 자율신경 이상반사증의 정의

Age	Definition
Adult	Systolic >140 mmHg · Systolic rise >20~40 mmHg
Adolescents	Systolic rise >15~20 mmHg
Children	Systolic rise >15 mmHg

커프의 폭이 상박 둘레의 40% 정도되는 것을 사용하여야 한다. 너무 크면 실제 혈압보다 낮게 측정되고, 좁으면 높게 나온다. 특히 소아에서 두통 등의 자율신경 이상반사증의 증상을 잘 표현하지 못하므로 주의가 필요하다. 자율신경 이상반사증 발생 시의 혈압상승은 혈장 noradrenaline의 증가에 의한 결과이지 adrenaline 증가에 의한 결과는 아니다. 그러므로 혈장 catecholamine의 상승에 의해 돌발적인 혈압상승을 유발하는 크롬친화세포종(pheochromocytoma)에 인한 기전과는 다르다.

자율신경 이상반사증을 유발하는 원인 중 75%는 방광에 대한 유해한 자극이다. 경수와 상부흉수손상 환자는 일생 동안 혈압조절 이상의 위협을 받게 된다. 척수손상 후 휴지기 혈압이 낮아 기립성 저혈압의 위험이 있으면서, 한편으로는 두통과 안면홍조, 서맥 등을 동반한 고혈압을 유발하는 자율신경 이상반사증의 발생 위험이 상존한다. 오히려 T1 이상의 환자에서는 심장에 대한 교감신경 활성도가 우세하여 오히려 빈맥이 발생하기도 한다. 자율신경 이상반사증 발생 상태에는 수축기 혈압이 300 mmHg 이상으로 상승할 수 있고 신속하게 대처하지 않으면 뇌출혈, 망막박리, 간질 등의 증상을 유발할 수 있다. 완전 사지마비 환자에서는 불완전 손상에 비해 자율신경 이상반사증의 발생 빈도가 3배 이상 높다. 자율신경 이상반사증 발생 시 증상의 정도가 항상 심한 것은 아니어서 발한과 입모현상(piloerection)만 나타나기도 하고, 증상 없이 혈압만 오르기도 한다(silent autonomic dysreflexia). 보통 T6나 그 이상의 손상 만성기에 나타나지만 다치고 수일 내에 발생하기도 한다. 자율신경 이상반사증 발생 시 손과 안면부에 땀이 많이 나고 욱신거리는 두통 정도의 증상만 있다고 방치하게 되면 경미한 혈압상승에도 점차 투통이 심해지고 경련을 비롯한 신경학적 합병증의 발생 위험이 높아지므로 면밀히 관찰하여 예방과 치료를 하여야 한다.

자율신경 이상반사증의 치료는 방광과 장, 욕창 등의 기본적인 발생 원인에 대한 관리와 원인을 제거하는 것이 우선이다. 자율신경 이상반사증이 발생하면 상체를 올리거나 세워서 자세에 의해 혈압을 내리고 압박 스타킹이나 압박되는 옷을 벗기는 것이 가장 중요하다. 이후 5분 간격으로 혈압을 재고 가장 많은 유발원인인 방광과 대변을 제거하도록 한다. 처치를 하였음에도 혈압이 계속 높으면 혈압강하 약제의 사용을 고려한다. 약제의 투여는 마지막 처치 수단이라는 것을 명심하여야 한다. Nitrates를 사용하는 경우 지난 24~48시간 내에 sildenafil과 같은 PDE5I의 복용 여부를 반드시 확인하여야 한다. 원칙적으로 nitrates의 사용은 미루고 다른 약제를 사용하면서 PDE5I의 복용 여부를 먼저 확인하도록 한다. 통상적으로 sildenafil (Viagra®)나 Vardenafil (Levitra®)는 24시간, tadalafil (Cialis®)는 48시간 이내에 복용하였으면 위험할 수 있다. 특히 노인은 tadalafil 복용력이 있으면 4일간은 nitrates에 의한 대응은 하지 말아야 한다(표 16-2). 자율신경 이상반사증에 대한 약물치료 등의 상세한 내용은 제20장 자율신경 이상반사증에 적혀있다.

또한 자율신경 이상반사증의 위험이 있는 환자는 증상과 원인, 합병증에 대한 교육을 철저히 하여야 한다. 증상의 발현 시 본인이나 가족의 대처 방법

표 16-2 Drug therapy for autonomic dysreflexia

Not used PDE5-inhibitor
• Nitroglycerin (Nitrolingual, 12.2 mL, 200 doses) 400 μg pump spray
• Nitroglycerin (0.6 mg) ½ tablet (300 μg) sublingually
• If no effect after 5~10 min, 2nd spray or ½ tab. Possible 3rd spray.

Not available or PDE5-inhibitor
• Captopril 25 mg tab sublingually
• Nifedifine (Adalat) 30 mg or 60 mg tab, delayed/longer action
• Hydralazine 20 mg/mL, direct acting arterial dilator

과 의료기관 방문 시의 지침, 의료인이 증상과 처치를 인식하여 대응할 수 있
도록 인식카드나 대응카드를 지참하도록 한다.

4. 기립성 저혈압

급성기나 만성기 모두에서 손상부위가 높은 환자는 혈압이 낮은 상태이며,
휴지기 혈압과 척수손상부위의 상관관계는 매우 높다. 비외상성 척수손상에
비해 외상성 손상에서 발생하기 쉽다. 급성기 척수손상 환자의 74%에서 나
타나는 현상이며, 불완전손상이나 내장혈류(splanchnic bed)와 관련되어 T6
이하의 손상부위에서는 발생빈도가 낮다. 교감신경에 의한 혈관수축 기능이
손상되어 내장혈관총과 하지혈류의 저류가 주된 원인이다. 일반적으로 사지
마비 환자는 일반인의 평균혈압(mean arterial pressure)에 비해 57 mmHg 정
도로 낮다. 누운 자세에서 서거나, 설 수 없는 환자는 경사 테이블에서 60도
기울려 세워서 3분 내에 수축기 혈압이 20 mmHg 이상 내려가거나 이완기
혈압이 10 mmHg 이상 내려가는 경우를 기립성 저혈압으로 정의한다. 그리
고 기립자세에 따른 혈압의 하강이 저혈압과 관련된 증상을 유발하면 기립성
저혈압으로 정의하기도 한다.

기립자세에서 장관과 하지의 혈류 저류로 인한 현상이고 혈류의 저류로 심
박량과 심실의 이완기 말기 충만압이 감소하여 심박출량과 혈압이 내려가게
된다. 심장의 부교감계 활성이 줄어들어서 빈맥이 생기지만 감소된 심박출량
을 보상하기는 어려워서 저혈압 상태가 계속되게 된다. 이러한 현상은 소아마
비 환자와 같이 교감신경계 기능의 손상이 없이 근력마비만 있는 경우에는 기
립성 저혈압이 잘 발생하지 않거나 심하게 나타나지 않는 것과 다르다.

오랫동안 누워지내거나 갑자기 자세를 변경하는 경우에도 발생하기 쉽다.
저혈압은 아침에 일어났을 때 발생하기 쉽고, 과식으로 내장혈류의 증가와 저
류, 고온환경이 기립성 저혈압을 유발시키기 쉽다. 또 삼환계 항우울제나 고
혈압치료제, 이뇨제 등의 약물과 척수공동증의 발생에 의한 증상의 악화에 유

념하여야 한다. 어지럼 등의 기립성 저혈압의 증상이 발견되면 환자를 누이고 하지를 높게 하여 뇌허혈을 방지하는 것이 가장 중요하다. 비약물적인 치료의 목적은 혈액양을 늘리고 하지의 정맥저류를 없애는 데 있다. 특히 식후의 기립성 저혈압 발생을 줄이기 위해 음식을 먹기 직전에 충분한 양의 물을 마시게 하고, 아침에 저혈압 상태가 흔하므로 아침에 소금 섭취량을 증가시킨다. 운동이나 운동치료는 가능한 오후에 하도록 일정을 하고, 야간 다뇨증이 있는지 검사한다. 잘 때 머리를 15~30도 정도 높이 하여 수면시간 동안 renin-angiotensin-aldosterone system을 활성화시켜서 혈액량을 증가하고 밤새 나트륨배출을 감소시키도록 한다. Renin은 angiotensin II를 만들어 말초혈관을 수축시키고 angiotensin II는 norepinephrine과 aldosterone 분비를 촉진시켜 aldosterone이 나트륨과 수분의 소실을 줄이게 한다. 자는 동안 복부 압박대와 하지압박이 손상부 아래의 혈액저류를 줄이는 데 도움이 된다. 흉곽 내압이 20~30 mmHg 증가하게 되면 혈압을 심하게 강하시키는 위험이 있으므로 과도한 Valsalva를 피하고 기침이 심하면 혈압을 주의하여 관찰하여야 한다.

약물치료도 비약물치료와 마찬가지로 혈액량을 늘이고 정맥혈의 저류를 줄이는데 치료 목표를 둔다. Fludrocortisone은 sodium과 수분의 배출을 줄여서 혈액량을 늘이고 alpha-adrenergic receptor의 민감도를 증가시킨다. 저칼륨증과 수분저류를 유발하므로 고령자와 울혈성심질환 환자에는 사용해서는 안 된다. Midodrine은 먹은 뒤 30분 정도에 최고 혈중농도에 도달하는 매우 빠른 약효를 보인다. 또 복용 후 누운 자세로 있으면 앙와위 고혈압(supine hypertension, >140/90 mmHg)이 유발되기 쉽다. 방광경부압을 증가시켜 배뇨를 어렵게 하고, 가려움증과 입모(piloerection) 등의 부작용이 흔하다. 특히 자율신경 이상반사증이 있었던 환자는 catecholamine에 대한 민감도가 매우 높아 midodrine에 매우 민감한 반응을 보이므로 적은 용량에서 시작하여 서서히 용량을 조절하여야 한다. 기립성 저혈압에 대한 보다 상세한 설명은 제19장 기립성 저혈압에 기술되어 있다.

5. 말초혈관장애

척수손상 환자는 지방대사장애와 당불내성, 흡연 등의 요인으로 나이가 들면서 동맥질환을 동반할 가능성이 높아진다. 척수손상 환자의 동맥질환에 대한 연구는 잘 이루어져 있지 않지만 일반인에 비해 빈도가 높을 것으로 추정된다. 그러므로 말초 동맥 맥박과 족부관찰을 규칙적으로 하여야 한다. 척수손상 환자는 하지의 부종과 감각 상실, 욕창의 발생으로 동맥질환에 의한 이상의 발견이 용이하지 않으므로 Doppler 검사나 분절압을 측정하기를 권장한다. Ankle-brachial index (ABI)가 가장 많이 사용되는 분절압 측정치이다. 혈관의 석회화로 압박이 되지 않으면 검사가 되지 않는다. ABI >1이면 정상이고, 1.0-0.8은 경도, 0.8-0.5는 중등도, <0.5이면 중증으로 판단한다. 산소센스 전극을 이용한 경피산소측정법은 피부의 혈류를 측정하며, 40 mmHg이면 정상으로 보고, 그 이하이면 피부 혈류의 이상이 있는 것으로 판단한다. 그 외 초음파를 비롯하여 CT나 MRI에 의한 평가가 침습적인 혈관조영술을 대체하고 있다.

[참고 및 추천 문헌]

1. Bauman WA, Korsten MA, Radulovic M, Schilero GJ, Wecht JM, Spungen AM. 31st g. Heiner sell lectureship: secondary medical consequences of spinal cord injury. Top Spinal Cord Inj Rehabil 2012;18:354-78.
2. Bauman WA, Spungen AM. Coronary heart disease in individuals with spinal cord injury: assessment of risk factors. Spinal Cord 2008;46:466-76.
3. Dhall SS, Hadley MN, Aarabi B, Gelb DE, Hurlbert RJ, Rozzelle CJ, et al. Deep venous thrombosis and thromboembolism in patients with cervical spinal cord injuries. Neurosurgery 2013;72:244-54.
4. Dyson-Hudson T, Nash M. Guideline-Driven Assessment of Cardiovascular Disease and Related Risks After Spinal Cord Injury. Topics in Spinal Cord Injury Rehabilitation 2009;14:32-45.
5. Eltorai IM, Schmit JK (eds). Emergencies in chronic spinal cord injury patients. Eastern Paralyzed Veterans Association; 2001.
6. Franga DL, Hawkins ML, Medeiros RS, Adewumi D. Recurrent asystole resulting from high cervical spinal cord injuries. Am Surg 2006;72:525-9.
7. Furlan JC, Fehlings MG. Cardiovascular complications after acute spinal cord injury:

pathophysiology, diagnosis, and management. Neurosurg Focus 2008;25:E13.

8. Goldberg R. Guideline-Driven Intervention on SCI-Associated Dyslipidemia, Metabolic Syndrome, and Glucose Intolerance Using Pharmacological Agents. Topics in Spinal Cord Injury Rehabilitation 2009;14:46-57.

9. Grew M, Kirshblum SC, Wood K, Millis SR, Ma R. The ankle brachial index in chronic spinal cord injury: a pilot study. J Spinal Cord Med 2000;23:284-8.

10. Groah S, Hosier H, Ward E, Nash M, Libin A, Taylor A. Cardiometabolic Risk Clustering and Atherosclerosis: Is There a Link in Spinal Cord Injury? Topics in Spinal Cord Injury Rehabilitation 2011;16:1-13.

11. Krassioukov A, Alexander MS, Karlsson AK, Donovan W, Mathias CJ, Biering-Sorensen F. International spinal cord injury cardiovascular function basic data set. Spinal Cord 2010;48:586-90.

12. Krassioukov A, Eng JJ, Warburton DE, Teasell R, Spinal Cord Injury Rehabilitation Evidence Research T. A systematic review of the management of orthostatic hypotension after spinal cord injury. Arch Phys Med Rehabil 2009;90:876-85.

13. Lavis TD, Scelza WM, Bockenek WL. Cardiovascular health and fitness in persons with spinal cord injury. Phys Med Rehabil Clin N Am 2007;18:317-31

14. Lee BY, Karmakar MG, Herz BL, Sturgill RA. Autonomic dysreflexia revisited. J Spinal Cord Med 1995;18:75-87.

15. McMahon D, Tutt M, Cook AM. Pharmacological management of hemodynamic complications following spinal cord injury. Orthopedics 2009;32:331.

16. Moerman JR, Christie B, 3rd, Sykes LN, Vogel RL, Nolan TL, Ashley DW. Early cardiac pacemaker placement for life-threatening bradycardia in traumatic spinal cord injury. J Trauma 2011;70:1485-8.

17. Myers J, Lee M, Kiratli J. Cardiovascular disease in spinal cord injury: an overview of prevalence, risk, evaluation, and management. Am J Phys Med Rehabil 2007;86:142-52.

18. Ryken TC, Hurlbert RJ, Hadley MN, Aarabi B, Dhall SS, Gelb DE, et al. The acute cardiopulmonary management of patients with cervical spinal cord injuries. Neurosurgery 2013;72 Suppl 2:84-92.

19. Teasell RW, Arnold JM, Krassioukov A, Delaney GA. Cardiovascular consequences of loss of supraspinal control of the sympathetic nervous system after spinal cord injury. Arch Phys Med Rehabil 2000;81:506-16.

20. Teasell RW, Hsieh JT, Aubut JA, Eng JJ, Krassioukov A, Tu L, et al. Venous thromboembolism after spinal cord injury. Arch Phys Med Rehabil 2009;90:232-45.

21. West CR, Bellantoni A, Krassioukov AV. Cardiovascular function in individuals with incomplete spinal cord injury: a systematic review. Top Spinal Cord Inj Rehabil 2013;19:267-78.

[참고 서적]

1. American Spinal Injury Association. International Standards to document remaining Autonomic Function after Spinal Cord Injury. First Edition Reprint 2015 ed. Atlanta, GA: Ameri-

can Spinal Injury Association; 2012.

2. Cardena DD, Dalal K (editors). Spinal cord injury rehabilitation. Phys Med Rehabil Clinics of North America. Philadelphia: Elsevier; 2014.

3. Chhabra HS (editor). ISCoS Textbook on Comprehensive Management of Spinal Cord Injuries. New Delhi: Wolters Kluwer; 2015.

4. Eltorai IM, Schmit JK (editors). Emergencies in chronic spinal cord injury patients. Eastern Paralyzed Veterans Association; 2001.

5. Fehlings MG, Vccaro AR, Roakye M, Rossignol S, Ditunno JF, Burns AS (editors). Essentials of Spinal Cord Injury: Basic Research to Clinical Practice. New York: Thieme; 2013.

6. Green D, Olson DA (editors). Medical Mangement of Long-Term Disability. 2nd ed. Boston: Butterworth-Heinemann; 1996.

7. Harrison P. Managing spinal injury: critical care. The international management of people with actual or suspected spinal cord injury in high dependency and intensive care unit. London: The Spinal Injury Association; 2000.

8. Kirshblum S, Campagnolo DI (editors). Spinal Cord Medicine. 2nd ed. Philadelphia: Wolters Kluwer, Lippincott, Williams & Wilkins; 2011.

9. Lee BY, Ostrander LE (editors). The spinal cord injured patient. 2nd ed. New York: Demos; 2002.

10. Lin VW (editor). Spinal Cord Medicine. Principles and Practice. 2nd ed. New York: Demosmedical; 2010

11. Sabharwal S. Essentials of spinal cord medicine. New York: Demosmedical; 2014.

12. Vaccaro AR, Fehlings MG, Dvorak MF (editors). Spine and spinal cord trauma, evidence-based management. New York: Thieme Medical Publishers; 2011.

호흡기능 이상

17

호흡기능 이상

척수손상 환자의 손상 첫해의 사망원인으로 호흡기 합병증이 가장 많다. 이후는 심장 합병증에 이어 두 번째로 많은 의학적 합병증이다. 척수손상의 호흡기능 이상의 주된 원인은 호흡근 마비에 의한 호흡장해와 관련된 합병증과 폐색전에 의한 호흡부전이다. 척수손상의 신경학적 부위에 따라 호흡에 관여하는 근육의 마비 유무에 따라 흡기와 호기 기능의 변화를 유발하게 된다. 이로 인해 흉곽의 가동성이 저하되어 분비물이 고이게 되고 심호흡을 제한하게 된다. 자율신경계의 변화로 기침반사와 호흡유도를 저하하게 된다. 또한, 교감신경계 이상으로 인해 부교감신경의 기능이 상대적으로 우세하게 되어 기관지 점액분비가 증가하고 기관지 수축을 조장하게 된다.

급성기에 기관지절개와 경추 보조기 착용, 전방접근에 의한 경추 수술, 성대마비 등은 삼킴 장애를 유발할 수 있고, 기도흡인의 원인이 된다. 또 마비성 장폐색증으로 합병된 복부팽만은 호흡 곤란증을 더 악화시키는 요인이 된다. 호흡기 합병증은 고령의 환자와 완전손상, 손상부위가 높을수록 발생빈도가 높다. 폐렴은 사지마비 환자의 가장 높은 입원 유발요인이며 주된 사망원인이기도 하다. 만약 손상 직후 고용량 methylprednisolone 치료를 하는 경우 폐렴의 발생빈도는 매우 높아진다. 척수손상 환자에서 사회획득성 폐렴(community-acquired pneumonia, CAP)의 원인균은 일반인과 마찬가지로 Streptococcus pneumonia가 가장 많다. 그러나 pseudomonas 감염에 의한 폐렴은 일반인에 비해 월등히 많다. 폐렴이나 무기폐는 좌측 하엽에 발생빈도가 높으므로 이 부위에 대한 청진에 특히 유념하여야 한다. CAP로 의심되면 균주배양과 항생제 감수성검사 결과가 나오기 전에는 quinolone이나 cephalosporin과 macrolide를 함께 사용한다. 항생제 사용은 통상적으로 10~14일 정도 지속한다.

사지마비 환자는 초기에 흉곽의 순응도(compliance)는 감소하고 복부의 순응도는 증가한다. 이는 경직과 늑골, 척추, 흉골 간에 이루는 관절의 가동력이 감소되어 흉곽 운동이 제한되어 폐용적의 증가를 제한하고 복근의 근력이 소실되기 때문이다. 척수손상 초기의 호흡기능 장애는 많은 부분이 손상부위에 의해 결정되지만, 척수쇼크 상태가 지나면 늑간근육의 마비가 이완성에서 경직성으로 변하게 되어 흉곽벽이 단단하게 되어 흡기에 의해 쪼그라드는 현상이 없어진다. 이러한 변화는 주로 흡기 기능의 개선에 영향을 미친다. 즉, 손상 초기에 상부 흉곽은 쪼그라들고 복부는 팽창하는 양상의 역행성 호흡(paradoxical breathing)은 호기예비량(expiratory reserve volume)을 상실하게 하여 폐활량을 감소시킨다. 시간이 지남에 따라 늑간근과 복부의 경직이 나타나면서 역행성 호흡이 감소되면 폐활량이 두 배로 증가하게 된다.

상부 경수손상환자의 호흡기능 이상은 호흡근 마비, 폐활량(vital capacity)의 감소, 기침기능 저하, 폐와 흉곽의 순응도 감소, 호흡의 산소요구도의 증가로 요약된다. 척수손상 환자와 같은 제한성 폐질환에서 호흡곤란으로 인한 동맥혈 포화도는 저산소증보다 고탄산혈증(hypercapnia)이 먼저 발생한다. 사지마비와 상부 하반신마비의 경우 복근을 포함한 호기에 관여하는 근육의 기능이 흡기에 관여하는 근육에 비하여 마비가 심하기 때문에 총폐용량(TLV)의 감소에 비해 강제폐활량(FVC)이 많이 감소된다. 그리고 심한 기침기능의 감소와 폐분비물의 정체로 무기폐를 유발하기 쉽다.

상부 척수손상 환자도 척수손상 이후 수년에 걸쳐 호흡근이 회복됨에 따라 폐기능이 향상될 수 있다. 폐기능에 대한 예후는 신경학적 손상부위와 손상정도와 밀접한 관계를 보인다. C6-C8 척수손상 환자는 한 개의 척수손상 부위가 내려가면 9%의 FVC가 증가하고, 불완전 손상의 FVC는 완전 손상에 비해 10% 정도 높다. 그 이하의 척수손상에서는 한 개의 척수손상 부위가 내려가면 1%의 FVC의 상승이 있으나, 완전 손상과 불완전 손상 간의 FVC의 차이는 유의하지 않다.

상부 경수손상 환자에서 자발 호흡기능이 있다면 FVC는 정상 예측치의 50% 정도 된다. 불완전 손상인 경우 완전 손상에 비해 FVC가 16% 정도 높다. 시간이 지남에 따라 반복되는 호흡기계 감염으로 환기부전이 발생할 수 있지만, 상부 경수손상을 제외한 대부분 척수손상 환자는 시간 경과에 따라 정상인과 유사한 정도의 노화과정에 의한 호흡기능 감소가 따르게 된다.

초기에 기계호흡을 한 환자 중의 많은 환자가 시간 경과에 따라 횡격막의 기능이 호전되어 호흡기를 제거하게 된다. 그러나 초기에 호흡기를 사용하지 않던 환자 중에서 나중에 노화에 따른 흉곽과 폐의 순응도가 감소하고 폐포의 수와 폐활량이 감소하거나, 척추의 변형 진행, 비만, 척수공동증의 발생으로 인한 신경학적 증상 악화 등의 원인으로 호흡기능이 악화할 수도 있다.

I. 호흡의 기능 해부와 기전

1. 호흡의 기능 해부

1) 흉곽(thorax)

골성 흉곽은 간과 위를 비롯하여 호흡과 순환에 관여하는 주된 기관을 감싸고 보호하는 기능을 한다. 흉곽의 후면은 12개의 흉추와 12개 늑골의 후방부로 구성되어 있으며, 앞쪽은 흉골과 늑골연골로 형성되어 있다. 흉곽의 측면은 늑골로 구성된다. 흉곽은 출생 때는 거의 원형이고 점차 성장하면서 청소년기에는 타원형으로 변하고, 성인이 되면서 점점 더 측면으로 넓어지는 양상을 보인다.

2) 늑골

위쪽 7개의 늑골은 뒤로는 흉추에 앞으로는 흉골에 부착되어 진성 늑골(true

rib)이라고 하며, 나머지 5개는 가성 늑골(false rib)이라고 한다. 제7늑골까지는 길이가 길어지다가 이후 12번늑골까지는 짧아진다. 또 위에서 9번까지는 경사도가 증가하다가 이후 아래에는 경사도가 감소한다.

3) 흉곽의 운동

흉곽은 신체의 다른 부위의 관절에 비해 운동이 많은 곳이며, 크게 두 가지 형태의 운동을 한다. 즉 펌프 손잡이 운동(pump-handle movement)과 양동이 손잡이 운동(bucket handle movement)이다. 상부 늑골은 운동이 매우 제한적으로 이루어진다. 상부의 늑골은 펌프 손잡이가 움직이는 것과 같이 고정된 척추를 축으로 하여 상하로 움직여 흉골을 앞으로 내밀게 하는 기능을 하여 흉곽의 전후 직경을 크게 하는 펌프 손잡이 운동을 한다. 한편 하부 늑골은 전후 운동이 상부 늑골에 비해 현저히 적다. 흡기 동안 늑골이 밖으로 상부로 움직여 흉곽의 측면 직경을 크게 하는 양동이 손잡이 운동을 보인다. 이러한 흉곽의 직경을 크게 하는 운동에 의해 흉곽내압이 감소되어 흡기를 유발한다. 효과적인 흉곽의 팽창을 위해서는 적절한 호흡근의 근력, 추간판을 비롯하여 늑골척추관절(costovertebral joint), 흉쇄관절(sternoclavicular joint)의 가동성이 유지되어야 한다.

4) 호흡근육

(1) 흡기에 관여하는 근육

· 횡격막

C4가 주된 척수절이지만 C3-C5의 지배를 받는 횡격막은 호흡의 가장 주된 근육이다. 보통 호흡 시에는 앉거나 선 자세에서 일회호흡량(tidal volume)의 약 2/3를 담당하며, 앙와위에서는 약 3/4을 담당한다. 옆으로 누우면 아래쪽의 횡격막이 흉곽 내로 상승하게 되어 아래쪽 횡격막에 더 많은 활동량이 요구된다. 횡격막 운동에 의한 폐활량은 모든 자세에서 약 2/3를 담당한다. 횡격막은 흉곽과 복강을 구분 짓는 구조물이며 좌우로 구분되어 각각이 흉골부, 요추부, 늑골부로 세 부분으로 형성되어 있다. 이 세 부분에서 기시한 횡

격막이 모두 심장 아랫부분에서 중심건(central tendon)에 부착된다. 즉 흉골부, 요추부, 늑골부 각 부분은 해당하는 구조물에서 기시부가 되고 중심건이 부착부가 된다.

횡격막의 운동범위는 자세나 위팽창 정도, 비만도나 간의 크기 등에 따라 변하게 된다. 보통 호흡 시 횡격막은 우측은 12.5 mm, 좌측은 12 mm 움직이며, 호흡의 심도가 증가하면 우측에서 30 mm, 좌측에서 28 mm까지 움직임이 증가한다. 앙와위에서는 횡격막이 상승하여서 호흡을 위한 운동량이 가장 크게 되며, 폐용적은 감소한다. 한편 좌위에서 횡격막이 아래로 내려와 폐용적이 증가한다. 횡격막이 수축하면 중심건이 아래로 당겨 내려와 흉곽의 용적이 수직과 횡면으로 증가한다. 횡격막의 돔(dome)이 내려옴에 따라 복벽의 유연성이 허용하는 데까지 횡격막이 복강 내 장기를 앞으로 밀고, 더 이상 내려올 수 없을 때 횡격막의 늑골섬유(costal fiber)가 수축하여 흉곽의 직경을 증가시키는 데 기여한다. 늑골섬유의 수축으로 횡격막이 수직으로 움직이지만, 늑골은 뒤집히게(evert) 되는 동작을 한다.

횡격막은 양측으로 각각의 횡격막신경이 신경지배하여 한쪽이 마비되더라도 다른 쪽에 대한 영향은 주지 않고, 마비되더라도 휴지기에서는 정상 위치에 놓여 있게 된다. 그러나 심호흡을 하면 마비된 쪽이 흉곽으로 올라가게 된다.

• 외늑간근

늑간근은 T1-T11의 지배를 받으며, 외늑간근(external intercostal muscles)은 흡기에 관여하는 근육 중 횡격막 다음으로 중요한 기능을 하는 근육이다. 외늑간근은 늑골의 하연에서 기시하여 아래로 앞쪽으로 흉골을 향해 바로 아래의 늑골 상연에 부착한다. 따라서 외늑간근의 수축으로 늑골이 위쪽, 바깥쪽으로 움직여 흉곽의 용적을 확대시키는 역할을 한다.

• 기타 흡기에 관여하는 보조근육들

흉쇄유돌근(sternocleidomastoid), 사각근(scalenes), 전방거근(serratus anterior), 대흉근(pectoralis major), 소흉근(pectoralis minor), 승모근(trapezius), 척

추기립근(erector spinae) 등이 이에 속한다. 흉쇄유돌근과 승모근은 제11 뇌신경과 C2-C4의 지배를 받고, 사각근은 C4-C8 척수절의 지배를 받는다. 정상적인 상태에서 보통의 호흡 상태에서는 위의 보조근육들이 작용하지 않으나, 흡기 노력이 증가하거나 심한 운동을 하게 되면 흡기 보조를 위해 사용된다. 이들 경부의 흡기 보조근육에 의해 60~300 mL의 일회호흡량(tidal volume)이 가능하다. 또 횡격막 기능의 이상이나 진행된 만성폐쇄성 폐질환의 경우 보조근육이 흡기를 위해 동원되어 사용된다.

흡기 보조근육 중 가장 중요한 것은 상부 2개의 늑골을 위로 당기는 기능을 하는 사각근(scalene)과 흉골을 상승시키는 작용을 하는 흉쇄유돌근이다. 3개의 사각근(전, 중, 후) 중 전사각근과 중사각근은 C3-C6의 횡돌기에서, 후사각근은 C4-C6의 횡돌기에서 기시하여 전·중사각근은 제1늑골에, 후사각근은 제2늑골에 부착한다. 즉 사각근에 의한 일차적 운동은 늑골을 상승시키는 역할이므로 부호흡근이라기보다는 일차호흡근으로 보는 견해도 있다(그림 17-1). 그러므로 사각근은 휴지기의 편한 호흡상태에서도 수축을 하여 호흡에 관여하는 근육이다. 반면 예로 흉쇄유돌근인 경우 흉골과 쇄골에서 기시하여 유돌기에 부착하므로 일차운동은 목을 회전시키고 굴곡시키는 동작이다. 이 흉쇄유돌근을 흉골과 쇄골을 위로 당겨 흉곽의 전후 직경을 증가시키고 흡기 기능을 하게 하기 위해서는 사각근과는 달리 머리를 고정시켜 기능적으로 기시부와 부착부의 기능을 바꾸어 수축하면 흉곽의 팽창에 도움이 되도록 하여야 한다.

횡격막이 약한 경우 흉쇄유돌근, 사각근, 승모근은 흉곽을 위로 앞으로 팽창시키는 기능을 하고, 흉근(pectoralis)은 팔을 고정시켰을 때 흉골과 늑골을 위로 당기는 기능을 한다. 또한 팔을 고정시킨 상태에서 전방거근(serratus anticus)의 수축은 흉곽을 뒤로 팽창시키는 기능을 한다.

(2) 호기에 관여하는 근육

• 복근

호기는 외늑간근과 횡격막의 이완에 의한 수동 운동과 복근과 내늑간근의 수

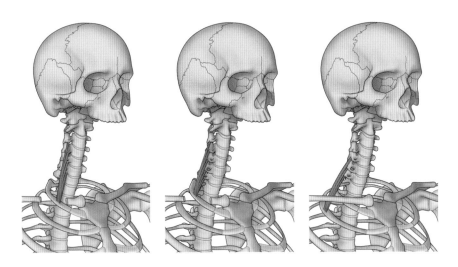

그림 17-1 사각근(anterior, middle, and posterior scalene)은 경추의 횡돌기에서 기시하여 제1 또는 제2늑골에 부착하여 늑골을 통해 휴지기에도 흉곽을 팽창시키는 동작을 한다.

축에 의한 능동적 운동에 의해 이루어진다. 복근은 T6-T12의 여러 척수절의 지배를 받으며, 호기에 관여하는 가장 중요한 근육이다. 복근은 하부 늑골을 압박하고 복압을 상승시켜 횡격막을 위로 올리는 기능을 한다. 또한 강력한 호기에 필요한 늑막압을 상승시켜서 기침을 용이하게 하도록 한다. 복근이 수축하면 이완된 횡격막을 흉곽 내로 밀어 올려서 호기를 유발한다. 호기를 강하게 하면 복근이 하부 늑골을 아래로 내측으로 당겨서 흉곽 직경을 감소시키지만, 호흡요구도가 많거나 빠른 호흡이 필요한 경우에는 폐와 흉곽이 충분히 수동적으로 다시 수축이 되지 않는 상태에서 간접적으로 흡기에 관여한다.

• 내늑간근

내늑간근(internal intercostal muscles)은 늑골의 상연에서 기시하여 늑골을 향해 상부 늑골의 하연에 부착한다. 내늑간골의 수축으로 늑골이 아래로 안쪽으로 움직여 흉곽 용적을 감소시키는 기능을 한다.

5) 기도(airway)

T5부위에서 기관(trachea)이 양쪽으로 나누어지는 부위를 기관용골(carina)이라고 하며, 여기에서 좌측으로 50도, 우측으로 25도 정도의 주기관지(main bronchi)가 나누어진다. 이 때문에 기도 흡인되면 우측 폐에 흡인물질이 위치하기 쉽다. 한편으로 좌측 기관지 각이 크므로 기관지 분비물 제거는 좌측이 더 어렵다. 주기관지에서 우측으로 3개, 좌측으로 2개의 엽기관지(lobar bronchi)를 형성하고 다시 우측 10개, 좌측 8개의 분절기관지(segmental bronchi)를 형성한다.

II. 호흡 기전

호흡에 가장 중요한 흡기근은 횡격막이다. 횡격막이 수축하기 전에 횡격막이 높게 위치할수록 Laplace 법칙에 의하여 횡격막압이 증가하고 하부 늑골과의 경계인 중첩부(zone of apposition)의 면적이 넓어져 호흡이 유리해진다. 흡기 시 횡격막이 하강하면 복압에 의하여 중첩부에 힘이 전달되어 하부 늑골강(rib cage)을 팽창시킨다. 늑간근과 사각근은 횡격막의 작용과는 달리 수축하면 상부 늑골강을 팽창시킨다.

횡격막 운동신경원(C3-C5)보다 상부의 손상은 횡격막을 포함한 전체 호흡근의 마비를 일으킬 수 있으므로 기계환기나 횡격막 신경자극기가 필요한 경우가 많다. 횡격막 신경자극기를 이식한 상위 척수손상 환자나 늑간근이나 사각근(scalene)의 기능이 없는 사지마비 환자의 경우에서는 흡기 시 상부 늑골강의 팽창이 잘 이루어지지 않는다. 또한 정상인에 비하여 복부의 유순도가 매우 증가된 상태이므로 중첩부(zone of apposition)에 전달되는 복압이 적어 하부 늑골강을 효율적으로 팽창시키지 못한다. 사지마비에서 늑간근의 기능 장애는 늑골강을 강직시키는 원인이 된다. 늑간근의 위약이 지속되면 전체 늑골강을 통한 흡기력의 전달과 분산을 저해하기 때문에 흉곽이 편평하게 변형된다. 또한, 늑간근의 경직이나 척추-흉골간, 늑골관절 장애가 흉벽의 유연성을 상실하게 한다.

흉쇄유돌근과 승모근은 정상인의 안정 호흡에는 큰 역할을 하지 않지만, 사지마비 환자에서는 중요한 작용을 한다. 흉쇄유돌근은 상부 늑골강을 들어 올리는 역할을 하고, 승모근의 상부 섬유근은 흉쇄유돌근이 수축하는 동안 아래에서 잡아주는 역할을 한다. 기계환기나 횡격막 신경자극기에 의존하는 상위 척수손상 환자에서 이 근육만 단독으로 수축하면 측면 직경의 변화가 없지만, 상부 흉곽의 전후 직경이 증가하는 "펌프 손잡이"로서의 기능을 하므로 환기 보조에 이용될 수 있다.

호기는 정상 안정 호흡에서 복근의 수축 없이 폐조직의 탄성에 의한 되감기(elastic recoil)에 의해 일어나지만, 강한 호기나 기침과 같은 강한 복압을 발생시키기 위해서 복근의 작용이 필요하다. 또한, 만성 척수손상에서는 반복적인 호흡기계 감염에 의하여 폐기질의 변화와 폐유순도의 감소가 나타날 수 있다. 척수손상 초기에 폐유순도의 감소가 나타난다는 보고가 있는데, 이것은 급격한 폐용적의 감소로 계면활성제의 변화가 생겨 폐의 기계적 성질이 변하여 발생한다고 한다. 이와 같이 사지마비인 척수손상 환자에서는 호흡근의 약화, 흉벽의 변형, 폐유순도의 변화 등의 원인으로 폐기능이 저하되고 효율적인 객담배출이 어려워진다.

호흡을 위한 역학적 기전은 폐와 흉곽의 유순도, 기도저항, 탄력성(elasticity)에 의한 영향이라고 볼 수 있다. 순응도는 흡기동안 폐나 흉곽이 얼마나 쉽게 팽창되는가를 말하며, 흉곽의 순응도가 감소하거나 후두근의 이상이 있으면 최대흡입량(MIC)에 직접적인 영향을 주어 폐활량을 감소시켜서 기침 기능을 나쁘게 한다. 효과적인 기침을 유발하기 위해서는 폐활량이 예상치의 60%이상은 되어야 한다. 정상인의 최대기침유량(PCF)은 초당 6~20 L/sec (360~1,200 L/min) 정도이며, 160 L/min가 되지 않으면 효과적인 기침이 되지 않는다. 임계유속(critical flow rate)은 최대호기유속이 최소 4.5 L/sec이고 VC는 1.5 L 이상이어야 한다. 보조호흡으로 호기유속을 7배 빠르게 만들 수 있다.

좌위에서는 복부장기가 아래로 처져 횡격막의 역동성(length-tension relationship)에 불리하게 작용하므로 앙와위에서 FVC와 1초간 강제호기량(FEV1)

같은 호흡기능 척도가 유리하다. 그러므로 좌위에서 복대를 하면 호흡에 도움이 된다. 복대를 하면 일회호흡량(TV)을 16% 증가시킨다.

III. 호흡기능 평가

척수손상의 부위에 따라 경수에서부터 아래로 T10까지는 FVC, FEV1, 흡기량(IC) 등이 증가하다가, 그 아래 부위부터는 정점에 달해 증가하지 않는다. 또 FVC와 FEV1은 T1까지는 좌위에 비해 앙와위에서 크지만, 이 아래부터는 자세에 따른 변화가 거의 없다. IC는 L1까지는 증가하다가 그 아래부터는 정점에 달한다. 상부 경수(C2-C5)환자는 FVC가 예상치의 50% 정도이며, 하부 경수(C6-C8)의 경우 한 척수절씩 내려가면서 FVC가 9%씩 증가한다.

호흡기능을 평가하는 척도 중 VC는 환자의 최대 호흡능력을 대변하며, 상부 경수손상 환자에서 기계호흡 제거를 판단하는 가장 중요한 척도가 된다. MIC는 환자가 성대문(glottis)을 닫은 상태에서 흡기 후 유지할 수 있는 최대 공기량으로, 흡기근이 약할 때 혀인두호흡(glossopharyngeal breathing)이나 앰부주머니(Ambu bag)를 사용하여 공기누적(air stacking)을 시켜 가능한 폐용적을 의미한다. PCF는 기침의 효율성과 폐합병증의 위험도의 예측 인자로 중요하며, 공기누적술을 사용하여 성대문이 열릴 때를 맞춰 복부를 힘차게 눌러서 보조 최대기침유속(assisted PCF)을 측정할 수 있다.

MIP와 MEP는 호흡근의 근력과 기침기능을 반영한다. 경수와 상부 흉수 손상 환자의 경우 호기에 관여하는 근육의 손상이 많아 MEP에 비해 MIP가 크다. 경수손상 환자에서 좌위에서의 MEP는 평균 48 cmH$_2$O이고 MIP는 -64 cmH$_2$O이다.

척수손상 환자의 호흡관리를 위해 측정이 용이한 기본적인 폐기능 평가 척도는 좌위와 앙와위에서의 VC, MIC, PCF, MIP, MEP, SpO$_2$ 등이다. 참고로 맥박산소측정기(pulse oximetry)로 측정한 SpO$_2$는 SaO$_2$가 75% 이상이면 정확하지만 이보다 낮으면 실제 산소 포화도에 비해 대략 $\pm11\%$의 차이가 있을 수 있다. 특히 혈압이나 체온이 낮거나 울혈성 심부전이 있으면 정확도가 더 떨어진다. ABGA에 의한 PaO_2와 SaO_2는 동맥혈의 산소화 정도를, $PaCO_2$와 pH는 환기의 정도를 대변한다. 환기 감시를 위해 호기말(end-tidal) 측정술이나 경피적으로 이산화탄소분압측정술(capnometry)로 장시간의 폐이산화탄소 농도를 감시할 수 있다. 실제 호기말 이산화탄소분압측정술(end-tidal capnometry)로 측정한 이산화탄소 분압은 사강(dead space) 내의 공기와 혼합된 공기에서 측정하게 되므로 $PaCO_2$와는 3~5 mmHg의 차이를 보인다.

IV. 호흡 및 기계호흡기 관리

경수손상 환자에서 심호흡 기능의 약화로 인한 호흡저하(hypoventilation)가 상부 호흡기계의 감염과 호흡부전으로 이어지는 가장 중요한 기전이다. 기관지 절개가 분비물제거와 산소 공급에 유리한 점이 있지만, 기관절개관(T-tube)에 의해 점액분비가 증가되고 기침 기전을 방해해서 하부기도 감염을 유발하기 쉽다. 손상 초기의 기관삽관 여부는 대개 24시간 내에 결정되고, VC를 반복해서 측정하여 점차 VC가 감소하는 경향이 뚜렷하거나 1 L 이하이면 기관지 삽관을 결정한다. 경추골절 환자의 급성기에 기관지 삽관이 용이하지 않으면 succinylcholine을 주고 시도하도록 하고, 만약 4일이 지난 후에 succinylcholine을 사용하면 고칼륨혈증(hyperkalemia)의 위험이 있으므로 사용하지 않는다.

일반적으로 7일 이상 경후두삽관(translaryngeal intubation)을 해야 하거나, 기계호흡을 3주 이상 해야 할 것으로 판단되면 조기에 기관지절개술(tracheos-tomy)을 시행한다. ACCP (1989)에 의하면 기관지내 삽관(endotracheal tube)을 3~4주 장치하는 것은 비교적 안전하다고 보는 시각이 많으며, 기계호흡을 3주 이상 유지하게 되면 기관지절개술을 시행하도록 권고하고 있다.

기관지 삽관 후 첫 4일간은 Streptococcus pneumoniae와 Hemophilus in-fluenza에 의한 호흡기연관 폐렴(ventilator-associated pneumonia, VAP)의 발생빈도가 높다. VAP를 예방하기 위해서는 상체를 30도 정도 올리고, H2-차단제와 PPI를 투여하여야 한다. 그 이후 4일 간은 Pseudomonas aeruginosa

나 Staphylococcus aureus와 methicillin-resistant Staphylococcus aureus (MRSA) 같은 그람 음성 간균(gram-negative bacilli)에 의한 VAP의 빈도가 많다. VAP에 의한 사망률은 27%에 이르며 Pseudomonas aeruginosa 감염이 43%를 차지한다. VAP가 의심되면 Pseudomonas aeruginosa 감염을 의심하고 antipseudomonal β-lactam제와 aminoglycoside를 사용한다.

기관지절개를 한 경우에는 기관지관의 관리에 세심한 주의가 필요하다. 기관지절개가 후인두벽(posterior pharyngeal wall)의 자극이 없어 환자가 편하게 느낄 수 있으며, 사강(dead space)을 줄이므로 폐기능이 경계선에 있는 환자에게는 유리한 점이 있다. 기관절개관을 교체할 때는 항상 사용하고 있는 관에 비해 작은 크기의 관을 준비해 놓고 시행하도록 한다. 기관절개관의 교체는 2주를 원칙으로 한다. 기관절개관의 커프를 해야 한다면 커프 압력은 커프압력계(cuff pressure gauge)를 사용하여 20~25 cmH₂O로 유지한다.

기계호흡을 하고 있는 경우 혀인두호흡(glossopharyngeal breathing)뿐만 아니라 앰부주머니(Ambu bag) 사용에 대한 교육이 매우 중요하다. 앰부주머니를 사용하여 호흡을 보조하는 경우에는 두 손을 사용하여 짜서 분당 12회로 공기를 주입한다. 또한 호흡기계의 이탈에 의한 사고를 방지하기 위해 수시로 호흡기 연결관의 연결상태를 점검하고 고무밴드나 벨크로를 사용하여 고정하도록 한다. 호흡기를 사용한 기계호흡을 하면 기본적으로 albuterol이나 salmeterol과 같은 beta2-adrenergic 약제와 theophylline을 투여하는 것을 원칙으로 한다.

PaO_2가 50 mmHg 이하이거나 $PaCO_2$가 50 mmHg 이상인 경우, FVC가 예상치의 25%나 10 mL/kg 이하이고, 무기폐가 완화되지 않는 경우 등에는 기계호흡을 시행한다. 그러나 호흡기의 사용기준과 방법에 대한 명확한 기준은 없으며, 대개 개인과 기관의 경험에 의존하는 경향이 있다. 침습적 기계호흡은 급성기에는 대개 압력주기형 환기 모드(pressure-cycled mode)로 보통 20 cmH₂O의 양압으로 주로 사용하지만, 나중에는 필요한 일회 호흡량만큼 용적주기형 환기 모드(volume-cycled mode)로 전환하게 되는 경우가 많다. 전반적으로 기계호흡기의 사용은 개인의 경험에 따라 기준이 결정되기도 하

며, 정해진 표준화된 지침은 없으나 압력보조환기(pressure support ventilation)를 더 많이 사용하는 경향이 있다. 필요한 경우 기능적 잔류용적(functional residual capacity, FRC)을 증가시키기 위해 호기말양압(positive end-expiratory pressure, PEEP)을 사용한다. 그러나 높은 일회 호흡량과 높은 PEEP에 의한 장점은 아직 잘 정립되어 있지는 않다. 적절한 기계호흡을 선택하기 위해서는 환자의 요구, 압력이나 공기 용량, 공기 속도, 호흡빈도, 자발호흡의 유무 등을 고려하여 결정한다(표 17-1). 여러 기계호흡의 방식이 많지만 크게 SIMV, PC/VC, AC, sigh mode의 유무에 의해 분류된다.

일반적으로 일회 호흡량이 10 mL/kg로 하지만, 무기폐가 있으면 15 mL/kg로 시작해서 환자가 많이 불편해하지 않으면 20 mL/kg 이상으로 하여 앙와위에서 폐기저부(basilar lung field)에 환기(ventilation)와 관류(perfusion)가 되도록 한다. 또 일회 호흡량이 크면 제2형 폐포세포(type 2 alveolar cell)를 신장시켜 표면활성물질의 분비를 자극하게 된다. 무기폐가 있는 환자에서 호기말 양압(PEEP)을 설정하면 무기폐의 완화에 도움이 되지 않는다. 일반적으로 상부 경수손상 환자의 호흡기는 초기에 일회 호흡량 15 mL/kg, 분당 호흡수 12, 최대 흡입압(PIP) 35~40 cmH$_2$O, 한숨량(sigh volume)은 일회 호흡량보다 300~500 mL 높게 설정한다. SaO$_2$는 92% 이상 되도록 한다.

초기 호흡기를 장착하고 동맥혈가스분석 결과를 바탕으로 호흡기의 여러 척도를 조정한다. SaO$_2$는 FiO$_2$와 PEEP을 조정하여 조절할 수 있다. FiO$_2$를 0.6 (실내공기의 FiO$_2$는 0.21) 이상으로 주어도 SaO$_2$가 94% 이하로 유지되

표 17-1 초기 호흡기 조절

• Mode CMV (controlled mandatory ventilation)
• TV 12~15 mL/kg or as per setting before
• RR 12, if increase TV, decrease RR
• O2 saturation 92%
• PEEP zero or same before
• Peak pressure <40 cmH$_2$O
• Maximum TV 25 mL/kg
• Peak flow <120 L/min

표 17-2 초기 호흡기 장착 후 동맥가스혈분석 결과에 의거한 FiO_2와 PEEP 조절 과정

1. Adjust FiO_2 and PEEP to alter SaO_2
2. SaO_2 varies directly with FiO_2 and PEEP
3. For hypoxemia (SaO_2 <94%) requiring FiO_2 >0.6, first increase PEEP from 5 cmH_2O in steps of 2.5 to a PEEP maximum
4. If hypoxemia persists, then increase FiO_2 in steps of 0.1 until 1.0 is reached or SaO_2 >93%.
5. For SaO_2 >95% at PEEP maximum, FiO_2 first reduced in steps of 0.1 until <0.6, then PEEP is reduced in steps of 2.5 to a minimum of 5 before further reduction of FiO_2.

면, PEEP 5 cmH_2O에서 2.5씩 올려 최대치까지 올려 조절한다. 이후에도 저산소혈증이 지속되면 FiO_2를 0.1씩 증가시켜 1.0까지 또는 SaO_2가 93% 이상이 되도록 한다. 이후에 최대 PEEP에서 SaO_2가 95% 이상으로 유지되면, 먼저 FiO_2를 0.1씩 낮추어 0.6 이하가 되도록 하고 이어서 PEEP을 2.5씩 낮추어 5로 유지되도록 조절한다(표 17-2).

비침습적 기계호흡(non-invasive mechanical ventilation)은 비강마스크(nasal mask)나 안면전부(full-face mask)를 사용하여 인공기도 장비를 사용하지 않으므로 환자가 식사나 말하기가 용이하고 인공기도로 인한 합병증을 피할 수 있는 장점이 있다. 비침습적 기계호흡의 기계호흡 방식과 호흡 척도의 설정은 침습적 기계호흡에 준하여 설정한다.

V. 기도와 폐분비물 제거

기도 흡인(suction) 시에는 저산소증, 심부정맥, 폐위축, 감염을 주의하여야 한다. 이러한 합병증을 피하기 위해서는 기도 흡인을 하기 전에 공기를 충분히 주입하고 산소를 주어야 하며, 적절한 크기의 카테터를 사용하여 10초 내에 끝내도록 한다. 성인의 경우 흡인 카테터의 외경이 T-tube 내경의 1/2 이하인 것을 사용한다. 흡인 압력은 휴대용 기계인 경우 7~15 mmHg, 병원의 벽면에 장착된 경우 100~120 mmHg를 넘지 않도록 한다. 흡인 카테터를 천천히 밀어 넣어 기관용골(carina)에 닿아 저항이 느껴지면 1 cm 정도 빼서 카

테터를 손가락으로 간헐적으로 돌리면서 흡인하며 빠져 나온다. 흡인에 소요 되는 시간은 10초 이내로 하고 다시 산소를 주는 시간까지 합해서 20초가 넘 지 않도록 한다. 간혹 기도 흡인 시 생리식염수가 필요하기도 하지만 통상적 으로 사용을 권고하지는 않는다.

좌측 폐의 주 기관지의 각이 50도로 우측 25도에 비해 더 꺾여 있으므로 좌 측 폐의 분비물 제거는 쉽지 않다. 그러므로 좌측 폐의 폐렴의 빈도가 높아 흡 인기(MI-E)를 사용하는 것이 효율적이다. MI-E는 흡입압을 35~60 cmH$_2$O, 배출압을 −35~−60 cmH$_2$O로 설정하고 흡입은 3초 이내로 하고 배출기는 3~4초 정도로 한다. 한번 할 때 4~5회 또는 6~8회 반복한다. ±30 cmH$_2$O 이하로 하는 것은 효과가 없다고 본다. 기흉이나 수포성 폐기종이 있는 경우 는 금기이다.

분비물 제거를 시도하기 전에 충분히 수액공급을 하고, acetylcysteine을 분무 투약하여 분비물을 이완시키도록 한다. Theophylline은 폐 분비물을 옅 게 하고 폐의 표면활성물질(surfactant)의 분비를 촉진하며, 기관지 확장제로 서의 기능과 심장과 신장에 긍정적인 효과가 있다. 또한, 횡격막의 피로를 감 소시키는 데 기여하기도 한다. Albuterol은 기관지를 확장시키고 기관지연축 (bronchospasm)을 완화하는 데 도움이 된다. 폐활량이 12.5 mL/kg 이상으로 양호한 상태임에도 불구하고 무기폐가 지속되면 기관지경술을 사용하여 점 액전(mucus plug) 제거가 필요하다. 기관지경술에 의한 점액전의 제거는 매일 시행하는 것을 원칙으로 한다(그림 17-2).

VI. 기계호흡기 이탈

가능한 호흡기의 이탈 훈련은 조기에 시도하고, 손상부위가 높아서 호흡기를 제거할 수 없는 상황이라도 남아있는 호흡근의 약화와 위축을 방지하고, 예 측하지 못한 호흡기 이탈 상황에 대처하기 위해서라도 호흡기 제거 훈련이 필요하다. 기계호흡기를 제거하기 위한 조건 중 가장 중요한 것은 환자가 기 계호흡기 제거 훈련에 참여하고자 하는 의지이다. 또 최소한 24시간 이상 활

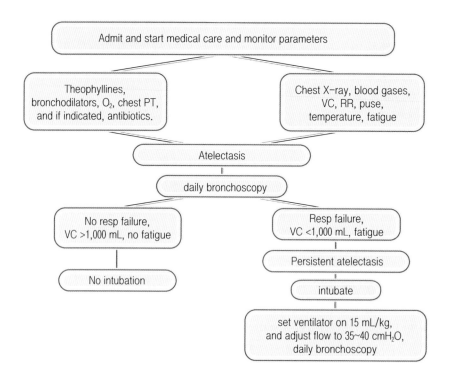

그림 17-2 무기폐 관리를 위한 알고리듬

력증후가 안정되고 열이 없으며, 흉부 방사선검사에서 호전이 있거나 깨끗하고, 기도분비물을 충분히 관리할 수 있어야 한다. 기계호흡의 제거를 위해 폐기능 척도 중 가장 중요한 것은 FVC이며, 기타 분당 호흡수(RR), 분당 환기량(minute ventilation), 흡기음압(negative inspiratory pressure), 일회호흡량(tidal volume) 등이다. 통상적으로 VC가 $10{\sim}15$ mL/L 이상되고, $PaO_2 > 75$ mmHg, $PaCO_2$ $35{\sim}45$ mmHg, pH $7.35{\sim}7.45$가 되면 호흡기 이탈이 가능하다(표 17-3). 호흡기 제거를 위한 노력은 무기폐, 분비물 누적, 감염 등의 증상이 없는 한 가능한 빨리 시도하기를 권고한다. 상부 경수손상환자의 호흡기제거 훈련은 손상 부위가 높아서 호흡기를 제거할 수 없는 상황이라도 남아있는 호흡근의 약화와 위축을 방지하고, 호흡기의 예측하지 못한 이탈 상

표 17-3 호흡기 이탈 기준

- Afebrile, vital signs stable
- Medically stable for at least 24 hours
- Chest X-ray clear
- Psychologically willing to participate in weaning
- VC >15 mL/kg
- Inspiration pressure >-24 cmH$_2$O
- Respiratory stable for at least
- PaO$_2$ >75 mmHg
- PaCO$_2$ 35~45 mmHg
- pH 7.35-7.45
- No PEEP
- FiO$_2$ <25%

황에서 대처를 용이하게 한다.

　호흡기 이탈 훈련은 항상 앙와위에서 시작하도록 한다. 시간이 지나 좌위에서 자발 호흡이 나타나면 복대를 하여 횡격막운동을 도와 횡격막의 조기 피로를 막도록 한다. 처음에는 2분 정도 하루 4차례 시도하고, 점차 5~10분, 20분, 30분 정도로 하루 4차례로 늘린다. 호흡기 이탈 훈련에 대한 기준은 잘 정립되어 있지 않다. 점진적 무호흡기 호흡(progressive ventilator-free breathing, PVFB) 방식은 T-piece와 SIMV를 사용하여 하루에 2분씩 3차례 호흡기를 이탈하고, 1~3일 간격으로 이탈 시간을 늘려가는 방식이다. 앉은 자세에서 측정한 폐활량이 앙와위에 비해 50% 이상 감소되면 좌위에서의 호흡기 이탈 훈련은 실시하지 않는다. 호흡기 이탈 훈련은 저녁시간에 자주 시행하는 것을 권한다. 호흡기를 사용하고 기관지절개의 유지기간이 길어질수록 기관지협착의 빈도가 증가되므로 기관지 흡인이 없는 것이 확인되면 가능한 조기에 무커프 기관절개관(cuffless T-tube)으로 교체하거나 커프 압력을 제거한다. 무커프 기관절개관을 하고 낮 시간 동안 산소포화도가 유지되면 자는 동안 50% 이상의 누출이 있어도 산소포화도를 유지할 수 있다. 점차 기도분비물 흡인 횟수가 줄고 폐흡인의 위험이 없어지면 T-tube 등의 도관을 제거할 수 있다(표 17-4).

표 17-4 도관제거(decannulation) 기준

- Negative sputum culture
- Chest X-ray clear
- Effective quad cough
- Afebrile for 3 days
- Medically stable for 24 hours
- Suctioning < 3 times/day
- Mobile out of bed
- No aspiration problem
- VC > 15 mL/kg
- SaO_2 > on room air

표 17-5 호흡기 이탈 지연을 예측하는 척도

- f/Vt > 105/min/L
  respiratory rate/tidal volume
  rapid shallow breathing index
  most consistently and powerful predictive
- Vt < 325 mL
- Negative inspired pressure > −15 cmH_2O
- PaO_2/FiO_2 < 200
  adequate oxygenation

호흡기 이탈 지연을 예측하는 척도 중 f/Vt (respiratory rate/tidal volume), 즉 rapid shallow breathing index가 중요하며, 105/min/L 이하이면 95%에서 이탈이 어렵다. 그 외 일회 호흡량이 325 mL 이하이거나 흡기음압이 −15 cmH_2O가 되지 않는 경우이다(표 17-5). 호흡기 이탈을 시도하면 환자는 극도의 불안과 두려움을 보이므로 사전에 이탈 훈련과정과 방법에 대해 충분히 설명하고 안심하도록 하여야 한다. 호흡기 이탈에 대한 환자의 두려움과 두려움을 반영하는 호흡수(>35/min), 빈맥(>140/min), 혈압 상승 등에 대한 관찰이 필요하다. 표 17-6에서 나열한 것과 같은 상황이 발생하면 호흡기 이탈훈련을 중단하여야 한다.

표 17-6 호흡기 이탈 훈련을 중단하여야 하는 경우

- 38℃ 이상의 열이 있는 경우
- VC가 25% 이상 감소할 경우
- 분당 호흡수가 25~30으로 빨라지거나, 기준에 비해 분당 10회 이상 증가한 경우
- 심박수가 20 이상 상승한 경우
- 혈압이 기준혈압에 비해 30 mmHg 증가하거나 감소하는 경우
- 경직이 심해지거나 정신상태의 변화가 있는 경우
- 환자가 공항상태인 경우

VII. 기계호흡 발성

기계호흡을 하고 있는 환자의 발성과 언어표현은 의사소통뿐만 아니라 정서적 안정과 불안을 줄이는 데 매우 중요하다. 기계호흡기를 장착한 상태에서 기관절개관의 커프 압력을 제거하고 일회 호흡량을 1.2 L나 그 이상으로 조정한다. 보통 성인의 흡기용적이 3 L 정도 되니 이 정도의 일회 호흡량의 증가는 안전하다. 또 필요하면 흡기시간을 늘리고 PEEP을 높이 조절한다. 이러한 호흡기의 조절이 일방판막(one-way valve)을 사용하는 것보다 안전하다.

VIII. 수면 무호흡

척수손상 환자의 수면 무호흡은 22~62%로 보고되어, 일반인에 비해 2배 정도 높은 빈도를 보인다. 사지마비에서 하반신마비에 비해 4배 정도 많다. 척수손상 환자는 일반인에 비해 앙와위에서 수면하는 경우가 많으므로 폐쇄성 수면 무호흡의 발생이 높을 것으로 추측된다. 척수손상 환자에서 손상부위가 높을수록, 비만일수록, baclofen이나 diazepam을 복용하는 환자에서 수면 무호흡의 빈도가 높다. 수면 중 10초 이상 호흡이 중단되거나 저하되는 것을 수면 무호흡으로 정의한다. 수면 무호흡의 정도는 무호흡-저호흡지수(apnea-hypopnea index, AHI)로 표현하며, '무호흡수/수면시간'이다. 5~15/hr를 경증으로 30/hr 이상을 중증으로 한다. 일반인도 REM 수면 중 $PaCO_2$가 6 mmHg 정도 상승한다.

금연과 비만 치료, 알코올과 진정성 약물을 중단하고, CPAP이나 BiPAP을 적용하기도 한다. 일반적인 방법으로 증상이 완화되지 않으면 구개수구개인 두성형술(uvulopalatopharyngoplasty) 등의 수술을 고려한다.

IX. 호흡 치료

만성 척수손상으로 인한 호흡기 합병증은 호흡근의 약화로 인한 폐분비물의 누적과 감염이라고 요약할 수 있다. 복근과 늑간근이 없을 경우에는 흡기도 장애를 받지만 주로 호기기능을 상실하게 된다. 기침기전이 손상되어 분비물 제거가 용이하지 않고, 폐활량과 일회 호흡량의 감소로 무기폐, 폐렴, 호흡실조로 이어지게 된다. 척수손상 환자의 폐합병증의 치료에 가장 중요한 것은 기침과 폐분비물 제거라고 볼 수 있다.

1. 체위배액

체위배액의 주된 목적은 기침이나 흡인(suction), MI-E를 사용하여 배출이 가능한 부위인 분절기관지(segmental bronchi) 근위부의 기도로 분비물을 이동시키는 것이다. 해부학적 구조에 따라 특이적인 자세에서 환자가 견딜 수 있는 한 5~10분간은 체위배액을 유지하도록 하고, 과정 중 청진과 맥박산소 측정기(pulse oxymetry)의 장착과 환자의 호흡 상태의 관찰이 필요하다. 가능하다면 흉곽진동기(vest chest vibrator)나 IPPV (intrapulmonary pneumatic vibration)를 사용한다. IPPV는 의료용 공기(medical air)에 연결하여 사용한다. 위-식도 역류가 있으면 체위배액 시 머리를 아래로 하는 자세는 주의하여 실시한다.

2. 보조기침

효과적인 기침을 유도하기 위해 공기누적방식(air stacking) 등을 이용한 보조 PCF나 Heimlich (quad cough, abdominal thrust assist), costophrenic compression, counterrotation, self-assist technique을 사용한다. 보조기침으로 최고 호기 유속(expiratory flow rate)을 7배까지 증가시킬 수 있다.

3. 호흡근 강화운동

척수손상 환자의 호흡운동은 약해진 호흡근을 강화하고 흡기와 호기량을 최대화 시키는 데 있지만 결국에는 MIC를 증가시켜 기관지 분비물의 축적을 방지하고 무기폐와 같은 합병증 위험을 감소시키는 데 있다고 볼 수 있다. 유발폐활량측정기(incentive spirometer)를 사용하거나 횡격막의 강화를 위해 앙와위에서 복부에 무게를 두어 횡격막 강화운동을 한다. 유발폐활량측정기를 사용한 훈련은 최소한 4시간 간격으로 시행하도록 하여야 한다. 횡격막의 근력에 비해 과도한 무게는 오히려 횡격막 운동을 억제시키고 부호흡근을 많이 사용하게 할 수 있으므로 주의가 필요하다.

부호흡근의 강화는 팔을 올린 상태에서 심호흡을 하게 하여 경부와 흉근 부위(pectoral region)의 근육을 수축하게 한다. 머리를 고정하여 근육의 기시부와 부착부(origin-insertion) 간의 기능을 역전시켜 기시부가 움직이게 하여 흉곽 팽창을 돕는다. 부호흡근의 운동은 머리에 베개를 베지 않은 상태에서 견관절을 외전시키고 외회전한 상태에서 골반을 전방으로 기울게 하여 가능한 부호흡근이 신장된 상태에서 하는 것이 효율적이다. 경부의 부호흡근에 대한 강화훈련으로 효율적으로 흉골을 위로 당기고 상부 늑골을 팽창시키게 되면 부호흡근만으로 300 mL 이상의 일회호흡량을 확보할 수 있다. 대흉근의 쇄골두(clavicular head of the pectoralis major)의 강화로 호기기능을 향상시키는 데 도움이 된다.

4. 혀인두호흡(glosspharyngeal breathing)

구강과 인두근이 손상되지 않은 경수손상환자에서 공기를 구강에 포착하여 개구리처럼 삼켜 밀어 넣도록 교육한다. 복부를 눌러 숨을 내쉬게 한 후 한 번에 최소 6~8회, 보통 10~14회의 혀인두호흡을 하도록 한다. 한 번의 혀인두호흡으로 60~100 mL의 공기를 밀어 넣을 수 있다. 혀인두호흡으로 폐와 흉곽의 순응도를 향상시키고, 기계호흡 장치의 이상이나 전원의 차단 등의 예기치 못한 상황에 대처할 수 있다.

X. 기타 호흡기 합병증

흉막삼출(pleural effusion)

척수손상 환자에서 흉막삼출은 폐 주위 합병증 중 가장 흔한 호흡기 합병증이다. 세균성 폐렴이 있으면 40% 이상에서 흉막삼출이 합병된다. 또한 폐색전이나 신부전에 의해 흉막삼출이 유발될 수 있다. 호산구 흉막삼출(eosino-philic effusion)은 nitrofurantoin과 dantrolene에 의한 합병증으로 발생할 수 있으며, 편두통의 치료에 사용되는 methysergide와 bromocriptine도 흉막폐 반응을 유발할 수 있다. 흉막삼출의 치료는 일반인의 흉막삼출에 준하여 치료한다.

XI. 장기적 호흡관리를 위한 지침

① 자주 휠체어에 앉도록 하고, 폐의 혈류와 분비물의 정체를 방지하기 위해 자세 변경을 자주 하여야 한다.
② 자력이나 기계를 사용한 기침을 규칙적으로 하도록 한다.
③ 늑간근과 복근을 보조하기 위하여 복대를 착용한다.
④ 수분섭취를 충분히 하고 적절한 체중을 유지할 수 있도록 한다.
⑤ 금연하고, 상지의 근력강화 운동이 불가능한 경우에는 호흡운동을 규칙적으로 하도록 한다.
⑥ 매년 인플루엔자 예방접종을 하고, 폐렴구균 예방접종을 권장한다. 65세 이전에 폐렴구균 다당류 예방접종을 받았다면, 5년 후 또는 65세나 이후에 한 번 더 접종 받도록 한다.

[참고 및 추천 문헌]

1. Akhtar SR. Practice Variation in Respiratory Therapy Documentation During Mechanical Ventilation. CHEST 2003;124:2275-82.

2. Andrews J, Sathe NA, Krishnaswami S, McPheeters ML. Nonpharmacologic airway clearance techniques in hospitalized patients: a systematic review. Respir Care 2013;58:2160-86.

3. Burns SP. Acute respiratory infections in persons with spinal cord injury. Phys Med Rehabil Clin N Am 2007;18:203-16.

4. Consortium of spinal cord medicine. Respiratory management following spinal cord injury, Clinical practice guidelines for health-care professionals. Washington, DC: Paralyzed Veterans of America; 2005.

5. Fromm B, Hundt G, Gemer HJ, Baer GA, Exner G. Management of respiratory problems unique to high tetraplegia. Spinal Cord 1999;37:239-44.

6. Gali B, Goyal DG. Positive pressure mechanical ventilation. Emergency Medicine Clinics of North America 2003;21:453-73.

7. Haitsma JJ. Physiology of mechanical ventilation. Crit Care Clin 2007;23:117-34.

8. Huang CT, Yu CJ. Conventional weaning parameters do not predict extubation outcome in intubated subjects requiring prolonged mechanical ventilation. Respir Care 2013;58:1307-14.

9. Kelley A. Spirometry Testing Standards in Spinal Cord Injury. Chest 2003;123:725-30.

10. Mahler DA. Pulmonary Rehabilitation. CHEST 1998;113:263S-268S.

11. Mueller G, Hopman MT, Perret C. Comparison of respiratory muscle training methods in individuals with motor complete tetraplegia. Top Spinal Cord Inj Rehabil 2012;18:118-21.

12. Muir JF. Pulmonary rehabilitation in chronic respiratory insufficiency. 5. Home mechanical ventilation. Thorax 1993;48:1264-73.

13. Raurich JM, Rialp G, Ibanez J, Llompart-Pou JA, Ayestaran I. CO_2 response and duration of weaning from mechanical ventilation. Respir Care 2011;56:1130-6.

14. Restrepo RD, Wettstein R, Wittnebel L, Tracy M. Incentive spirometry: 2011. Respir Care 2011;56:1600-4.

15. Rezania K, Goldenberg FD, White S. Neuromuscular disorders and acute respiratory failure: diagnosis and management. Neurol Clin 2012;30:161-85.

16. Ries AL, Bauldoff GS, Carlin BW, Casaburi R, Emery CF, Mahler DA, et al. Pulmonary Rehabilitation: Joint ACCP/AACVPR Evidence-Based Clinical Practice Guidelines. Chest 2007;131:4S-42S.

17. Ross J, White M. Removal of the tracheostomy tube in the aspirating spinal cord-injured patient. Spinal Cord 2003;41:636-42.

18. Ryken TC, Hurlbert RJ, Hadley MN, Aarabi B, Dhall SS, Gelb DE, et al. The acute cardiopulmonary management of patients with cervical spinal cord injuries. Neurosurgery 2013;72:84-92.

19. Schilero GJ, Spungen AM, Bauman WA, Radulovic M, Lesser M. Pulmonary function and spinal cord injury. Respir Physiol Neurobiol 2009;166:129-41.

20. Strickland SL, Rubin BK, Drescher GS, Haas CF, O'Malley CA, Volsko TA, et al. AARC clinical practice guideline: effectiveness of nonpharmacologic airway clearance therapies

in hospitalized patients. Respir Care 2013;58:2187–93.

21. Toki A, Hanayama K, Ishikawa Y. Resolution of tracheostomy complications by decanulation and conversion to noninvasive management for a patient with high-level tetraplegia. Top Spinal Cord Inj Rehabil 2012;18:193–6.

22. Walsh BK, Crotwell DN, Restrepo RD. Capnography/Capnometry during mechanical ventilation: 2011. Respir Care 2011;56:503–9.

23. Wong SL, Shem K, Crew J. Specialized respiratory management for acute cervical spinal cord injury: a retrospective analysis. Top Spinal Cord Inj Rehabil 2012;18:283–90.

24. Wright SE, VanDahm K. Long-term care of the tracheostomy patient. Clin Chest Med 2003;24:473–87.

[참고 서적]

1. American Spinal Injury Association. International Standards to document remaining Autonomic Function after Spinal Cord Injury. 1st ed. Reprint 2015 ed. Atlanta, GA: American Spinal Injury Association; 2012.

2. Cairo JM (editor). Pilbeam's mechanical ventilation. Physiological and clinical applications. St. Louis: Elsevier; 2012.

3. Chhabra HS (editor). ISCoS Textbook on Comprehensive Management of Spinal Cord Injuries. New Delhi: Wolters Kluwer; 2015.

4. Eltorai IM, Schmit JK (editors). Emergencies in chronic spinal cord injury patients. Eastern Paralyzed Veterans Association; 2001.

5. Fehlings MG, Vccaro AR, Roakye M, Rossignol S, Ditunno JF, Burns AS (editors). Essentials of Spinal Cord Injury: Basic Research to Clinical Practice. New York: Thieme; 2013.

6. Hancox RJ, Whyte KF. Pocket guide to lung function tests. New York: The McGraw-Hill Companies, Inc.; 2001.

7. Harrison P. Managing spinal injury: critical care. The international management of people with actual or suspected spinal cord injury in high dependency and intensive care unit. London: The Spinal Injury Association; 2000.

8. Harvey L. Management of spinal cord injuries. A guide for physiotherapists. Philadelphia: Churchill Livingstone; 2008

9. Kirshblum S, Campagnolo DI (editors). Spinal Cord Medicine. 2nd ed. Philadelphia: Wolters Kluwer, Lippincott, Williams & Wilkins; 2011.

10. Lin VW (editor). Spinal Cord Medicine. Principles and Practice. 2nd ed. New York: Demosmedical; 2010

11. Sabharwal S. Essentials of spinal cord medicine. New York: Demosmedical; 2014.

12. Simonds AK (editor). Non-invasive respiratory support. A practical handbook. 3rd ed. London: Hodder Arnold; 2007.

13. Sykes K, Yong JD. Respiratory support in intensive care. London: BMJ Books; 1999.

14. Weaver LC, Polosa C (editors). Autonomic dysfunction after spinal cord injury. In progress in brain research. New York: Elsevier; 2006.

전해질과 대사 이상

18

CHAPTER

18

전해질과 대사 이상

몸무게의 60%는 수분으로 구성되어 있고 이 중 2/3는 세포내액이고 나머지는 세포외액이다. 나트륨의 95%는 세포외액에 있다. 나트륨과 수분의 균형에 의해 혈청 삼투압이 형성되고, 혈청 삼투압의 정상치 범위는 매우 좁다. 혈청 삼투압이 증가하면 시상하부(hypothalamus)에 있는 삼투압수용체에 의해 뇌하수체에서 ADH를 분비하도록 하여 원위세관(distal tubule)에서 수분 재흡수를 증가시켜 삼투압이 내려가도록 한다. 반대로 삼투압이 감소되면 ADH 분비가 감소되고 원위세관에서 수분의 재흡수를 하지 않고 삼투압을 올리게 된다.

척수손상으로 유발되는 손상 부위 아래의 운동과 감각소실, 자율신경계의 이상, 활동량의 감소와 체중부하 기회의 감소, 기립성 저혈압과 신경인성 방광과 관련된 수분섭취의 제한 또는 장려, 호흡기능 이상, 심혈관계 이상, 복용약물 등의 여러 상태와 조건에 의해 다양한 전해질 이상과 호르몬 체계의 변화를 동반할 수 있다. 전해질 이상에 의해 증상이 없는 경우도 있지만, 체위의존부종(dependent edema), 기립성 저혈압, 탈수 등은 흔한 증상이다.

I. 체액과 전해질 변화

척수손상 후 1개월 간은 심한 음성수액평형 상태를 겪게 된다. 예를 들어 경

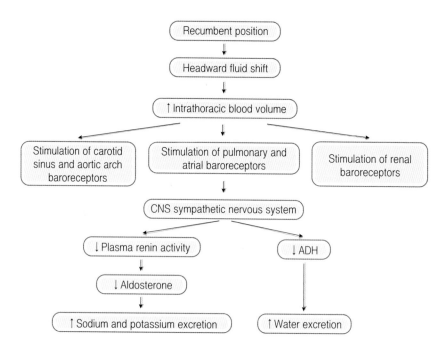

그림 18-1 누운자세에 의한 수분과 전해질 조절기전

수손상 환자에서 손상 초기에 비정상적 다뇨(polyuria)가 발생한다. 기타 척수손상 환자에서도 초기의 와상 상태에서 이뇨상태가 과도하게 지속되기도 한다. 사지마비 환자에서 세포내액에 비해 세포외액의 양이 10% 정도 증가하게 되어 저나트륨혈증이 발생하기 쉽다. 아침과 오전에는 양성수액평형(positive fluid balance) 상태이며 야간에는 음성수액평형(negative fluid balance) 상태가 된다(그림 18-1).

척수손상 초기에 세포내액의 소실로 인해 소변을 통한 다량의 칼륨배출이 이루어진다. 칼륨뇨에 의해 초기에 저칼륨혈증이 유발된다. 손상 2개월 내의 기간 동안은 칼륨의 요유출이 많지만 만성기가 되면 소변의 칼륨 치는 거의 정상으로 회복된다. 나트륨 조절도 칼륨과 유사해서 척수손상 초기에는 낮은 혈청나트륨 수치를 나타내지만 점차 회복된다.

II. 호르몬 변화

하행 교감신경활동성이 차단됨에 따라 renin의 합성과 분비로 angiotensin II의 형성을 자극하여 aldosterone이 합성된다. Aldosterone이 증가하면 신장에서 나트륨의 재흡수가 증가되는 반면 칼륨은 배출이 증가되게 된다. 나트륨의 재흡수에 의해 체내 수분량이 증가한다. 사지마비 환자의 앙와위 혈장 renin 치는 3.45~4.19 ng/mL/hr로 정상인의 1.04 ng/mL/hr(참고치 0.2~1.5 ng/mL/hr)에 비해 높고, aldosterone도 사지마비 환자에서 일반인에 비해 2배 이상 높다. 앉거나 서면 renin(0.7~3.3 ng/mL/hr)은 높아진다.

사지마비 환자에서 급격히 직립자세를 취하게 하면 ADH(참고치, 1~5 ng/L)가 4배 증가하지만 서서히 직립시키면 ADH의 변화는 뚜렷하지 않다. ADH의 활성이 혈압 유지에 매우 중요하며, 기립성 저혈압, 혈관운동조절기능, 하지의 의존성 부종 등이 있는 경우 ADH의 활성이 중요하게 작용한다.

III. 체위의존부종

체위의존부종(dependent edema)은 척수손상 환자에서 주로 하지에 나타나며, 대칭적이며 원위부일수록 더 심하게 나타난다. 상지나 체간에도 체위의존부종이 있을 수 있고, 하지의 경골전부(pretibial), 발등, 전박의 신전부(후부), 손 등에 발생하는 경우가 가장 흔하다. 하지의 부종이 있으면 심부정맥혈전증, 이소성골화증, 연조직염(cellulitis), 근육 내 출혈, 골절 등을 감별하여야 한다. 이러한 감별하여야 할 상태나 질환은 발생 시기, 대칭성 등을 고려하여 진단하게 된다. 대개 경한 부종을 보이지만 장시간 앉아있거나 서 있게 되면 함요부종(pitting edema)이 유발되기도 한다. 일반적으로 체위의존부종에 대한 연구가 부족하지만, 척수손상 환자에서의 체위의존부종은 하지의 단순한 부기 정도로 생각하기 쉬우나 압박궤양(pressure ulcer)의 발생을 조장하고, 연조직염과 같은 감염이 발생하기 쉽고, 외상으로 인한 이차 감염을 악화시킬 수 있다. 또 관절구축을 유발할 수 있고 휠체어 좌위자세를 불편하게 만들고, 보조기나 신발의 착용을 어렵게 한다.

　부종의 원인은 척수손상 환자에서 의존부위의 정맥혈과 간질액의 저류이다. 근력이 상실된 하지에서 정상적으로 중력을 극복하여 근위부 방향으로 혈액과 조직액을 밀어내는 근육펌프기능이 상실되어 일어나는 현상이다. 또 혈관의 긴장과 정맥판막활동을 조절하는 교감신경활동성이 상실되어 체위의존부종을 유발하는 원인으로 작용한다. 체위의존부종에 대한 최선의 치료는 예방이라 할 수 있고, 가능한 한 체위의존 자세를 피하고 하지를 올려 놓도록 한다. 압력스타킹은 대퇴부 위쪽까지 압박할 수 있는 스타킹을 착용하여야 한다. 무릎 높이의 압력스타킹은 간혹 스타킹의 위쪽 탄력밴드가 접히거나 말려서 오히려 국소 압박으로 부종을 조장할 수 있다. 수액 저류를 피하기 위해서는 염분섭취를 제한하고, 심하면 소량의 이뇨제를 사용하기도 한다. 이뇨제에 의한 저칼륨혈증(hypokalemia)이나 저나트륨혈증(hyponatremia)과 같은 전해질 이상을 주의하여야 한다. 특히 사지마비 환자에서 나트륨을 제한하고 thiazide계 이뇨제를 사용하면 급격한 이뇨작용으로 혈액농축과 전해질 이상, 기립성 저혈압, 탈수증의 발생 위험이 있다. 그러므로 염분을 제한하면서 thiazide계 이뇨제를 사용하는 경우는 매우 심한 체위의존부종이 있을 경우로 제한하고, 사용하는 경우에도 주의하여야 한다.

IV. 저나트륨혈증

저나트륨혈증은 혈청 나트륨치가 135 mEq/L (135 mmol/L) 이하인 경우로 정의한다. 척수손상 환자에서 저나트륨혈증(hyponatremia)은 흔히 발생하지만, 대개가 증상이 없거나 경하게 나타난다. 척수손상 환자에서 저나트륨혈증의 빈도는 일반 내외과 환자에 비해 높아서 급성기 척수손상 환자의 약 1/3에서 발생할 정도로 발생빈도가 높다. 특히 척수손상 첫 주의 발생빈도가 높고 완전손상 환자에서의 발생빈도는 62%로 알려져 있다. 손상부위에 따른 빈도의 차이는 없다. 척수손상 환자에서 저나트륨혈증의 발생 빈도가 높은 원인은 잘 알려져 있지 않으나, 교감신경 활성도의 감소가 혈류의 혈관 저류를 유발하기 때문에 기립성 저혈압을 조장하여 전신에 대한 효율적인 혈액량이 편향되어 renin-angiotensin system을 활성화하여 ADH의 분비를 증가시킨 결과라고 설명하기도 한다. 비강영양관(nasogastric tube)이나 위조루술(gastrostomy) 영양을 하는 경우에는 필요 이상의 수분의 주입으로 저나트륨혈증이 발생하기 쉽다. 복용하는 약물 중 이뇨제, carbamazepine, vasopressin, SSRI, chlorpromazine, amiodarone 등의 약물이 저나트륨혈증을 유발하거나 악화시키는 원인일 수 있으므로 저나트륨혈증이 발생되면 복용약물에 대한 점검이 필요하다. 일반적으로 나트륨이 120 mEq/L 아래로 내려갈 때까지는 저나트륨혈증의 증상이 나타나지 않는 경우가 많다. 저나트륨혈증의 증상은 졸음과 피로, 근육통과 심하면 발작, 정신이상 등의 심각한 신경학적 증상을 유발한다.

이뇨작용이 있고 난 후 수분섭취로 ADH가 증가하게 되어 염분에 비해 수분의 함량이 높아지면 저나트륨혈증이 발생한다. 척수손상 환자에서 ADH에 대해 반대 작용을 하는 prostaglandin E2 (PGE2) 분비의 감소에 의해 수분저류가 증가하여 저나트륨혈증을 유발하기도 한다. 또 뇌손상을 동반한 척수손상 환자에서 SIADH (syndrome of inappropriate antidiuretic hormone secretion)가 원인일 수도 있다. 척수손상 환자에서 저나트륨혈증은 물을 많이 마셔서 생기는 경우가 대부분이다. 특히 비강영양이나 위조루술(gastrostomy)에 의한 장관영양을 하고 있는 환자에서 관세척을 위해 물을 과도하게 주입하는 경우에 발생하기 쉽다. 그러므로 장관영양을 하는 환자에서는 나트륨 검사를 자주할 필요가 있다.

1. 저나트륨혈증의 종류

1) 희석저나트륨혈증(dilutional hyponatremia)

일반 성인은 24시간 동안 150 L의 사구체 여과액이 형성되고 이 중 60%는 근위곡세관(proximal convoluted tubule)에서 재흡수된다. 나머지는 헨레고리(Henle's loop)로 간다. 헨레고리의 상행각(ascending limb)을 거치면서 염분은 능동적으로 재흡수 되고 물은 남아 소변을 희석시킨다. 신장피질을 떠날 때 소변은 최대로 희석되어 삼투압이 50 mOsm/kg (요 삼투압 참고치, 50~1,200 mOsm/kg)가 된다. 나머지 네프론(nephron)은 ADH가 없으면 물에 대해 비투과성을 유지한다. 정상 성인에서 사구체 여과의 10~15%를 배설하게 된다.

체내 수분이 많아서 채액이 희석된 결과로 유발된 저나트륨혈증이 가장 많다. 수분과다 섭취로만 저나트륨혈증을 유발하는 경우는 매우 드물지만, 희석저나트륨혈증을 초래하기 위해서는 사구체여율이 감소하거나, 염분과 수분의 등삼투압 근위요세관재흡수(isomotic proximal tubular reabsorption)의 증가, 신장피질희석절(cortical diluting segment)의 염분 흡수 장애, ADH의 상승으로 과도한 수분의 재흡수가 있는 경우와 같은 신장의 기능 이상이 있어야 한다. 소변의 삼투압 조절, 체수분균형 유지, 희석저나트륨혈증의 예방을 위해서 혈장 ADH 수치(참고치, 1~5 pg/mL)의 조절이 필요하다. 혈장 삼투압의 정상치는 280~290 mOsm/kg이다. 혈장 삼투압의 정상치 범위가 매우 좁아서 약간 낮거나 높아도 혈장 나트륨에 영향을 줄 수 있다. 혈청 삼투압이 280 mOsm/kg 이하가 되면 ADH의 분비가 거의 억제되어 소변이 최대로 희석되도록 한다. 반대로 혈청 삼투압이 280 mOsm/kg 이상으로 상승하면 ADH의 분비가 급격히 증가한다. 혈청 삼투압이 290 mOsm/kg이 되면 ADH가 높아지고 소변의 농축도가 최대에 달한다. 또 ADH의 분비는 좌심실이나 대동맥활(aortic arch), 경동맥동(carotid sinus)에 있는 압력수용기(baroreceptor)에 의해 조절된다. 이들 압력수용기는 세포외액 용량에 의해 반응하며, 압력수용기에 의한 반응이 삼투압수용기(osmoreceptor)의 반응보다 우세하다(그림 18-2).

신장으로 가는 혈류량이 감소하면 renin-angiotensin-aldosterone 축을 자극하여 angiotensin이 증가하면 갈증을 유발하여 수분섭취를 증가시키게 한다. 섭취된 물의 양이 너무 많아 신장의 배출능력을 넘어서면 잉여수분에 의해 희석저나트륨혈증을 유발하게 된다. 신장기능이 저하된 상태에서 과도한 수분섭취는 희석저나트륨혈증을 심화시킨다. 이 경우에는 수분섭취를 일일 500~1,000 mL로 제한하여야 한다. 정상적인 수분섭취에도 희석저나트륨혈증이 생길 수 있다.

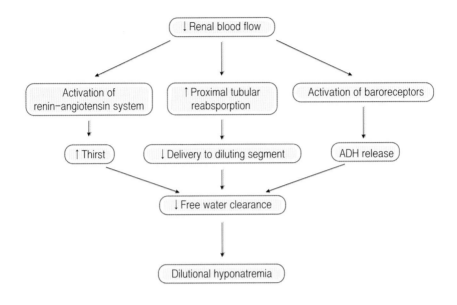

그림 18-2 희석저나트륨혈증의 발생기전

2) 결핍저나트륨혈증(depletion hyponatremia)

결핍저나트륨혈증은 체내에 수분과 염분의 감소가 있으면서 상대적으로 염분의 소실이 더 많아서 생기는 저나트륨혈증이다. 구토나 설사, 장관세척 등에 의한 위장관을 통한 염분과 수분의 소실, 부신기능부전(adrenal insufficiency), 염소모신증(salt-wasting nephropathy), 이뇨제 등의 신장을 통한 소실과 고온 노출이나 화상 등이 원인이다. 대개는 생리식염수를 정맥주사하여 염분과 수분결핍을 교정하면 된다.

3) 항이뇨호르몬부적절분비증후군
(syndrome of inappropriate antidiuretic hormone release, SIADH)

세포외액의 양이 정상이거나 약간 상승되어 있는 상태에서 저나트륨혈증이 발생하는 경우이다. SIADH는 인체의 체액량과 삼투압의 상태에 대한 ADH

표 18-1 SIADH의 진단기준

- Hyponatremia
- Inappropriately high urine osmolality (>100 mOsm/kg) in the presence of hypotonic plasma
- Excessive urine sodium excretion (>30 mmol/L)
- Absence of hypovolemia or edema
- No medication to cause hyponatremia
- Normal renal, adrenal, pituitary, thyroid, and cardiac function

의 분비 반응이 적절하지 않다는 의미이다. ADH의 분비를 조절하는 시상하부-뇌하수체-부신 축(hypothalamic-pituitary-adrenal axis)에 영향을 주는 뇌손상이나 뇌종양, 저산소증이나 고탄산혈증에 대해 ADH 분비를 증가시키는 폐질환, 니코틴, 모르핀, 비스테로이드성 항염증약물, amitriptyline 등이 원인이다. 혈장 삼투압이 감소되고 저나트륨혈증이 있음에도 불구하고 소변은 200 mOsm/kg 이상으로 농축되어 있다. 척수손상 환자에서 물을 지나치게 많이 마셔서 생기는 저나트륨혈증은 소변의 삼투압이 낮은 반면에 SIADH에서는 소변 삼투압이 높다(표 18-1).

4) 가성저나트륨혈증(factitious hyponatremia, pseudohyponatremia)

혈청 삼투압이 정상인 상태의 저나트륨혈증을 말한다. 고지질혈증과 고단백혈증으로 혈청에 지질과 단백질의 함량이 많은 경우와, 고혈당과 만니톨이나 글리세린 주사 후 고삼투압상태에서 혈청 나트륨이 희석되어 낮게 나타나는 경우이다. 즉 포도당과 같은 삼투적 활성도(osmotically active)가 높은 물질이 상승하면 수분을 세포내액으로 들어가게 하여 저나트륨혈증을 조장하게 된다. 혈청 포도당 치가 100 mg/dl 상승하면 혈청 나트륨 치는 1.6 mEq/L씩 낮아진다.

2. 저나트륨혈증의 증상

저나트륨혈증을 의심할 수 있는 의학적 상태와 증상이 나타나면 희석저나트륨혈증, 결핍저나트륨혈증, SIADH, 가성저나트륨혈증의 원인과 관련된 질환과 상태에 대한 파악이 우선되어야 한다. 통상적으로 저나트륨혈증의 진단은 신체진찰에서 우선 감별점들이 있다. 희석저나트륨혈증에서는 혈류량은 감소되지만 전체 염분과 수분의 양이 증가되고 전체 세포외액이 증가되어 부종과 경정맥 확장, 흉막삼출액과 폐수포음이 있을 수 있다. 반대로 결핍저나트륨혈증 환자는 건조해 보이고 부종이나 흉막삼출액, 경정맥확장과 같은 희석저나트륨혈증에서 보이는 증상은 나타나지 않고 입마름증, 기립성 저혈압, 기립성 빈맥, BUN/creatinine 비의 증가 등 체액량의 감소를 시사하는 증상을 볼 수 있다. 가성저나트륨혈증과 SIADH는 체액량의 변화가 없으므로 체액량의 증가나 감소에 의한 증상이 나타나지 않는다.

대개 피로와 졸음, 두통, 구토, 식욕부진, 과민, 섬망 등의 증상과 심하면 발작, 혼수까지 증상의 스펙트럼이 매우 다양하다. 그러나 이러한 저나트륨혈증에 의한 증상은 혈청 나트륨치가 130 mEq/L 이하의 중등도나 중증 저나트륨혈증에서 나타난다. 저나트륨혈증이 확인되면 혈청 삼투압을 측정하여 저나트륨혈증을 분류하고 고지질증이나 고혈당을 검사한다. BUN/creatinine 비의 증가가 있으면 탈수로 인한 결핍저나트륨혈증일 가능성이 높다. 희석저나트륨혈증에서 소변 나트륨 치가 낮고, 반대로 결핍저나트륨혈증에서는 높다. SIADH에서는 혈청 삼투압은 높은 반면 소변의 삼투압은 높다. 즉 소변의 삼투압이 혈청 삼투압에 비해 높다. 또 SIADH의 경우 지속적으로 신장을 통한 염분소실이 있어 심한 저나트륨혈증이 있음에도 소변의 나트륨치는 70~80 mEq/L를 유지한다.

3. 저나트륨혈증의 치료

저나트륨혈증을 유발하는 원인에 대한 진단과 치료가 가장 중요하다. 희석저나트륨혈증과 SIADH의 경우에는 수분섭취를 제한하는 것이 가장 우선되어야 한다. 대부분의 경우 수분섭취 제한으로 교정될 수 있다. 특히 비위장관이나 위조루술을 하고 장관영양을 하고 있는 환자에서 지나친 수분이 투여되지 않도록 교육하고 수분을 제한할 수 있도록 하여야 한다. 희석저나트륨혈증 환자에서 이미 전체 나트륨은 상승되어 있지만 체액의 증가로 희석된 상태이므로 나트륨의 주사는 금기이다. 만약 혈청 나트륨 치가 115 mEq/L 이하이거나 저나트륨혈증으로 인한 신경학적 증상이 있으면 주의하여 3% 식염수 소량 주사하고 furosemide를 함께 준다. 고장성 식염수는 혈청 나트륨 치가 118~120mEq/L에 달할 정도만 준다. Captopril과 같은 angiotensin 전환효소억제제(angiotensin-converting enzyme inhibitor)가 도움이 된다.

SIADH는 혈청 나트륨 치가 115 mEq/L 이상이고 증상이 없으면 수분섭취를 24시간 동안 800 mL로 엄격히 제한하면 된다. 115 mEq/L 이하이고 발작이나 과민 등의 신경학적 증상이 나타나면 응급으로 대응하여야 한다. 수분섭취를 제한하고 3% 식염수를 정맥 주사하여 혈청 나트륨이 118~120 mEq/L 되도록 교정한다. 주입속도는 50~100 mL/hour로 한다.

저나트륨혈증을 빠르게 교정하면 중심뇌교수초용해(central pontine myelinolysis)를 유발할 수 있으므로 매우 조심하여야 한다. 이는 나트륨 치의 급속한 변화로 뇌간 내로 수분이 이동하여 생기는 현상이다. 중심뇌교수초용해가 발생하면 의식 변화와, 언어장애, 구강혀운동장애, 안구진탕, 가성연수마비(pseudobulbar palsy), 뇌신경마비와 심하면 이완성 사지마비를 유발하게 된다. 교정 속도는 0.5~1.0 mEq/L/hour 이상 되지 않도록 하여, 48시간 동안 20 mEq/L 이상 상승하지 않도록 하여야 한다. 즉 48시간 내에 정상치나 고나트륨혈증 상태가 되지 않도록 하여야 한다. 보통 고장성 식염수를 사용하여 교정할 때는 혈청 나트륨이 120 mEq/L에 달할 때까지만 교정한다. 그 이후 130~135 mEq/L까지는 수분섭취를 제한하여 이후 48~72시간에 걸쳐 상승되도록 한다.

V. 고나트륨혈증

고나트륨혈증(hypernatremia)은 위장관이나 피부, 신장을 통해 저장성수분의 지나친 소실에 의해 발생한다. 요붕증(diabetes insipidus)이나 ADH 분비를 억제하는 phenytoin이나 알콜 등에 의해 유발되기도 한다. 또 지나친 탈수나 지나친 염분 섭취가 고나트륨혈증의 원인이 될 수 있다. 척수손상 환자에서 체온조절이상이 있음에도 타인의 도움이 없이 수분섭취가 용이하지 않아서 고나트륨혈증을 유발하는 경우가 많다. 고나트륨혈증으로 의식 둔마와 흥분, 운동실조, 경직의 악화, 발작과 혼수상태에 이를 수 있다. 대개 신체진찰에서 탈수와 혈압 하강 등을 관찰할 수 있다.

48시간 이상 160 mEq/L의 고나트륨혈증이 지속되면 사망률이 60%에 이른다. 등장성 식염수를 순환장애가 해소될 때까지 충분히 주입하고, 심한 고혈당이 있을 경우 생리식염수를 주사하여 충분히 체액량을 유지하도록 한다. 첫 24시간 동안 50% 정도 교정하고 이후 36시간에 걸쳐 나머지를 교정하도록 느린 속도로 교정하는 것이 원칙이다. 시간당 1 mEq/L 이상의 속도로 감소되도록 교정하면 위험하다. 수분을 빨리 주어 빨리 교정하면 뇌부종이나 발작 등의 신경학적 증상을 악화시킬 수 있다.

VI. 저칼륨혈증

칼륨은 주로 세포내액에 있는 양이온이다. 그러므로 정상 상태에서 혈청 칼륨은 3.5~5.0 mEq/L임에도 세포내액의 칼륨 농도는 150 mEq/L에 이른다. 저칼륨혈증은 혈청 칼륨이 3.5 mEq/L 미만인 경우이다. 전체 칼륨의 98%가 지방을 제외한 조직에 존재하므로 제지방근육량(lean body mass)이 감소된 척수손상 환자에서는 전신의 칼륨량이 감소하게 된다. Gentamycin과 carbenicillin과 같은 항생제도 칼륨의 신장배설을 촉진시킨다. 척수손상 환자에서 구토와 완하제(laxative)의 사용이 위장관의 칼륨 소실을 초래하게 된다. 저칼륨혈증은 심전도에서 ST절이 하강하고, T파가 감소하던지 평평해지고, U파가 발달하는 등의 특성을 보인다. 혈청 칼륨이 2~2.5 mEq/L가 되면 근력약화를 초래하게 되는데, 척수손상으로 기왕에 호흡부전에 있던 환자에서는 치명적일 수 있다. 마비성 장폐색증(paralytic ileus)을 악화시키고 횡문근융해(rhabdomyolysis)를 유발할 수도 있다.

바나나, 오렌지, 감귤, 토마토, 고구마, 시금치, 견과류, 초코렛 등이 대표적인 고칼륨음식이다. 40~100 mEq 용량의 염화칼륨(potassium chloride)이나 글루콘산염(gluconate)을 경구로 나누어 복용하게 한다. 염화칼륨(potassium chloride)은 척수손상 환자에서 소장천공의 위험이 있으므로 피하여야 한다. 정맥주사를 하게 되는 경우, 혈청 칼륨이 2.5 mEq/L 이상이고 심전도 이상이 없으면 10 mEq/hour 이하의 속도로 주사하여야 한다. 일 투여량은 100~200 mEq를 넘어서는 안 된다. 2 mEq/L 이하이거나 심전도 이상이 있으면 응급을 요하는 상황이며, 이때는 40~60 mEq/hour의 속도로 주사하고 4시간 간격으로 혈청 칼륨 농도를 검사한다.

VII. 칼슘 대사

척수손상 후 수일에서 수주 내에 골조직 손실이 시작되어 초기 6개월에서 12개월 간은 가속되다가 이후 골밀도는 매월 4%까지 감소된다. 이후 안정화될 때까지 수년에 걸쳐 서서히 골밀도의 감소가 진행된다. 피질골(cortical bone)과 해면골(trabecular bone) 모두에서 골조직의 소실이 있지만 특히 척수손상 부위 아래의 해면골 소실이 더 용이하다. 골조직의 소실에 의한 칼슘은 신장으로 배설되어서 손상 후 6개월에서 18개월간은 고칼슘뇨가 지속되기도 한다. 고칼슘혈증이 있을 경우 1~6개월에 절정에 이른다. 골소실은 완전 척수손상 환자에서 손상 후 5~7년에는 50~60%에 이른다. 이러한 골소실의 결과 원위부 대퇴골과 근위부 경골에 골절이 잘 발생한다. 척수손상 환자에서의 골소실은 상대적으로 척추에는 거의 발생하지 않는다. 척수손상 환자에서의 골절은 경직을 증가시키고, 압박궤양이나 피부손상, 자율신경 이상반사증, 부정유합 등을 유발하기 쉽다.

1. 고칼슘혈증

척수손상 초기의 장기간의 부동으로 골형성에 비해 골소실이 많아 고칼슘혈증을 유발하기 쉽다. 고칼슘혈증은 혈청칼슘이 12 mg/dL 이상인 경우이다. 고칼슘혈증은 특히 남자 청소년기나 소아에서 발생하기 쉬우며 대개 완전 사지마비 환자에서 발생한다. 척수손상 후 1~3개월에 발생빈도가 가장 많다. 증상은 오심과 구토, 복부의 감각이 있는 경우에는 복통을 유발할 수 있고, 다음증과 다식증이 나타나고, 심하면 의식혼미와 행동장애 등의 뇌증을 유발하게 된다. 고칼슘혈증의 증상이 있고 진단이 되면 요도관을 삽입하고 정맥으로 충분히 수분을 공급하고, 이뇨제 furosemide를 주사한다. 단 thiazide는 고칼슘혈증을 악화시키므로 사용해서는 안 된다. 필요하면 bisphosphate 제재를 한번 정맥 주사한다.

2. 골다공증

척수손상 환자에서 골다공증은 통증이 없으므로 거의가 골절이 있고 난 후에 진단되는 경우가 많다. 척추손상 환자에서의 골절은 이동동작이나 관절운동, 경미한 낙상 등으로 유발될 수 있다. 골절이 있어도 경직이 심해지는 등의 비특정 증상이 나타나서 간과되기 쉽다. T6 이상이 손상부위이면 골절에 의한 자율신경 이상반사증이 나타날 수 있으며 국소 불안정과 열감, 부종 등이 관찰된다. 척수손상 환자에서 골절로 의심되는 한쪽 하지의 부종이 있으면 이소성골화증과 심부정맥혈전증, 연조직염 등을 배제하여야 한다. 통상적으로 일반인에서 골밀도검사의 T-값이 −2.5 이하이면 골다공증이라고 정의하지만 이를 척수손상에 적용하는 것은 적절치 않을 수 있다. 척수손상 환자에서 골다공증으로 인한 골절은 대개 원위부 대퇴골과 근위부 경골에 일어나지만 통상적인 골밀도검사는 이 부위를 대상으로 검사되지 않기 때문에 척수손상 환자의 골절 위험도를 잘 반영하기가 어렵다.

 척수손상 환자는 일반인에 비해 야외활동이 상대적으로 적어서 햇볕 노출시간의 단축으로 인해 비타민 D(vitamin D) 결핍이 오기 쉽다. 일반인에 비해 척수손상 환자에서 비타민 D와 칼슘의 복용이 더 효과적이라는 근거는 없지만, 이들 약제와 필요한 경우 bisphosphonate를 투여하는 것이 도움이 된다. 가능한 부동 기간을 단축하고 FES를 활용한 상지나 하지의 에르고미터 (ergometer)의 사용을 권고한다. 수동적인 체중부하가 골다공증에 도움이 된다는 근거는 미약하다.

골절은 원위부 대퇴골과 근위부 경골에 발생하기 쉽다. 무릎 주변의 골절은 대개 패딩을 잘한 스프린트로 고정한다. 원형캐스트(circular cast)는 피부손상의 위험이 많아서 피하여야 하고, 캐스트를 한다면 양판(bivalve)으로 된 것을 패딩을 잘하여 사용하고 자주 피부를 관찰하도록 한다. 발은 올려 놓도록 한다. 보통은 심한 탈구나 회전변형이 있지 않은 한 수술적 교정은 하지 않는 것으로 한다.

VIII. 호흡성산증

호흡부전에 의한 신경계 저산소증에 의한 증상유발을 조기에 인지하기 위해서는 $PaCO_2$와 pH를 측정하여 중요성을 인식하는 것이 중요하다. 호흡성산증(respiratory acidosis)은 혈청 pH <7.36이고 $PaCO_2$ >45 mmHg인 경우이다. 고탄산혈증와 산증(acidosis)의 중증도가 신경학적 합병증의 정도에 영향을 미치고, 호흡성산증이 대사성산증에 비해 신경학적 증상의 유발을 심화시킨다. 산증의 진행을 치료하지 않고 방치하면 혼수상태에 이르기까지 한다. $PaCO_2$가 50 mmHg 이상이면 뇌혈류에 영향을 미쳐 뇌혈관 확장으로 뇌압을 상승시켜 저호흡증후군(hypoventilation syndrome)을 유발한다.

IX. 호흡성알칼리증

호흡성알칼리증은 혈청 pH >7.44, $PaCO_2$ <35 mmHg인 상태이다. 과호흡으로 유발되며 뇌혈류를 감소시키고 조직의 저산소증을 유발한다. 또 혈청 칼슘과 인산염의 농도를 감소시킨다. 뇌간을 침범하는 다양한 뇌손상이 과호흡에 의한 호흡성알칼리증의 원인이 된다. 호흡성알칼리증으로 발작의 역치가

낮아질 수 있다.

X. 대사성산증

대사성산증(metabolic acidosis)은 혈청 중탄산염(bicarbonate)의 감소와 수소 이온의 증가로 인한 산증이다. 음이온차이 대사성산증(anion gap metabolic acidosis)과 비음이온차이 대사성산증(nonanion gap metabolic acidosis)으로 구분한다. 일반적으로 신경학적 증상은 호흡성산증에 비해 심하지 않다.

XI. 대사성알칼리증

혈청 pH >7.45, 혈청 중탄산염 >25 mmol/L의 상태를 대사성알칼리증(metabolic alkalosis)으로 정의한다. 많은 경우에 보상기전으로 $PaCO_2$가 상승하고, 심한 구토가 유발되는 경우가 많다. 증상은 호흡성알칼리증과 유사한 신경학적 증상을 나타낸다.

[참고 및 추천 문헌]

1. Adrogue HJ, Madias NE. Hyponatremia. NEJM 2000;342:1581-9.
2. Gater DR Jr. Obesity after spinal cord injury. Phys Med Rehabil Clin N Am 2007;18:333-51.
3. Gater DR. Pathophysiology of obesity after spinal cord Injury. Top spinal cord Inj Rehabil 2007;12:20-34.
4. Goh KP. Management of hyponatremia. Am Fam Phys 2004;69:2387-94.
5. Kriz J, Schuck O, Horackova M. Hyponatremia in spinal cord injury patients: new insight into differentiating between the dilution and depletion forms. Spinal Cord 2015;53:291-6.
6. Kugler JP, Hustead T. Hyponatremia and hypernatremia in the elderly. Am Fam Phys 2000;61:3623-30.
7. Rondon-Berrios H, Agaba EI, Tzamaloukas AH. Hyponatremia: pathophysiology, classification, manifestations and management. Int Urol Nephrol 2014;46:2153-65.
8. Yee AH, Rabinstein AA. Neurologic presentations of acid-base imbalance, electrolyte abnormalities, and endocrine emergencies. Neurol Clin 2010;28:1-16.

[참고 서적]

1. Eltorai IM, Schmit JK (editors). Emergencies in chronic spinal cord injury patients. Eastern paralyzed vetrans association;2001.

2. Green D, Olson DA (editors). Medical Mangement of Long-Term Disability. 2nd ed. Boston: Butterworth-Heinemann; 1996.

3. Harrison P. Managing spinal injury: critical care. The international management of people with actual or suspected spinal cord injury in high dependency and intensive care unit. London: The Spinal Injury Association; 2000.

4. Kirshblum S, Campagnolo DI (editors). Spinal Cord Medicine. 2nd ed. Philadelphia: Wolters Kluwer, Lippincott, Williams & Wilkins; 2011.

기립성 저혈압

19

기립성 저혈압

I. 기립성 저혈압의 정의와 증상

휴지기 혈압과 척수손상부위의 상관관계는 매우 높다. 일반적으로 사지마비 환자는 평균혈압(mean arterial pressure)이 57 mmHg 정도로 낮다. 급성기나 만성기 모두에서 손상부위가 높은 환자는 혈압이 낮은 상태이다. American Autonomic Society와 American Academy of Neurology (Consensus Committee, 1996)의 기준에 따라 일으켜 세웠을 때 수축기 혈압이 20 mmHg 또는 이완기 혈압이 10 mmHg 이상 낮아지는 것을 기립성 저혈압이라고 정의 한다. 이때 증상의 발현 유무는 상관하지 않는다. 일반적으로 누운 자세에서 서거나, 설 수 없는 환자는 경사테이블에서 60도 기울어 서서 3분 내에 수축 기 혈압이 20 mmHg 이상 내려가거나, 이완기 혈압이 10 mmHg 이상 내려 가는 경우를 기립성 저혈압으로 정의한다.

경사대에서 60도 기울여 세우거나, 선 자세에서 거의 모든 환자는 1분이면 기립성 저혈압이 진단되고, 혈압이 더 떨어지는지를 관찰하여 기립성 저혈압 의 중증도를 판단하기 위해서는 2분이 필요하고, 3분 이후에 기립성 저혈압이 나타나는 경우는 드물다.

기립자세에서의 저혈압은 장관과 하지의 혈류가 저류되어 발생하고, 혈류 의 저류로 심박량과 심실의 이완기 말기의 충만압이 감소하여 심박출량과 혈

표 19-1 기립성 저혈압을 조장하는 약물들

Drugs	
Alpha and beta blockers	Nitrates
Antihypertensives	Phenothiazines
Bromocriptine (Parlodel)	Sildenafil (Viagra)
Diuretics	Sympatholytics
Insulin	Sympathomimetics (with prolonged use)
MAO inhibitors	Tricyclic antidepressants
Marijuana	Vasodilators
Minor tranquilizers	Vincristine
Narcotics/sedatives	

압이 내려가게 된다. 서게 되면 하지에 많게는 800 mL의 혈액이 저류 되고, 심장의 부교감계 활성이 줄어들어서 빈맥이 생기지만 감소된 심박출량을 보상하기는 어려워서 저혈압 상태가 계속되게 된다. 이러한 현상은 소아마비 환자와 같이 교감신경계 기능은 손상이 없이 근력마비만 있는 경우에는 기립성 저혈압이 잘 발생하지 않거나 심하게 나타나지 않는 것과 다르다. 척수손상 환자에서 발생하는 기립성 저혈압으로 인한 증상은 일반인에서와 동일하다. 피로, 위약감, 현기증, 시야흐림, 호흡곤란 등의 증상이 나타난다. 척수손상 환자에서 약 40% 정도는 혈압이 떨어짐에도 증상이 없는 무증상 기립성 저혈압이 발생하기도 한다. 급성기에 나타나는 기립성 저혈압이 만성기에도 나타나는 경우도 많다.

이뇨제나 전립선 비대증이 있어 알파-차단제를 복용하거나, 고혈압약, 칼슘통로차단제, 인슐린, 삼환계항우울제 등의 약물은 혈관확장을 유발하고 기립성 저혈압을 조장하거나 악화시킬 수 있는 약물이다(표 19-1).

II. 기립성 저혈압의 기전

척수손상으로 하행 척수-심혈관계 경로의 차단에 의해 교감신경 활성도는 감소되는 반면 미주신경에 의한 부교감신경 활성도는 손상되지 않기 때문에, 교감신경 활성도의 감소에 의해 휴지기의 혈압이 감소하고 자세의 변화에 따른 혈압의 정상적인 적응반응이 상실된다. 척수손상 환자의 74%가 물리치료 중이나 움직이는 동안 자세의 변화에 의해 기립성 저혈압이 나타나고, 59%는 기립성 저혈압과 관련된 증상을 보인다. 즉 40% 정도는 무증상의 기립성 저혈압이 발생한다. 일반적으로 자세변화에 대한 기립성 저혈압의 발생이 수동적인 기립경사검사에 비해 물리치료 중에 발생하기가 싶다. 이 원인은 불확실하다. 일반적으로 척수손상 부위가 높을수록 자세변화에 대한 혈류의 저류부위가 넓어 기립성 저혈압의 발생이 용이하고, 외상성 척수손상이 비외상성 척수손상에 비해 발생빈도가 높다. 이와의 연관은 불분명하지만 노인 척수손상 환자에서 오히려 기립성 저혈압의 발생빈도가 낮다.

일반인과 기립자세에 의한 혈액역학적인 변화를 척수손상 환자와 비교하면, 척수손상 환자에서 기립에 의해 특히 수축기혈압의 감소와 빈맥이 초래되지만, 일반인에서는 기립에 의해 수축기혈압과 이완기혈압이 상승하여도 맥박의 변화는 거의 없는 차이를 보인다. 척수손상으로 기립성 저혈압이 발생하는 기전은 교감신경계 손상과 압력수용기 민감도의 변화, 골격근의 생리학적 펌프기능이 상실된 결과이다. 특히 T6 이상의 손상에서 내장혈관상(splanchnic bed)에 대한 혈액역학적인 조절기능이 상실되면 기립성 저혈압의 발생을 심화시키게 된다. 기립에 의해 약 500 mL (300~800 mL)의 혈액이 하지로 저류 되게 된다.

척수손상 환자에서 휴지기의 혈중 catecholamine, 특히 norepinephrine이 낮지만, 손상부위의 아래 부위에서는 알파-수용체에 대한 과반응이 있어 혈중 noradrenalin치가 높은 상황이 생기면 말초의 알파-수용체에 대한 반응이 강하게 나타난다. 그러므로 침상에 누워있을 때 상체를 높여 있으면 renin-aldosterone-angiotensin계의 활성화에 의해 혈중 catecholamine이 높아져 자세변화에 따른 혈액역학적인 적응이 용이하다.

III. 기립성 저혈압의 비약물치료

기립성 저혈압은 척수손상 환자의 재활과정에서 가장 먼저 해결되어야 할 중요한 의학적 문제이다. 기립성 저혈압이 환자의 통상적인 자세변경과 동작, 일상생활동작에의 참여를 방해하여 재활을 지연시키고 삶의 질을 떨어뜨리는 역할을 하기 때문이다. 휴지기의 수축기 혈압이 110 mmHg 이하인 중등도 휴지기 저혈압 상태가 지속되면 인지기능에 영향을 미치고 피로감을 초래한다. 척수손상 환자에서 휴지기의 저혈압이 있는 상태에서 자세변경에 의한 혈압의 하강은 정상 혈압에 비해 더 심각한 증상을 유발할 수 있는 요인이 된다. 또 평소의 낮은 혈압이 지속되는 상태에서 약간의 혈압상승이 예상보다 심각한 자율신경 이상반사증의 증상을 초래하기도 한다.

기립성 저혈압의 치료 목표는 혈압을 정상화시키는 데 있지 않다. 기립성 저혈압으로 인한 기능과 삶의 질의 악화와 저혈압으로 인한 사고를 방지하는 데 치료 목표를 두어야 한다. 그러므로 치료에서 가장 중요한 것은 혈액양을 늘리고 하지의 정맥혈의 저류를 줄이는 데 있다. 갑자기 고개를 들거나 갑자기 자세를 변경하는 동작을 피해야 하고, 너무 이른 아침에 활동을 시작하거나 자세변경을 하면 기립성 저혈압을 조장하게 된다. 식후에 저혈압이 발생하기 쉽고, 더운 환경에 노출되면 기립성 저혈압의 증상을 악화시킬 수 있다. 격렬한 운동을 피하고 경도나 중등도의 유산소 운동을 권유한다. 야간다뇨증(nocturnal polyuria)과 배뇨관리를 위해 야간에 수분섭취를 제한하면 아침에 기립성 저혈압이 발생하기 쉬우므로 치료와 아침에 활동을 시작하기 전과 식전 30분에 충분한 수분섭취를 하도록 한다. 기립성 저혈압의 전조가 있거나 자주 발생하면 휠체어에 앉아 있을 때 다리를 포개고 앞으로 쪼그린 자세를 하고, 경사대에서 기립부하를 반복해서 노출하면 심혈관 반사기능을 향상시키는 데 도움이 된다.

어지럼 등의 기립성 저혈압의 증상이 나타나면 환자를 눕히고 하지를 높게 하여 뇌허혈을 방지하는 것이 가장 중요하다. 비약물적인 치료의 목적은 혈액양을 늘리고 하지의 정맥저류를 없애는 데 있다. 특히 식후의 기립성 저혈압 발생을 줄이기 위해 음식을 먹기 직전에 충분한 양의 물을 마시게 하고, 아침에 저혈압 상태가 흔하므로 아침에 소금 섭취량을 증가시킨다. 500 mL의 물을 빠르게 마시게 되면 norepinephrine에 의한 혈관수축작용을 강화하여 2시간 동안은 직립자세의 수축기혈압을 20 mmHg 상승시키는 효과가 있다. 적절한 혈장용량을 유지하기 위해서는 하루에 2 L 정도의 물을 마셔야 한다. 아침에 식사와 별도로 매일 10 gm의 소금을 2차례 나누어 5~6 gm씩 섭취하게 하는데, 보통 티스푼으로 수북하게 뜨면 대략 5~6 gm으로 보면 되고 물이나 국에 넣어 먹도록 한다. 알코올과 카페인 섭취는 이뇨를 촉진하므로 피하도록 한다. 또 알코올과 같은 혈관을 확장시키는 약물이나 음식은 삼가고 식후 저혈압을 최소화하기 위해 가능한 규칙적으로 적은 양의 음식을 섭취하는 습관이 필요하다. Fludrocortisone과 고염식이를 하면 칼륨결핍을 유발하기 쉬우므로 칼륨함량이 많은 바나나나 채소섭취를 권장한다. 24시간 소변의 나트륨량이 170 nmol 보다 낮으면 추가로 1~2 gm의 소금을 3번 복용하게 한다.

선자세에서는 하지에 약 500 mL의 혈류가 저류 되어 전신에 대해 상대적인 혈량저하(hypovolemia)를 유발하는 효과가 있으므로 근위 대퇴까지 올라오는 압력스타킹(thigh high compression stocking)과 전신 혈류의 20~30%가 저류하고 있는 내장혈관대의 물리적인 수축을 위해 복대를 사용한다. 복대에 의해 15~20 mmHg의 압력이 가해지면 직립자세에서 수축기혈압을 11 mmHg, 이완기혈압을 6 mmHg 상승시키는 효과가 있다.

잘 때 머리를 15~30도 정도 높이 하면 야간 고혈압과 야간 요형성을 줄일 수 있다. 수면시간 동안 renin-angiotensin-aldosterone system을 활성화시켜서 혈액량을 증가하고 밤새 나트륨배출을 감소시키도록 한다. Renin은 angiotensin II를 만들어 말초혈관을 수축시키고, angiotensin II는 norepinephrine과 aldosterone 분비를 촉진시켜 aldosterone이 나트륨과 수분의 소실을 줄이게 한다. 자는 동안 복부 압박대와 하지압박 스타킹과 압박붕대가 손상부 아래의 혈액저류를 줄이는 데 도움이 된다. 흉곽 내압이 20~30 mmHg 증가하게 되면 혈압을 심하게 강하시키는 위험이 있으므로 과도한 Valsalva를 피하고 기침이 심하면 혈압을 주의하여 관찰하여야 한다. 휠체어에 앉은 자세에서 기립성 저혈압이 발생하면 스스로 허벅지를 포개고 상체를 앞으로 구부리게 하여 가능한 하지의 혈액의 저류와 복부압박을 가할 수 있도록 교육하여야 한다.

IV. 기립성 저혈압의 약물치료

약물치료도 비약물치료와 마찬가지로 혈액량을 늘이고 정맥혈의 저류를 줄이는데 치료 목표를 둔다. 직접 또는 간접적으로 교감신경성 효과를 가진 약물을 사용한다. Midodrine은 알파1-작용제이다. 보통 5 mg을 2~3차례 복용하고 10 mg을 세 차례 복용하기도 한다. 작용지속시간이 2~4시간으로 짧고, 복용 후 30분 정도에 최고 혈중농도에 도달하는 매우 빠른 약효를 보인다. 하루에 세 번 복용하게 한다면, 아침에 일어나기 전, 점심 전, 이른 저녁에 복용하게 한다. 누운 상태나 좌위에서 혈압이 180/100 mmHg 이상 되면 복용시키지 않는다. 혈장의 용량이 많지 않으면 혈관수축 효과가 많이 감소하므로 충분한 수분섭취를 권장한다. 방광경부압을 증가시켜 배뇨를 어렵게 하고, 두피가려움증과 소름(piloerection)이 돋는 등의 부작용이 흔하다. Midodrine의 특징적인 부작용으로 인해 자율신경 이상반사증의 증상으로 오인되기도 한다. 특히 자율신경 이상반사증(autonomic dysreflexia)이 발생되었던 환자와 fludrocortisone을 함께 사용하면 catecholamine에 대한 민감도가 매우 높아서 midodrine에 대한 민감한 반응을 보이므로 적은 용량에서 시작하여 서서히 용량을 조절하여야 한다. 모든 교감신경성 약제는 아침에 침대에서 일어나기 전에 복용하게 하고, 야간에 앙와위 고혈압(supine hypertension, >140/90 mmHg)의 위험이 있으므로 저녁에 복용할 경우 이른 저녁에 복용하게 하고, 저녁 6시 이후, 늦어도 수면시간 4시간 전에는 복용하지 않는다(표 19-2).

　Mineralocorticoid인 fludrocortisone은 나트륨과 수분의 배출을 줄여서 혈액량을 늘리고 알파-수용체(alpha-adrenergic receptor)의 민감도를 증가시킨다. 소금섭취를 충분히 함에도 불구하고 혈장용량이 늘어나지 않는 경우

표 19-2 기립성 저혈압에 흔히 사용되는 약물

Medication	Mechanism	Dose	Side effects	Considerations
Midodrine	Alpha1-adrenergic receptor agonist	2.5~10 mg bid or tid	• Supine hypertension • Piloerection, pruritis	• Until mid-afternoon • FDA approved • Supine hypertension
Fludrocortisone	Renal sodium retention	0.1~0.4 mg daily	• Hypokalemia • Edema • Weight gain • Interaction with warfarin (dec warfarin effect)	• Dose increase not faster than biweekly
Ephedrine	Nonselective sympathomimetic	25~50 mg tid	• Anxiety • Supine hypertension	• p.r.n. 15~30 min before arising

나 midodrine 투여에도 기립성 저혈압이 치료되지 않는 경우에 사용한다. 하루 0.1~0.2 mg을 사용하고 기립성 저혈압이 조절되지 않으면 일 0.4~0.6 mg으로 증량한다. 보통 자기 전에 0.1~0.2 mg을 복용하고 머리를 30 cm 높혀서 자도록 한다. Fludrocortisone 복용 후 체중이 2 kg 가량 증가하면 혈장용량이 적절하게 늘어난 것으로 판단한다. 저칼륨증과 앙와위 고혈압의 위험이 있으며, 수분저류를 유발하므로 고령자와 울혈성심질환, 만성 신부전 환자에는 사용해서는 안 된다. Fludrocortisone을 복용하고 있으면 자주 혈청 칼륨을 측정하고 앙와위 혈압을 관찰하여야 한다. 또 warfarin과의 약물상호작용으로 warfarin에 의한 INR의 연장을 억제한다. Amezinium methylsulfate (Risumic®)는 MAO 활성도를 억제하고 norepinephrine의 흡수를 방해하여 norepinephrine을 증가시켜 혈관수축에 의한 혈압상승을 유도한다. 기립성 저혈압에 많이 사용하는 약물에 대한 요약은 표 19-2에 정리되어 있다.

야간다뇨증(제23장 신경인성 방광 참고)으로 아침의 기립성 저혈압 발생과 야간 빈도 및 방광 과대팽창이 문제가 되는 경우에는 desmopressin을 사용한다. 경구나 비강투여에 의해 desmopressin을 사용하지만 앙와위 고혈압의 위험이 있고 저나트륨혈증과 수분중독을 일으킬 수 있다. Desmopressin은 0.2 mg tab이 있어 0.1~0.2 mg을 복용하거나 비강분무제(0.5 mg/5 mL)를 한번 분무하면 10 μg씩 분무된다. 비강분무제를 사용하게 되면 필요에 따라 소변 양의 형성을 보면서 분무량을 조절할 수 있다.

[참고 및 추천 문헌]

1. Alexander MS, Biering-Sorensen F, Bodner D, Brackett NL, Cardenas D, Charlifue S, et al. International standards to document remaining autonomic function after spinal cord injury. Spinal Cord 2009;47:36-43.

2. American Spinal Injury Association: International Standards to document remaining Autonomic Function after Spinal Cord Injury, Atlanta, GA;2012.

3. Bilello JF, Davis JW, Cunningham MA, Groom TF, Sue LP. Cervical spinal cord injury and the need for cardiovascular intervention. Arch Surg 2003;138:1127-9.

4. Bradley JG, Davis KA. Orthostatic hypotension. Am Fam Physician 2003; 68:2393-8.

5. Claydon VE, Krassioukov AV. Orthostatic hypotension and autonomic pathways after spinal cord injury. J Neurotrauma 2006;23:1713-25.

6. Claydon VE, Kraussioukov AV. Clinical correlated of frequency analyses of cardiovascular control after spinal cord injury. Am J Physiol Heart Circ Physiol 2008;294:H668-H678.

7. Claydon VE, Steeves JD, Krassioukov A. Orthostatic hypotension following spinal cord injury: understanding clinical pathophysiology. Spinal Cord 2006;44:341-51.

8. Deegan BMT, O'Connor M, Donnelly T, Carew S, Costelloe A, Sheehy T, et al. Orthostatic hypotension: a new classification system. Europace 2007;9:937-41.

9. Dewey RB, Jr. Autonomic dysfunction in Parkinson's disease. Neurol Clin 2004;22:S127-39.

10. Dumont RJ, Okonkwo DO, Verma S, Hurlbert RJ, Boulos PT, Ellegala DB, Dumont AS. Acute spinal cord injury, Part I: pathophysiologic mechanisms. Clin Neurophamacol 2001;24:254-64.

11. Figueroa JJ, Basford JR, Low PA. Preventing and treating orthostatic hypotension: as easy as A, B, C. Cleve Clin J Med 2010;77:298-306.

12. Freeman R. Clinical practice. Neurogenic orthostatic hypotension. N Engl J Med 2008;358:615-24.

13. Furlan JC, Fehlings MG, Shannon P, Norenberg MD, Kraussioukov AV, Descending vasomotor pathways in humans: correlation between axonal preservation and cardiovascular dysfunction after spinal cord injury. J Neurotrauma 2003;20:1351-63.

14. Gillis DJ, Wouda M, Hjeltnes N. Non-pharmacological management of orthostatic hypotension after spinal cord injury: a critical review of the literature. Spinal Cord 2008;46:652-9.

15. Goldstein DS, Sharabi Y. Neurogenic orthostatic hypotension: a pathophysiological ap-

proach. Circulation 2009;119:139-46.

16. Groomes TE, Huang CT. Orthostatic hypotension after spinal cord injury: treatment with fludrocortisone and ergotamine. Arch Phys Med Rehabil 1991;72:56-8.

17. Iwanczyk L, Weintraub NT, Rubenstein LZ. Orthostatic hypotension in the nursing home setting. J Am Med Dir Assoc 2006;7:163-7.

18. Krassioukov A, Eng JJ, Warburton DE, Teasell R. Spinal Cord Injury Rehabilitation Evidence Research Team. A systematic review of the management of orthostatic hypotension after spinal cord injury. Arch Phys Med Rehabil 2009;90:876-85.

19. Lamarre-Cliché M. Drug treatment of orthostatic hypotension because of autonomic failure or neurocardiogenic syncope. Am J Vardiovasc Drugs 2002;2:23-35.

20. Lehmann KG, Lane JG, Piepmeier JM, Batsford WP. Cardiovascular abnormalities accompanying acute spinal cord injury in humans: incidence, time course and severity. JACC 1987;10:46-52.

21. Low PA, Singer W. Management of neurogenic orthostatic hypotension: an update. Lancet Neurol 2008;7:451-8.

22. Myers J, Lee M, Kiratli J. Cardiovascular disease in spinal cord injury. Am J Phys Med Rehabil 2007;86:1-11.

23. National Guideline Clearinghouse website. Available: http://www.guideline.gov.

24. Teasell RW, Arnold MO, Kraussioukov A, Delaney A. Cardiovascular consequences of loss of supraspinal control of the sympathetic nervous system after spinal cord injury. Arch Phys Med Rehabil 2000;81:506-16.

25. The Consesus Committee of the American Autonomic Society and the Ametrican Academy of Neurology: Consensus statement on the definition of orthostatic hypotension, pure autonomic failure, and multiple system atrophy. Neurology 1996;46:1470.

26. Weimer LH, Zadeh P. Neurological aspects of syncope and orthostatic intolerance. Med Clin North Am 2009;93:427-49.

[참고 서적]

1. Chhabra HS (editor). ISCoS Textbook on Comprehensive Management of Spinal Cord Injuries. New Delhi: Wolters Kluwer; 2015.

2. Eltorai IM, Schmit JK (editors). Emergencies in chronic spinal cord injury patients. Eastern Paralyzed Veterans Association; 2001.

3. Green D, Olson DA (editors). Medical Mangement of Long-Term Disability. 2nd ed. Boston: Butterworth-Heinemann; 1996.

4. Harrison P. Managing spinal injury: critical care. The international management of people with actual or suspected spinal cord injury in high dependency and intensive care unit. London: The Spinal Injury Association; 2000.

5. Kirshblum S, Campagnolo DI (editors). Spinal Cord Medicine. 2nd ed. Philadelphia: Wolters Kluwer, Lippincott, Williams & Wilkins; 2011.

6. Lin VW (editor). Spinal Cord Medicine. Principles and Practice. 2nd ed. New York: Demos-

medical; 2010.

7. Sabharwal S. Essentials of spinal cord medicine. New York: Demosmedical; 2014.

8. Weaver LC, Polosa C (editors). Autonomic dysfunction after spinal cord injury. In progress in brain research. New York: Elsevier; 2006.

9. Young RR, Woolsey RM (editors). Diagnosis and management of disorders of the spinal cord. Philadelphia: W. B. Saunders; 1995.

자율신경 이상반사증 20

자율신경 이상반사증

T6 이상의 척수손상 환자의 거의 50%에서 자율신경 이상반사증(autonomic dysreflexia)을 경험하게 된다. 아주 손상 초기에 발생하는 경우도 있지만 대개 손상 후 3~6개월 사이에 발생한다. 뇌간(brainstem) 손상으로 인한 자율신경 이상반사증도 척수손상과 같은 기전으로 발생한다. 자율신경 이상반사증은 대부분 예방이 가능하지만 심한 경우에는 사망에 이를 수 있기 때문에 각별한 관심이 필요하다. 또 증상이 다른 의학적 합병증과 쉽게 구별되지 않고, 척수손상에 대한 전문 지식이 없으면 진단과 치료가 지연될 수 있으므로 환자 자신과 간병인이나 가족들이 자율신경 이상반사증에 대한 기본적인 지식과 대응이 가능하도록 교육하여야 한다.

I. 자율신경 이상반사증의 기전과 정의

교감신경의 신경절이전세포(preganglionic neuron)는 전체 흉수(T1-T12)와 상부 요수(L1-L2)의 회백주(gray column)의 중간외측부(intermediolateral)에 위치한다. 여기서 기원한 자율신경계의 교감신경은 전척수신경(ventral root)을 따라 나와서 척추주위신경절(paravertebral ganglia)에 이르고, 여기에서부터 신경절이후 교감신경(postganglionic sympathetic nerve)을 형성한다. 이 신경절이후신경세포에서 시작된 교감신경이 신체전반의 대상 장기에 간다. 특히 심장과 혈관에 분포된 신경절이후 교감신경의 활성화에 의해 혈압이 상승된다. T6 상부의 척수손상에서는 신경절이후 교감신경이 활성화되지 않은 상태에서는 저혈압과 서맥 상태가 되기 쉽다. 정상인에서는 어떠한 자극에 의한 대내장신경(greater splanchnic nerve, T5-T8)을 통한 교감신경 활성화로 내장혈관상(splanchnic bed)을 수축하여 혈압이 상승하게 되면 T6 위쪽의 교감신경이 경동맥과 대동맥의 압력수용기(baroreceptor)를 자극하여, 제9와 10 뇌신경을 통해 뇌의 혈관운동중추(vasomotor center)에 신호를 전달한다. 뇌의 압력수용기에서부터 미주신경을 통해 원심성 신호가 심장박동을 느리게 하고 교감신경의 흥분을 억제하여 혈관을 확장시켜 혈압을 내리게 한다.

척수손상으로 상승된 혈압을 조절하기 위한 교감신경의 활동을 억제하는 신호의 전달이 차단되면 혈압의 상승과 서맥의 상태가 지속되게 된다. T6 이상의 척수손상 환자에서 손상 하부 척수절 부위에 유해한 자극이 있을 경우, 말초 교감신경수용체의 탈신경과민화된 상태여서 척수 내 또는 척수간 전파를 통한 교감신경반응이 확산되어 비정상적으로 증가된다. 예를 들면, 방광의 팽창 등의 자극으로 활성화된 교감신경의 구심성 신호가 척수손상으로 혈관운동중추에 신호전달이 차단되므로 미주신경을 통한 조절기능이 상실된다. 따라서 고혈압과 빈맥(tachycardia)과 손상부위 아래에 피부가 창백하고 입모(piloerection)와 같은 교감신경 활성화 증상이 있게 된다. 반면 손상부위 위쪽은 상승된 혈압에 의해 부교감신경 활동성이 증가되어 심박을 느리게 하고, 손상부위 위쪽만 혈관확장에 의한 발한과 안면홍조가 발생하고 동공확대(mydriasis), Honer 증후군, 안구충혈 등의 증상이 나타난다.

자율신경 이상반사증은 과활성화된 교감신경반응이 정상적인 부교감반응에 의한 조절기능이 상실된 상태에서 신체 혈류량의 1/4(약 1~1.5 L)을 내포하고 있는 내장혈관상(splanchnic bed)의 수축으로 유발되는 제 증상이다. 손상 부위 아래에서 발생된 유해자극의 중개 통로는 척수시상로(spinothalamic tract)와 척수후주(posterior column)이다. 한편 상승된 혈압에 대응하는 부교감신경 반응이 손상부위 상부의 혈관을 확장시키므로 뇌혈관의 확장과 혈류의 증가로 인해 두통 등의 증상이 나타난다.

자율신경 이상반사증은 기준 수축기 혈압에 비해 20 mmHg 이상의 상승이 있을 때로 정의한다. 소아나 청소년기에서는 15 mmHg의 상승으로 정의한다. 소아의 경우 혈압계 커프의 폭이 상박 둘레의 40% 정도되는 것을 사용하여야 한다. 너무 크면 실제 혈압보다 낮게 측정되고, 좁으면 높게 나온다. 특히 소아에서 두통 등의 자율신경 이상반사증의 증상을 잘 표현하지 못하므로 주의가 필요하다. 자율신경 이상반사증 발생 시의 혈압상승은 혈장 noradrenaline의 증가에 의한 결과이지 adrenaline 증가에 의한 결과는 아니다. 그러므로 혈장 catecholamine의 상승에 의해 돌발적인 혈압상승을 유발하는 크롬친화세포종(pheochromocytoma)으로 인한 기전과는 다르다.

II. 원인과 증상

경수와 흉수손상 환자의 휴지기 혈압은 일반인에 비해 낮지만, 대부분 고혈압을 동반하는 자율신경 이상반사(autonomic dysreflexia)를 경험하게 된다. 휴지기 혈압이 낮은 환자에서 자율신경 이상반사증의 발생으로 혈압이 상승하여 정상인의 혈압이나 약간 높은 혈압 상태에서 자율신경 이상반사증으로 인한 증상이 발현될 수 있다는 것을 간과하기가 쉬우니 주의하여야 한다. 즉 사지마비 환자의 수축기 혈압이 90 mmHg인 환자의 혈압이 120 mmHg가 되면 자율신경 이상반사가 발생한 것이고, 이로 인한 증상이 발현될 수 있다.

방광팽창과 대변매복을 비롯한 신경학적 손상 부위 아래의 다양한 유해자극에 의해 자율신경 이상반사증이 유발될 수 있다. 압박궤양, 요도결석, 도뇨관, 골절 등의 유해자극과 대장내시경, 방광경검사, 전기자극 사정유도, 전기자극치료, 방광압검사 등의 검사과정에 의한 유해자극이 원인이기도 하다(표 20-1). T7 이상의 환자에서 방광경 검사로 70%가 자율신경 이상반사증을 경험하고, 방광내압검사나 요역동학검사 시에도 발생 빈도가 높다. 월경 때마다 반복적으로 자율신경 이상반사증이 있으면 난소낭이 크거나 병변이 있을 가능성이 많다. 남성에서는 고환염전(testicular torsion)이나 고환과 음경의 압박으로 발생하기도 하고, 남녀 모두에서 성교 시의 자극이 원인이기도 하다. 꽉

표 20-1 자율신경 이상반사증의 유발 원인 질환 또는 상태

System	Condition
Genitourinary	Bladder distention, UTI, renal stone, penile stimulation, sexual intercourse, vaginal dilatation, epididymitis, testicular torsion, scrotal compression
Gastrointestinal	Bowel distension, esophageal reflux, enema, gastric ulcer, cholecystitis, cholelithiasis, anal fissure, hemorrhoid
Skin	Pressure ulcer, cutaneous stimulation, sunburn
Extremities	DVT, ingrowing toenail, cellulitis, spasticity, bone fracture, FES, ROM exercise, stretching exercise, position change
Procedures	UD, cystoscopy, surgical procedure, labor, radiological procedure, electroejaculation
Others	Pulmonary embolism, medications

끼는 옷이나 고온 또는 상온에의 노출, 고관절이나 발목의 신장운동, 이동동작 때 고관절의 반복적인 탈구 등의 손상부위 아래 신체에서 생기는 다양한 유해자극에 의해 자율신경 이상반사증이 유발될 수 있다. 아주 드물게 경사대에 세웠을 때 발생한 기립성 저혈압에 대한 혈관의 과도한 교감신경성 반응에 의해 혈압이 오르는 등의 자율신경 이상반사증이 나타날 수 있다고 보고되어 있다. 하대정맥 필터가 삽입되어 있으면 기계를 사용한 기침유발과 수기에 의한 보조기침유발, 복부 마사지 등으로 필터의 원위부 이동과 드물게 혈관 손상이 자율신경 이상반사증의 원인이 될 수 있으므로 주의하여야 한다.

자율신경 이상반사증에 의해 혈압이 상승하면 미주신경을 통한 부교감신경의 활성화로 맥박을 감소시키지만 혈압을 강하시키는 데는 부교감신경 활성도가 미약하여 혈압은 높은 상태에서 서맥(<60/min)을 동반할 수 있다. 이런 경우는 흔하지 않다. 오히려 T1 이상의 환자에서는 심장에 대한 교감신경 활성도가 우세하여 오히려 빈맥이 발생한다. 손상 부위 이상의 부위에서 발생하는 과도한 발한은 교감신경성 콜린성 활성도가 높아서 생기는 증상이다.

경수와 상부흉수손상환자는 일생 동안 혈압조절 이상의 위협을 받게 된다.

척수손상 후 휴지기 혈압이 낮아 기립성 저혈압의 위험이 있으며, 한편으로는 두통과 안면홍조, 서맥 등을 동반한 고혈압을 유발하는 자율신경 이상반사증의 발생 위험이 상존한다. 자율신경 이상반사증 발생 때 수축기 혈압이 300 mmHg까지 상승할 수 있어 신속하게 대처하지 않으면 뇌출혈, 망막박리, 간질, 부정맥 등의 증상을 유발할 수 있다. 완전 사지마비 환자에서는 불완전 손상에 비해 자율신경 이상반사증의 발생이 3배 이상이다. 증상의 강도는 개개인에 따라 매우 다양하게 나타나서, 전혀 증상이 없는 경우도 있고(silent autonomic dysreflexia), 약간의 발한이나 소름이 돋는 정도의 가벼운 증상을 호소하기도 한다. 자율신경 이상반사증으로 인한 증상 중 두통은 환자들이 가장 많이 호소하는 증상이다. 두통, 발한, 안면 홍조를 자율신경 이상반사증의 주요한 세 증상(triad)라고 하기도 한다. 보통 T6나 그 이상의 손상 만성기에 나타나지만 다치고 수일 내에 발생하기도 한다. 자율신경 이상반사증 발생하면 손과 안면부에 땀이 많이 나고 욱신거리는 두통 정도의 증상만 있다고 방치하게 되면, 경미한 혈압상승에도 점차 두통이 심해지고 경련을 비롯한 신경학적 합병증의 발생 위험이 높아지므로 면밀히 관찰하여 예방과 치료를 하여야 한다. 발생 시기도 손상 후 당일에 나타나는 경우도 있으므로 조기 발생의 가능성에 대한 경각심이 필요하다.

III. 자율신경 이상반사증과 감별하여야 할 질환이나 상태

자율신경 이상반사증으로 인한 증상은 임신중독증(toxemia), 크롬친화세포증(pheochromocytoma), 편두통, 고혈압, 후두개종양 등으로 인한 증상과 유사하다. 자율신경 이상반사증으로 얼굴홍조가 있으면서 손상부위 아래는 창백하고 혈관이 수축되어 있는 상태를 관찰하면 크롬친화세포증과는 증상으로 감별할 수 있다. 또 크롬친화세포증에 의한 catecholamine이 급격히 상승되는 현상은 자율신경 이상반사증에 의해 일어나지 않는다(표 20-2).

표 20-2 자율신경 이상반사증(autonomic dysreflexia)과 크롬친화세포증(pheochromocy-toma)의 증상 특징

증상	자율신경 이상반사증	크롬친화세포증
유발원인	있다	없거나 드물다
손상부위 상부 혈관확장증상	있다	없다
발한	손상부위 상부에	전신에
서맥	있을 수 있다	없다
Honer 증후군	있을 수 있다	없다

IV. 치료

자율신경 이상반사증이 발생하면 상체를 올리거나 세워서 자세에 의해 혈압을 내리고 압박 스타킹이나 압박되는 옷을 벗기는 것이 가장 중요하다. 이후 5분 간격으로 혈압을 재고, 가장 많은 유발 원인인 방광을 비우고 대변을 제거하도록 한다. 요도관이나 치골상부 방광루 설치가 되어 있으면 도뇨관이 막혔는지 꼬여있지는 않는지를 확인한다. 만약 도뇨관을 통해 소변이 나오지 않으면 2% lidocaine 젤리를 관으로 넣고 체온 정도의 온도인 소량의 생리식염수로 관류시킨다. 소변이 나오지 않는다고 누르거나 두드리지 말아야 한다. 방광이 자율신경 이상반사증의 원인이 아니라면 직장의 대변매복(fecal impaction)을 해결한다. 대변매복이 있으면 lidocaine 젤리를 항문으로 넣고 손가락으로 대변을 제거한다. 자율신경 이상반사증의 치료는 방광과 장, 욕창 등의 기본적인 발생 원인에 대한 관리가 우선이다.

처치를 하였음에도 수축기 혈압이 150 mmHg 이상이거나 이완기 혈압이 100 mmHg 이상의 고혈압이 지속되면 혈압강하 약제의 사용을 고려한다. 약제의 투여는 마지막 처치 수단이라는 것을 명심하여야 한다. 초기 약물의 선택은 가능한 단기작용 약물을 선택하는 것이 유리하다. 초기에 유발원인이 제거되면 혈압이 극적으로 제자리로 돌아오므로, 장기작용 약물을 사용하게 되면 유발원인이 제거된 후 오히려 저혈압 상태가 오래갈 수 있기 때문이다. 초기 선택약물로는 nifedipine을 가장 많이 사용한다. 혈관확장에 용

표 20-3 자율신경 이상반사증의 혈압강하 약물

약물	용량과 용법
Nifedifine	10 mg p.o., sublingual. 필요 시 30분 후 반복
Nitroglycerine	0.3 mg sublingual, 0.4 mg pump spray
Hydralazine	20~40 mg i.v., i.m.
Nitroprusside	0.5~1.5 mg/min i.v.
Prazosin	1~2 mg p.o. bid
Terazosin	1~2 mg p.o. once

이한 nifedipine (Adalat^R) 10 mg을 깨물어서 경구로 삼키거나 설하로 주거나, hydralazine 10 mg을 느린 속도로 정맥 주사하거나 근육주사한다. 필요한 경우 반복하여 주사할 수 있다. 척수손상 남성의 경우 PDE5I를 복용하고 있는 예가 많다는 점을 고려하여, 질산염(nitrates)을 사용하는 경우 지난 24~48시간 내에 sildenafil과 같은 PDE5I의 복용 여부를 반드시 확인하여야 한다. PDE5I의 복용여부가 확인되지 않으면 질산염(nitrates)의 사용은 미루고 다른 약제를 사용하면서 PDE5I의 복용여부를 먼저 확인하도록 한다. 통상적으로 sildenafil (Viagra^R)이나 vardenafil (Levitra^R)는 24시간, tadalafil (Cialis^R)는 48시간 이내에 복용하였으면 위험할 수 있다. 특히 노인은 tadalafil 복용력이 있으면 4일간은 질산염을 사용하지 못한다. 자율신경 이상반사증의 원인이 불명확하거나, 상체를 일으키고 경구 투약으로 고혈압이 조절되지 않으면 입원시켜 치료하도록 한다. Nitroprusside와 nitroglycerine은 혈압을 빨리 강하시키고, 투약을 중단하면 빨리 회복하는 장점이 있다. 베타차단제는 크롬친화세포증과 같이 adrenaline이 과분비된 상태에서는 혈압을 올릴 수 있어 사용하지 않도록 한다(표 20-3).

자율신경 이상반사증의 발생 위험이 있는 환자에 대한 외과적 처치를 위한 전신마취 시는 halothane을 사용한 마취를 권장한다. 방광경이나 직장 검사를 할 때는 시작하기 전에 lidocaine이나 xylocaine 젤을 충분히 사용하는 것

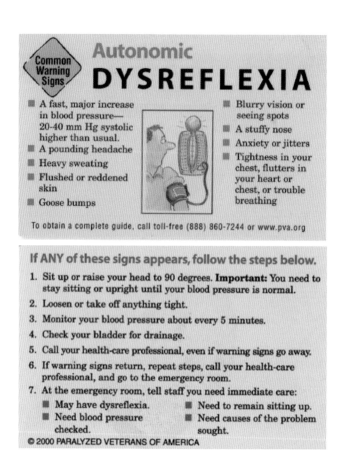

그림 20-1 미국의 Paralyzed Veterans of America에서 발행한 자율신경 이상반사증의 위험이 있는 척수손상 환자가 소지하도록 제작된 정보 카드(앞면과 뒷면)

이 좋다. 방광경이나 비뇨기과적인 처치와 체외충격파치료를 하게 되면 시작하기 30분 전에 nifedipine 10 mg을 경구 복용하게 하고, 처치하는 동안 증상이 나타나면 10~20 mg을 경구나 설하로 투여한다. 또 분만 시는 경막외 마취를 권장하고, 경막외 마취가 불가능한 경우에는 hydralazine이나 칼슘채널 차단제를 사용하여 혈압을 조절한다.

자율신경 이상반사증의 발현이 잦은 환자는 일반적인 처치 이외에, 예방목적으로 알파1-차단제인 prazosin (1 mg at night 또는 bid)이나 terazosin (1~2 mg once)을 복용하게 한다. 예방목적으로 nifedipine을 bid로 주기도 한다. 또한 자율신경 이상반사증의 위험이 있는 환자는 증상과 원인, 합병증에 대한 교육을 철저히 하여야 한다. 증상의 발현 시 본인이나 가족의 대처 방법과 의료기관 방문 시의 지침, 의료인이 증상과 처치를 인식하여 대응할 수 있도록 인식카드나 대응카드를 지참하도록 한다(그림 20-1).

[참고 및 추천 문헌]

1. Bycroft J, Shergill IS, Chung EA, Arya N, Shah PJ. Autonomic dysreflexia: a medical emergency. Postgrad Med J 2005;81:232-5.
2. Consortium for Spinal Cord Medicine Clinical Practice Guidelines. Acute management of autonomic dysreflexia: individuals with spinal cord injury presenting to health-care facilities. Washington DC:Paralyzed Veterans of America;2001.
3. Consortium of spinal cord medicine. Autonomic dysreflexia: what you should know. Washington DC:Paralyzed Veterans of America;1997.
4. Dolinak D, Balraj E. Autonomic dysreflexia and sudden death in people with traumatic spinal cord injury. Am J Forensic Med Pathol 2007;28:95-8.
5. Elliott S, Krassioukov A. Malignant autonomic dysreflexia in spinal cord injured men. Spinal Cord 2006;44:386-92.
6. Gao SA, Ambring A, Lambert G, Karlsson AK. Autonomic control of the heart and renal vascular bed during autonomic dysreflexia in high spinal cord injury. Clin Auton Res 2002;12:457-64.
7. Krassioukov A, Warburton DE, Teasell R, Eng JJ; Spinal Cord Injury Rehabilitation Evidence Research Team. A systematic review of the management of autonomic dysreflexia after spinal cord injury. Arch Phys Med Rehabil 2009;90:682-95.
8. Lee BY, Karmakar MG, Herz BL, Sturgill RA. Autonomic dysreflexia revisited. J Spinal Cord Med 1995;18:75-87.
9. Linsenmeyer T, Campagnolo D, Chou I. Silent autonomic dysrefexia during voiding in men with spinal cord injuries. J Urol 1996;155:519-22.
10. McLachlan EM. Diversity of sympathetic vasoconstrictor pathways and their plasticity after spinal cord injury. Clin Auton Res 2007;17:6-12.
11. Sheel AW, Krassioukov AV, Inglis JT, Elliott SL. Autonomic dysreflexia during sperm retrieval in spinal cord injury: influence of lesion level and sildenafil citrate. J Appl Physiol (1985) 2005;99:53-8.
12. Valles M, Benito J, Portell E, Vidal J. Cerebral hemorrhage due to autonomic dysreflexia in a spinal cord injury patient. Spinal Cord 2005;43:738-40.
13. Weaver LC. What causes autonomic dysreflexia after spinal cord injury? Clin Auton Res 2002;12:424-6.

[참고 서적]

1. Chhabra HS (editor). ISCoS Textbook on Comprehensive Management of Spinal Cord Injuries. New Delhi: Wolters Kluwer; 2015.

2. Eltorai IM, Schmit JK (editors). Emergencies in chronic spinal cord injury patients. Eastern Paralyzed Veterans Association; 2001.

3. Fehlings MG, Vccaro AR, Roakye M, Rossignol S, Ditunno JF, Burns AS (editors). Essentials of Spinal Cord Injury: Basic Research to Clinical Practice. New York: Thieme; 2013.

4. Kirshblum S, Campagnolo DI (editors). Spinal Cord Medicine. 2nd ed. Philadelphia: Wolters Kluwer, Lippincott, Williams & Wilkins; 2011.

5. Lin VW (editor). Spinal Cord Medicine. Principles and Practice. 2nd ed. New York: Demosmedical; 2010

6. Weaver LC, Polosa C (editors). Autonomic dysfunction after spinal cord injury. In progress in brain research. New York: Elsevier; 2006.

7. Young RR, Woolsey RM (editors). Diagnosis and management of disorders of the spinal cord. Philadelphia: W. B. Saunders; 1995.

심부정맥혈전증

21

21

심부정맥혈전증

척수손상 환자는 근육의 마비와 부동으로 인한 정맥혈류의 저류, 일시적인 응고인자의 변화와 혈소판응집 이상, 혈관 내벽손상의 Virchow's triad를 가진 고위험군이므로 정맥혈전증의 발생 가능성이 높다. 서구에서는 거의 모든 척수손상 환자에서 예방에도 불구하고 심부정맥혈전증이 발생하거나 발생 가능성이 있다고 판단하고 있으며, 척수손상 환자에서의 발생 빈도는 24~100%로 다양하게 보고되어 있다. 국내에서도 척수손상 환자의 심부정맥혈전증의 발생빈도가 증가하는 추세일 것으로 추정하고 있다.

임상적으로 한쪽 발이 붓거나 종아리의 둘레가 커지고, 단단하게 느껴지고, 국소 압통이 있거나, 약간의 열이 있으면 심부정맥혈전증을 의심할 수 있다. 그러나 이러한 증상이 없이 발생하기도 한다. 만약 숨이 가쁘거나 저혈압, 빈맥, 흉부 통증이나 원인을 잘 모르는 저산소증이 있으면 폐색전을 의심할 수 있는 증상이다. 심부정맥혈전증(deep vein thrombosis)은 주로 하지의 심부정맥인 원위부의 가자미근정맥(soleal vein), 비골정맥(peroneal vein)과 근위부의 슬와정맥(popliteal vein), 대퇴정맥(femoral vein), 장골정맥(iliac vein)에 혈전이 생긴 것이다. 이 중 근위부 정맥의 혈전이 폐에 색전을 유발하기 쉽다. 심부정맥혈전증의 발생부위는 원위부가 근위부 정맥에 비해 발생빈도가 높고, 장딴지 부위의 정맥에서 발생하는 빈도가 가장 높다. 심부정맥혈전증의 발생이 가장 많은 혈관은 슬와정맥으로 보고되어 있다.

심부정맥혈전증의 발생기전은 근력의 마비로 인한 하지근육의 생리적 근육펌프기능의 상실과 체위의존부종(dependent edema)에 의한 혈액점도의 증가, 부종, 부동으로 인한 혈관손상 등이 제시되어 있다. 마비로 인한 부동으로 손상 후 10~12일간 혈액응고인자 VIII, von Willebrand factor, fibrinogen이 상승하게 된다. 또 저알부민혈증으로 항트롬빈 III의 감소를 유발한다. 그리고 다른 혈액응고인자가 관여하여, 혈소판이 담배나 혈관손상 등의 자극에 의해 활성화된다. 정맥혈전은 정맥의 판막첨판(valve cusp)에서 시작하여 혈관의 손상과 혈류의 정체, 혼탁(turbidity) 등의 영향으로 혈소판을 혈관벽에 머물게 한다. 폐색전을 일으키는 정맥혈전은 대부분이 근위부 혈관에서 발생하며 작은 색전은 무증상으로 있다가 점차 색전이 커지면 폐경색으로 발전한다. 폐혈관의 60% 이상을 막는 대량 색전은 급성 우측심부전과 사망에 이르게 할 수 있다.

I. 하지의 심부정맥 해부

하지의 정맥계는 표재(superficial), 심부(deep), 관통(perforating)정맥으로 구성되어 있다. 심부정맥은 근막(muscle fascia) 아래에 위치하는 정맥이고, 표재정맥은 근막 바깥쪽에 위치하는 정맥으로 정의한다. 이들 정맥혈의 심장으로의 흐름은 근육의 정맥펌프와 정맥판막에 의해 이루어진다. 하지정맥의 판막은 아래쪽일수록 많고 위로 올라갈수록 수가 줄어든다. 앙와위로 누워서 근육의 활동이 없을 때는 열려 있다가 혈류가 역행할 상황이 되면 0.5초 내에 닫히게 된다. 서있으면 300~800 mL의 혈류가 하지로 모이게 된다. 하지의 정맥혈을 위로 이동시키는 동력의 90%는 발과 장딴지, 대퇴부 근육의 펌프활동에 의해 이루어진다. 이 중 장딴지근육의 펌프작용에 의한 역할이 가장 크므로 가장 중요하다. 장딴지근육의 펌프작용에 의한 박출률(ejection fraction)은 65%에 이른다. 대퇴근육의 펌프작용에 의한 박출률은 15% 정도이다. 장딴지근육의 수축에 의한 하퇴 후구역(posterior compartment)의 압력은 250 mmHg까지 상승한다.

하지의 주된 심부정맥은 대퇴정맥(femoral vein)을 제외하고는 대개 동맥과 비슷한 주행을 하고 있다. 하지의 심부정맥은 개인에 따른 변이가 많다. 장딴지의 심부정맥은 가자미근정맥(solar vein), 비복근정맥(gastrocnemius vein), 경골정맥(tibial vein)과 비골정맥(perineal vein)이고, 이들 장딴지의 정맥이 합쳐져서 슬와정맥(popliteal vein)을 형성한다. 슬와정맥은 심부대퇴정맥(deep femoral vein)과 직접 연결되기도 하고, 가지정맥을 내어서 심부대퇴정맥으로 연결된다. 슬와정맥에서 총대퇴정맥(common femoral vein)으로 연결되는 동맥이 대퇴정맥(femoral vein)이다. 이전에는 이 대퇴동맥을 표재대퇴정맥(superficial femoral vein)이라고 하였으나, 명칭이 표재정맥으로 오인될 수 있어서 대퇴정맥으로 명칭하고 있다. 내장골정맥(internal iliac vein)은 외장골정맥(external iliac vein)과 합쳐지고 총장골정맥(common iliac vein)을 형성한다. 내장골정맥의 해부학적 변이가 많고, 내장골정맥에는 거의 판막이 없다. 양측의 총장골정맥은 L5 척추체의 우측에서 합쳐져서 하대정맥(inferior vena cava)을 형성한다.

II. 심부정맥혈전증의 진단

부종, 압통, 열감 등이 흔한 증상이므로, 이소성골화(heterotopic ossification)나 연조직염과 같은 감염, 골절 등과 감별이 필요하다. 일반적으로 부종이나 열감 등의 임상증상으로 심부정맥혈전증이 진단되는 특이도는 30%로 매우 낮다. 혈전은 발생 초기 5~7일간은 혈관벽과 매우 가늘고 느슨한 연결 상태에 있어 폐색전으로 발전될 가능성이 크다. 무증상 심부정맥혈전증에 의해 폐색전이 되는 경우가 75%로 매우 높다. 임상적으로 한쪽 발이 붓거나 종아리의 둘레가 증가하고, 국소 압통이 있으며 단단하게 느껴지고, 약각의 열이 있으면 심부정맥혈전증을 의심할 수 있으나, 이러한 증상이 없이도 발생되기도 한다. 만약 숨이 가쁘거나 저혈압, 빈맥, 흉부 통증이나 원인을 잘 모르는 저산소증이 있으면 폐색전이 의심되는 증상이다. 폐색전이 있어도 무증상인 경우가 많고 호흡곤란, 빈맥, 열, 흉통 등의 폐렴이나 무기폐와 유사한 증상을 호소하게 된다. 척수손상 환자에서 심부정맥혈전증이 있어도 국소 열감이나 전신열 정도의 증상을 나타나는 경우가 많으므로, 심부정맥혈전증이 의심되면 철저히 검사하고 조기에 치료할 수 있도록 하여야 한다.

심부정맥혈전증의 검사는 이중도플러 검사를 하고 폐색전은 흡인-관류스캔과 심전도에서 우심실긴장 소견(right ventricular strain pattern)이 보이거나, 폐의 나선식 CT를 시행한다. 도플러검사에서 정맥혈의 흐름뿐만 아니라 외부압력에 따른 폐쇄된 정맥의 압축성 상실(noncompressibility)이 매우 중요한 진단소견이 된다. 이중도플러초음파 검사는 총대퇴정맥(common femoral vein)과 슬와정맥(popliteal vein)의 혈전에는 매우 민감한 검사방법이지만, 장딴지정맥 혈전의 진단에는 양성예측치가 낮다. 다행히 장딴지정맥 혈전에 의한 폐색전으로의 발전 가능성은 매우 낮다. 도플러검사에 의해 장골정맥(iliac vein)이나 대퇴심정맥(profound femurs)과 같은 근위부 혈관에 대한 검사는 제한이 있다. 증상이 있는 환자에 대한 이중도플러 검사에 의한 민감도와 특이도는 90% 이상이다. 그러나 정맥조영술 등으로 확진된 심부정맥혈전증 환자 중 무증상군에 대한 초음파검사에 의한 민감도는 38% 정도로 낮아서 무증상군에 대한 선별검사 도구로는 우수하지 않다. 그러므로 심부정맥혈전증이 의심되면 3~5일 간격으로 반복해서 초음파검사를 하도록 권유하고 있다.

정맥조영술이 절대 표준검사라고 하지만 이중도플러초음파 검사(duplex doppler ultrasonography)와 CT 정맥조영술(CT venography)의 발달로 침습적인 검사를 대처하게 되어, 드물게 다른 검사에서 음성이지만 임상적으로 의심이 되는 경우에 시행하고 있다. 장골정맥과 같은 근위부 정맥 혈전증의 경우에 대개 CT 정맥조영술에 의해 진단이 대체된다. 그러나 정맥조영에 의한 확진이 필요한 경우에는 환자를 경사대에 세운 상태에서 발등의 정맥에 조영제를 150 mL 정도의 많은 양을 주사하고 투시영상으로 관찰하여 충만결손(filling defect)이나 조영제 흐름의 차단(cutoff), 비충만상(nonfilling)이 있는지를 관찰한다. 정맥조영술도 위음성과 위양성이 있고, 침습적이어서 연조직염 등의 합병증이 생길 수 있다.

D-dimer는 특이도는 낮으나 심부정맥혈전증에 대한 좋은 예상치가 된

다. D-dimer는 혈전이 용해되면서 형성하는 섬유소(fibrin)를 반영하는 것이다. ELISA에 의한 D-dimer의 정량적 측정은 심부정맥혈전증이나 폐색전의 진단에 특이도는 낮지만 민감도(95%)가 매우 높다. 출혈, 간질환, 패혈증, 신부전, 외과적 처치, 암, 감염, 임신 등에서 D-dimer가 상승한다. D-dimer는 250 ng/mL (250 μg/L) 이하가 정상치이다.

III. 폐색전의 진단

폐색전으로 호흡곤란, 빈맥, 열, 흉통 등의 폐렴이나 무기폐와 유사한 증상을 호소하게 되며, 드물게 저혈압이나 부정맥이 나타나 패혈증으로 오인될 수 있다. 무증상인 경우도 상당히 많다. 사지마비 환자에서 흉통을 느낄 수 없어 호흡곤란증이 뚜렷해질 때까지 증상을 인지하지 못하는 경우가 많다. 동맥혈 가스분석, 단순흉부방사선촬영, 심전도를 하여도 초기에는 거의 이상을 보이지 않는다. 그러나 호흡곤란으로 인한 과다호흡과 저산소혈증이 있으며 호흡성알칼리증이 나타난다. 초기 흉부 방사선사진에서 거의 이상을 보이지 않지만, 심한 저산소혈증이 있음에도 불구하고 흉부 방사선사진이 정상이면 오히려 폐색전을 시사하는 중요한 단서가 될 수 있다. 열과 빈맥만 보이는 경우도 많다. 확진을 위해 폐 CT를 하지만, 폐스캔과 폐동맥조영을 하기도 한다. 폐색전 환자의 70% 정도에서 심전도의 이상을 보인다. 동성빈맥(sinus tachy-cardia)과 비특이 ST절과 T파 변화를 보일 수 있다.

환기-관류 폐스캔(ventilation-perfusion, V/Q, lung scan)은 technetium-99m (99mTc)표지 알부민을 정맥주사하여 폐의 혈류를 관찰하고, xenon-127 가스나 technitium-99m 황교질분무(sulfur colloid aerosol)로 폐의 말초기도를 영상화한다. 단순흉부방사선사진에서 이상을 보이지 않는 부위에서 환기-관류 폐스캔에서 이상을 보이면 폐색전을 진단하는 데 도움이 된다. 즉 환기 폐스캔에서는 이상을 보이지 않으나 관류 폐스캔에서 이상을 보이는 환기관류불균형(ventilation perfusion inequality)이 있으면 진단된다. 관류폐스캔에서 쐐기형이나 분절침범을 시사하는 다발성 결손이 보이거나 폐의 측면이 움푹

들어간 결손이 보인다. 관류폐스캔에서 이상이 없으면 폐색전이 아니라고 진단할 수 있다.

Ⅳ. 심부정맥혈전증의 예방과 치료

급성기 척수손상 환자에서는 간헐적 공기압박(intermittent pneumatic compression) 치료와 대퇴부 높이 점진적 압박스타킹(thigh high graded compression stockings)의 착용은 필수적이다. 급성기에는 하루에 두 차례 심부정맥혈전증을 시사하는 증상이 있는지를 관찰하고, 대퇴부와 하퇴부의 둘레를 측정한다. 대퇴부와 하퇴부 둘레의 측정은 슬관절의 내측부에서 각각 대퇴부로 10 cm, 하퇴부로 15 cm 부위에 표시를 해두고 측정한다. 서구에서는 심부정맥혈전증의 예방 목적의 약물 사용이 일반적이지만 국내에서는 예방을 위해 약물투여는 통상적이지는 않다. 그러나 경우에 따라 coumadin이나 소량의 비분할 헤파린(unfractionated heparin, 5,000 units bid) 또는 조정량(adjusted dose)으로 피하 주사하거나, 저분자량 헤파린(low molecular weight heparin, LMWH)을 피하 주사한다.

헤파린은 제조방법과 분자량에 따라 비분할 헤파린(헤파린)과 저분자량 헤파린으로 분류한다. 각각의 분자량은 3,000~30,000 daltons와 4,000~6,500 daltons이다. LMWH의 분자량은 비분할성헤파린의 약 1/3 정도이어서 피하주사에 의한 생체이용률(bioavailability)이 높다. 비분할성헤파린과 LMWH 모두 항트롬빈 III와의 상호작용으로 항응고효과를 나타낸다. LMWH는 비분할성 헤파린에 비해 항트롬빈 활성도는 떨어지지만 항인자 Xa 활성도가 높고 혈소판에 의한 비활성화의 정도가 낮다. LMWH은 비분할성 헤파린과 비교하여 반감기가 길기 때문에 일 1~2회 투여할 수 있다. 비분할성 헤파린은 혈장단백과의 결합성이 높아 낮은 농도에서 효율이 떨어지고 항응고효과의 예측이 어려운 단점이 있는 반면, LMWH는 혈장단백 결합성이 낮아서 용량에 따른 항응고효과의 예측이 가능하다. 그러므로 비분할성 헤파린은 aPTT를 측정하여 용량을 조절하지만, LMWH은 대다수 환자에서 검사가 필요하지

표 21-1 Unfractionated heparin과 low-molecular-weight heparin

성분명	Heparin	Enoxaparin	Dalteparin	Nadroparin
상품명	Heparin	Clexane	Fragmin	Fraxiparin
제형	25,000 iu/5 mL vial 20,000 iu/20 mL vial	20 mg/0.2 mL syringe 40 mg/0.4 mL syringe	10,000 iu/mL amp	2,850 iu/0.3 mL syringe 3,800 iu/0.4 mL syringe 5,700 iu/0.6 mL syringe
분자량 (Daltons)	3,000~30,000	3,500~4,500	4,000~6,000	4,855
Anti Xa:lla ratio	1:1	3~4:1	2:1	3~4:1

않다. 다만 신부전환자, 소아나 신생아, 비만, 임산부에서 LMWH의 반감기가 연장될 수 있으므로 anti-Xa 측정을 해서 주의하여 용량을 조절하여야 한다. LMWH은 국내에서 여러 제품이 시판되고 있다. 각 제품에 따라 분자량과 용량이 다르지만 임상적 효과의 차이는 없다. 대표적으로 enoxaparin (Clexane®, 20 mg/0.2 mL, 40 mg/0.2 mL), dalteparin (Fragmin®, 10.000 iu/mL), nadroparin (Fraxiparin®, 2,850 iu/0.3 mL, 3,800 iu/0.4 mL, 5,700 iu/0.6 mL)의 다양한 제재를 들 수 있다(표 21-1). 심부정맥혈전증이나 폐색전에서 사용하는 용량은 동일하게 하면 된다. 비분할성 헤파린은 연속적으로 정맥 주사하거나 간헐적인 정맥주사가 가능하다. 피하주사로는 효율이 떨어지므로 고용량 투여가 필요하므로 가능한 정맥주사를 하도록 한다. 근육주사는 혈종형성이 많으므로 하지 않는다. 반면 LMWH는 저용량에 의한 생체효율이 좋으므로 피하주사로 투여한다.

내부 장기의 손상을 동반하거나 출혈의 위험이 있는 심부정맥혈전증 환자나 고위험군 환자에서는 조기에 Greenfield 하대정맥필터(Greenfield IVC filter) 삽입을 고려할 필요가 있다. 급성기에 72시간 출혈이 지속될 것으로 예상되면 하대정맥필터를 삽입하고, 출혈이 멈추거나 안정화되면 가능한 조기에 항응고제를 투여한다. 최근의 추세는 출혈이 있거나 중증의 혈소판 감소증 등의 금기증이 있지 않는 한 LMWH을 사용하는 경향이다. 수술을 하게 되는 경우에는 수술 하루 전과 하루 후에 약물투여를 중단한다. 예방목적의 항응고 제 치료는 대개 척추손상 후 8~12주까지 하도록 권고하고 있다. 대개 척수손 상 발생 후 의학적으로나 외과적으로 안정화되면 원칙적으로 조기 가동화와 수동운동치료를 시작하며, 조기에 심부정맥혈전의 예방목적의 치료를 하게 한다. 그러나 심부정맥혈전증이 의심되면 진단이 되기까지 48시간 정도는 하 지의 운동치료를 중단하도록 한다. 또 이후에 환자가 다른 의학적 합병증 등 으로 입원하거나 장기간 침상안정을 하여야 하는 상황이 발생하면 심부정맥 혈전에 대한 예방적 처치를 하는 것이 원칙이다.

급성기 척수손상 환자를 다루는 외과 의사들이 예방 목적의 항응고제 사용 에 거부감이 있다면 간헐적 공기압박기나 압박스타킹를 사용하고 자주 도플 러초음파 검사를 시행하여 심부정맥혈전증에 대한 지속적인 감시를 하여야 할 것이다. 규칙적으로 도플러초음파 검사를 시행하는 것은 고비용적이고 하 퇴부의 심부정맥혈전증의 진단에 한계가 있다. 예방 목적의 항응고제 사용의 권유에 거부감이 있는 경우, 특히 대퇴 골절을 동반한 완전 상부 경수 손상 환 자와 같은 초고위험군 환자에서는 시간이 경과되어 재활의학과로 환자가 전 과되어 LMWH를 사용하더라도 조기에 하대정맥필터를 권유하는 것이 유리 하다. 하대정맥필터도 아래로 이동하거나 복강 내 침식, 필터 폐쇄 등의 합병 증이 있다. 하대정맥필터를 하고 있는 척수손상 환자에서 수기에 의한 보조기 침을 하면 하대정맥의 합병증 발생 위험이 증가하므로 주의하여야 한다.

일단 심부정맥혈전증이 확인되면 LMWH나 비분할 헤파린(헤파린)을 즉시 사용한다. 점차 비분할 헤파린에 비해 LMWH의 사용을 선호하는 경향이다. 헤파린을 사용하게 되는 경우에는 헤파린(heparin)을 충분히 주사하여 aPTT 가 정상치의 1.5~2.5배 연장되도록 한다. 헤파린이 형성된 현전이 색전형성 (embolization)하는 것을 방지하거나 용해시키지는 못한다. 헤파린은 새로운 혈전이 형성되는 것과 혈전이 커지는 것을 방지하는 역할을 한다. 헤파린을 투여하여 24~72시간 내에 aPTT가 1.5배 이상 지연되지 않으면 혈전의 재발과 확장의 가능성이 커진다. 와파린(warfarin)은 초기 5~10 mg으로 시작하여 2~4일간 같은 용량을 유지하고 PT INR을 보면서 용량을 조절한다. 와파린 은 하루 5~10 mg을 한 번 같은 시간에 투여한다. 와파린이 protein C의 농도 를 감소시켜 일시적으로 과다응고(hypercoagulation) 상태를 형성하기 때문에 헤파린을 중단하기로 하면 헤파린과 와파린은 4~5일간 같이 사용하고 헤파 린을 중단한다. 와파린을 복용하는 동안 INR은 2~3이 되도록 유지한다. 보통 심부정맥혈전증이 있었으면 3~6개월간, 폐색전증이 있었으면 6개월 정도 지 속한다. 심부정맥혈전증이 재발하면 더 오랜 기간 와파린을 복용하게 한다.

[참고 및 추천 문헌]

1. Bounameaux H, Cirafici P, de Moerloose P, Schneider PA, Slosman D, Reber G, et al. Measurement of D-dimer in plasma as diagnostic aid in suspected pulmonary embolism. Lancet 1991;337:196-200.

2. Deitelzweig S, Jaff MR. Medical management of venous thromboembolic disease. Techniques in Vascular and Interventional Radiology 2004;7:63-7.

3. Koopman MM, Bossuyt PM. Low molecular weight heparin for outpatient treatment of venous thromboembolism. safe, effective, and cost reducing? Am J Med 2003;115:324-5.

4. Messier MH. Lower extremity venous anatomy. Semin Intervent Radiol 2005;22:147-56.

5. Morris TA. Heparin and low molecular weight heparin: background and pharmacology. Clin Chest Med 2003;24:39-47.

6. Muriel K, Green RM, Greenberg RK, Clair DG. The anatomy of deep venous thrombosis of the lower extremity. J Vas Surg 2003;31:895-900.

7. Murphy KD. Mechanical thrombectomy for DVT. Techniques in Vascular and Interventional Radiology 2004;7:79-85.

8. Sprague S, Cook DJ, Anderson D, O'Brien BJ. A systematic review of economic analyses of low-molecular-weight heparin for the treatment of venous thromboembolism. Thromb Res 2003;112:193-201.

9. Stavropoulos SW. Inferior vena cava filters. Techniques in Vascular and Interventional Radiology 2004;7:91-5.

10. Teasell RW, Hsieh JT, Aubut JA, Eng JJ, Krassioukov A, Tu L, et al. Venous thromboembolism after spinal cord injury. Arch Phys Med Rehabil 2009;90:232-45.

11. van der Velde EF, Toll DB, Ten Cate-Hoek AJ, Oudega R, Stoffers HE, Bossuyt PM, et al. Comparing the diagnostic performance of 2 clinical decision rules to rule out deep vein thrombosis in primary care patients. Ann Fam Med 2011;9:31-6.

[참고 서적]

1. Chhabra HS (editor). ISCoS Textbook on Comprehensive Management of Spinal Cord Injuries. New Delhi: Wolters Kluwer; 2015.
2. Eltorai IM, Schmit JK (editors). Emergencies in chronic spinal cord injury patients. Eastern Paralyzed Veterans Association; 2001.
3. Green D, Olson DA (editors). Medical Mangement of Long-Term Disability. 2nd ed. Boston: Butterworth-Heinemann; 1996.
4. Kirshblum S, Campagnolo DI (editors). Spinal Cord Medicine. 2nd ed. Philadelphia: Wolters Kluwer, Lippincott, Williams & Wilkins; 2011.
5. Lee BY, Ostrander LE (editors). The spinal cord injured patient. 2nd ed. New York: Demos; 2002.
6. Lin VW (editor). Spinal Cord Medicine. Principles and Practice. 2nd ed. New York: Demosmedical; 2010.
7. Sabharwal S. Essentials of spinal cord medicine. New York: Demosmedical; 2014.
8. Young RR, Woolsey RM (editors). Diagnosis and management of disorders of the spinal cord. Philadelphia: W. B. Saunders; 1995.

체온조절 이상

22

체온조절 이상

I. 체온조절 기전

정상인에서 체내외 온도에 대한 정보는 혈액의 온도변화에 따라 시상하부(hypothalamus)에서 혈관운동과 발한기능을 조절하여 좁은 범위 내에서 체온을 유지할 수 있도록 한다. 시상하부의 시각교차앞구역(preoptic area)에서 체온상태를 감지하고 조절하는 반응을 하게 된다. 또한 피부와 중뇌, 연수, 척수 복강내의 온도감지 감각기관의 영향을 받는다. 시상하부가 여러 온도감지 기관으로부터의 신호를 통합하고 조절하여 적절한 체온조절을 할 수 있도록 한다. 말초수용체에서 감지된 온도자극이 원심성 섬유를 타고 후근절을 통해 척수에 들어가면 반대쪽을 통해 내측섬유대(medial lemniscus)와 시상(thalamus)을 거쳐 시상하부까지 전달된다. 시상하부에 의한 체온조절은 원심성 신호로 C7 아래 부위의 노르아르레날린과 콜린성 섬유를 통해 전율현상(shivering)과 혈관운동, 땀샘운동을 조절하여 체온조절을 한다. 즉 교감신경계에 의해 체온조절이 이루어지는데 체온이 오르면 교감신경계의 활성도를 억제하여 혈관확장을 통해 체온을 내려가게 하고, 반대로 체온이 떨어지면 교감신경계를 활성화시켜 혈관을 수축시켜 체온보존기능을 할 수 있도록 한다. 체온조절을 위한 신체 반응 중 전율현상(shivering)에 의한 세포대사를 증가시켜 체온을 유지하고 상승시키는 반응이 체온유지를 위한 반응 중 가장 강력한 반응이다. 또한 휴지기에 심장박출량의 6% 정도를 수용하는 피부의 교감신경계도 체온조절에 관여하게 된다. 피부를 통해 열 발산이 심하면 정상 상태의 7배에 달하는 혈류의 감소를 이루어 체온의 발산을 방지하는데 기여한다. 또 vasopressin의 분비가 감소하면 체액의 양이 감소하게 되고 체온을 상승시키는 효과가 있다. 이러한 외부 온도의 변화에 대한 여러 작용에 의해 정상인에서 13℃에서 60℃ 사이의 온도변화에 체온의 항상성을 유지할 수 있도록 한다. 35℃ 이하이면 저체온증, 38.4℃ 이상이면 고체온증으로 정의한다.

정상적으로 30℃ 이상의 온도에 노출되면 피부의 혈관팽창을 통해 열 발산을 촉진하게 되고 발한에 의한 열손실 반응도 중요한 생리적인 방어기제이다. 땀샘은 콜린성 교감신경에 의해 체온상승에 대해 저장성 식염수(hypotonic saline)를 발한시킨다. 땀이 피부에서 기화하면서 체온을 내리는 효과를 만든다. 그러나 습도가 높은 고온상태에서는 발한에 대한 기화효과가 없어 오히려 탈수와 체온상승을 유발할 수 있다.

II. 척수손상 환자의 변온증(poikilothermia)

중심체온이 떨어지면 교감신경성 노르아드레날린에 의해 오한과 입모현상과 혈관수축으로 열을 발생시키고 열 발산을 줄이려고 하고, 중심체온이 올라가면 혈관이완과 발한으로 온도를 내리려고 한다. 척수손상 환자에서는 시상하부와 연결되는 척수시상로의 차단으로 교감신경 연결이 없어지므로 손상부위 아래의 혈관운동과 발한 기능이 상실된다.

척수손상 환자에서 체온조절기능의 이상은 신경학적 손상부위와 손상의 정도에 따라 차이가 크다. 즉 손상부위가 높을 수록 체온조절기능이 상실된 체표면이 늘어나서 체온조절 기능이상이 더 심해진다. T6 이상의 손상에서는 전율반응과 체온조절을 위한 발한기능이 상실되어 체온조절 기능이 더욱 나빠진다. 완전손상에 의한 사지마비 환자는 고체온(101℉, 38.4℃ 이상) 또는 저체온(95℉, 35℃ 이하)으로 체온의 항상성이 유지되지 않는 변온증(poikilothermia)

이 되기 쉽다. 즉 체온의 변화가 환자 주위의 온도에 의해 영향을 받게 된다.

척수손상 환자의 체온 상승 반응은 척수손상 부위 상부 신체의 전율현상 (shivering)과 혈관수축에 의한 반응이 유일하다. 그러므로 정상인과 달리 척수손상 환자에서 열이 있으면 감염이 있을 것이라는 생각을 먼저 하여야 한다. 감염에 의한 발열현상이 아니라면 자율신경 이상반사증일 가능성이 크다. 사지마비 환자에서 변온상태를 고려한 임상적 판단이 필요하고, 사지마비 환자는 정상인에 비해 중심체온이 0.5-1℃ (1-2℉) 낮은 정상체온을 가지고 있으므로(partial poikilotherm), 사지마비 환자에서 체온이 약간 높으면 감염 상태일 가능성이 크다고 판단하여야 한다. 그리고 주위 온도가 높거나 이불을 덮고 있어서 고열이 발생할 수도 있다. 특히 손상 초기의 체온 상승이 변온상태에 의한 것인지에 대한 판단이 필요하다. 사지마비 환자는 기온이 32℃ 이상이 되면 냉방이 되는 환경에 있게 하고 수분섭취를 충분히 하게 한다. 가능한 야외활동을 제한하고 특히 덥거나 습도가 높은 날씨에는 과격한 운동을 하지 않도록 한다. 휠체어 운동으로 인해 고체온이 발생하면 체온을 적절히 내릴 수 있는 방안을 알아두어야 한다.

[참고 및 추천 문헌]

1. Karlsson AK, Krassioukov A, Alexander MS, Donovan W, Biering-Sorensen F. International spinal cord injury skin and thermoregulation function basic data set. Spinal Cord 2012;50:512-6.
2. Khan S, Plummer M, Martinez-Arizala A, Banovac K. Hypothermia in patients with chronic spinal cord injury. J Spinal Cord Med 2007;30:27-30.
3. Price MJ. Thermoregulation during exercise in individuals with spinal cord injuries. Sports Med 2006;36:863-79.

[참고 서적]

1. American Spinal Injury Association. International Standards to document remaining Autonomic Function after Spinal Cord Injury. First Edition Reprint 2015 ed. Atlanta, GA: American Spinal Injury Association; 2012.
2. Green D, Olson DA (editors). Medical Mangement of Long-Term Disability. 2nd ed. Boston: Butterworth-Heinemann; 1996.

3. Guttmann L. Spinal cord injuries. Comprehensive management and research. Oxford: Blackwell Scientific Publications; 1976.

4. Kirshblum S, Campagnolo DI (editors). Spinal cord medicine. 2nd ed. Philadelphia: Wolters Kluwer, Lippincott, Williams & Wilkins; 2011.

5. Sabharwal S. Essentials of spinal cord medicine. New York: Demosmedical; 2014.

6. Weaver LC, Polosa C (editors). Autonomic dysfunction after spinal cord injury. In progress in brain research. New York: Elsevier; 2006.

7. Young RR, Woolsey RM (editors). Diagnosis and management of disorders of the spinal cord. Philadelphia: W. B, Saunders; 1995.

신경인성 방광

23

신경인성 방광

척수손상 환자에서 비뇨기계와 배뇨관리의 발전으로 비뇨기계 합병증의 이환율과 사망률이 감소하고 있음에도 불구하고, 아직 비뇨기계 합병증과 관련된 신기능의 장해로 인한 사망은 척수손상 환자의 주된 사망 원인 중의 하나이다. 척수손상 환자의 신경인성 방광 관리의 궁극적인 목표는 하부요로 감염을 최소화하고, 상부요로계를 보존하고, 요실금이 없는 상태에서 개개인의 방광의 상태와 생활 양식을 고려한 적합한 배뇨를 하도록 하는 데 있다.

신경인성 방광의 관리는 환자의 의학적, 사회적 문제를 세심하게 고려한 치료 계획과 목표 설정이 필요하다. 의학적인 면에서는 신장기능의 보존이 가장 중요한 목표가 될 것이므로 반복적인 상부 요로계의 감염과 방광-요관역류에 의한 신장의 반흔 형성과 신부전으로의 악화를 방지하여야 한다. 아울러 사회적인 면에서 배뇨나 도뇨 시간 사이에서 발생하는 요실금과 개인 위생, 사회적응 정도를 고려한 효과적인 도뇨 등이 고려되어야 한다. 신경인성 방광 환자의 이상적인 배뇨는 1) 배뇨근압과 배뇨압이 낮아야 하며, 2) 배뇨 후 잔뇨량이 적으며, 3) 요로 감염이 없으며, 4) 도뇨 사이에 실금 없이 유지되는 것이라고 할 수 있다. 신경인성 방광에 대한 약물의 사용은 환자의 의학적, 사회적 상태를 고려하고, 위의 4가지 배뇨의 조건을 치료의 목적으로 하는 것이 원칙이겠지만, 배뇨 방식의 결정에 따라 약물의 선택, 즉 대상 구조물의 긴장도의 조절에 필요한 약물의 선택이 이루어지게 된다.

극단적으로 환자의 배뇨 방식이 완전히 간헐적 도뇨에 의해 이루어진다면 방광의 배뇨근 압력이 높지 않은 상태에서 적절한 소변 저장 기능만 유지하면 된다. 또 간헐적 도뇨에만 의존한 배뇨를 하되 도뇨의 횟수를 최소화하기 위해서는 수분 섭취에 의한 소변 형성을 최소화하면 될 것이다. 배뇨관련 약물의 선택에 있어 전적으로 간헐적 도뇨에 의존한 배뇨를 선택한다면 단순히 방광 내압의 감소와 과팽창의 방지, 수분 섭취 조절이 고려의 대상이 될 뿐이다. 그러나 이러한 극단적인 방법의 배뇨는 사회에서 환자의 적응 상태를 적극적으로 고려하지 않은 배뇨 방식일 것이다. 그리고 적절한 요도를 통한 배뇨와 최소한 횟수의 도뇨를 하거나, 도뇨를 하지 않는 배뇨를 치료의 목표로 설정한다면 배뇨압이 높지 않아야 할 것이며, 내요도 괄약 기전과 외요도 괄약근을 포함한 소변 유출 경로의 긴장도 조절이 필요하게 된다. 아울러 신경인성 방광의 배뇨 관리에 있어 중요하게 고려하여야 할 점은 척수손상 환자에서 ADH (antidiuretic hormone)의 주야간(diurnal-nocturnal) 분비 정도의 차이에 의한 소변형성의 불규칙과 수분과 식이 섭취의 특성이다.

I. 배뇨 해부

1. 요로계의 해부

하부 요로계는 방광과 요도이고, 상부 요로계는 요관과 신장으로 구성된다. 신장실질은 소변을 형성하고 신우와 요관으로 내보낸다. 요관은 신장의 요관신우 접합부에서 방광의 기저로 연결되며, 방광의 점막 하로 경사방향으로 연결되어 있다. 요관이 방광 벽(특히 점막하절, submucosal segment)에 경사방향으로 이어져있어 소변의 역류를 막는 기능을 한다. 즉 방광 내 압력이 높아지면 요관을 압박하여 기능적으로 일 방향 판막과 같은 역할을 하게 된다. 역류가 없는 경우의 점막 하 요관길이와 요관직경의 비율이 5:1 정도이며, 적어도 3:1은 되어야 효율적인 일 방향 판막으로서의 기능을 할 수 있다. 방광은 배뇨근과 삼각부로 형성되며, 요도의 괄약근은 내요도괄약근의 기능을 하는 방광 경부와 외요도 괄약근으로 나뉜다. 방광 경부는 자율신경계에 의해 조절되며, 외요도괄약근은 골결근으로 체성계에 의해 조절된다. 방광을 형성하는 배뇨근은 방광 경부로 이어져 요도로 이어진다. 기능적으로 배뇨근을 교감신경 지배부인 방광 경부(bladder neck, base), 즉 삼각부(trigon)와 방광근 체부(body, fundus, dome)로 나누게 된다. 방광근의 체부가 소변의 저장과 배출에 주된 기능을 하는 부위이다. 방광에 소변량이 늘어나도 방광 경부는 늘어나지 않고, 배뇨가 시작되면 배뇨근이 수축함에 따라 수직으로 깔때기 모양(funnel)을 형성하게 된다.

배뇨근을 뚫고 들어오는 요관의 횡문층과 외막(ureteral adventitia)은 배뇨근과 합쳐지면서 방광벽의 요도공에서 Waldeyer초(Waldeyer sheath)를 형성하여 방광에 요관을 부착하고 삼각부와 연결성을 이루게 된다. 요관과 요관의 배뇨근 접합부에는 교감신경과 부교감신경의 신경지배가 있지만, 그 작용 기능은 명확하게 알려져 있지 않다. 다만 Waldeyer초에 대한 교감신경이 활성화되면 배뇨근 내의 요관을 압박하여 배뇨 동안의 방광압의 증가에 따른 방광-요도역류를 방지하는 기능을 한다고 알려져 있다(그림 23-1).

방광의 기능인 소변 저장과 배출은 말초신경계와 천수부의 배뇨중추, 교뇌(pons)의 배뇨중추, 대뇌피질의 복잡한 작용에 의해 이루어진다. 전두엽의 대뇌 피질에서 배뇨중추에 대한 배뇨억제 역할을 하고, 교뇌의 배뇨중추에서 방광 수축과 요도 괄약근의 기능을 조절하여 배뇨를 가능하게 한다. S2-S4의 배뇨근핵(detrusor nucleus) 골반신경(pelvic nerve)을 통해 부교감신경에 의한 무스카린 수용체(M2, M3)에 아세틸코린이 작용하여 배뇨근의 수축이 일어나게 된다. 한편 교감신경은 T10-L2로부터 하복신경(hypogastric nerve)을 통해 노르에피네프린에 의해 아드레날린 수용체(alpha 1-receptor)에 작용하여 방광 경부의 긴장도를 높여서 소변의 저장을 용이하게 한다. 또한 교감신경은 베타 수용체(beta-receptor)를 통해 배뇨근을 이완시키는 기능도 한다. 하부 요로계에 대한 체성신경은 천수의 Onuf 핵(Onuf nucleus)의 운동 신경원에서 시작된 음부신경(pudendal nerve)에 의해 아세틸코린이 나코틴 수용체에 작용하여 외요도괄약근을 수축한다. 음부신경은 Onuf 핵에서 기원하는 운동신경

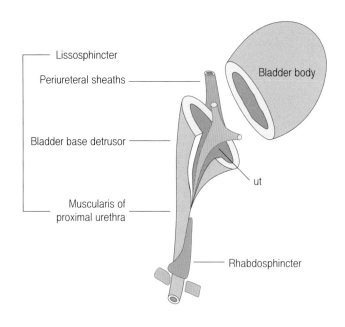

그림 23-1 하부요로계의 구조

으로 개인에 따라 S1, S2, S3, 또는 S1에 한정되는 다양한 변이를 가지고 있다. 이는 4~7 mm의 신경핵주의 길이(nucleus length)와 평균 625개의 운동신경 원으로 구성되어 있다. 전통적으로 음부신경은 모두 외요도괄약근에 체성운 동신경 지배를 하는 것으로 알려져 있으나, 외요도괄약근에 음부신경과 함께 골반신경도 체성운동신경 지배를 한다는 보고도 있다(그림 23-2). 배뇨는 배 뇨근의 수축과 외요도괄약근의 수의적인 이완에 의해 이루어진다(표 23-1).

2. 척수손상 후의 방광과 하부 요로계의 신경해부학적 특성

베타-아드레날린 수용체(beta-adrenergic receptors)는 방광의 상부(body)에 우세하게 분포하며 베타-아드레날린 수용체에 대한 자극은 배뇨근의 이완 을 유발한다. 한편 알파-아드레날린 수용체(alpha-adrenergic receptors)는 방

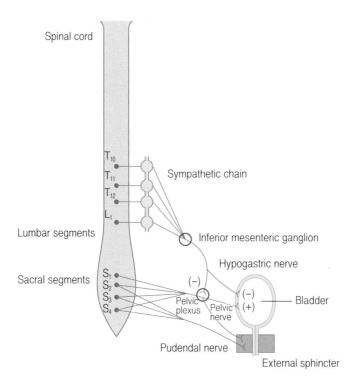

그림 23-2 하부요로계의 신경지배 도해

표 23-1 하부요로계의 신경지배

Segments	Innervations	Nerves	Receptors, neurotransmitters	Functions
S2-S4	Parasympathetic	Pelvic nerve	• M2, M3 • Acetylcholine	• Detrusor contraction
T10-L2	Sympathetic	Hypogastric nerve	• Adrenergic • Norepinephrine	• Bladder neck contraction (alpha1) • Detrusor relaxation (beta)
S2-S4 Onuf's nucleus	Somatic	Pudendal nerve	• Nicotinic • Acetylcholine	• EUS contraction

광의 하부와 전립선부 요도에 높은 밀도를 보이며, 이의 자극은 방광 경부의 배뇨근을 수축시키고 소변 유출부의 압력을 증가시킨다. 골반신경이 배뇨를 자극하는 가장 중요한 구심성 신경이며 이는 small myelinated A-delta와 unmyelinated C-fibers의 두 가지 형태의 구심성 신경섬유로 구성되어 있다. Small myelinated A-delta fiber는 방광의 팽창에 대해 점차적으로 반응이 증가하게 되고, unmyelinated C-fiber는 방광 팽창에 반응이 없어서 정상적인 배뇨에 기능을 하지 못하여 silent C-fiber로 일컬어 진다. 그러나 방광벽에 대한 화학적 자극이나 냉자극에 의해 활성화되어 자발적 활성을 가지게 되며, 천추 상부 척수손상에서는 오히려 A-delta fiber에 비하여 방광 팽창에 의한 활성도가 높아 방광 수축을 유발한다.

음부신경이 기원되는 Onuf 핵은 개인에 따라 S1, S2, S3, 또는 S1에 한정되는 다양한 변이를 가지고 있다. 방광에 대한 배뇨근핵(detrusor nuclei)이 위치하는 척수절은 외요도괄약근에 지배하는 골반신경핵(pudendal nuclei)에 비해 한 척수절 상부에 위치하여 Onuf 핵과 위치를 달리하므로(그림 23-3), 손상된 천수절의 위치에 따라 무반사성 배뇨근이지만 외요도괄약근은 정상 또는 과반사성인 경우가 있을 수 있다. 이러한 형태의 배뇨근과 외요도괄약근의 긴장도의 불일치한 경우는 척수형성이상증(myelodysplasia)이나 다발성 경화증(multiple sclerosis)에서 자주 나타나는 신경인성 방광의 형태이다. 한편 다른 운동신경원에 비해 Onuf 핵은 근위축성측삭경화증에서 변성에 대한 저항이 매우 높은 특성이 있어 배뇨장애는 거의 동반하지 않는 이유이다.

척수손상 이후 방광의 자율신경계 수용체의 분포변화에 따라 방광은 예상 외의 특성을 보이게 된다. 평활근이 탈신경화 되면 신경전달물질에 대한 민감도가 증가되어(denervation supersensitivity), 정상 방광에 비해 척수손상 후 적은 신경전달물질의 용량에도 반응이 큰 양상을 보인다. 또 자율신경계의 수용체 위치와 밀도의 변화도 따르게 되어 척수손상 후 베타-아드레날린 수용체가 우세하던 지역이 알파-아드레날린 수용체 우세로 전환된다. 이러한 변화가 척수손상 후 점차 방광순응도가 감소되는 원인으로 설명되기도 한다. 척수손상 후 50~70%에서는 치료 없이 적절한 소변저장과 배뇨가 가능한 소위 균

A

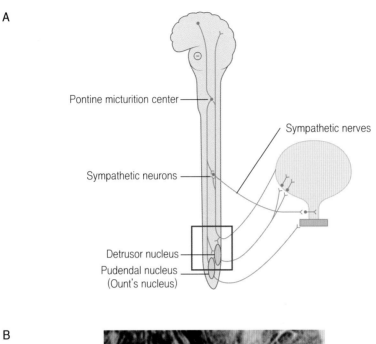

B

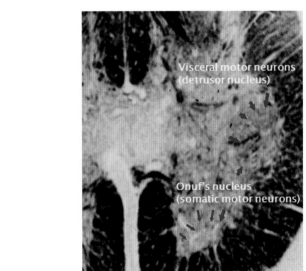

그림 23-3 Onuf핵과 배뇨근핵의 천수절 회색질에서의 위치. Onuf핵의 척수절이 배뇨근핵 (detrusor nucleus)의 위치에 비해 약간 낮은 천수절에 위치한다.

형방광(balanced bladder)으로 된다고 보고하고 있지만, 대개 배뇨 방광압이 높은 환자가 많아서 장기적으로 신기능의 이상을 동반할 가능성은 클 수 있다.

한편 Kaplan 등의 보고를 보면 경수손상 환자 117명 중 20명에서 무반사성 배뇨근이 있으며, 84명의 천수손상 환자 중 26명에서 과반사성 배뇨근과 배뇨근−외요도괄약근협동장애(detrusor−external sphincter dyssynergia)가 있었다고 한 것과 같이, 척수손상 부위와 예측되는 신경인성 방광의 양상이 일치하지 않는 경우가 많다. 따라서 척수손상 후의 자율신경계의 변화, 체성운동신경계 중 중추신경계와 마미신경총을 포함한 말초신경계의 회복의 차이, 부위별 회복의 차이가 예견되는 해부학적 특성에 따른 신경인성 방광의 특징을 결정하는 데에는 다양한 변수로 고려되어야 한다.

II. 신경인성 방광의 평가

1. 신경인성 방광 관련 신체진찰과 평가

신경인성 방광에 의한 배뇨장애의 평가를 위해서는 선행되는 전립선질환이나 요실금 등의 의학적 문제와 배변 및 성기능 등에 대한 평가가 우선 또는 병행되어야 한다. 환자의 성별, 연령, 생활방식, 직업, 주변환경, 교육 정도, 보호자들의 소양과 협조 등의 여러 문제와 수부기능, 민첩도, 인지기능, 보행수준, 평소의 배뇨습관이 기본적으로 고려되어야 한다.

낮은 배뇨근압의 유지와 가능한 요실금이 없는 상태를 신경인성 방광의 치료목표로 설정하는 추세이다. 예전에 비해 신경인성 방광의 관리가 요배출 기능의 용이성보다는 요저장의 용이성으로 치료 방향이 변천해 감에 따라 신경인성 방광의 평가는 일차적으로 요저장 기능의 평가에 두게 된다. 부가적으로 방광의 순응도가 높은 방광인 경우, 배뇨근압이 높지 않은 상태에서 배뇨가 가능하도록 하여 간헐적 도뇨의 횟수를 줄이거나, 도뇨를 하지 않고 배뇨가 어느 정도 가능하도록 하는 노력을 하게 된다.

요저장 상태를 결정하는 배뇨근 활동성의 유무를 판단하는 데에는 척수손상의 신경학적 손상부위가 상당히 중요한 예측인자이다. 척수손상 환자의 신경인성 방광은 척수손상의 부위에 따라 방광의 상태가 어느 정도 결정되지만, 신경학적 손상부위에 의해 결정되는 하지의 경직도가 방광의 상태, 즉 과활동성인지 저반사성 또는 무반사성인지를 결정하는 절대적인 요인은 아니다. 그러나 신경인성 방광의 진단과 평가는 척수손상과 관련된 근력, 감각, 반사 기능에 대한 신경학적 검사가 선행되어야 하는 것은 당연하다.

일반인의 배뇨장애의 평가와는 달리 신경인성 방광에 대한 치료목표에 대한 접근 방식이 약간씩 변화함에 따라 신경인성 방광을 평가하는 데 중점을 두어야 할 부분과 필요한 정보의 중요성에 변화가 있어 왔다. 예를 들어 점차 반사자극에 의한 배뇨와 잦은 배뇨근압의 상승을 지양함에 따라 요역동학검사에서 방광 충만기의 정보가 신경인성 방광의 치료 방향을 결정하는 중요한 자료가 되었으며, 상대적으로 배뇨기 정보의 임상적 가치는 줄어든다고 볼 수 있다.

신경인성 방광을 이해하고 치료를 용이하게 하기 위해서는 표준화된 용어에 의거한 분류가 이루어져야 한다. 대략은 손상부위가 천수상부(suprasacral)인지 천수하부 또는 천추내(infra, intra, subsacral)인지에 따라 분류할 수 있으나 방광을 포함한 하부 요로계의 상태를 보는 관점에 의해 다양한 분류방법이 소개되어 있다. 그 중에서 손상부위와 배뇨근-외요도괄약근의 기능을 고려한 Madersbacher의 분류가(그림 23-4) 치료방향을 제시하는 데 단순하지만 매우 유용한 방법이고, 요역동학검사의 충만기와 배뇨기의 상황을 잘 반영하는 분류방법이라고 인정되고 있다. 그러나 통상적으로 International Continence Society (ICS)에 의한 분류를 표준화된 분류법으로 사용하고 있다.

일반 신체검사에서 하지, 특히 고관절부의 경직 정도, 기립성 저혈압 여부를 관찰하고 복부와 전립선의 촉진이 필요하다. 신경학적 검사의 운동과 감각은 The International Standards for the Neurological Classification of Spinal Cord Injury (ISNCSCI)에 의거하여 평가하고 외요도 괄약근의 수축여부를 비롯하여 항문주의부의 심부항문압(deep anal pressure)과 같은 고유수용감각과 항문의 충만감을 느낄 수 있는지에 대한 평가를 반드시 하여야 한다. 항문의

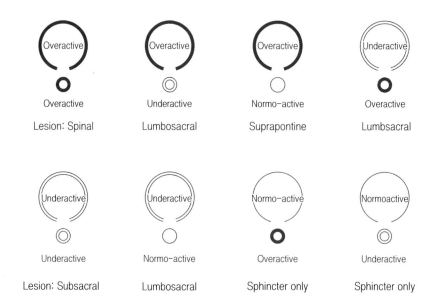

그림 23-4 Madersbacher classification system with typical neurogenic lesions

수축여부를 판단하는 데 둔부 근육의 수축이 항문의 수축으로 잘못 인식될 수 있으므로 주의가 필요하다. 익히 알려져 있는 하지의 단일연접반사(monosynaptic reflex) 또는 희소연접반사(oligosynaptic reflex)를 비롯하여 항문반사(anal reflex), 구해면체근반사(bulbocavernosus reflex)에 대한 세심한 평가가 필요하다. 아주 애매한 경우에는 근전도검사를 사용하여 항문근수축에 따른 운동단위의 동원여부와 동원양상을 관찰하면 이들 반사의 유무를 판단하는 데 보조적인 도움을 얻을 수 있다.

반사기능 평가에서 고환거근반사(cremasteric reflex)와 음낭근반사(dartos reflex)를 함께 평가하여야 한다. 고환거근반사는 L1과 L2에 의해 형성되는 음부대퇴신경(genitofemoral nerve)의 감각섬유와 운동섬유의 기능을 반영하는 체성반사이다. 반면에 음낭근반사는 T12-L2의 음부대퇴신경과 관련되어 음낭의 피부근육층(dermal muscular layer)에 가는 교감신경의 반사궁 기능을 반영하는 내장반사이다. 따라서 음낭근반사는 방광 경부의 반사기능 또는 이상 유무와 부고환의 사정기능을 간접적으로 시사하는 평가도구로 사용되기도 한다.

위와 같은 신체진찰과 감염의 유무, 요역동학검사를 비롯하여 필요한 경우 방광경을 하여 방광의 변형과 방광결석이나 종양의 유무를 파악하여야 한다.

2. 요역동학검사

신체검사와 신경학적 검사를 비롯하여 배뇨일지를 3일 이상 작성하게 하여 배뇨빈도, 배뇨량, 야간배뇨, 긴박뇨여부, 요실금 여부 등에 대한 어느 정도의 객관적인 자료를 얻을 수 있지만, 요역동학검사(urodynamic study)가 방광의 상태를 객관적으로 평가하는 유일한 검사 방법이라고 할 수 있다. 과활동성 방광(ovractive bladder)인 경우 요역동학검사에서 과장된 과활동성이 있을 수 있다는 점을 고려하여 임상적 자료를 판단할 필요가 있다. 필요한 경우 방광의 상태에 영향을 주는 약물은 검사 2일 전에는 중단하도록 한다. 검사하는 동안 자율신경 이상반사증이 우려되는 환자는 혈압을 측정할 수 있도록 준비하여야 한다. 요역동학검사 장비가 없는 경우 육안 방광내압측정검사(eye-ball cystometry)로 대신할 수 있지만, 최대 배뇨근압(maximum detrusor pressure)과 순응도(bladder compliance) 등의 자료는 얻을 수 없으며, 주입속도, 방광압 등의 가능한 척도에 대한 정량화된 자료를 얻기는 쉽지 않다. 필요에 따라 영상증폭장치나 일반 단순 방사선과 연계된 비디오 요역동학검사(video urodynamic study)를 하지만, 기대한 만큼의 임상적 가치를 가지는 자료를 제공해주지는 않는다.

요역동학검사는 크게 충만기와 배뇨기의 자료로 구분한다. 척수손상으로 인한 신경인성 방광의 치료 목표가 협의적으로 배뇨근압을 낮게 하고 간헐적 도뇨 사이에 의미 있는 요실금이 없는 상태를 유지하는 것으로 정의되어 있다면 배뇨기의 자료는 임상적으로 도움이 되는 자료가 되지 못한다. 쉽게 이야기해서 "배뇨근압이 높지 않게 유지된다면, 스스로 배뇨할 수 없거나 배뇨가 되지 않으면 도뇨관으로 뽑아낸다." 실제 최근에는 이전에 비해 배뇨근-괄약근 협동장애와 같이 요도의 상태를 평가하고 이를 치료 대상으로 하는 관심은 줄어든 것 같다. 아주 높은 배뇨압에 의하지 않고 어느 정도 자의에 의한 배뇨가 가능하다면 배뇨 후 잔뇨에 대한 자료를 얻을 수 있으나 이는 요역동학검사를 하지 않아도 취할 수 있는 자료이다. 또 비뇨기과 의사들이 중요시하는 배뇨기의 요속 등의 자료는 기능적 사회적 보행이 가능한 일부의 척수손상 환자를 제외하고는 대부분의 환자에서 척수손상으로 인한 신경인성 방광의 평가와 치료방향을 결정하는 데 필수적인 자료로써 도움을 주지는 않는다.

요역동학검사는 외부에서 방광 주입에 의한 압력의 변화를 보는 검사이므로 생리적인 요형성에 의한 방광압의 변화와는 차이가 있을 수 있다. 생리적인 상태와 유사하게 방광을 채우기 위해 이뇨제를 사용하거나 자연적인 소변형성에 의한 검사(ambulatory urodynamic study)를 시행하기도 하지만 시간과 환자의 편의를 생각한다면 그렇게 실용적인 방법은 아니다. 그러므로 가온장치를 사용하여 체온과 유사한 온도의 생리식염수를 가능한 느린 속도로 주입하는 원칙을 지켜야 좋은 자료를 얻을 수 있다. 요역동학검사는 하부요로계의 기능인 소변의 저장과 유출 기능을 평가하는 데 목적이 있다. 그러나 요역동학검사가 환자의 증상과 관련된 자료를 객관적으로 재현하지 않을 수도 있다. 또한 검사에서 비정상적 소견이 없다고 해서 실제로도 이상이 없다고 할 수 없으며, 검사에서 보이는 모든 이상 소견이 임상적 의미를 가지지는 않는다는 점을 알아야 한다(그림 23-5).

기본적으로 요역동학검사는 3개의 채널로 구성되어 2개의 채널은 압력(복압, 방광압 또는 배뇨근압)을, 나머지 1개 채널은 요유출을 측정한다. 그리고 외요도괄약근이나 골반기저근에 대한 근전도 기록이 첨가된다(그림 23-6). 보통 요도압을 측정하지 않으면 6F정도의 이중내강도관(double-lumen catheter)을 통해 방광으로 주입하면서 방광내압을 측정하게 된다. 풍선카테터(balloon catheter)로 직장압, 즉 복압을 기록한다. 방광주입속도는 생리적 주입속도, 즉 체중(kg)/4 (mL/min)를 권고하고 있다. International Continence Society (ICS)에서는 10 mL/min를 느린 속도 주입(slow fill, physiologic), 10~100

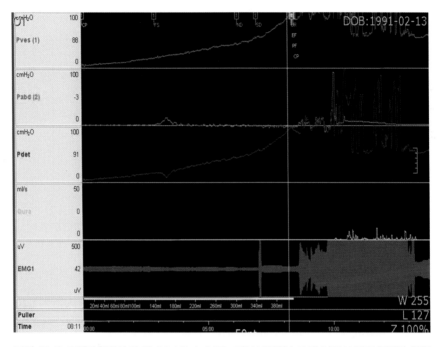

그림 23-5 요역동학검사의 예, L2 AIS A, 남자. 하부신경원손상의 이완성 마비이지만 심한 방광순응도의 감소와 심한 배뇨근압의 상승, 방광용적의 감소, 배뇨근-요도괄약근 협동장애를 보이고 있다.

mL/min을 중간 속도 주입(medium fill), 100 mL/min 이상을 빠른 속도 주입(rapid fill)으로 정의한다. 보통은 중간 속도 주입으로 한다. 부산대학교병원과 양산부산대학교 재활의학과(재활병원)의 요역동학검사실에서는 24 mL/min로 하고 있다. 요역동학검사를 하는 동안 Finometer™을 사용하여 혈압의 변화를 지속적으로 감시하여 방광 충만으로 인한 자율신경 이상반사증의 발생을 조기에 대응하도록 하고 있다. 요속검사(uroflowmetry)를 같이 시행할 수 있지만 척수손상 환자의 신경인성 방광의 기능적 평가 도구로서의 임상적인 의미는 크게 두지 않는다. 참고로 젊은 남성의 경우 Qmax는 15~20 mL/sec 이상이고, 10 mL/sec 이하이면 비정상이라고 본다. 나이가 들면서 1~2 mL/sec/5 years로 감소한다. 여성일 경우 Qmax가 남자보다 높아 30 mL/sec 이

351

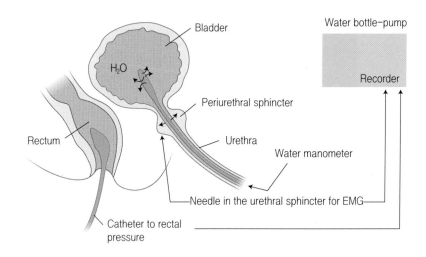

그림 23-6 요역동학검사는 방광압, 복압, 배뇨근압, 외요도괄약근 또는 골반기저근의 근전도를 측정한다.

상이고, 나이에 큰 영향을 받지 않는다.

　방광 충만기에서는 방광용적, 방광 충만 감각, 순응도, 불수의적 수축의 유무를 측정 또는 관찰한다. 최대방광용적(maximum cystometric capacity)은 환자가 강한 요의를 느끼거나 요유출이 있어 더 이상 방광주입을 계속할 수 없을 때의 용적이다. 기능적 방광용적(functional bladder capacity)은 환자가 기록한 배뇨량 중 가장 많은 용량을 일컫는다. 방광 순응도(bladder compliance)는 배뇨근압의 변화에 따른 방광용적의 변화량을 mL/cmH_2O로 표현한 것이다. ICS에 의한 순응도 측정은 방광 주입을 시작하는 점과 방광용적(cystometric capacity) 또는 의미 있는 소변 유출이 발생한 시점의 압력과 해당 방광용적을 기준점으로 한다. 정상 방광은 충만하는 동안 충만기말 압력(end-filling pressure)이 6~10 cmH_2O 정도밖에 오르지 않아서 압력의 변화가 거의 없는 안정된 상태를 보일 것이지만, 배뇨근 과활동성이 있으면 불수의적인 압력의 증가가 나타난다. 과거에는 15 cmH_2O 이상의 변화가 있을 때를 불안정 방광(unstable bladder)상태라고 하였지만 ICS의 정의에서는 하한선을 두지 않고

INTERNATIONAL SPINAL CORD INJURY DATA SETS

URODYNAMIC BASIC DATA SET - FORM

Date performed: YYYYMMDD   □ Unknown

Bladder sensation during filling cystometry:
□ Normal   □ Increased   □ Reduced   □ Absent   □ Non-specific   □ Unknown

Detrusor function:
□ Normal   □ Neurogenic detrusor overactivity   □ Underactive detrusor
□ Acontractile detrusor   □ Unknown

Compliance during filing cystometry:
Low (< 10 mL/cm H_2O)   □ Yes   □ No   □ Unknown

Urethral function during voiding:
□ Normal   □ Detrusor sphincter dyssynergia   □ Non-relaxing urethral sphincter obstruction
□ Not applicable   □ Unknown

Detrusor leak point pressure _____ cm H_2O □ Not applicable   □ Unknown

Maximum detrusor pressure _____ cm H_2O □ Not applicable   □ Unknown

Cystometric bladder capacity _____ mL   □ Not applicable   □ Unknown

Post void residual volume _____ mL   □ Not applicable   □ Unknown

---

그림 23-7 International Urodynamic Spinal Cord Injury Basic Data Set (Version 1.0)

있다.

International Spinal Cord Injury Data Sets의 UD basic data set에서는 요역동학검사 중 아래 척도를 기록하도록 하고 있다(그림 23-7).

① Bladder sensation during filling cystometry

② Detrusor function

③ Compliance during filling cystometry

④ Urethral function during voiding

⑤ Detrusor leak point pressure

⑥ Maximum detrusor pressure

⑦ Cystometric bladder capacity
⑧ Post-void residual volume

참고로 신경인성 방광의 요역동학적인 관리 원칙은 배뇨근압을 30 cmH₂O 이하로 유지하고, 간헐적 도뇨에 의한 배뇨를 원칙으로 하며, 배뇨근압이 30~40 cmH₂O 이상되거나 배뇨압이 80~100 cmH₂O 이상이면 항콜린성약물을 사용하는 것이다.

3. 요유출부에 대한 약물반응 검사

요역동학적 검사에 의한 신경인성 방광의 각 구성 구조물의 긴장도에 대한 평가 자료에도 불구하고 개개인에 따라 각 약물과 용량에 대한 반응의 정도가 다르다. 적절한 방광내압 또는 외부 자극이나 압박에 의한 방광내압의 증가에도 불구하고 요도부의 과긴장에 의한 기능적 폐쇄, 또는 정상인 긴장도와 긴장도의 감소로 발생한 상대적인 압력 차가 기능적 요로 폐쇄를 유발할 수도 있다. 그러므로 요로 폐쇄에 대해 약물 반응에 따른 개폐의 정도를 판단하는 것이 필요하다. 그러나 신경인성 방광의 관리에서 방광내압의 감소와 방광순응도의 증가에 비해 자의에 의한 배뇨에 대한 중요성이 감소되어, 요즘은 요로 폐쇄에 대한 평가나 적극적인 치료는 거의 하지 않는 경향이다.

그 예로 phentolamine (Regitine^R) stimulation test (IV Regitine test)와 benzodiazepine stimulation test를 들 수 있다. 요유출부 중 방광경부와 외요도 괄약근부의 상대적 폐쇄에 대한 감별이 중요하다. 또한 둘 중 어느 한 쪽의 기능적 폐쇄가 있어도 요도 유출이 적절하지 않게 되고, 배뇨성 방광요도조영술에서 뚜렷한 개폐의 영상이 상쇄될 수 있다.

Regitine은 알파1 길항제(alpha-1 adrenergic antagonist)로서 강력한 혈관 확장을 유발하지만 작용 시간이 매우 짧은 특성이 있다. 방광을 방광 용적만큼 채우고 정맥 내로 수액을 충분히 주입하여 혈류 용적을 유지한 상태에서 Regitine을 5 mg 서서히 정맥 주사하고, 방광을 자극하거나 압박하여 방광내압을 상승시켜 요유출이 유발되면 방광경부의 과긴장에 의한 폐쇄라고 판단할 수 있다. 만약 Regitine 자극검사에서 요유출이 유발되지 않으면, benzodiazepine을 5~10 mg 서서히 정맥 주사하여 요유출이 유발되면 외요도괄약근의 과긴장으로 인한 폐쇄로 판단한다. 각각의 반응에 따라 알파 길항제의 선택이나 baclofen 또는 benzodiazepine과 같은 근육 이완제의 용량 조절을 시도하게 된다.

실제 척수손상으로 인한 신경인성 방광에 대한 bethanechol과 같은 콜린성 자극은 방광의 자극이나 외부 압박에 의한 압력의 상승에 준하는 방광내압 상승을 유발할 수 없고, 배뇨 시점에 따른 방광 내압의 상승을 유발할 수 없기 때문에 유용하지 않다고 판단된다.

III. 척수손상 환자의 약물 역동성

척수손상 후 체중의 변화는 많지 않지만, 무증상 또는 잠재성 부종과 골격근이 세포외액으로 대치되어 제지방체중(lean body mass)이 감소되고 조직의 수분량이 증가하는 경향이 있다. 그러므로 약물의 수용체에 대한 반응도의 변화, 수용체 수의 변화, 수용체의 민감도 변화가 있게 된다. 또한 다양한 대사과정과 내분비계의 변화가 유발된다. 예로, 코르티코스테로이드(corticosteroid), 레닌(renin), 알도스테론(aldosterone)의 낮 시간 또는 주-야간 변화, 당 내성, 전해질의 변화 등이 있다. 척수손상 후 약물역동성과 수용체의 민감도는 손상 후의 경과 기간과 밀접한 관계가 있다. 손상 초기에는 교감신경과 부교감신경계의 부조화로 상대적으로 부교감 활성도가 증가되고, 시간이 지남에 따라 교감신경 수용체의 민감도가 증가한다. 신경계 기능의 변화와 관련 신경전달물질의 변화로 약물에 대한 반응의 정도가 개인 간에 차이가 있고, 저혈압, 기립성 저혈압, 서맥 등의 심혈관계 이상의 빈도가 높으므로 약물 치료에 있어 저용량에서 아주 서서히 증량하여 환자에 따른 반응의 정도에 따라 세심한 용량의 조절이 필요하다.

척수손상 후 시간이 지남에 따라 각 자율신경계 수용체의 분포와 밀도가 변화하고, 각 수용체의 약물에 대한 민감도도 증가하게 된다. 아울러 손상의 부위에 따라 신경기능 회복 양상과 정도에 따라 신경인성 방광의 양상도 변화하게 된다. 이러한 신경생리학적, 신경해부학적 이해가 부족하면 변화에 따른 적절한 약물의 선택과 용량의 조절에 실패하기 쉽다. 또한 지금까지 약물의 발전에 따라 비교적 수용체-특이성(receptor-specificity)이 향상된 약물이 소개되어 사용되고 있지만, 자율신경계 약물은 어느 정도의 수용체-특이성을 가지면서 길항적인 수용체에 대한 작용제(agonist) 또는 길항제(antagonist)로서의 유사 작용을 가지게 된다. 기관-특이성(organ-specificity)에 대한 고려도 매우 중요하여, 대개의 약물들이 전신적인 또는 위장관계의 유사 작용을 동반하게 되며 이들 반응도 개개인에 따른 변이가 심하다는 점도 고려되어야 한다.

IV. 신경인성 방광의 약물치료

신경인성 방광에 대한 약물치료의 1차 목표는 방광내압이 낮은 상태에서 적절한 방광용적을 유지할 수 있도록 하는 데 있다. 또한 복압이 어느 정도 증가한 상태에서도 요유출부의 압력이 유지되어 요실금이 쉽게 발생하지 않아야 한다. 자력에 의한 배뇨를 위해 적절한 소변 유출기능이 가능하려면 배뇨근의 수축이나 방광 내압이 증가하면 방광경부와 외요도괄약근과 같은 요유출부의 압력이 낮아져야 하며, 해부학적인 폐쇄가 없어야 한다.

1. 방광 내압을 감소시켜 방광 용적을 늘리기 위하여

지금까지 수많은 약물이 개발되어 있지만, 기본적으로 신경절이후 자율신경 수용체(postganglionic autonomic receptor)에서 경쟁적으로 아세틸콜린 수용체(acetylcholine receptor)를 차단하는 역할을 한다. 그 중 oxybutynin은 콜린성 수용체(cholinergic receptor, M2 M3 receptors)의 원위부에서 국소적으로 평활근의 이완과 방광벽에 대한 국소 마취효과를 가지고 있다. 모든 항콜린

표 23-2 과활동성 방광에 사용되는 항무스카린(antimuscarinic) 약물

Drugs	Brand name	Usual daily dosage
Oxybutynin	Ditropan	2.5~10 mg bid~qid
Oxybutynin extended release	Ditropan XL	5~30 mg once
Tolterodine	Detrol, Detrusitol	1~2 mg bid
Tolterodine extended release	Detrol SR, Detrusitol SR	2~4 mg once
Solifenacin	Vesicare	5~10 mg once

성 약물은 구강건조증(입마름), 동공확대, 시야흐림, 빈맥, 졸음, 장운동 감소에 의한 변비 등을 유발한다. 입마름 증상이 가장 흔한 부작용이며, 발생하는 거의 모든 부작용은 항무스카린작용(antimuscarinic action)에 의한 것이다. 또한 항콜린성 교감신경유사작용(anticholonergic sympathomimetic effect)으로 인해 방광 경부압을 다소 상승시켜 요누출압을 증가시킨다. Tolterodine (Detrusitol™)과 같은 약물은 oxybutynin에 비해 방광에 대한 M2 수용체에 대한 선택성이 향상되고 항콜린성 부작용, 특히 구강건조증을 다소 감소시킨다. 기타 solifenacin (Vesicare^R), Fesoteridine (Toviaz^R), propiverine (BUP-4^R) 등이 사용되고 있다(표 23-2). 이러한 항콜린성 부작용을 피하기 위해 최근 개발된 베타3-아드레날린촉진제(β3-adrenergic agonist)인 mirabegron (Betmiga$^®$)에 대한 기대가 크다. 아직 mirabegron의 신경인성 방광에 대한 효과에 관한 진전된 연구가 필요하다.

한편 삼환계 항우울제는 단독으로 또는 다른 항콜린성 약물과 함께 사용하기도 한다. 삼환계 항우울제 중에 imipramine이 가장 많이 처방되며, 말초의 항콜린성 효과와 중심성 효과를 함께 가지고 있다.

항콜린성 약물의 방광 내 주입은 경구용 항콜린성 약물의 부작용을 감소시키고 전신적 효과가 작다. 특히 변비의 부작용이 심한 환자에서 유용하다. Oxybutynin 용액이 가장 많이 사용된다. 그러나 효과가 짧은 것이 단점이며, 아직 상용화되어 있지 않아 제작하여 사용하여야 한다. 통상적으로 oxybutynin 25 mg%로 제작하여 사용한다. Oxybutynin 25 mg% 용약을 20 mL씩

용제에 담아 도뇨 후 20~50 mL를 방광에 주입하여 둔다. 그 외 capsaicin 용액이 사용되며 잠복성 C−신경섬유(silent C−fiber)의 활성화를 억제하여 방광의 자극을 줄이는 효과가 있으나, 치골상부 통증, 급박뇨, 혈뇨가 발생하기 쉽다. 이러한 증상이 발생하면 약 2주간 지속되기도 한다.

2. 방광내압을 증가시키기 위하여

실제 척수손상 환자에서 약물에 의한 방광내압 상승을 유발하는 것은 적절치 못하다. Bethanechol은 외요도괄약근의 압력을 10~20 cmH_2O 증가시키므로 배뇨근−괄약근 협동장애가 있는 환자에서는 사용해서는 안 된다.

3. 내요도괄약부의 압력을 감소시키기 위하여

알파 차단제는 prazosin (Minipress^R)을 비롯하여 terazosin (Hytrin^R), doxazosin (Cardura^R), tamsulosin (Harnal^R), alfuzosin (Xatral^R) 등의 많은 약제가 국내 시판되고 있다. 대개 알파1 길항제(alpha−1 antagonist)로 기능을 하며, tamsulosin은 알파1a 길항제(alpha−1a antagonist)이다. 알파 차단제는 방광 경부뿐만 아니라 외요도괄약근 부의 압력을 감소시키는 효과가 있으며, 척수손상으로 인한 탈신경화 후 알파−수용체(alpha−receptor)의 초민감성(supersensitivity)으로 인해 적은 용량에도 쉽게 반응하는 경향을 보인다. 그러나 용량에 대한 개개인의 변이는 매우 심하다. 또한 척수손상 후 배뇨근의 베타 수용체(beta−receptor)가 알파 수용체로 변화하므로 알파 수용체억제 약물에 의한 방광의 순응도를 증가시키는 반응이 항진되는 효과도 있다.

4. 외요도괄약근의 압력을 감소시키기 위하여

일반적으로 사용되는 baclofen, diazepam, dantrolene이 사용되고 있으나, 내요도괄약근의 이완에 사용되는 알파 차단제에 비해 효과적이지 못하다. 심한 배뇨근−괄약근 협동장애나 약물에 의해 조절되지 않는 외요도괄약근의 과

긴장은 페놀(phenol) 용액을 사용하여 음부신경차단이나 외요도괄약근에 대한 보툴리눔 독소A 주사를 하기도 한다. 그러나 최근 신경인성 방광의 치료 목표가 배뇨근의 이완과 방광의 순응도를 증가시키는 방향이고, 요로의 긴장도 증가에 따른 배뇨의 장해는 간헐적 도뇨법에 의존하는 것을 원칙으로 하므로, 외요도괄약근의 긴장도를 감소시키기 위한 적극적인 노력을 하지 않는 경향이 있다.

V. 배뇨 방법

위에서 언급한 바와 같이 하부요로 합병증을 최소화시키고 상부요로를 보존하며, 요실금이 없는 상태를 유지하기 위한 여러 조건에 합당한 배뇨 방법이 선택되어야 한다. 간헐적 도뇨법이 절대표준으로 인정되지만, 신경인성 방광의 특성과 개개인의 생활방식, 지적수준, 환경을 고려한 배뇨 방법의 결정이 필요하다.

1. 간헐적 도뇨법

청결간헐적 도뇨법(clean intermittent catherization, CIC)은 자신이 손을 사용하여 가능하든 개호인에 의해 하든, 가능하다면 가장 먼저 권유되는 배뇨법이다(그림 23-8). 만약 환자 자신이나 개호인이 가능하지 않거나 하고자 하지 않던지, 인지기능이 간헐적 도뇨를 시행할 정도가 되지 않으면 시행할 수 없다. 또 방광용적이 200 mL가 되지 않거나, 수분 섭취량을 조절할 수 없을 때, 방광이 채워지면 자율신경 이상반사증이 매우 심할 때는 권유하지 않는다. 간헐적 도뇨법은 무균방법으로 하기도 하지만 통상적으로 청결방법을 권유한다. 간헐적 도뇨는 4~6시간 간격으로 시행하며 요역동학검사에서 측정된 방광용적보다 적은 양에서 도뇨하도록 횟수를 조절한다. 일반적으로 방광내압이 40 cmH$_2$O 이하를 유지할 수 있도록 한다. 가능한 재사용 카테터의 사용을 하지 않도록 권고하지만, 재사용 카테터를 사용하게 되면 카테터 세척

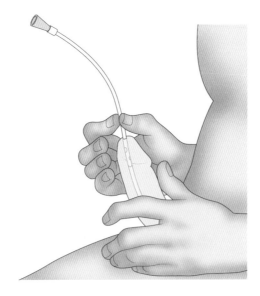

그림 23-8 청결간헐적 도뇨법

을 잘 하여야 한다. 카테터 세척이나 청결은 비눗물에 세척한 후 흐르는 물에 씻거나, 마이크로파 오븐을 이용하여 멸균하여 사용하거나 살균용액에 담가 사용한다. 이들 모든 방법이 카테터의 균의 수를 감소시키거나 없애는 데 유용하다고 알려져 있다. 지금까지 카테터 세척방법에 따른 효율성에 대한 비교 평가는 되어있지 않다. 이상적인 일회용 카테터는 밀폐형(close-system)의 친수성 카테터(hydrophilic catheter)이다.

2. 도뇨관 유치

간헐적 도뇨를 할 정도의 수부기능이 되지 않거나, 수분섭취 제한이 안되는 경우, 개호인에 의한 조력이 불가능하거나 인지기능이 좋지 않은 경우에 선택할 수 있다. 장기간 도뇨관을 유치한 상태에서도 항무스카린(antimusca-rinic) 약제를 사용하는 것이 유리하다. 서혜부 피부손상이 있거나 요도손상

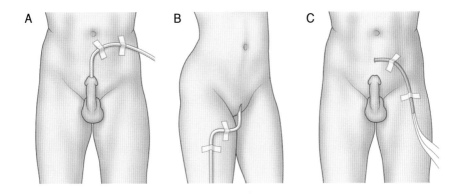

그림 23-9 도뇨관 또는 치골상부방광루의 올바른 고정방법. (A) 남성, (B) 여성, (C) 치골상부 방광루

이 있는 경우, 부고환염이 동반되거나 삽입에 의한 성생활을 원하는 경우에는 치골상부 방광루설치술을 시행한다. 간헐적 도뇨법에 비해 도뇨관 유치에 의한 합병증 발생률이 높다. 요로감염, 방광요관역류, 신우신염, 부고환염, 방광과 신장결석, 방광암의 발생 빈도가 높다. 그러므로 10년 이상 도뇨관 유치를 한 환자는 방광경검사를 하도록 권유하고 있다. 최근의 가이드라인에 의하면 장기간 도뇨관 유치를 하고 있어도 방광세척은 도뇨관에 의한 요로감염을 감소시키는 데 도움이 되지 않고, 방광세척에 사용되는 용액이나 항생제를 사용한 세척이 세균뇨를 감소하거나 제거하는 데 효과가 없다고 보고되어 있다. 도뇨관이나 치골상부 방광루를 하고 있는 경우 도뇨관의 견인이나 꼬임으로 인한 손상과 폐쇄를 피하기 위해서는 도뇨관의 올바른 고정이 필요하다(그림 23-9).

도뇨관에 부착된 소변수집용기에서부터 수집된 소변의 역류에 의한 감염에 주의하여야 하며, 요로감염을 예방하기 위해서는 소변수집용기를 매일 1회 락스와 같은 6% 가정용 표백용액으로 관류시킨 후 흐르는 물에 세척하여 사용하는 것이 용기의 감염을 방지하는 데 가장 효과적이다.

3. Créde와 Valsalva법

Créde법은 치골상부를 눌러 방광압을 높여 배뇨하며, Valsalva법은 복근과 횡격막을 사용하여 복압을 높여서 이차적으로 방광압을 높여 배뇨하는 방식이다(그림 23-10B). 이들 방식은 방광 순응도가 높고 요도폐쇄가 없고 방광 경부나 외요도괄약근의 긴장도가 높지 않은 하부운동원손상의 신경인성 방광 환자에서 사용될 수 있는 배뇨법이다. 그러나 복압을 높여 배뇨를 하여도 잔뇨가 남게 되므로 이로 인한 합병증을 유발할 수 있다. 배뇨근-괄약근 협동장애나 방광요관역류가 있으면 금기이다.

4. 반사배뇨

저압력 배뇨가 가능하면서 방광용적이 적고 잔뇨가 적으면 시행할 수 있다. 반사배뇨를 위해서는 알파 차단제를 사용하고 외요도괄약근의 긴장도가 높지 않은 상태이며 방광의 순응도가 허용될 때를 전제로 한다(그림 23-10A).

VI. 방광요관역류

1. 방광요관역류의 개요

간헐적 도뇨법의 보편화와 정기적인 요역동검사에 의한 평가, 항생제의 발달로 방광요관역류와 이로 인한 상부 요로계 합병증은 감소 추세에 있다. 그러나 척수손상 환자에서 생명을 위협하고 의료비 상승을 유발하는 주된 합병증으로 남아 있다. 방광의 소변이 요관으로 역류하여 신우신염을 유발하고 신장에 반흔을 형성하여 장기적으로 신기능을 저하시킨다. 신경인성 방광 환자에서 방광내압의 상승이 방광요관역류의 주된 원인이다. 배뇨근 내에 경사를 형성하고 있는 요관이 방광내압의 상승이나 반복되는 방광염, 배뇨근의 구축(detrusor contracture)으로 방광 벽이 두꺼워지거나 육주형성(trabeculation)을 하게 되면 경사성을 상실하여 방광내압이 직접 요관에 전달되어 역류를 유발

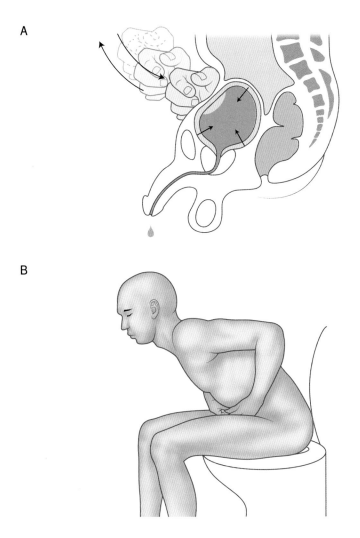

그림 23-10 고압력배뇨법(high pressure voiding). (A) 반사배뇨, (B) Créde법

하게 된다. 방광의 삼각부 손상이 있으면 요관구(ureteral orifice)가 측부와 상부로 이동하면서 역류가 용이한 구조로 바뀌게 된다.

정상 요관은 신장에서 방광으로의 연동운동에 의해 소변을 방광으로 내려

보낸다. 이를 위해 요관의 3개의 근육층이 소변에 의한 요관-신장반사에 효율적인 연동운동을 일으켜야 하고, 요관의 압력에 비해 방광압이 낮아 소변이 방광에 찰 수 있도록 되어야 한다. 또 소변이 방광에 차고 방광의 수축이 있어서 방광압이 높아지면 요관의 원위부인 요관방광접합부가 폐쇄되어야 한다. 이 요관방광접합부의 폐쇄작용은 방광벽에 경사를 이루고 있는 요관의 원위부가 피판형 마개역할(flap-valve mechanism)을 하여 이루어진다. 요관의 휴지기 압력은 8~12 mmHg이지만, 연동운동이 일어나면 20~35 mmHg로 증가한다.

척수손상 환자에서 방광요관역류의 빈도는 5~23%로 보고되어 있다. 손상후 3년 이내의 척수손상 환자 13%에서 방광요관역류가 발생하며, 시간이 지남에 따라 빈도는 증가하게 된다. 과활동성 방광인 경우 32%, 과활동성이 없는 방광인 경우 7%에서 방광요관역류에 의한 상부 요로계 손상을 초래하게 된다.

정상 상태의 요관방광접합부는 방광요관역류에 대한 저항성이 높아서 배뇨 시 100 cmH₂O 이상의 반복되는 방광내압 상승에도 역류가 유발되지 않는다. 방광의 유순도가 감소하고 잔뇨가 남게 되면 점차 요관방광접합부의 해부학적인 구조 이상을 유발하게 된다. 40 cmH₂O 이상인 방광내압이 지속되면 방광요관역류를 유발할 가능성이 매우 크다. 즉 요유출점압(leak point pressure)이 40 cmH₂O 이상이면 상부 요로계 손상의 고위험군으로 분류한다. 일반적으로 방광의 요충만기의 압력이 40 cmH₂O 이상이거나 배뇨기 압력이 90 cmH₂O 이상이면 방광내압이 높은 상태로 정의한다(표 23-3). 그러므로

표 23-3 High risk factors for kidney damage

- Decreased bladder compliance < 10 mL/cmH₂O
- Leak point pressure or storage pressure (LPP) > 40 cmH₂O
- Reduced bladder capacity
- Sustained high-pressure detrusor contraction
- Voiding pressure > 90 cmH₂O
- Detrusor-external urethral sphincter dyssynergia or detrusor-bladder neck dyssynergia
- High post-voidal residual (PVR) > 30% of bladder capacity

상부 요로계의 손상은 하부운동원 손상군에 비해 상부운동원 손상군에서 빈도가 높다. 따라서 방광요관역류의 치료는 방광내압을 낮추고 감염이 없는 상태로 만드는데 주안점을 두게 된다. 방광요관역류와 관련된 해부는 앞의 요로계의 해부에서 기술하였다.

1) 방광요관역류의 분류

배뇨성 방광요도조영술에서 조영제가 요관을 통해 신장까지 역류되는 정도에 의한 국제분류에 따라 분류하게 된다. 참고로 요관의 확장은 신배부 확장(pyelocalyceal dilatation)과 연관성은 있지 않다. 간혹 하부 요관은 근위부의 역류가 없음에도 확장되어 있는 경우가 있다. 요관의 확장은 검사 당시의 방광압과 주입량 등에 의해 일정하게 나타나지 않는다. 또 감염 후 신장반흔이나 비폐쇄성 팽창과 관련된 신배부의 비틀림이 나타날 수 있으므로 이때 역

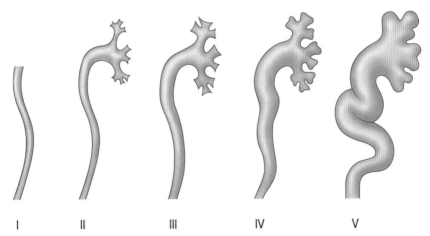

I	II	III	IV	V

그림 23-11 International system of radiographic grading of vesioureteral reflux. Grade I, into a nondilated ureter; II, into the pelvis and calyces without dilatation; III, mild to moderate dilatation of the ureter, renal pelvis, and calyces with minimal blunting of the calyceal fornices; IV, moderate ureteral tortuosity and dilatation of the pelvis and calyces; V, gross dilatation of the ureter, and calyces, loss of papillary impression, and ureteral tortuosity

류의 정도를 과대평가할 수 있다(그림 23-11).

VII. 요로감염

척수손상 후 급성기의 사망률은 제2차 세계대전 이전에는 요로감염에 의한 원인이 가장 많았다. 이후 항생제의 발전뿐만 아니라 요역동학검사가 개발되어 사용되고 간헐적 도뇨법이 고안되어 보편화하면서 급성기의 사망과 합병증이 현저하게 감소되었고, 요로계 장애와 관련된 삶의 질의 향상을 가져왔다. 그런데도 요로감염으로부터의 이환율은 여전히 높다. 그러므로 요로감염에서 오는 합병증의 예방과 사회적인 생활을 위해서도 요로감염의 예방과 적절한 치료는 매우 중요하다.

척수손상 환자들은 1년에 1~2번, 평균 2.5회의 요로감염을 겪게 되며, 입원하게 되는 가장 많은 원인이기도 하다. 잔뇨량의 증가, 방광요관역류, 고압 배뇨(high pressure voiding), 요로결석, 방광의 과팽창 등이 요로감염을 유발하는 위험인자로 볼 수 있다. 척수손상 환자의 요로감염은 대부분 장균주와 관련이 있고 대개 그람음성균과 장구균이 원인균이다. 배뇨방식에 따른 요로감염의 위험에 대한 논쟁은 있지만, 다른 배뇨법에 비해 간헐적 도뇨에 의한 배뇨방식이 요로감염의 빈도를 낮출 수 있다는 데 동의하는 것 같다. 간헐적 도뇨나 요도유치관 또는 치골상부 방광루설치관이든 도뇨관과 관련된 감염을 도뇨관 연관 요로감염(catheter-associated UTI)이라고 한다.

요로감염을 방지하기 위해서는 개인위생과 도뇨관의 사용방법을 바르게 교육하고, 가능한 친수성코팅처리가 된 카테터(hydrophilic-coated catheter)를 사용하도록 한다. 잔뇨량이 많지 않도록 하는 것이 가장 중요하다. 아직 예방목적의 항생제 사용은 유효성이 증명되지 않았다. 또한 크랜베리 주스와 비타민 C 복용을 권장하기도 하지만 유효성은 검정되어 있지 않다. 방광세척은 도뇨관에 의한 요로감염을 감소시키는 데 도움이 되지 않고, 방광세척에 사용되는 용액이나 항생제를 사용한 세척이 세균뇨를 감소하거나 제거하는 데 효과가 없다고 보고되어 있다.

일반인의 단순 요로감염이 대개 *E. coli*가 원인균인 반면 도뇨카테터로 인한 요로감염균은 매우 다양하여 Klebsiella, Pseudomonas, Proteus, Serratia, Enterococcus, Staphylococcus 등의 균주에 의한 감염을 일으킨다.

1. 진단

척수손상 환자에서 감염에 의한 배뇨통과 같은 배뇨증상을 호소하지는 않지만 소변의 냄새, 요실금의 발생, 열과 두통과 발한 등의 자율신경 이상반사증의 증상이 발현될 수 있다. 노인 환자의 경우 쉽게 섬망 상태에 빠지게 되고 탈수증상이 심화된다. 특히 사지마비 환자에서 변온 상태를 고려한 임상적 판단이 필요하고, 사지마비 환자의 중심체온이 정상인에 비해 0.5~1℃ 낮다는 점을 감안하면 약간 높은 체온이면 의미 있는 감염 상태일 수 있다고 판단하여야 한다.

무증상성 세균뇨(asymptomatic bacteriuria)는 흔하다. 무증상성 세균뇨는 통상적으로 항생제 치료를 하지 않는 것이 원칙이다. 세균뇨는 카테터가 없으면 10^5 세균집락(bacterial cololny-forming units, cfu)/mL 이상, 카테터가 있으면 10^2 cfu/mL로 정의한다. 일반적으로 척수손상 환자에서 세균의 수와 상관없이 소변 감염에 의한 증상이 있으면 요로감염으로 판단한다. 일반인에서 농뇨(pyuria)는 균주와 상관없이 소변에 백혈구가 있는 상태로 정의하지만, 척수손상 환자에서 농뇨의 의미는 크지 않다. 예를 들어 도뇨관을 하고 있으면 도뇨관에 의한 방광벽의 자극으로 균에 의한 감염이 없는 상태에서 소변에 백혈구가 나타날 수 있다. 그람음성균에 의한 요도감염이면 농뇨가 있지만, Staphylococcus epidermidis나 Streptococcus fecalis와 같은 그람양성균이면 세균뇨가 심하여도 농뇨가 뚜렷하지 않을 수 있다. 그러므로 농뇨가 있으면 세균에 의한 조직침범이 있음을 시사하는 요로감염이 있다고 판단하지만, 항상 그런 것은 아닐 수 있다는 생각을 하여야 한다. 농뇨가 없는 경우에도 마찬가지 판단이 필요하다.

요로감염에 의한 증상은 오한과 열, 오심과 구토, 발한, 근육연축(spasm),

자율신경 이상반사증 등이며, 소변이 탁해지고 소변악취, 소변침전물의 증가, 도뇨관폐쇄 등이 관찰된다. 요분석과 균주배양 검사를 하고, 항생제를 투여하기 전에 배양검사를 시행하도록 한다. 필요하면 혈액배양을 하고, 일반혈액검사, BUN, creatinine을 검사한다.

2. 치료

증상이 있는 요로감염은 반드시 치료가 필요하다. 무증상성 요로감염과 농뇨는 비뇨기에 대한 기구를 사용한 검사를 하기 전을 제외하고는 치료의 대상으로 하지 않는다.

항생제 치료는 소변배양 검사를 낸 이후에 시작한다. 균배양과 항생제 감수성 결과가 나오기 전에 경험적으로 fluoroquinolone을 경구로 7~10일간 사용한다. 신우신염을 시사하는 고열과 탈수현상 등으로 입원하게 되면 2주 정도 항생제 치료를 한다. 방광의 팽창을 피하여야 하며, 수분공급을 위한 수액치료를 하는 동안은 도뇨관을 삽입한다. 2~3일 내에 항생제에 대한 반응이 없으면 다시 균배양검사를 하고 영상검사를 하도록 한다.

VIII. 부고환염

부고환염(epididymitis)과 고환염(orchitis)은 장기간 요도관을 하고 있는 환자에서 Foley관이 사정관(ejaculatory duct)을 막아서 요도의 균이 부고환이나 고환으로 역류되어 유발되는 감염이다. 고환이나 부고환이 붓고 고환이나 부고환이 감염으로 부풀어 오른다. 고환을 싸고 있는 음낭의 피부가 발적하고, 만지면 고환이 음낭에 고정된 것 같이 움직임이 줄어든다. 고환을 들어 올리고, 항생제를 4주 이상 사용하도록 권유하고 있다. 재발이 잦으면 치골상부 방광루설치술(suprapubic cystostomy)을 한다.

IX. 요로결석

척수손상 환자에서 잔뇨와 고칼슘증, 요로감염 등으로 인해 요로결석의 빈도가 높아서 35% 정도에서 방광결석이 발생하고, 신장결석의 빈도는 8~10% 정도된다. 척수손상 초기 2년간은 반복적인 요로감염에 의해 magnesium ammonium (struvite)과 calcium phosphate (apitate)에 의한 신장결석이 많다. Proteus mirabilis와 같은 요산분해효소 생산 세균에 의한 요로감염으로 방광내피를 자극하여 struvite와 apitate 결정 형성을 조장한다. 이 세균에 의한 소변의 알칼리화가 결정 형성에 주요한 역할을 한다.

X. 혈뇨

신경인성 방광의 혈뇨는 감염, 방광결석, 요도나 방광손상, 종양 등이 원인일 가능성이 크다. 육안혈뇨(gross hematuria)가 있으면 면밀한 관찰이 필요하다. 혈뇨가 있으면 소변검사와 소변균검사를 내고, 항생제 치료를 시작한다. Foley를 삽입하고 혈뇨가 지속되면 방광경검사가 필요하다.

XI. 다뇨증

정상인의 소변 형성량은 일주기성 리듬(circadian rhythm)이 있어서 주간에 형성되는 소변량이 야간에 비해 2~3배 많다. 소변 형성의 일주기성 리듬은 주로 arginine vasopressin에 의한 영향이다. 야간에 항이뇨호르몬(antidiuretic hormone, ADH)이 증가되어 수면 시간 동안 소변량을 줄이게 된다. 척수손상 환자와 노인에서 야간의 ADH 분비량이 감소되어 야간의 소변량이 증가한다. 다뇨증(polyuria)은 소변형성이 >40 mL/kg/24hrs인 것을 말한다. 야간다뇨(nocturnal polyuria)는 일 소변량의 20~33% 이상(21~35세 >20%, 60세 이상 >33%) 또는 오전 1시에서 6시 사이 야간에 90 mL/hr 이상의 소변이 형성되는 것으로 정의한다. 그러므로 척수손상 환자에서 저녁 식후 수분섭취를 가능한 한 엄격히 제한하여야만 계획된 배뇨나 간헐적 도뇨뿐만 아니라 야간에 발생하기 쉬운 방광의 과팽창이나 빈뇨, 요실금 등의 위험을 줄일 수 있다. 일반적인 방법에 의해 야간다뇨가 조절되지 않으면 경구나 비강분무로 desmopressin을 사용한다. Desmopressin은 0.2 mg tab 제재로 있어 0.1~0.2 mg을 자기 전에 복용하게 하거나, 0.5 mg/5 mL 제형으로 되어 있는 비강분무제를 사용한다. 한번 분무하면 10 μg이 분무된다. Desmopressin의 사용으로 저나트륨혈증과 저칼륨혈증의 발생 가능성이 크므로 주의하여야 한다.

XII. 신경인성 방광의 추적검사

신경인성 방광의 적절한 추적검사에 대한 원칙은 정해져 있지 않지만, 일반 요검사는 적어도 6개월에 1회 이상, 방광과 상부요로계에 대한 초음파와 잔뇨측정은 6개월마다, 그리고 신경인성 방광 관련한 신체진찰과 요세균검사 및 혈액검사는 1년에 한번은 하도록 권유하고 있다. 또한 과활동성 배뇨근과 방광순응도가 낮으면 요역동학검사를 적어도 1년에 1회, 배뇨근 과활동성이 없거나 방광순응도가 정상이면 2년에 1회 요역동검사를 하도록 권유하고 있다. 10년 이상 요도관이나 치골상부방광루를 하고 있는 환자에서는 방광경검사를 하고, 40세 이상이면서 흡연을 하는 등의 고위험군으로 분류되는 환자는 5년이 지나면 방광경검사를 하도록 한다.

XIII. 소아 척수손상 환자의 신경인성 방광

1. 소아 하부 요로계의 일반적 특성

발생과정에서 임신 20주에 외요도괄약근 섬유가 나타나고 이후 차츰 동심을 형성하면서 요도의 후방에서 접근하여 반지 모양으로 이어지게 된다. 생후 첫 해 동안 원위부에서 근위부로 발달하여 완전한 외요도괄약근이 만들어진다.

　　방광 용량이 증가하면 상대적으로 배뇨 횟수는 감소한다. 태아기에는 24시

소아의 방광용량(mL) 추정

영유아기(mL)	38 + 2.5 × Age(mo) (Holmdahl's fomula)
5세 이상	[Age (yr) + 2] × 30 (mL) (Koff's fomula)
2세 이하	[2 + Age (yr) × 2] × 30 (mL)
2세 이상	[6 + Age (yr)/2] × 30 (mL) (Keaffer's fomula)
일본	5~15세 소아는 25 × [Age (yr) +2] (mL)의 공식을 적용함

간 동안 30회 정도의 배뇨를 한다. 그러나 출생 직후 수일 내에 배뇨 횟수가 급격히 감소되다가 첫 주 이후 2~4주가 되면 배뇨 횟수가 다시 증가되어 시간당 1회 정도의 배뇨를 하게 된다. 12세가 되면 일 4~6회의 배뇨를 하는 성인 수준에 도달한다. 생후 2~3년에 걸쳐 유아기의 배뇨 양식에서 사회적으로 적응되고 자발적 배뇨 형태로 바뀐다.

일반적으로 영유아기의 방광용량(mL)은 38 + 2.5 × Age(mo)로(Holmdahl's fomula), 5세 이상은 [Age(yr) + 2] × 30(mL)로 추정한다(Koff's fomula). 또 2세 이하는 [2 + Age(yr) × 2] × 30(mL)로, 2세 이상은 [6 + Age(yr)/2] × 30(mL)의 공식(Keaffer's fomula)으로 계산하기도 한다. 일본의 경우 5~15세 소아는 25 × [Age(yr) +2](mL)의 공식을 적용한다.

소아에서 배뇨 시의 최대배뇨근압(maximum detrusor pressure, Pdetmax)은 성인에 비해 높다. 또 남자 유아가 여자 유아에 비해 높다(mean Pdetmax : 118 vs. 75 cmH$_2$O). 유아기가 지난 소아에서는 남아에서 55~80 cmH$_2$O, 여아에서는 30~65 cmH$_2$O이다. 남아의 요도가 여아에 비해 길고, 요도공이 작으며 외요도 괄약근의 특성이 달라서 요도 저항이 높기 때문이다. 사춘기가 지나면서 총방광용적(total cystometric bladder capacity), 최대배뇨근압(maximum detrusor pressure), 요유출점압(leak point pressure)이 증가된다. 이는 사춘기가 되면서 남자에서는 전립선이 커지고 여자에서는 에스트로겐치가 높아지면서 요도압력이 증가하기 때문이다. 이는 사춘기가 지나면서 요실금이 개선되는 이유이기도 하다.

2. 소아 신경인성 방광의 초기 평가

성인에 비해 소아에서는 척수의 신경학적 손상부위와 신경인성 방광과 배뇨근과 괄약근의 양상이 일치하지 않는 경우가 많다. 그러므로 신경학적 검사와 요역동학검사에 근거하여 신경인성 방광의 특성에 따라 적절한 치료 방향이 결정되어야 한다. 척수손상 후 요역동학검사는 손상 후 2~3개월에 시행하고 6~9개월에 다시 하도록 한다.

요역동학검사를 통해서 방광용량, 방광내 충만압, 요유출점압, 배뇨근 반사활동성(reflexic detrusor activity)의 유무 등을 평가한다. 비신경인성 방광과는 달리 신경인성 방광의 평가에서는 배뇨기 또는 배뇨근압의 상승에 따른 외요도 괄약근의 수축유무와 정도를 관찰한다. 그러나 배뇨와 관련된 압력의 변화를 평가하는 것은 의미가 없다. 요역동학검사에서 배뇨압 검사는 소아는 서 성인에 비해 10 mL/min 이하의 아주 느린 속도의 충만속도를 권고하고 있다(The International Children's Continence Society, ICCS). 일반적으로 소아의 요역동학검사를 위한 분당 주입 속도는 공식에 의해 계산된 예측 방광용량의 1/10로 한다. 주입속도가 높으면 순응도가 지나치게 낮게 표현되는 오류를 범하기 쉽다.

신생아나 소아의 요역동학검사로부터 얻은 초기 검사 결과는 향후 나이가 들면서 상부 요로계 손상을 예측하는 자료가 된다. 특히 방광 용량과 순응도의 감소, 요유출점압의 증가는 매우 중요한 척도이다. 참고로 자연충만 방광내압측정술(natural filling cystometry)에서는 전통적인 방법에 의한 방광내압측정술에 비해 배뇨근 과활동성이 높게 나오는 경향이 있다. 정상인에서도 배뇨근 과활동성을 보이는 빈도가 높다.

3. 소아 신경인성 방광의 관리

소아 신경인성 방광의 치료 목적은 상부 요로계의 합병증이 없도록 하고 요실금을 방지하는 데 있다.

소아의 신경인성 방광의 관리는 조기에 간헐적 도뇨법을 시행하고 항콜린성 약제 투여를 하는 것을 원칙으로 한다. 신경인성 방광이 인지되면 즉시 간헐적 도뇨와 항콜린성 약물을 사용하여 방광 용량과 상관없이 배뇨근 충만압이 30 cmH_2O 이하로 유지되도록 한다. 신경인성 방광이 있어도 방광용량이 계산에 의해 예측한 방광용량과 유사하거나 충만말기 배뇨근압(end-filling detrusor pressure)이 30 cmH_2O 이하이면 간헐적 도뇨만 시행하고 관찰하도록 한다.

척수막류 신생아가 탄생하면 자력이나 Créde 방식에 의해 충분한 배뇨가 되지 않으면 요역동학검사를 하기 전이라도 간헐적 도뇨를 시작한다. 모든 소아에서 간헐적 도뇨법은 가능한 빨리 시작하는 것이 나이가 들면서 가족이나 본인이 간헐적 도뇨에 쉽게 적응하게 되는 경향이 있다. 그러므로 일반적으로 3세에 간헐적 도뇨법을 하고, 5~6세가 되면 스스로 할 수 있게 된다고 하지만, 그 이전이라도 조기에 시작하는 것을 권장한다. 유아기에 고압배뇨에 의해서도 배뇨가 잘 되지 않으면 유아기에 간헐적 도뇨법을 시작하지만, 보통은 2~3세가 되어 일반적인 배뇨훈련을 하는 시기에 간헐적 도뇨법을 시작한다. 간헐적 도뇨를 위해 사용하는 도뇨관의 굵기는 유아기는 5F로 시작하여 성장하면서 점차 굵은 관을 사용한다. 학동전 시기는 6~8F를 학동기는 8~12F, 청소년기가 되면 12~16F을 사용한다. 간헐적 도뇨법을 조기에 시행할수록 나중에 방광확장술을 받게 되는 빈도가 낮다. 출생 후 첫해의 신장은 감염과 요도로 전해지는 역방향의 압력에 더 민감하게 영향을 받는다. 그러므로 기능적인 요로폐쇄나 방광요관역류에 대한 면밀한 관찰이 필요하다.

배뇨근 과활동성의 신경인성 방광을 가진 소아에서 청결성 간헐적 도뇨나 자가 도뇨와 항콜린성 약물의 사용은 치료의 절대표준이라고 할 수 있다. 배뇨근 충만압이 40 cmH_2O 이상이거나 배뇨압이 80~100 cmH_2O를 넘는 경우, 간헐적 도뇨 만을 시행하거나 간헐적 도뇨와 항콜린성 약물을 사용하면 비뇨기의 병변이 악화되는 경우가 8~10%로 줄어든다. 신경인성 방광을 가지고 태어난 아이들이 대부분 출생 때는 정상 상부 요로관을 가지지만 적절히 관리하지 않으면 요로감염과 방광압의 상승으로, 이차적으로 방광벽의 변형이 유발되어 3세가 되기 전에 58%에서 상부 요로계의 이상이 유발된다. 또 배뇨근-괄약근 협동장애의 유무에 따라 배뇨근-괄약근 협동장애가 있는 신생아의 71%는 생후 3년 이내에 상부비뇨기계의 합병증을 가지지만, 배뇨근-괄약근 협동장애가 없으면 17%로 줄어든다. 방광벽의 두께는 상부 요로계 손상과 밀접한 관계가 있다. 초음파에 의해 측정한 방광벽의 두께가 3.3 mm이상이면 상부 요로계 손상의 빈도가 높다고 예측되는 위험 인자로 사용되기도 한다.

4. 소아 신경인성 방광에 대한 약물치료

소아에서 배뇨 촉진을 위한 약물치료에 대한 연구는 많이 되어 있지 않지만, 필요한 경우 소아에서 알파 차단제의 사용이 도움이 된다. 그러나 요도부의 저항을 높이기 위한 알파 자극제는 권장되지 않는다. 항무스카린 작용제(antimuscarinic agent)는 과활동성 방광에 대한 절대표준(gold standard) 약품이다. 항무스카린제는 주로 M1과 M3 수용체에 작용한다. 그러나 비선택성이고 혈액뇌장벽을 통과하므로 전신과 중추성 부작용이 있다. 소아에서 사용하는 항콜린성 약제 중 oxybutynin이 가장 흔히 사용되며 신생아나 유아에서도 장기간 사용하여도 안전하다고 알려져 있다. Oxybutynin은 M3 수용체에 대한 길항제로 기능을 하며 항경련, 국소 마취, 칼슘 채널 차단 등의 다양한 역할을 한다. 보통 0.3~0.6 mg/kg/day를 3차례 나누어 복용한다.

그외에 propiverine, ER oxybutynin, tolterodine (소아용량 0.25~1 mg, bid), solifenacin 등이 사용되지만 FDA에 의해 소아의 신경인성 방광에 사용이 허가된 것은 oxybutynin(소아용량 0.3~0.6 mg/kg/day #3)이 유일하다. Tolerodine은 12세 이상에서 사용이 허가되어 있다. ER oxybutynin의 경우 oxybutynin에 비해 항콜린성에 의한 중추성 부작용이 적어 사용이 권장된다. 항콜린성 약물은 방광의 과활동성이 있는 한 계속 사용하도록 한다. 항콜린성 약물에 대한 반응이 만족스럽지 못할 경우 botulinum toxin 300 U의 배뇨근 내 주사를 고려한다.

5. 요로감염

청결성 간헐적 도뇨와 무균 도뇨에 의한 감염이나 요로결석의 발생빈도의 차이는 없다. 최근에는 간헐적 도뇨의 시행이 기능적으로나 현실적으로 불가능하다면 치골상부 방광루설치술을 차선책으로 권장하고 있다. 치골상부 방광루설치술과 항콜린성 약물을 사용하고, 적기에 관을 교환(2주에 1회) 한다면 간헐적 도뇨법과 유사한 정도의 이환율을 보인다고 보고되어 있다.

소아의 하부요로 감염에 의한 세균뇨의 경우 임상적 증상이 없으면 항생제를 사용하지 않는 것을 원칙으로 한다. 방광요관역류가 있으면 예방목적의 항생제를 사용한다. 척수형성이상(myelodysplasia)을 가진 신생아의 3~5%에서 방광요관역류가 발생한다. 간헐적 도뇨와 항콜린 약물을 사용하여 예방 하지 않는다면 5세까지 방광요관역류 발생빈도는 30~40%로 증가한다. 일단 방광요관역류가 있는 상태에서 Créde 방식에 의한 배뇨를 하면 물망치효과(water-hammer effect)를 주어 역류를 더 조장하게 된다.

척수수막류가 있는 신생아는 출생 후 수술봉합 후 즉시 간헐적 도뇨와 oxybutynin, 항생제(trimethoprim 2 mg/kg once daily)를 사용한다. 8~9세까지는 보호자가 간헐적 도뇨를 시행하다가 소아의 수부 민첩성이 발달하면 자신이 시행하도록 한다. 출생 때는 8F를 사용하지만 연령에 따라 가능한 큰 것을 사용하여 소변 제거가 용이하도록 한다. 예방목적의 항생제의 사용을 고려한다면 trimethoprim 2 mg/kg/day를 사용하는 것을 원칙으로 하고, nitrofurantoin이나 ciprofloxacin을 사용하기도 한다. 증상성 요로감염의 경우 균배양의 결과가 나오기 전까지는 amoxicillin/clavulanic acid나 gentamicin을 정주한다. 보통 예방목적의 항생제는 1년간 사용한다. 그러나 항생제 사용에 대한 과학적인 근거는 미약하다.

유증상의 요로감염이 의심되면 균배양 결과가 나오기 전에 경험적으로 광범위항생제를 사용한다. 일차적으로 amoxicillin, trimethoprim-sulfamethoxazole (TMP-SMX), nitrofurantoin, cephalosporin을 선택한다. 2세 이상의 아동에서 항생제의 사용은 3~5일간의 단기 투여가 적절하며, 그 이상

표 23-4 소아의 방광요관역류의 치료 원칙

Age	Grade of reflux /Gender	Management
<1 year		conservative
1~5 year(s)	Grade I–III	conservative
	Grade IV–V	Surgical correction
5 years	Boys	Indication for surgery is rare
	Girls	Surgical correction

의 항생제 복용은 효과가 없다. *E. Coli*가 유아와 아동에서 요로감염의 가장 흔한 균주이다. 방광요관역류가 있거나 6개월간 2차례, 12개월간 3차례 이상의 요로감염이 있는 아동의 경우 예방 목적의 항생제가 효과적이다. 예방 목적의 항생제로는 nitrofurantoin, TMP-SMX, cephalosporin, fluoroquino-lone을 선택하며, 이 중 어떤 것이 더 좋다는 증거는 없다. 1~5세의 아동에서 III 또는 IV도의 역류가 있으면 남아에 비해 여아에서 요로감염의 위험이 더 크므로 더 적극적인 치료가 필요하다(표 23-4).

6. 간헐적 도뇨와 추적검사

소아가 배뇨를 하게 되면 잔뇨량에 따라 도뇨 시기와 빈도를 결정한다. 일반적으로 잔뇨가 25 mL 이하가 되면 도뇨 횟수를 줄이거나 중지하여도 안전하다. 참고로 신생아의 방광용량은 10~15 mL이므로 잔뇨가 5 mL 이하가 되도록 한다. 도뇨 횟수는 수분 섭취량, 방광 용량, 방광 충만압 또는 배뇨압에 의해 결정된다. 보통 유아에서는 일 6회로, 성장하여 학교에 들어가면 일 5회 정도 시행한다. 간헐적 도뇨에 의한 감염 위험은 방광을 완전히 비우면 많이 줄일 수 있다. 카테터를 재사용한다고 감염의 빈도가 더 증가한다는 증거는 충분치 않다. 저마찰카테터(low-friction catheter)를 사용하면 남아에서 요도 유착이나 가통로 형성의 발생 위험을 줄일 수 있다.

요실금을 없애기 위해서는 간헐적 도뇨를 시행하고 방광압을 감소시키고,

요도의 저항압을 조절하는 노력이 필요하다. 그러나 하나의 약물을 사용할 것 인지, 용량을 증량할 것인지, 다른 약을 첨가해야 하는지, 방광확장술 등의 수 술치료를 시도해야 하는지 등은 요역동학검사에 의해 결정되어야 하지만 쉬 운 일은 아니다. 수술의 결정은 어느 시기에도 가능하지만 일반적으로 5세 이 후에 시도하도록 한다.

소아의 신경인성 방광의 추적 관리는 3세까지는 1년에 3회, 학령기까지는 연 2회, 성인이 되면 연 1회를 기준으로 한다. 선천적인 원인으로 신경인성 방 광이 있으면 요역동학검사를 3~4개월에 하고, 그 이후에는 연 1회 실시한다.

[참고 및 추천 문헌]

1. Abrams P, Cardozo L, Fall M, Griffiths D, Rosier P, Ulmsten U, et al. The standardisation of terminology in lower urinary tract function: report from the standardisation sub-committee of the International Continence Society. Urology 2003;61:37-49.

2. Agrawal M, Joshi M. Urodynamic patterns after traumatic spinal cord injury. J Spinal Cord Med 2015;38:128-33.

3. Agrawalla S, Pearce R, Goodman TR. How to perform the perfect voiding cystourethrogram. Pediatr Radiol 2004;34:114-9.

4. Al-Sayyad AJ, Pike JG, Leonard MP. Can prophylactic antibiotics safely be discontinued in children with vesicoureteral reflux? J Urol 2005;174:1587-9.

5. Almodhen F, Capolicchio JP, Jednak R, El Sherbiny M. Postpubertal urodynamic and upper urinary tract changes in children with conservatively treated myelomeningocele. J Urol 2007;178:1479-82.

6. Amark P, Eksborg S, Juneskans O, et al. Pharmacokinetics and effects of intravesical oxybutynin on the paediatric neurogenic bladder. Br J Urol 1998;82:859-64.

7. Amend B, Hennenlotter J, Schafer T, Horstmann M, Stenzl A, Sievert KD. Effective treatment of neurogenic detrusor dysfunction by combined high-dosed antimuscarinics without increased side-effects. Eur Urol 2008;53:1021-8.

8. Anderson J, Bradley W. Bladder and urethral innervation in multiple sclerosis. J Urol 1976;48:239-43.

9. Andersson KE. Antimuscarinic mechanisms and the overactive detrusor: an update. Eur Urol 2011;59:377-86.

10. Appell RA. Clinical efficacy and safety of tolterodine in the treatment of overactive bladder: a pooled analysis. Urology 1997;50:90-6.

11. Bauman WA, Korsten MA, Radulovic M, Schilero GJ, Wecht JM, Spungen AM. 31st g. Heiner sell lectureship: secondary medical consequences of spinal cord injury. Top Spinal Cord Inj Rehabil 2012;18:354-78.

12. Belman AB. A perspective on vesicoureteral reflux. Urol Clin North Am 1995;22:139-50.

13. Biering-Sorensen F, Craggs M, Kennelly M, Schick E, Wyndaele JJ. International urodynamic basic spinal cord injury data set. Spinal Cord 2008;46:513-6.

14. Burnstock G. The changing face of autonomic neurotransmission. Acta Physiol Scand 1986;126:67-91.

15. Cameron AP, Rodriguez GM, Schomer KG. Systematic review of urological followup after spinal cord injury. J Urol 2012;187:391-7.

16. Cameron AP, Wallner LP, Tate DG, Sarma AV, Rodriguez GM, Clemens JQ. Bladder management after spinal cord injury in the United States 1972 to 2005. J Urol 2010;184:213-7.

17. Cameron AP. Pharmacologic therapy for the neurogenic bladder. Urol Clin North Am 2010;37:495-506.

18. Carr MC. Bladder management for patients with myelodysplasia. Surg Clin N Am 2006;86:515-23.

19. Chancellor MB, Anderson RU, Boone TB. Pharmacotherapy for neurogenic detrusor overactivity. Am J Phys Med Rehabil 2006;85:536-45.

20. Chang SL, Shortliffe LD. Pediatric urinary tract infections. Pediatr Clin N Am 2006;53:379-400.

21. Chapple C. Alpha antagonists-from initial concept to routine clinical practice. Eur Urol 2006;50:635-42.

22. Cooper CS, Madsen MT, Austin JC, Hawtrey CE, Gerard LL, Graham MM. Bladder pressure at the onset of vesicoureteral reflux determined by nuclear cystometrogram. J Urol 2003;170:1537-40.

23. Darge K, Riedmiller H. Current status of vesicoureteral reflux diagnosis. World J Urol 2004;22:88-95.

24. Darouiche RO, Hull RA. Bacterial interference for prevention of urinary tract infection. Clin Infect Dis 2012;55:1400-7.

25. de Groat WC, Fraser MO, Yoshiyama M, et al. Neural control of the urethra. Scand J Urol Nephrol Suppl 2001:35-43.

26. De Jong TPVM, Chrzan R, Klijn AJ, Dik P. Treatment of the neurogenic bladder in spina bifida. Pediatr Nephrol 2008;23:889-96.

27. de Seze M, Wiart L, Ferriere J, et al. Intravesical instillation of capsaicin in urology: A review of the literature. Eur Urol 1999;36:267-77.

28. de Seze M, Wiart L, Joseph PA, et al. Capsaicin and neurogenic detrusor hyperreflexia: a double-blind placebo-controlled study in 20 patients with spinal cord lesions. Neurourol Urodyn 1998;17:513-23.

29. Diamond DA, Caldamone AA, Bauer SB, Retik AB. Mechanisms of failure of endoscopic treatment of vesicoureteral reflux based on endoscopic anatomy. J Urol 2003;170:1556-8.

30. Dik P, Klijn AJ, van Gool JD, de Jong-de Vos van Steenwijk CC, de Jong TP. Early start to therapy preserves kidney function in spina bifida patients. Eur Urol 2006;49:908-13.

31. Dixon JS, Jen PY, Yeung CK, Gosling JA. The vesico-ureteric junction in threecases of primary obstructive megaureter associated with ectopic uretericinsertion. Br J Urol 1998;81:580-4.

32. Drekonja DM, Johnson JR. Urinary tract infections. Prim Care 2008;35:345-67.

33. Drutz HP, Appell RA, Gleason D, et al. Clinical efficacy and safety of tolterodine compared to oxybutynin and placebo in patients with overactive bladder. Int Urogynecol J Pelvic Floor Dysfunct 1999;10:283-9.

34. Edokpolo LU, Stavris KB, Foster HE, Jr. Intermittent catheterization and recurrent urinary tract infection in spinal cord injury. Top Spinal Cord Inj Rehabil 2012;18:187-92.

35. Elder JS, Peters CA, Arant BS, et al. Pediatric vesicoureteral reflux guidelines panal summary report on the management of primary vesicoureteral reflux in children. J Urol 1997;157:1846-51.

36. Elder JS. Guidelines for consideration for surgical repair of vesicoureteralreflux. Curr Opin Urol 2000;10:579-85.

37. Elder JS. Imaging for vesicoureteral reflux--is there a better way? J Urol 2005;174:7-8.

38. Esclarin De Ruz A, Garcia Leoni E, Herruzo Cabrera R. Epidemiology and risk factors for urinary tract infection in patients with spinal cord injury. J Urol 2000;164:1285-9.

39. Feifer A, Corcos J. Contemporary role of suprapubic cystostomy in treatment of neuropathic bladder dysfunction in spinal cord injured patients. Neurourol Urodyn 2008;27:475-9.

40. Generao SE, Dallera JP, Stone AR, Kurzrock EA. Spinal cord injury in children: long-term urodynamic and urological outcomes. J Urol 2004;172:1092-4.

41. Gosling JA, Dixon JS, Jen PY. The distribution of noradrenergic nerves in the human lower urinary tract. A review. Eur Urol 1999;36:23-30.

42. Graham SD. Present urological treatment of spinal cord injury patients. J Urol 1981;126:1-4.

43. Greenway RM, Houser HB, Lindan O, Weir DR. Long-term changes in gross body composition of paraplegic and quadriplegic patients. Paraplegia 1970;7:301-18.

44. Harding C, Dorkin TJ, Thorpe AC. Is low bladder compliance predictive of detrusor overactivity? Neurourol Urodyn 2009;28:74-7.

45. Harrell WB, Snow BW. Endoscopic treatment of vesicoureteral reflux. Curr Opin Pediatr 2005;17:409-11.

46. Hooton TM, Bradley SF, Cardenas DD, Colgan R, Geerlings SE, Rice JC, et al. Diagnosis, prevention, and treatment of catheter-associated urinary tract infection in adults: 2009 International Clinical Practice Guidelines from the Infectious Diseases Society of America. Clin Infect Dis 2010;50:625-63.

47. Hutch JA. Vesico-ureteral reflux in the paraplegic: cause and correction. J Urol 2002;167:1410-4.

48. ilveri M, Salsano L, Pierro MM, Mosiello G, Capitanucci ML, de Gennaro M. Pediatric spinal cord injury: approach for urological rehabilitation and treatment. J Pediatr Urol 2006;2:10-5.

49. Jonas U, Castro-Diaz D, Bemelmans BLH, Madersbacher H, Lycklama à Nijeholt AAB. Neurogenic Voiding Dysfunctions (NVD). European Urology 2003;44:I-XV.

50. Kaplan SA, Chancellor MB, Blaivas JG. Bladder and sphincter behavior in patients with spinal cord lesions. J Urol 1991;146:113-7.

51. Ko HY, Kim KT. Treatment of external urethral sphincter hypertonicity by pudendal nerve block using phenol solution in patients with spinal cord injury. Spinal Cord 1997;35:690-3.

52. Koyanagi T, Tsuji I. Study of ureteral reflux in neurogenic dysfunction of the bladder: the concept of a neurogenic ureter and the role of the periureteral sheath in the genesis of

reflux and supersensitive response to autonomic drugs. J Urol 1981;126:210-7.

53. Lader M. Clinical pharmacology of benzodiazepines. Annu Rev Med 1987;38:19-28.

54. Latthe PM, Foon R, Toozs-Hobson P. Prophylactic antibiotics in urodynamics: a systematic review of effectiveness and safety. Neurourol Urodyn 2008;27:167-73.

55. Lebowitz RL, Olbing H, Parkkulainen KV, Smellie JM, Tamminen-Mobius TE. International system of radiographic grading of vesicoureteric reflux. International Reflux Study in Children. Pediatr Radiol 1985;15:105-9.

56. Li L, Ye W, Ruan H, Yang B, Zhang S, Li L. Impact of hydrophilic catheters on urinary tract infections in people with spinal cord injury: systematic review and meta-analysis of randomized controlled trials. Arch Phys Med Rehabil 2013;94:782-7.

57. Light JK, Scott FB. Bethanechol chloride and the traumatic cord bladder. J Urol 1982;128:85-7.

58. Linsenmeyer MA, Linsenmeyer TA. Accuracy of bladder stone detection using abdominal x-ray after spinal cord injury. J Spinal Cord Med 2004;27:438-42.

59. MacLellan DL. Management of pediatric neurogenic bladder. Curr Opin Urol 2009;19:407-11.

60. Martinez Portillo FJ, Seif C, Braun PM, Bohler G, Osmonov DK, Leissner J, et al. Risk of detrusor denervation in antireflux surgery demonstrated in a neurophysiological animal model. J Urol 2003;170:570-3.

61. Masson P, Matheson S, Webster AC, Craig JC. Meta-analyses in prevention and treatment of urinary tract infections. Infect Dis Clin North Am 2009;23:355-85.

62. Mathison DJ, Kadom N, Krug SE. Spinal cord injury in the pediatric patient. Clin Ped Emerg Med 2008;9:106-23.

63. Mattoo TK. Medical management of vesicoureteral reflux--quiz within the article. Don't overlook placebos. Pediatr Nephrol 2007;22:1113-20.

64. Medical versus surgical treatment of primary vesicoureteral reflux: a prospective international reflux study in children. J Urol 1981;125:277-83.

65. Millard R, Tuttle J, Moore K, et al. Clinical efficacy and safety of tolterodine compared to placebo in detrusor overactivity. J Urol 1999;161:1551-5.

66. Miller ER. Physiology of the lower urinary tract. Urol Clin North Am 1996;23:171-5.

67. Morioka A, Miyano T, Ando K, Yamataka T, Lane GJ. Management of vesicoureteral reflux secondary to neurogenic bladder. Pediatr Surg Int 1998;13:584-6.

68. Morita T, Nishizawa O, Nato H, Tsuchida S. Pelvic nerve innervation of the external sphincter of the urethra as suggested by urodynamic and horseradish peroxidase studies. J Urol 1984;131:591-5.

69. Neal DE, Jr. Complicated urinary tract infections. Urol Clin North Am 2008;35:13-22; v.

70. Norgaard JP, Hashim H, Malmberg L, Robinson D. Antidiuresis therapy: mechanism of action and clinical implications. Neurourol Urodyn 2007;26:1008-13.

71. Norgaard JP, Hjalmas van GK, Djurhuus JC, Hellstrom AL. Standardization and definitions in lower urinary tract dysfunction in children. Neurourol Urodyn 1998;81:1-16.

72. Norlen L, Dahlstrom A, Sundin T, Svedmyr N. The adrenergic innervation and adrenergic receptor activity of the feline urinary bladder and urethra i the normal state and after hypogastric and/or parasympathetic denervation. Scand J Urol Nephrol 1976;10:177-84.

73. Novara G, Galfano A, Ficarra V, Artibani W. Anticholinergic drugs in patients with bladder outlet obstruction and lower urinary tract symptoms: A systematic review. Eur Urol 2006;50:675-83.

74. Oliver J, Bradley W, Fletcher T. Spinal cord distribution of the somatic innervation of the external urethral sphincter in the cat. J Neurol Sci 1970;10:11-23.

75. Olsson CA, Siroky MB, Krane RJ. The phentolamine test in neurogenic bladder dysfunction. J Urol 1977;117:481-5.

76. Opperman EA. Cranberry is not effective for the prevention or treatment of urinary tract infections in individuals with spinal cord injury. Spinal Cord 2010;48:451-6.

77. Osman NI, Chapple CR, Abrams P, Dmochowski R, Haab F, Nitti V, et al. Detrusor underactivity and the underactive bladder: a new clinical entity? A review of current terminology, definitions, epidemiology, aetiology, and diagnosis. Eur Urol 2014;65:389-98.

78. O'Donnell B. Reflections on reflux. J Urol 2004;172:1635-6.

79. Papachristou F, Printza N, Doumas A, Koliakos G. Urinary bladder volume and pressure at reflux as prognostic factors of vesicoureteral reflux outcome. Pediatr Radiol 2004;34:556-9.

80. Podnar S, Trsinar B, Vodusek DB. Bladder dysfunction in patients with cauda equina lesions. Neurourol Urodyn 2006;25:23-31.

81. Pullen AH, Tucker D, Martin JE. Morphological and morphometric characterisation of Onuf's nucleus in the spinal cord in man. J Anat 1997;191:201-13.

82. Ramsey S, McIlhenny C. Evidence-based management of upper tract urolithiasis in the spinal cord-injured patient. Spinal Cord 2011;49:948-54.

83. Roberts MM. Neurophysiology in neurourology. Muscle Nerve 2008;38:815-36.

84. Rockswold G, Bradley W, Chou S. Innervation of the urinary bladder in higher primates. J Comp Neurol 1980;193:509-20.

85. Rolle U, Andersen HL, Puri P, Djurhuus JC. Innervation of congenitally hydronephrotic and normal porcine upper urinary tract. BJU Int 2002;89:566-70.

86. Rosier PF, Gajewski JB, Sand PK, Szabo L, Capewell A, Hosker GL, et al. Executive summary: The International Consultation on Incontinence 2008--Committee on: "Dynamic Testing"; for urinary incontinence and for fecal incontinence. Part 1: Innovations in urodynamic techniques and urodynamic testing for signs and symptoms of urinary incontinence in female patients. Neurourol Urodyn 2010;29:140-5.

87. Saks EK, Arya LA. Pharmacologic management of urinary incontinence, voiding dysfunction, and overactive bladder. Obstet Gynecol Clin North Am 2009;36:493-507.

88. Samson G, Cardenas DD. Neurogenic bladder in spinal cord injury. Phys Med Rehabil Clin N Am 2007;18:255-74, vi.

89. Schafer W, Abrams P, Liao L, Mattiasson A, Pesce F, Spangberg A, et al. Good urodynamic practices: Uroflowmetry, filling cystometry, and pressure-flow studies. Neurourol Urodyn 2002;21:261-74.

90. Schroder HD. Onuf's nucleus X: a morphological study of a human spinal nucleus. Anat Embryol (Berl) 1981;162:443-53.

91. Schroder HD. Organization of the motoneurons innervating the pelvic muscles of the male rat. J Comp Neurol 1980;192:567-87.

92. Schulte-Baukloh H, Michael T, Miller K, Knispel HH. Alfuzosin in the treatment of high leak-point pressure in children with neurogenic bladder. BJU Int 2002;90:716-20.

93. Schulte-Baukloh H, Michael T, Sturzebecher B, Knispel HH. Botulinum-A toxin detrusor injection as a novel approach in the treatment of bladder spasticity in children with neurogenic bladder. Eur Urol 2003;44:139-43.

94. Selzman AA, Hampel N. Urologic complications of spinal cord injury. Urol Clin North Am 1993;20:453-64.

95. Shavelle RM, DeVivo MJ, Paculdo DR, Vogel LC, Strauss DJ. Long-term survival after childhood spinal cord injury. J Spinal Cord Med 2007;30:548-54.

96. Sillen U, Holmdahl G, Hellstrom AL, Sjostrom S, Solsnes E. Treatment of bladder dysfunction and high grade vesicoureteral reflux does not influence the spontaneous resolution rate. J Urol 2007;177:325-9.

97. Silveri M, Salsano L, Pierro MM, Mosiello G, Capitanucci ML, De Gennaro M. Pediatric spinal cord injury: approach for urological rehabilitation and treatment. J Pediatr Urol 2006;2:10-5.

98. Sislow JG, Mayo ME. Reduction in human bladder wall compliance following decentralization. J Urol 1990;144:945-7.

99. Staskin DR. Hydroureteronephrosis after spinal cord injury. Effects of lower urinary tract dysfunction on upper tract anatomy. Urol Clin North Am 1991;18:309-16.

100. Stefanidis CJ, Siomou E. Imaging strategies for vesicoureteral reflux diagnosis. Pediatr Nephrol 2007;22:937-47.

101. Stein R, Thuroff JW. Correction of vesicoureteral reflux: where do we stand? Curr Opin Urol 2004;14:219-25.

102. Stohrer M, Blok B, Castro-Diaz D, Chartier-Kastler E, Del Popolo G, Kramer G, et al. EAU guidelines on neurogenic lower urinary tract dysfunction. Eur Urol 2009;56:81-8.

103. Sugimura T, Arnold E, English S, Moore J. Chronic suprapubic catheterization in the management of patients with spinal cord injuries: analysis of upper and lower urinary tract complications. BJU Int 2008;101:1396-400.

104. Swierzewski SJ, 3rd, Gormley EA, Belville WD et al. The effect of terazosin on bladder function in the spinal cord injured patient. J Urol 1994;151:951-4.

105. Szollar SM, Lee SM. Intravesical oxybutynin for spinal cord injury patients. Spinal Cord 1996;34:284-7.

106. Tekgül S, Riedmiller H, Gerharz E, Hoebeke P, Kocvara R, Nijman R, et al. Management of neurogenic bladder in children. IN: Guideline on paediatric urology. Eur Soc Ped Urol 2008, p34-43.

107. Thuroff JW, Abrams P, Andersson KE, Artibani W, Chapple CR, Drake MJ et al. EAU guidelines on urinary incontinence. Eur Urol 2011;59:387-400.

108. van Kerrebroeck P, Abrams P, Chaikin D, Donovan J, Fonda D, Jackson S, et al. The standardisation of terminology in nocturia: report from the Standardisation Sub-committee of the International Continence Society. Neurourol Urodyn 2002;21:179-83.

109. van Koeveringe GA, Vahabi B, Andersson KE, Kirschner-Herrmans R, Oelke M. Detrusor underactivity: a plea for new approaches to a common bladder dysfunction. Neurourol

Urodyn 2011;30:723-8.

110. Verpoorten C, Buyse GM. The neurogenic bladder: medical treatment. Pediatr Nephrol 2008;23:717-25.

111. Wein AJ. Classification of neurogenic voiding dysfunction. J Urol 1981;125:605-9.

112. Weld KJ, Graney MJ, Dmochowski RR. Differences in bladder compliance with time and associations of bladder management with compliance in spinal cord injured patients. J Urol 2000;163:1228-33.

113. Weld KJ, Wall BM, Mangold TA, Steere EL, Dmochowski RR. Influences on renal function in chronic spinal cord injured patients. J Urol 2000;164:1490-3.

114. Willemsen J, Nijman RJ. Vesicoureteral reflux and videourodynamic studies: results of a prospective study. Urology 2000;55:939-43.

115. Yamaguchi O. Antimuscarinics and overactive bladder: other mechanism of action. Neurourol Urodyn 2010;29:112-5.

116. Yang CC. Bladder management in multiple sclerosis. Phys Med Rehabil Clin N Am 2013;24:673-86.

117. Yeung CK, Sihoe JDY, Bauer SB. Voiding dysfunction in children: non-neurogenic and neurogenic. In Wein: Campbell-Walsh Urology, 9th ed. Chapter 123

118. Young F, Ensom MH. Pharmacokinetics of aminoglycosides in patients with chronic spinal cord injury. Am J Health Syst Pharm 2011;68:1607-14.

119. Yucel S, Baskin LS. Neuroanatomy of the ureterovesical junction: clinical implications. J Urol 2003;170:945-8.

120. Zickler CF, Richardson V. Achieving continence in children with neurogenic bowel and bladder. J Pediatr Health Care 2004;18:276-83.

[참고 서적]

1. Blaivas J, Chancellor M, Weuss J, Verhaaren M. Atlas of urodynamics. 2nd ed. Oxford: Blackwell Publishing; 2007.

2. Cardena DD, Dalal K (editors). Spinal cord injury rehabilitation. Phys Med Rehabil Clinics of North America. Philadelphia: Elsevier; 2014.

3. Chapple CR, MacDiarmid SA, Patel A. Urodynamics made easy. 3rd ed. Philadelphia: Elsevier; 2009.

4. Chhabra HS (editor). ISCoS Textbook on Comprehensive Management of Spinal Cord Injuries. New Delhi: Wolters Kluwer; 2015.

5. Kirshblum S, Campagnolo DI (editors). Spinal Cord Medicine. 2nd ed. Philadelphia: Wolters Kluwer, Lippincott, Williams & Wilkins; 2011.

6. Lin VW (editor). Spinal Cord Medicine. Principles and Practice. 2nd ed. New York: Demosmedical; 2010.

7. Sabharwal S. Essentials of spinal cord medicine. New York: Demosmedical; 2014.

8. Weaver LC, Polosa C (editors). Autonomic dysfunction after spinal cord injury. In progress in brain research. New York: Elsevier; 2006.

신경인성 장

24

신경인성 장

척수손상으로 결장(colon)에 대한 직접적인 영향 외에 상부위장계를 포함한 다양한 간접적인 영향에 의한 위장관계 문제와 합병증이 발생한다. 척수손상의 부위에 따라 위장관계의 급성복증이 발생하였을 때 증상 발현의 조기 인지와 진단이 어렵게 되어 생명이 위험하게 되기도 한다. 특히 경수와 상부 흉수손상 환자에서는 급성복증을 비롯한 위장관계 이상으로 인한 통증을 느낄 수 없거나, 전형적이지 않은 증상을 호소하게 되어 진단이 늦어지거나 응급처치가 지연되기 쉽다. 그러므로 급성복증과 관련된 응급질환에 의한 사망률이 일반인에 비해 높다.

척수손상 환자에서 급성기 치료와 호흡기의 사용으로 위염과 위궤양의 발생 빈도가 높고, 기타 위장관 운동의 저하로 인한 복부 팽만, 사지마비 환자에서 연하장애, 위식도역류와 식도염, 위장간막동맥증후군(superior mesenteric artery syndrome), 담낭결석 등 담낭질환, 췌장염 등의 발생 위험이 크다. 응급복증에 의한 증상의 인지가 늦어질 가능성이 높으므로 미열이나 빈맥, 경직의 증가, T6 이상 부위의 손상 환자에서 원인이 분명하지 않은 자율신경 이상반사증이 자주 발생하거나 견관절부의 통증이 갑자기 나타나는 경우에는 주의하여야 한다.

I. 결장의 해부와 생리

회맹장괄약근(ileocecal sphincter)과 항문괄약근에 이르는 결장의 말단부에는 평활근으로 구성된 내항문괄약근과 횡문근으로 구성된 외항문괄약근이 있다 (그림 24-1). 휴지기의 항문압은 대부분 내항문괄약근의 긴장성 수축에 의해 형성된다. 직장에 변이 차면 내재신경총에 의해 일시적으로 내항문괄약근이 이완된다. 치골직장근(puborectal muscle)이 근위부 직장 주변을 싸고 루프를 형성하여 당기고 있어 항문직장각을 90°로 유지한다.

위장관기능은 중추신경계와 말초신경계에 의해 조절되고 있다. 위장관운동에 관여하는 말초신경계는 체성계와 자율신경계로 구성된다. 교감신경은 T10-L2에서 하복신경(hypogastric nerve)을 통해 연동운동과 장의 운동성을 억제하여 장분비를 감소시키고 내항문괄약근을 수축시킨다. 부교감신경은 미주신경과 S2-S4의 골반신경(pelvic nerve)을 통해 장연동운동을 증가시켜 장분비를 촉진하고 내항문괄약근을 이완시키는 기능을 한다. 또 체성신경으로

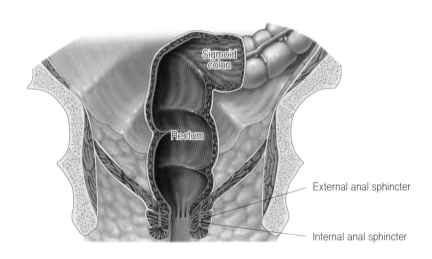

그림 24-1 항문괄약근. 내항문괄약근은 결장 말단부의 안쪽에서 윤상횡문근층과 합쳐진다. 휴지기의 항문내압은 거의 내항문괄약근의 긴장성 수축에 의해 형성된 것이다.

서 음부신경(pudendal nerve)은 외항문괄약근과 골반저부의 근육을 수축한다. 결장에는 내재신경인 장근신경총(myenteric plexus, Auerbach plexus)과 점막하신경총(submucosal plexus, Meissner plexus), 교감신경, 부교감신경과 체성신경으로 구성된 외재신경이 신경지배하고 있다. 장근신경총은 결장의 외종단층(outer longitudinal layer)과 내윤상층(inner circular layer) 사이에 위치하여 결장의 율동적 수축운동을 유발하여 대변을 밀어내는 역할을 한다. 한편 점막하신경총은 장내 흡수와 분비를 조절하는 기능을 한다(표 24-1).

또 결장반사는 척수손상 환자의 배변 관리에 있어 중요한 역할을 한다. 위결장반사(gastrocolic reflex), 결장결장반사(colocolonic reflex), 직장결장반사(rectocolic reflex)는 결장의 운동성을 촉진하고, 직장항문억제반사(rectoanal inhibitory reflex)와 항문직장흥분반사(anorectal excitatory reflex)는 배변이 관여하는 결장반사이다. 위결장반사는 식후에 부교감신경자극에 의해 결장운동을 증가시키고, 직장결장반사는 직장과 항문자극에 의해 결장의 연동운동을

표 24-1 결장의 신경지배

Segments	Innervations	Nerves	Functions
Cranial nerve X S2–S4	Parasympathetic	• Vague nerve to splenic flexure • Pelvic nerve to splenic flexure-anal sphincter	• Increased peristalsis and motility • Increased secretions • Relaxation of smooth muscle sphincter
T10–L2	Sympathetic	• Hypogastric nerve	• Decreased peristalsis and motility • Decreased secretions • Contraction of smooth muscle sphincter
S2–S5	Somatic	• Pudendal nerve	• Contraction of EAS and pelvic floor musculature
Intrinsic		• Myenteric (Auerbach) plexus • Submucosal (Meissner) plexus	• Rhythmic contractility to assist stool propulsion • Controls intestinal secretion and absorption

유발하게 되는 골반신경을 통한 부교감신경자극에 의한 반사이다. 결장결장
반사와 직장항문억제반사는 장근신경총에 의해 조절되는 반사기능이다. 그러
므로 척수손상으로 결장결장반사와 직장항문억제반사는 손상되지 않으며, 상
부신경원손상 척수손상에서 직장결장반사는 보존된다. 또 지지반사(holding
reflex)는 직장수축이 나타날 때 치골직장근과 외요도괄약근을 수축시켜 배변
을 차단하여 변실금을 방지하고 배변을 참게 한다.

결장의 기능은 변을 만들고 저장하는 기능과 변을 배출하는 기능으로 대별
된다. 위에 기술된 결장의 신경지배에 따라 변배출은 결장의 내재신경과 부교
감신경과 직장결장반사에 의해 이루어진다. 즉, 배변은 장의 연동운동과 Val-
salva 등에 의한 복압의 상승에 의해 시작된다. 변이 직장에 차게 되면 직장항
문억제반사에 의해 내항문괄약근의 긴장도가 감소된다. 이어 외요도괄약근과
치골직장근이 이완되어 배변이 이루어진다.

II. 척수손상 후 신경인성 장기능의 변화

척수손상 후의 위장관의 이상은 평활근으로 된 내괄약근과 횡문근으로 된 외
괄약근이 있고, 신경지배 양상이나 교감신경과 부교감신경에 대한 작용 등에
서 비뇨생식계의 이상과 유사점이 많다. 척수손상으로 인한 장기능도 손상
후 일정기간 반사기능의 상실이나 억제가 있고, 장운동의 저하, 결장 통과시
간의 지연, 항문괄약근의 조절기능 상실 등에 의한 이상으로 나타난다.

신경인성 장은 손상부위에 따라 상부신경원손상인 경우와 하부신경원손상
인 경우의 장기능의 특성이 구분된다. 상부신경원손상 신경인성 장(upper mo-
tor neuron bowel)은 천수절(S2–S4) 상부의 손상으로 천수절을 통한 반사궁이
활성화되어 있는 경우이며, 직장 팽창에 의한 반사형성으로 외항문괄약근의
수축을 유발하여 변 누출을 방지하거나 줄일 수 있다. 이런 신경인성 장을 과
반사성 또는 반사성 신경인성 장(hyperreflexic/reflexic neurogenic bowel)이라
고 볼 수 있으며 직장의 순응도는 감소된 상태이다. 그러나 직장의 팽창에 의
해 외항문괄약근의 수축과 이완이 자의에 의해 조절되지는 않는다. T5 이상

의 손상인 경우에는 복근 기능이 상실되어 복압의 상승은 늑간근과 횡격막의 수축으로 이루어지게 되고, 경수손상에서는 복압의 상승은 횡격막의 수축에 의해서만 이루어진다. 한편 하부신경원손상 신경인성 장(lower motor neuron bowel)은 척수원추나 마미의 손상으로 척수를 통한 반사궁이 손상되어 장근신경총(myenteric plexus)에 의한 연동운동에 의존하여 변을 밀어내게 된다. 항문괄약근과 항문거근의 긴장도가 저하되어 변실금이 쉽다. 하부신경원손상 신경인성 장은 상부신경원손상 신경인성 장에 비해 배변을 자주 하도록 하고, 좌약이나 수지에 의한 항문자극에 대한 배변효과가 없다.

변비, 설사, 치질, 항문출혈 등의 일반적인 합병증과 더불어 복부팽창으로 인해 횡격막의 운동범위를 제한하여 호흡곤란을 일으키고, T6 이상의 손상인 경우 변비로 인한 변매복(fecal impaction), 치질 등의 자극에 의해 자율신경 이상반사증이 유발될 수 있다.

III. 신경인성 장의 평가

기본적으로 병전의 배변습관, 복용약물, 배변 횟수, 변의 특성, 활동량, 수분 섭취 정도를 평가하여야 한다. 또 배변과 관련하여 언제 배변하는지, 배변 횟수, 조력의 정도, 직장자극의 방법, 배변관련 사용 약물에 대한 정보와, 어떻게 변의(defecation desire)를 예측하는지, 즉 소름이나 경직의 악화, 두통이나 발한 등의 증상을 파악하도록 한다. 변의 굳기는 Bristol 단계로 평가한다. 변 상태의 Bristol 단계의 1형은 매우 변비가 심한 상태이고, 7형은 매우 묽은 상태이다. 서구적 표현에 의하면 1형은 토끼 똥, 2형은 포도송이, 3형은 옥수수, 4형은 소세지, 5형은 치킨너겟 같다고 하고, 6형은 일반 죽 정도이고, 7형은 묽은 죽 같다고 한다(그림 24-2).

신체진찰에서 시진과 복부촉진으로 복부 팽만, 변의 촉진, 장음, 항문의 열창, 치질을 관찰하고, 항문반사, 항문주위 감각, 항문의 긴장도, 수축정도 등을 검사한다. 50세 이상의 환자는 결장암의 검사의 일환으로 잠혈검사를 하고 필요 시 직장내시경을 실시한다. 신경인성 장에서 치질의 빈도가 높아 잠혈검사

Bristol stool chart

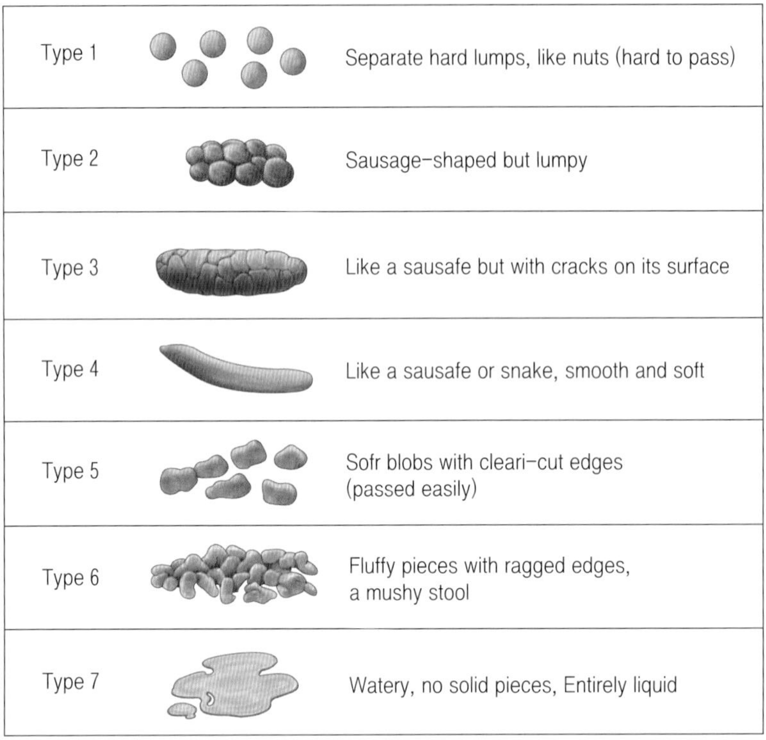

Type 1		Separate hard lumps, like nuts (hard to pass)
Type 2		Sausage-shaped but lumpy
Type 3		Like a sausafe but with cracks on its surface
Type 4		Like a sausafe or snake, smooth and soft
Type 5		Sofr blobs with cleari-cut edges (passed easily)
Type 6		Fluffy pieces with ragged edges, a mushy stool
Type 7		Watery, no solid pieces, Entirely liquid

그림 24-2 Bristol stool chart. Type 1, very constipated; 2, slightly constipated; 3 and 4, normal; 5, lacking fiber; 6 and 7, inflammation.

에서 위양성의 발현율이 높다.

IV. 신경인성 장의 관리

척수손상 환자의 장관리는 신경학적 손상부위와 생활습관과 환경, 개호 수준 등의 영향을 많이 받는다. 신경인성 장관리의 목표는 예측이 가능한 시간에 효율적인 배변을 하고, 변실금과 합병증이 없는 상태로 만드는 데 있다.

음식과 수분섭취, 신체활동이 장관리에 가장 중요한 요소이다. 섬유식이를 하도록 권장하지만 모든 환자가 고섬유 식이를 하도록 권장하지는 않는다. 보통 초기에는 하루 15 gm의 섬유를 섭취하도록 한다. 고섬유 식이가 오히려 위장통과시간을 지연시킨다는 보고도 있다. 수분이 변의 경도를 결정하는데 매우 중요하지만 간헐적 도뇨법을 하고 있는 경우 간헐적 도뇨의 횟수를 고려하여 수분 섭취를 권장한다. 배변은 가능한 일정한 시간에 할 수 있도록 하고, 적어도 2일에 1회는 배변을 하여야 만성 결장직장 팽만을 피할 수 있다. 배변시간은 45~60분 내에 마치도록 훈련한다.

배변유발을 위해 수지자극이나 글리세린이나 bisacodyl 좌약을 사용한다. 위결장반사(gastrocolic reflex)를 극대화하기 위해 식후 20~30분에 삽입하고, 삽입 10분 후에 배변을 시도한다. 수지자극은 윤활제를 손가락에 묻혀 가능한 유해자극을 주지 않는 정도의 자극으로 시계방향으로 천천히 15~20초간 시행하고, 배변이 유도되지 않으면 5~10분 마다 반복한다. 필요하면 docusate sodium (100 mg tid)과 같은 변연화제나 senna와 같은 연동운동 자극제 등을 사용한다. 가능한 좌위에서 배변을 하는 것이 중력을 활용하고 횡격막과 복근의 효율을 높여 배변에 유리하다. 그러나 하부신경원손상 신경인성 장에서는 직장결장반사(rectocolic reflex)가 손상되어 수지자극이나 좌약에 의한 배변의 유도가 용이하지 않으므로, 매일 수지배변(manual evacuation)을 하도록 하고, 필요하면 변실금을 줄이기 위해서 자주 배변하도록 한다. 상부신경원손상 신경인성 장의 경우에는 Bristol 4, 하부신경원손상 신경인성 방광의 경우 Bristol 3의 변군기를 유지하는 것을 목표로 한다(그림 24-3). 최근에는 Peristeen[R]과 같은 직장관류에 의한 장관리도 보편화 되고 있다. 완화제(laxatives)를 사용하기 전에 3~4일에 걸쳐 관장을 하여 변을 비워야 한다.

1. 약물치료

신경인성 장의 배변을 돕기 위해 필요한 경우 약물을 사용한다. 배변을 위해

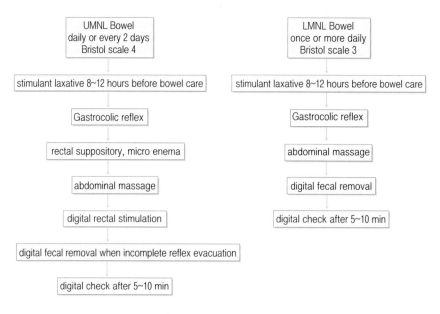

그림 24-3 배변훈련 과정 도해

사용되는 약물은 변연화제(stool softener), 변팽창제(bulk forming agent), 장연동운동 자극제(peristaltic stimulant), 접촉성자극제(contact irritant)로 나눌 수 있다.

변연화제는 docusate sodium이나 docusate calcium이며 지방을 유화시키고 결장에서 수분흡수를 감소시켜 변의 수분을 증가시킨다. 변연화제를 사용할 때는 방광관리를 고려하여 수분섭취를 충분히 하도록 한다. 변연화제는 mini-enema 형태로 시판되기도 하며, 6일 이상 사용하지 않도록 한다. 변팽창제는 주로 psyllium 제제이며 무실론, 무타실 등으로 판매되고 있다. 변팽창제는 수분을 흡수하여 변을 팽창시키고, 변팽창제로 설사를 유발하기도하고 수분섭취가 적절하지 않으면 장폐쇄를 초래할 수 있다. 변팽창제는 장기간 사용이 가능하며, 다른 약물을 복용하기 2시간 전이나 후에 복용하는 것이 좋다. 5세 이하의 소아에서 사용은 금하고 있다. Senna 제제(아락실)가 대표적인 장연동운동 자극제이다. 장연동운동 자극제는 Auerbach 신경총을 직접 자극하여 결장의 장연동운동을 촉진시킨다. 대장흑색증(melanosis coli)을 유발할 수 있고, 장기간 사용하면 장의 긴장성을 감소시켜 무긴장성 장을 일으킬 수 있다. 장운동촉진제 중 cisapride는 심장부정맥의 부작용이 있어 퇴출된 바 있다. 둘코락스 등으로 시판되는 bisacodyl은 대표적인 접촉성자극제로 결장의 점막을 자극하여 결장의 연동운동을 증가시킨다. 통상적으로 좌약 제제로 사용하며 경구용제의 사용은 권장되지 않는다. 삼투성 완화제(osmotic agents)는 글리세린, 듀파락, 마그밀, MgO 등으로 시판되고 있다. 이는 대장으로 흡수되지 않고 대장안의 삼투압을 증가시켜 대변을 부드럽게 한다. 장기간 복용하면 전해질 이상을 초래할 수 있다.

2. 수술 치료

보존적인 방법으로 만족스럽지 못하는 드문 경우에서 결장조루술(colostomy), 충수맹장문합술(appendicocecostomy, Malone procedure) 등을 시행하기도 한다. 결장조루술은 보존적 방법에 의해 잘 되지 않는 환자 중 변관리를 쉽게 하고자 할 경우에 적절한 방법이다. Malone술은 맹장을 복부로 노출시켜 순방향 관장(antegrade continence enema)이 가능하도록 하는 수술이다. 소아에서 사용되는 수술이지만 척수손상 성인에서 시행 빈도가 증가하는 경향이 있다.

V. 척수손상 환자의 기타 위장관계 이상

1. 위장간막동맥증후군(superior mesenteric artery syndrome)

식후 구토와 통증을 특징으로 하는 위장관의 물리적 압박에 의한 장폐쇄로 유발되는 증상이다. 대동맥에서 갈라져 나온 위장간막동맥(superior mesenteric artery)이 십이지장의 제3과 제4부위 사이에서 십이지장을 눌러서 장폐쇄 증상을 일으킨다. 즉 뒤에 대동맥과 앞에 위장간막동맥 사이에 끼어 있는 십이지장이 압박되어 나타나는 현상이다. 대동맥은 척추의 바로 앞에 위치

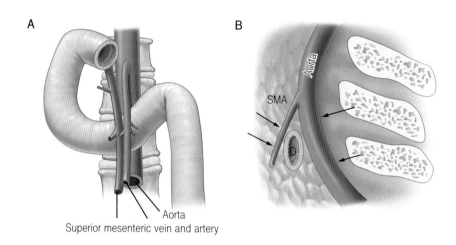

그림 24-4 십이지장과 대동맥 및 상장간막동맥(SMA)의 관계. (A) 십이지장의 제3과 제4부위 사이에 뒤에서 대동맥이, 앞에서 상장간막동맥이 위치한다. (B) 대동맥이 척추체 바로 앞에 위치하여 척추에 대한 전방접근에 의한 기구고정이나 척주전방의 혈종 등의 원인으로 대동맥을 앞으로 밀어 상간막동맥증후군을 유발하기 쉽게 된다.

하여 전방 접근에 의한 척추의 기구고정술로 복부대동맥이 앞으로 밀려 이동하게 되면 대동맥과 위장간막동맥 사이에서 십이지장의 압박이 더 심해질 수 있다(그림 24-4). 특히 장간막 지방이 적은 사람에서 잘 생기며, 앉거나 서면 증상이 없어지거나 완화된다. 척수손상이나 뇌손상 등의 신경인성 손상뿐만 아니라 만성소모질환, 영양장애, 수술 후, 기타 해부학적 이상이나 변형에 의해 유발될 수 있다(표 24-2). 상부위장관조영에서 십이지장의 제3과 4부위 사이에 차단이 있으며, 자세의 변화로 완화되거나 없어지면 진단할 수 있다.

2. 연하곤란

경수손상 환자의 급성기와 재활과정에서 연하곤란(dysphagia)을 동반하는 경우는 80%로 높게 보고되고 있다. 척수손상 초기의 척추수술, 코위영양관의 삽입, 호흡기 사용, 기관지 절개 등의 영향으로 기관지흡인에 따른 기침과 같

표 24-2 상장간막동맥증후군의 선행요인

Chronic wasting disease

Spinal cord injury
Cerebral palsy
Amyotrophic lateral sclerosis
Drug abuse

Dietary disorders

Malabsorption
Anorexia nervosa

Trauma

Brain injury
Burn
Multiple injuries

Postoperative conditions

Spinal instrumentation, scoliosis surgery, body casting
Aortic aneurysm repair
Nissen fundoplication

Anatomy and congenital anomalies

High insertion of the ligament of Treitz
Intestinal malrotation
Peritoneal adhesion
Low origin of the superior mesenteric artery
Increased lumbar lordosis
Intestinal malrotation

Focal lesions

Dissecting aortic aneurysm
Tumor growth in the mesenteric root
Prevertebral abscess

은 방어반사가 손상되어 무증상 기관지흡인(silent aspiration)의 빈도가 높다. 척수손상 환자의 연하곤란으로 일시적인 저산소증이나 무기폐, 폐렴 등을 유발하기 쉬우므로 연하곤란의 조기진단과 치료는 환자의 생명을 위협하는 합병증을 방지하는데 매우 중요하다.

경추수술 시 전방접근법에 의한 척추관의 감압과 고정으로 연하곤란이 합병되는 비율이 높다. 삽입된 기구에 의한 식도 압박이나 기구의 이탈이 연하곤란의 원인이다. 장기간 기관지 절개와 호흡기를 사용한 경우의 연하곤란은 대개 후두상승의 억제나 감소와 관련되어 발생하게 된다. 척수손상 이전에 DISH (diffuse idiopathic skeletal hyperostosis)가 있는 경우 식도압박에 의한 이상와(piriform sinus)에 음식물이 정체되어 지연성 역류로 기도흡인을 유발하게 된다.

3. 급성복증, 위장관출혈

척수손상 환자에서의 급성복증(acute abdomen)의 원인(표 24-3) 중 위장관출혈은 흔하고 심각한 합병증으로 척수손상 환자에서 위장관출혈로 인한 사망률이 거의 10% 정도 된다. 특히 기계호흡을 하고 있는 환자나 급성기에 고용량 스테로이드 치료를 받거나 장폐색이 지속되어 위장관출혈의 고위험군이 된다. 척수손상 환자는 위장관출혈을 비롯한 급성복증으로 인한 증상의 표출이 잘 되지 않으므로 조기 인식이 되지 않아 위험한 상황으로 진행될 수 있다. 수면 중 위장관출혈의 발생은 매우 위험하다. 위장관출혈의 가장 흔한 원인은 소화궤양(peptic ulcer)으로 인한 상부위장관 출혈이며 약 50%를 차지한다. 기타 식도정맥류, 약물에 의한 위염, 스트레스성 궤양이 흔한 원인이다. Helicobacter pylori의 치료와 H_2 수용체차단제, 양성자펌프차억제제(PPI)의 사용으로 소화궤양의 발생을 줄일 수 있다. 통상적으로 H_2 수용체 차단제나 PPI의 사용은 4주 정도 사용하도록 하고, PPI의 장기 사용으로 Clostridium difficile의 감염을 높일 수 있다. 척수손상 환자에서 소화궤양으로 인한 출혈이 계속되거나 재발하면 사망률이 50~70%로 높아진다. 장폐색증(ileus)은 복강 내의 여러 병적 원인 이외에 항콜린성약물과 저칼륨증을 비롯한 전해질이상 등의 여러 복부 장기 이외의 원인에 의해 발생할 수 있다(표 24-4).

특히 사지마비 환자에서 소화궤양의 천공으로 인한 급성복증의 초기 증상

표 24-3 척수손상 환자의 급성복증의 원인

Cause	Disease
GI bleeding	Gastric perforation, ulcer perforation, hemorrhagic gastritis, esophageal bleeding
Infection, inflammation	Appendicitis, cholecystitis, pancreatitis
Peritonitis	Intestinal perforation, bladder rupture
Intraabdominal abscess	Liver abscess, intrapelvic abscess, pancreatic abscess
Urological disease	Pyelonephritis, cystitis, bladder stone, ureter stone, renal stone, renal abscess
Bowel obstruction	Gastroduodenal obstruction, small bowel obstruction, large bowel obstruction
Aortic dissection	Aortic dissection
IVC filter migration	IVC filter migration
Intestinal infarction	Mesenteric venous thrombosis, mesenteric artery occlusion
Severe paralytic ileus	Paralytic ileus

표 24-4 척수손상 환자의 장폐색 원인

Cause	Disease
Drugs	Anticholinergic medication, opiates
Electrolyte, metabolic	Hypokalemia, hypomagnesemia, diabetic ketoacidosis
Myocardial infarction	Myocardial infarction
Lung lesion	Basal pneumonia, pulmonary embolism
Infection	Gram-negative sepsis

은 견관절로의 연관통증과 사지와 복부의 경직이 악화되는 정도의 증상이 유일하다. 열과 고혈압 또는 저혈압, 발한, 빈맥 등의 증상은 만성척수손상 환자에서 평상시에 있는 증상이어서 급성복증이 있어도 자율신경 이상반사증의

증상으로 간주되기 쉽다. 그러나 이러한 증상을 간과하지 않고 신체진찰을 하면, 복부근육의 경축과 복부강직의 증가, 복부팽창 등의 증상을 발견할 수 있고, 복부청진과 타진을 해서 이상을 발견하도록 노력하여야 한다. 급성복증이 의심되면 복부 일반사진과 CT, 초음파, 내시경을 시행하고 소변검사와 일반 혈액검사를 비롯하여 전해질, 빌리루빈, 췌장효소 등의 검사를 하여야 한다.

[참고 및 추천 문헌]

1. Bauman WA, Korsten MA, Radulovic M, Schilero GJ, Wecht JM, Spungen AM. 31st g. Heiner sell lectureship: secondary medical consequences of spinal cord injury. Top Spinal Cord Inj Rehabil 2012;18:354-78.
2. Chatoor D, Emmnauel A. Constipation and evacuation disorders. Best Pract Res Clin Gastroenterol 2009;23:517-30.
3. Chen D, Nussbaum SB. The gastrointestinal system and bowel management following spinal cord injury. Phys Med Rehabil Clin N Am 2000;11:45-56, viii.
4. Consortium of spinal cord medicine. Neurogenic bowel management in adults with spinal cord injury. Clinical practice guideline for health care professionals. Washington, DC: Paralyzed Veterans of America; 1998.
5. Ebert E. Gastrointestinal involvement in spinal cord injury: a clinical perspective. J Gastrointestin Liver Dis 2012;21:75-82.
6. Gondim FA, de Oliveira GR, Thomas FP. Upper gastrointestinal motility changes following spinal cord injury. Neurogastroenterol Motil 2010;22:2-6.
7. Gore RM, Mintzer RA, Calenoff L. Gastrointerstinal complication of spinal cord injury. Spine 1981;6:538-44.
8. Juler GL, Eltorai IM. The acure abdomen in spinal cord injury patients. Paraplegia 1985;23:1118-23.
9. Shem K, Castillo K, Wong S, Chang J. Dysphagia in individuals with tetraplegia: incidence and risk factors. J Spinal Cord Med 2011;34:85-92.
10. Stiens SA, Bergman SB, Goetz LL. Neurogenic bowel dysfunction after spinal cord injury: clinical evaluation and rehabilitative management. Arch Phys Med Rehabil 1997;78:S86-102.

[참고 서적]

1. Chhabra HS (editor). ISCoS Textbook on Comprehensive Management of Spinal Cord Injuries. New Delhi: Wolters Kluwer; 2015.
2. Eltorai IM, Schmit JK (editors). Emergencies in chronic spinal cord injury patients. Eastern Paralyzed Veterans Association; 2001.

3. Green D, Olson DA (editors). Medical Mangement of Long-Term Disability. 2nd ed. Boston: Butterworth-Heinemann; 1996.

4. Kirshblum S, Campagnolo DI (editors). Spinal Cord Medicine. 2nd ed. Philadelphia: Wolters Kluwer, Lippincott, Williams & Wilkins; 2011.

5. Lee BY, Ostrander LE (editors). The spinal cord injured patient. 2nd ed. New York: Demos; 2002.

6. Lin VW (editor). Spinal Cord Medicine. Principles and Practice. 2nd ed. New York: Demosmedical; 2010.

7. Sabharwal S. Essentials of spinal cord medicine. New York: Demosmedical; 2014.

8. Weaver LC, Polosa C (editors). Autonomic dysfunction after spinal cord injury. In progress in brain research. New York: Elsevier; 2006.

성기능 이상

25

성기능 이상

척수손상 환자는 15~25세 사이의 환자가 과반수이다. 이 연령층은 성적으로 활발한 나이이므로 성적인 관심이 많을 수 있는 나이여서 척수손상 환자에서 성문제는 간과할 수 없는 문제이다. 그러나 척수손상 환자의 성적 기능과 성 재활에 관한 연구는 의외로 많이 이루어져 있지 않다. 특히 우리나라와 같은 성적으로 보수적인 문화는 이들의 성적 관심을 억누르고 성생활을 포기하게 만드는 배경이 될 수 있다. 척수손상 환자는 신경학적인 성기능의 마비뿐만 아니라 운동기능과 이전의 사회적인 생활로부터 멀어질 가능성이 크기 때문에 이러한 사회적인 제약이 성기능 약화에 영향을 주게 된다.

척수손상의 부위와 관계없이, 척수손상의 양상이 상부신경원 손상이든 마미손상과 같은 하부신경원 손상이든 발기, 성기 윤활 기능, 사정, 오르가즘 등의 성기능에 영향을 받게 된다. 불완전 손상에서는 어느 정도의 성기능이 보존될 수 있으나 S2 이상의 척수손상에서는 성기부위의 감각 기능을 상실하게 되고, S2에서 S4의 손상에서는 S2~S4의 반사궁이 손상되어 반사적 발기기능이 상실된다.

척수손상 후 이전의 성감대가 무감각해져 흥분기에 영향을 주며, 시간이 지나게 됨에 따라 감각이 손상된 피부분절(dermatome)과 손상 받지 않은 피부절 근처에서 새로운 성감대를 찾는 경향을 보인다. 이전의 성생활에서 오럴섹스나 다양한 성적 자극에 거부감이 있었던 환자들은 새로운 방식의 성적 대응에 당황하게 되고 이에 대한 회피와 심리적인 억압은 성생활의 회복을 방해하는 요인이 될 수 있다. 따라서 척수손상 환자의 새로운 성생활에서 재활의학과 의사는 환자와 성적 대상자의 성행동을 이해하고 경청하여야 할 것이며, 이를 바탕으로 성생활에 도움이 될 수 있는 의료적인 대응을 하여야 한다.

I. 성기능 관련 신경해부 및 생리

남녀의 생식기에는 부교감신경과 교감신경이 각각 S2-S4로부터의 골반신경(pelvic nerve)과 T10-L2에서 하복신경(hypogastric nerve)을 통해 신경지배한다. 부교감신경 자극에 의해 발기가 유발되고 여성에서는 성기가 충혈되게 된다(그림 25-1). 교감신경 자극은 남성의 사정과 여성의 나팔관과 자궁의 평활근의 율동적인 수축을 유발하여 오르가즘에 이르게 한다(그림 25-2).

　발기는 심인성과 성기의 자극에 의한 반사성으로 일어날 수 있다. 반사성 발기는 S2-S4의 반사궁 활성화에 의해 일어나며, 성기의 음부신경을 통한 원심성 신호의 활성화에 의해 유발된다. 한편 심인성 발기는 시각, 청각적 자극이나 상상 자극 등 복잡한 자극을 통한 중심성 반응이며, 하복신경을 통해 교

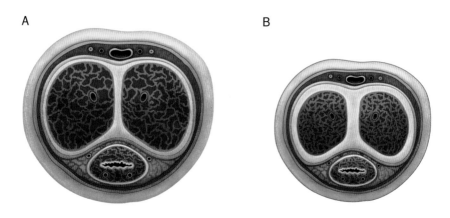

그림 25-1 음경의 충혈에 의한 발기상태(A)와 이완상태(B)

감신경을 활성화하고 결국에는 부교감신경과 통합된 반응으로 나타나게 된다. 이 결과 심인성 발기가 되고 사정에 이르기도 한다. 사정반응은 교감신경과 부교감신경계, 음부신경을 통한 체성신경계까지 작용된 매우 복잡한 현상이다(표 25-1). 사정은 결국 교감신경을 통한 요도 평활근과 체성신경을 통한 좌골해면체근(ischiocavernosus)과 구해면체근(bulbocavernosus)의 율동적인 수축에 의해 이루어진다. 여성에서는 반사성과 심인성 자극이 성기의 충혈과

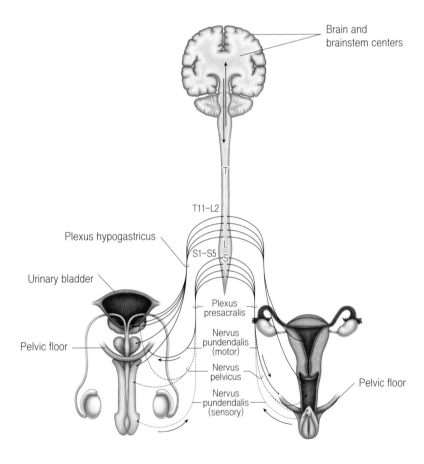

그림 25-2 남녀 생식기에 대한 신경지배

표 25-1 성기능 관련 신경지배

Segments	Innervations	Nerves	Male responses	Female responses
S2–S4	Parasympathetic	Pelvic nerve	• Erection • Reflexogenic or psychogenic	• Genital arousal • Engorgement
T10–L2	Sympathetic	Hypogastric nerve	• Ejaculation • Psychogenic erection with conjunction of parasympathetic	• Psychogenic arousal • Lubrication

질윤활반응으로 나타난다. 부교감신경 자극에 의한 발기에 관여하는 주요한 신경전달물질이 산화질소(nitric oxide, NO)이다. 부교감신경 자극에 의해 NO가 유출되어 guanyl cyclase를 활성화시켜 guanosine monophosphate (GMP)를 강력한 혈관확장제로 작용하는 cyclic GMP (cGMP)로 변환시킨다. cGMP가 다시 GMP로 되돌리는데 phosphodiesterase 5가 관여하여 매개한다. 이 과정을 억제하는 phosphodiesterase inhibitor (PDE5I)가 발기부전의 치료약제로 개발되어 사용되고 있다.

　인간의 성적 반응은 발기와 고환의 상승, 음핵의 팽창, 질분비 등이 일어나는 흥분기(excitement, stage I)를 거쳐 절정기(plateaus, stage II)에 이르면 고환 팽창, 쿠퍼액분비, 음핵과 질의 충혈 등의 반응이 나타나고, 사정과 자궁과 질 수축 반응이 오는 오르가즘(orgasm, stage III), 그리고 이완기(relaxation, stage IV)의 순서로 일어난다(표 25-2). 척수손상 환자에서의 이러한 성적 반응은 손상된 척수 부위에 따라 상실되거나 반사적으로 보존되기도 한다. 그러나 신경학적 부위에 따라 예측되는 특정한 성적 반응의 특성이 항상 동일한 형태로 나타나는 것은 아니다.

표 25-2 남성과 여성의 성반응

Physiologic changes	Male	Female
Genital arousal	• Erection • Increased blood flow to the penis • Decreased outflow from the penis • Erectile tissue relaxation	• Increased blood flow to vagina and clitoris • Clitoral erection • Vaginal lubrication
Orgasm	• Ejaculation • Emission: contraction of ductus deferens, seminal vesicles, prostate, urethra • Expulsion: rhythmic contractions of perineal muscles and smooth muscles of the urethra	• Rhythmic contractions of vagina, uterus and anal sphincter

II. 척수손상 남성의 성기능의 변화

성적 접촉에 의한 성 반응의 1차적인 단계라고 할 수 있는 흥분은 촉감에 의한 반사적 반응과 시각적 자극을 포함한 성적 상상에 의한 심리적 자극에 의해 유발된다. 이들 반응은 남성에서는 발기로 나타나고, 여성에서는 질분비, 음순의 팽창, 음핵 발기로 나타난다. S2 이상에서 손상되어 반사적 발기기능을 가진 환자는 성기를 만지거나 입으로 자극하거나, 진동 기기를 사용하여 반사적 발기를 유발할 수 있으며, 방광이 차거나 음모를 당기거나 하는 어떠한 형태의 물리적인 자극에 의해 천수절의 발기 반사궁을 자극하여 발기를 유발할 수 있다. 정상인과는 달리 이러한 물리적인 자극이 심리적인 자극과 함께 가해질 때 오히려 발기를 저하시킬 수도 있다.

척수손상의 부위에 따라 발기기능이 결정된다. T10이나 상부의 손상일 경우 심리적 발기기능이 상실되며, T10-L2에서 손상이 있는 경우에는 반사적 발기기능은 보존되고 심리적 발기도 되기도 한다. 즉 T10-L2 피부분절의 감각이 보존되어 있는 환자에서 발기나 성기의 충혈이 있으면 심인성 자극에 대한 반응이 있을 것으로 예측할 수 있다. 그러나 L2-S1 사이의 손상일 경우에는 심리적 발기와 반사적 발기가 모두 가능하다(표 25-3). 반사적 발기의 유

표 25-3 척수손상 부위에 따른 남성과 여성의 성반응

Sexual responses		Neurological level of injury				
		above T10	T10–T11	T12–L1	Conus	Cauda equina
Male	Psychogenic erection	absent	partial	partial	present	present
	Reflex erection	present	present	present	present/ absent	absent
	Ejaculation	possible	without control	partial	absent	absent
	Sensory of testis	absent	absent	partial	present	present
Female	Psychogenic lubrication	absent	partial	partial	present	present
	Reflex lubrication	present	present	present	present/ absent	absent

무는 전적으로 천수절 반사기능의 유무에 따라 결정된다. 즉 구해면체반사나 항문반사가 있으면 거의가 반사적 발기기능을 가지고 있다고 판단할 수 있다. 성기부의 감각이 상실된 척수손상 남성에서도 반사적 발기를 위하여 천수절의 발기 반사궁을 가장 쉽게 자극할 수 있는 부위는 귀두부위이다.

척수손상 후 척수쇼크(spinal shock)기에도 다른 반사기능에 비하여 다연접 피부반사(polysynaptic cutaneous reflex)와 천수반사(sacral reflex)의 회복이 조기에 일어나므로 반사적 발기기능의 회복 유무를 조기에 예측할 수 있는 근거가 된다. 참고로 척수손상 환자에서 고환의 통증을 느낄 수 있는 척수손상 부위는 제10흉수 이하의 손상일 때 가능하다. T10 상부의 완전손상이면 사정은 거의 되지 않으며, 그 이하의 손상이면 20%에서 사정이 일어난다.

척수손상 남성의 성기능에 대한 보고는 매우 다양하다. 척수손상 부위와 관계없이 척수손상 환자에서의 74%에서 발기능력을 가지고 7~8%에서 사

정이 가능하다. 척수손상 후 성기능의 회복은 6개월에서 1년 후에 결정되고 42.5%에서는 반사적 발기가, 21.0%는 심리적 발기가 가능하고, 36.5%는 발기기능을 상실한다고 하였다. 또 23%에서 성교가 가능하다고 보고되어 있다. 천수상부 완전손상(complete suprasacral injury)인 경우 93%에서 반사적 발기가 가능하고, 천수상부 불완전 손상에서는 98%가 반사적 발기가 가능하다고 한다. 반면에 천수부 완전손상의 26%에서 심리적 발기가 가능하고 천수부 불완전손상인 경우 83%가 심리적 발기가 가능하다.

완전 상부신경원 손상의 척수손상에서는 반사적 발기기능은 보존되는 대신 심리적 발기기능은 상실된다. 상부신경원 척수손상에서 반사적 발기는 60~90%에서 일어난다고 보고되어 있다. 이 중 약 4%(10% 이하)에서 사정을 경험한다고 한다. 반면에 불완전 상부신경원손상 환자에서의 사정의 빈도는 32%로 보고되어 있다. 천수절의 손상을 동반한 완전 하부신경원손상 환자에서 반사적 발기가 가능한 경우는 없으나 심리적 발기는 26%(10~30%)로 보고되어 있다. 심리적 발기가 가능한 환자 중 약 18%가 사정을 할 수 있다고 한다. 불완전 하부신경원손상인 경우에는 67~95%에서 발기가 가능하고 70%는 사정을 할 수 있다고 보고되어 있다.

일반적으로 사정은 하부신경원 손상과 손상 부위가 낮을수록 잘되는 경향을 보인다. 즉 척수손상 부위가 높을수록 발기는 잘되지만 사정은 잘되지 않는 경향이다. 부위에 상관없이 척수손상 남성의 42~61%에서 오르가즘을 경험한다. 사정이 되더라도 척수손상 환자는 방광경부가 적절히 닫히지 않으므로 역행성 사정의 빈도가 높다. 필요에 따라 역행성 사정을 줄이기 위하여 midodrine이나 pseudoephedrine과 같은 알파 작용제(α-adrenergic agonist)를 사용하기도 한다. 특히 T4-T6 이상의 부위에서 손상된 척수손상 환자에서 발기를 위한 자극이나 사정을 하는 동안 자율신경 이상반사증의 발생이 흔하므로 성행위를 하기 전에 반드시 방광과 직장을 비우도록 한다.

척수손상 남성 환자의 가임 능력은 하부 요로계의 흔한 합병증인 요로감염, 부고환염 등에 영향을 받을 뿐만 아니라 정상인에서는 복부 온도에 비해 고환의 온도가 약 2.2℃ 정도 낮지만, 척수손상 환자에서 일정한 자세로 오래 있어 고환의 온도가 정상인에 비해 높아서 정자형성이 억제된다.

척수손상 환자의 성행위와 관련된 주의사항을 요약하면 다음과 같다.

① 성행위 전에 완전히 배뇨와 배변하고, 성행위 중 발생할 수 있는 요실금과 변실금과 같은 상황에 대비할 수 있어야 한다.

② T6 이상의 척수손상 환자는 성행위 중과 직후의 자율신경 이상반사증의 가능성에 대비하여야 하고, 증상이 나타나면 즉시 성행위를 중단하고 앉은 상태에서 대응하여야 한다. 자율신경 이상반사증이 우려되면 성행위 전에 nifedipine 등 예방목적의 약을 복용하도록 한다.

③ 성행위 직후에 성기주변이나 서혜부, 둔부의 감각이 없는 부위의 마찰에 의한 찰과상이나 압박궤양 등을 관찰하여야 한다.

④ 성병의 위험성에 대한 지식과 대응방법을 알고 있어야 하며, 원치 않는 임신에 대응하여 콘돔 사용과 여성의 경우 피임약을 복용하기를 권장한다.

⑤ 성행위로 인한 손상을 방지하기 위해 안전한 체위에 대한 학습이 필요하다.

III. 척수손상 여성의 성기능의 변화

자궁과 난소는 하복신경으로부터의 교감신경 지배만 받고 있다. 음핵의 팽창과 질분비 반응은 부교감신경의 흥분에 의한 현상이다. 보통 척수손상을 비롯한 중추신경계 손상 후 3개월 또는 그 이상의 기간 동안 월경이 없을 수 있다. 질활액분비(vaginal lubrication)는 척수원추(conus)와 자율신경 신경계와의 연결이 손상되지 않는 한, 반사 자극에 의해 가능하다. 성기능 중 남성의 발기와 유사한 반응으로 여성에서는 질활액분비와 질충혈반응으로 나타나며 이러한 반응도 반사적 또는 심리적인 자극으로 유발된다. T10–L2가 손상된 여성인 경우 질활액분비 반응이 상실된다. T6 이상의 손상에서는 물리적 자극에 의해 반사적 질활액분비반응은 유발할 수 있지만 심리적 자극에 의한 반응은 상실된다. 척수손상에 의해 여성 가임 능력은 손상되지 않는다(표 25–3).

여성 척수손상 환자는 손상 후 6개월에서 1년 정도는 무월경 또는 불규칙 월경이 흔히 나타나지만 대개 일정한 기간이 지나면 정상적인 월경 주기로 회복된다. 자궁의 감각은 T10-T12에서 지배되므로 T10 이상의 손상인 경우 임신 후 자궁 수축이나 태아의 움직임을 감지할 수 없다. 자궁 수축은 정상인에 비해 더 길고, 자주, 강도는 강하게 일어나지만 진통 기간은 짧은 특징을 보인다. 특히 T6 이상의 손상인 경우 진통이 일어날 때 자율신경 이상반사증이 발생하게 되므로 이때 전자간증(preeclampsia)과의 감별이 필요하다. 그러나 일단 임신이 되면 임신과 진통은 정상인과 유사하게 진행된다.

척수손상 환자의 오르가즘은 정상인과는 매우 다른 양상으로 표현되고 있다. 눈으로 확인되는 양상은 경직이 갑자기 심하게 되었다가 서서히 이완되는 반응이 관찰되고, 주관적인 표현은 두통, 복부나 골반부, 허벅지 부위의 기분 좋은 감각이 느껴진다고 표현하는 사람이 많다.

IV. 기타 성기능에 영향을 미치는 요인들

척수손상 환자의 성기능은 대부분 신경학적 손상부위와 손상 정도에 따라 결정된다. 기타 우울과 자기존중감 등의 감정과 심리적인 상태, 수부 기능과 경직, 통증, 자세의 이상, 관절구축, 신경인성 방광과 신경인성 장관리 상태 등의 영향을 많이 받게 된다.

V. 발기부전의 치료

척수손상 환자의 발기부전 치료를 위해 사용되는 도구를 사용하기에 앞서 척수손상 환자는 성기 부위의 감각이 없거나 감소되어 합병증의 조기 발견과 인지가 늦어질 수 있다는 점을 주지하여야 한다. 그러므로 척수손상 환자에서 여러 도구의 사용과 적용에 세심한 주의와 교육이 필요하다.

1. Phosphodiesterase Type 5 Inhibitor

미국에서 1998년 4월 시판이 시작되었다. Sildenafil의 약물 작용 기전은 성적자극을 받으면 혈관내피세포에서 산화질소(NO)가 형성되어 GTP를 cGMP로 변환시키고, 이 cGMP가 음경해면체에 혈액을 몰리게 하여 발기를 유발하게 된다. Sildenafil은 cGMP가 다시 GTP로 환원되는 데 작용하는 발기억제효소인 PDE5의 작용을 억제하거나 지연시켜 발기를 가능하게 한다. 즉 sildenafil은 PDE5억제제이다. Sildenafil은 신경학적인 손상이 없는 일반인 중 발기부전 환자의 70~80%에서 효과가 인정되고 있고 척수손상 환자를 대상으로 한 연구에서도 대개 70% 정도에서 효과가 있다고 알려져 있다. 일반인과 같이 척수손상 환자도 성교 1시간 전에 복용하게 한다. Vardenafil (Levitra^R)과 tadalafil (Cialis^R)도 사용되지만 척수손상 환자에 대한 연구는 미흡하다.

나이트로글리세린을 복용 중인 환자에서는 금기이다. 또 자율신경 이상반사증의 발현으로 혈압 강하제를 사용할 경우 반드시 48시간 이내에 PDE5I를 복용하였는지를 확인하고 사용 약제를 선택하여야 한다. 특히 노인에서는 PDE5I의 잔류 약효가 72시간 지속되므로 주의하도록 한다. 제20장 자율신경 이상반사증을 참고하면 된다.

2. 음경 내 주사

초기에는 papaverine과 같은 혈관확장제가 사용되었으나, 일반인에 비하여 척수손상 환자에서 발기지속증과 음경 석회화와 같은 부작용의 빈도가 높다. Alprostadil (prostaglandin E1, Caverject^TM)이 많이 사용되고 있으며, papaverine과 phentolamine을 혼합하여 사용하기도 한다. 성교 20분 전에 음경해면체에 주사한다(그림 25-3). 주사하면 5~10분 이내에 발기되고 1시간 정도 지속한다. 주사 후 수 분 동안 주사부위를 압박해주면 반흔형성을 줄일 수 있다. 척수손상 환자의 90% 이상에서 Caverject의 사용으로 성공적인 성교가 가능하며 척수손상 환자의 발기유도에 가장 확실한 방법으로 알려져 있다.

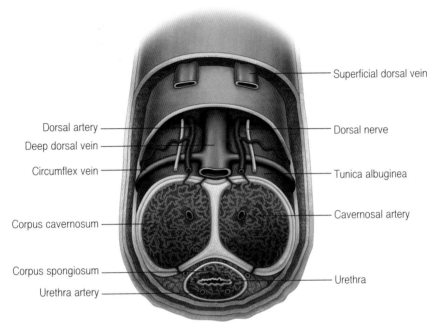

그림 25-3 음경의 단면

신경학적 손상이 없는 일반인에 비해 척수손상 환자는 대개 성기 부위의 감각이 없기 때문에 사용에 대한 순응도는 좋은 편이다. 사용 용량은 사용할수록 적은 용량을 사용하는 경향을 보이며 경험적으로 환자 스스로 용량을 조절하여 사용하게 된다.

3. 요도 내 약물주입

Alprostadil의 요도 주입형태가 사용되기도 하지만 주사제의 불편함을 덜 수 있는 장점이 있으므로 권장되어 왔다. 그러나 경험적으로 척수손상 환자에 대한 효과는 기대보다 좋지가 못하다. 또한, 가격이 비싸다는 단점이 있다.

4. 음경 진공흡입기

음경을 기구에 삽입하여 음압으로 음경에 피를 몰리게 하고 음경의 근위부에 고무 링으로 혈액이 빠져나가지 못하게 하여 발기를 유발하게 하는 방법인데 발기를 원하는 한 고무 링을 끼고 있어야 하고 30분 이상 발기상태를 유지하는 것은 피하여야 한다. 특히 척수손상 환자에서는 세심히 주의하여 사용하지 않으면 음경의 감각이 없는 상태에서 피부가 손상되거나 음경조직이 괴사되는 등의 부작용 발생 빈도가 높다.

5. 지속발기증

지속발기증은 PGE5I의 복용이나 음경 내 주사로 유발된 발기가 장시간 지속되는 경우이고, 일반인에 비해 척수손상 환자에서 발생빈도가 높다. 발기가 2시간 이상 지속되면 응급실로 와서 치료하여야 한다. 치료는 음경해면체(corpora cavernosa)에 굵은 바늘을 찔러 피를 빼고 생리식염수로 관류시킨다. 이후에도 발기가 지속되면 epinephrine 10~20 mg을 1 mL 생리식염수에 섞어서 음경해면체로 주사한다. 이때 혈압상승의 위험이 있으므로 주의해야 한다.

VI. 가임과 임신

질성교나 자연 사정에 의한 임신이 되지 않는 남성 척수손상의 가임을 돕기 위한 여러 방법들이 개발되어 있다. 자연 사정, 자신이나 파트너에 의한 자위, 음경진동자극, 항문전기자극이나 외과적 방법에 의한 정자 추출 등의 여러 방법이 시도되고 있다. T6 이상인 환자의 경우 진동과 전기자극에 의해 자율신경 이상반사증이 나타날 수 있다. 추출된 정자를 사용하여 IVF 등의 방법으로 수태를 시도한다.

임신을 원하지 않는 척수손상 여성은 피임약이나 콘돔 등을 사용하여 피임을 하도록 권장한다. 자궁 내 도구는 골반염과 요도감염으로 인한 합병증의

표 25-4 척수손상 환자에서 사용빈도가 높은 약물의 임신에 대한 영향

약물	태아에 대한 영향	수유에 대한 영향
Baclofen	사람에 대한 기형형성의 증거는 없으나, 최대 용량의 13배를 투여한 쥐에서 배꼽탈장이 발생함	복용량의 0.1%가 모유에 나타나나 비교적 안전함
Dantrolene	안정성 확립되어 있지 않음	안정성 확립되어 있지 않음
Diazepam	3개월 내 임신 가능성이 있으면 복용 중단. 임신 3기에 저긴장영아의 위험 있음	영아에 누적효과 있음
Oxybutynin	안정성 확립되어 있지 않음	수유중 복용 금함
Prazosin	안정성 확립되어 있지 않음	안정성 확립되어 있지 않음
Ciprofloxacin	임신중 사용 금함	수유중 복용 금함
Trimethoprim-sulfamethoxazole	기형형성 보고됨. 임신중 복용 금함	핵황달, 고빌리루빈증의 위험

위험이 높으므로 피하도록 한다.

척수손상 여성은 임신 중에 요로감염, 빈혈, 심부정맥혈전증, 자율신경 이상반사증의 발현 위험이 높다. 특히 복용하는 약물은 태아에 대한 안정성을 신중하게 고려하여 약물을 조절하여야 한다(표 25-4). Balcofen을 비롯한 항경직약물과 사용빈도가 높은 대부분의 약물이 태아에 대한 안정성이 확보되어 있지 않아 사용을 금하여야 하지만, 중증의 자율신경 이상반사증이나 경직이 있는 경우에는 환자의 동의 하에 주의하여 사용하기도 한다. 또 담배와 알코올의 위험성에 대한 특별한 인식이 필요하다. 조산의 위험이 높으므로 임신 28주부터 자궁경부 확장에 대한 관찰과 산전 관리를 하도록 한다. 척수손상 여성은 임신 상태에서 빈혈의 위험이 매우 높다. 헤모글로빈치가 9 gm/dL 이하이면 철분을 복용하도록 한다. 그러나 철분이 변비를 악화시켜 자율신경 이상반사증의 원인이 되기도 한다. 또 빈혈은 압박궤양의 발생 위험을 증가시키고 출산과정에서 수혈을 필요로 하는 상황을 초래할 수도 있으므로 출산 전에 조절할 필요가 있다.

척수손상 환자의 임신으로 인한 응고항진상태(hypercoagulable state)뿐만

재활의학과 의사를 위한 **척수의학 매뉴얼**

아니라 임신으로 인한 활동성의 감소, 정맥혈 저류 등으로 심부정맥혈전증의 고위험군이 되어 심부정맥혈전증의 발생 빈도가 매우 높다. 임신 상태에서 비약물적 처치 이외의 심부정맥혈전증의 예방을 위한 약물투여가 용이하지 않으므로 하지의 부종이 있거나 호흡기능의 이상을 호소하면 심부정맥혈전증과 폐색전에 대한 적극적인 검사를 시행하여야 한다. 항응고 치료가 필요하면 헤파린이나 LMWH를 사용하거나 Greenfield 하대정맥필터를 삽입한다. 와파린은 태반을 통과하고 기형형성이 보고되어 있다.

척수손상 환자는 진단과 추적검사 과정에서 방사선 노출이 많은 편이므로 임신 중 태아의 방사선 노출에 대한 주의가 필요하다. 통상적으로 임신 첫 3개월간 5 rads 이상의 방사선 노출이 있으면 태아 기형의 위험이 있다. 예로 복부와 요추부 촬영으로 태아에 조사되는 방사선량은 각각 300 mrads이다.

1차 분만기(first stage of labor)는 T10-L1의 교감신경을 통해, 2차 분만기는 S2-S4의 음부신경(pudendal nerve)을 통해 분만통이 전달된다. 그러므로 T10 이상의 손상 시 자궁수축에 의한 진통을 느끼지 못하므로 주의가 필요하다. T6 이상에서 진통과 분만에 의한 자율신경 이상반사증의 발생 위험이 있으며, 드물게 T6 아래 부위 손상 환자에서도 관찰되므로 주의하여야 한다. T6 이상의 손상에서 자율신경 이상반사증은 산전, 출산 중, 산후 기간 모두에서 발생할 수 있다. 자율신경 이상반사증의 증상은 전자간증으로 인한 증상과 감별하여야 한다. 또 산후에 회음부절개에 의한 자극이 자율신경 이상반사증의 원인이 될 수 있다. 분만 과정에서 자율신경 이상반사증의 위험을 줄이기 위해 지속적 경막외 마취를 권장한다. 경막외 마취 이전과 이후에 자율신경 이상반사증이 있으면 hydralazine을 주사한다. 임신 상태에서 자율신경 이상반사증의 고혈압 조절을 위해 사용되는 모든 약물은 심한 저혈압의 발생 위험이 있다. 자율신경 이상반사증의 조절이 되지 않으면 응급 제왕절개술을 권유한다.

[참고 및 추천 문헌]

1. Baker ER, Cardenas DD. Pregnancy in spinal cord injured women. Arch Phys Med Rehab 1996;77:501-7.

2. Brackett NL, Lynne CM, Ibrahim E, Ohl DA, Sonksen J. Treatment of infertility in men with spinal cord injury. Nat Rev Urol 2010;7:162-72.

3. Colpi G, Weidner W, Jungwirth A, Pomerol J, Papp G, Hargreave T, et al. EAU guidelines on ejaculatory dysfunction. Eur Urol 2004;46:555-8.

4. Consortium for Spinal Cord Medicine. Sexuality and reproductive health in adults with spinal cord injury: a clinical practice guideline for health-care professionals. J Spinal Cord Med 2010;33:281-336.

5. Craig DI. Spinal cord injury and pregnancy: the stories of two women. SCI Nurs 1994;11:100-4.

6. Denil J, Ohl DA, Smythe C. Vacuum erection device in spinal cord injured men: patient and partner satisfaction. Arch Phys Med Rehabil 1996;77:750-3.

7. Dimitriadis F, Karakitsios K, Tsounapi P, Tsambalas S, Loutradis D, Kanakas N, et al. Erectile function and male reproduction in men with spinal cord injury: a review. Andrologia 2010;42:139-65.

8. Everaert K, de Waard WI, Van Hoof T, Kiekens C, Mulliez T, D'Herde C. Neuroanatomy and neurophysiology related to sexual dysfunction in male neurogenic patients with lesions to the spinal cord or peripheral nerves. Spinal Cord 2010;48:182-91.

9. Ghidini A, Simonson M. Pregnancy after spinal cord injury: a review of the literature. Top Spinal Cord Inj Rehabil 2011;16:93-103.

10. Greer IA, Thrombosis in pregnancy: maternal and fetal issues. Lancet 1999;353:1258-65.

11. Hughes SJ, Short DJ, Usherwood M, Tebbutt H. Management of pregnant women with spinal cord injuries. Br J Obstet Gynecol 1991;98:513-8.

12. McGregor JA, Meeuwsen J. Autonomic hyperreflexia: a mortal danger for spinal cord injured women in labor. Am Ob Gyn 1985;151:330-3.

13. Mitra M, Clements KM, Zhang J, Iezzoni LI, Smeltzer SC, Long-Bellil LM. Maternal Characteristics, Pregnancy Complications, and Adverse Birth Outcomes Among Women With Disabilities. Med Care 2015;53:1027-32.

14. Nygaard I, Bartscht KD, Cole S. Sexuality and reproduction in spinal cord injured women. Obstet Gynecol Surg 1990;45:727-32.

15. Rizio N, Tran C, Sorenson M. Efficacy and satisfaction rates of oral PDE5Is in the treatment of erectile dysfunction secondary to spinal cord injury: a review of literature. J Spinal Cord Med 2012;35:219-28.

16. Smeltzer SC. Pregnancy in women with physical disabilities. J Obstet Gynecol Neonatal Nurs 2007;36:88-96.

17. Wespes E, Amar E, Hatzichristou D, Hatzimouratidis K, Montorsi F, Pryor J, et al. EAU Guidelines on erectile dysfunction: an update. Eur Urol 2006;49:806-15.

[참고 서적]

1. American Spinal Injury Association. International Standards to document remaining Autonomic Function after Spinal Cord Injury. 1st ed. Reprint 2015 ed. Atlanta, GA: American Spinal Injury Association; 2012.

2. Chhabra HS (editor). ISCoS Textbook on Comprehensive Management of Spinal Cord Injuries. New Delhi: Wolters Kluwer; 2015.

3. Kirshblum S, Campagnolo DI (editors). Spinal Cord Medicine. 2nd ed. Philadelphia: Wolters Kluwer, Lippincott, Williams & Wilkins; 2011.

4. Lin VW. Spinal Cord Medicine. Principles and Practice. 2nd ed. New York: Demosmedical; 2010.

5. Sabharwal S. Essentials of spinal cord medicine. New York: Demosmedical; 2014.

6. Weaver LC, Polosa C (editors). Autonomic dysfunction after spinal cord injury. In progress in brain research. New York: Elsevier; 2006.

경직

26

경직

척수손상 환자에서 척수손상 부위가 높을수록 경직의 빈도가 높다. 대개 완전손상에서 불완전손상에 비해 경직의 빈도가 높고, 더 심하지만, 기능적으로는 불완전손상 환자에서 더 큰 문제를 유발할 수 있다. 같은 신경학적 손상 부위에서 남녀 간이나 손상 당시의 나이에 따른 경직의 정도의 차이는 없다. 척수쇼크(spinal shock) 기간 동안은 상부신경원손상의 척수손상에서 근육긴장도가 없거나 감소되지만, 시간이 경과함에 따라 경직이 발현된다. 경직의 정도와 발현 시기 등은 개인에 따른 차이가 크다. 뇌손상 환자는 상지의 경직이 더 문제이지만, 척수손상의 경우 하지의 경직이 더 많은 문제를 유발하게 된다. 척수손상 초기의 경직은 적극적인 치료를 필요로 하지 않지만, 시간이 경과함에 따라 경직의 악화와 기능적인 불이익이 많이 생기는 경향이 있어 치료가 필요하게 된다.

경직은 척수손상의 신경학적 부위 아래 부위의 감염, 압박궤양, 골절, 월경, 요로감염, 복부질환 등의 유해자극에 의해 악화될 수 있다. 또 경직의 악화가 통증과 운동성을 악화시키고, 관절구축과 개인위생을 포함한 일상생활동작의 제한을 심화시킬 뿐만 아니라 압박궤양과 탈구 등을 조장하는 원인이 되기도 한다.

I. 경직의 정의

경직은 상부신경원 손상으로 나타나는 한 증상이며, 속도 의존성인 긴장성 신장반응이 항진되는 현상으로 정의한다. 경직으로 나타나는 현상 중 위상성 요소(phasic component)는 심부건반사의 항진으로 표출된다. 상부신경원 손상의 증상은 이전에 없었던 현상이 나타나는 증상, 즉 양성요소(positive component)와 이전에 있었던 현상이 약화되거나 없어지는 현상, 즉 음성요소 (negative component)로 구분할 수 있다. 이 중 양성요소는 경직(spasticity), 연축(spasm), 클로누스(clonus), 비정상 일차반사(abnormal primitive reflexes), 심부건반사의 항진, 자율신경 이상반사증(autonomic dysreflexia) 등의 증상이며, 음성요소(negative component)로는 근력약화, 피로, 협동운동과 섬세운동의 상실 등을 들 수 있다.

연축(spasm)은 피부, 근육, 뼈, 위장관, 방광 등에서 기원한 자극에 의해 협동운동을 하는 근육군의 수축으로 유발되는 반응이다. 예를 들면 피부의 자극으로 고관절굴곡, 슬관절굴곡, 족관절굴곡근이 동시에 수축하는 반응이다.

경직에 대한 수많은 이론이 있지만 잘 확립되어 있지는 않다. 일반적으로 중추신경계가 항상 복잡 개재뉴론계(complex interneuron system)에 의한 억제기능이 작동하고 있지만, 정상적인 억제기능이 손상되면 비정상적으로 과도한 흥분상태로 변하게 되어 증상이 경직으로 표출되게 된다.

II. 경직의 신경생리 요약

인체 근골격계의 근육신장수용체(muscle stretch receptor)는 근육의 길이, 긴장도, 신장속도(stretch velocity)에 대한 정보를 중추신경계로 전달하게 된다. 근육신장수용체가 있는 근육은 알파운동신경원(alpha-motor neuron)에 연결된 방추외근육세포(extrafusal fiber)와 감마운동신경원(gamma-motor neuron)에 연결된 방추내근육세포(intrafusal fiber)로 구성되어 있다(표 26-1). 방추외근육세포에 있는 골지건방추(Golgi tendon organ)는 근육 신장에 의한 근육

길이의 증가와 근수축에 의한 근육길이의 단축에 의해 활성화되는 근긴장의 변화에 대한 수용체기능을 한다. 방추외근육세포와 방추내근육세포로 구성된 단위를 근방추(muscle spindle)라고 하며, 근방추는 골지건방추와 같이 근육 길이의 증가와 단축에 의해 활성화되지만 능동적인 근수축에 의한 근육길이의 단축에 의해 활성화되지는 않는다(표 26-2). 즉 수동적 신장으로는 골지건방추와 근방추를 활성화시키지만, 능동적 근육수축은 근방추를 활성화시키지 않고 골지건방추만 활성화시킨다. 각각의 구심성 섬유는 골지건방추는 Group II이며, 근방추의 경우에는 Group Ia와 II 섬유가 관여하고 있다.

근육신장반사(muscle stretch reflex)의 양상은 위상성 요소(phasic component)와 긴장성 요소(tonic component)로 구성되어 있다. 사지의 움직임이나 근육의 길이 변화에 의해 유발되는 심부건반사로 나타나는 단기작용 단일연접반사(short acting, monosynaptic reflex)는 위상성 요소라고 볼 수 있으며, 근육신장에 의해 유발되는 지속성 다연접반사(long acting, polysynaptic reflex)

표 26-1 근육(muscle spindle)의 구성과 특징

Fibers	Innervations	Reactions
Intrafusal fibers (muscle spindle)	• Gamma-motor neurons • Afferent group Ia and II	• Activated by passive stretch (lengthening) • Not activated by active contraction (shortening)
Extrafusal fibers (Golgi tendon organ	• Alpha-motor neurons • Afferent group II	• Activated by muscle stretch (lengthening) • Activated by active contraction (shortening) • Ceiling effect on muscle contraction

표 26-2 근방추의 근육운동에 대한 반응

	Muscle spindle	Golgi tendon organ
Passive stretching	+	+
Active contraction	−	+

표 26-3 근육신장반사(muscle stretch reflex)의 양상

Component	Reflex	Activation
Phasic component	• Tendon jerk reflex • Short-acting • Monosynaptic	by limb movement and muscle length change
Tonic component	• Postural reflex • Long acting • Polysynaptic	by muscle stretch

인 자세반사(postural reflex)를 긴장성 요소라고 한다(표 26-3). 이들 위상성과 긴장성 요소를 억제하는 데는 GABA나 glycine과 같은 억제성 신경전달물질 (inhibitory neurotransmitter)이 관여하고, 다양한 억제성 개재뉴론(inhibitory interneuron), 렌쇼세포(Renshaw cell), 회귀억제(recurrent inhibition) 등의 생리학적인 기전이 관여하고 있다.

III. 경직의 평가

가장 흔히 사용되는 임상적인 평가도구는 Ashworth Scale(표 26-4)과 modi- fied Ashworth Scale (MAS)(표 26-5)이다. MAS는 원래의 5단계로 나뉘어 진 Ashworth Scale 중 약한 긴장도를 더 세분화한 도구이다. MAS에서는 '관 절운동의 끝 부위에서 걸리는 정도'인 1과 '관절운동범위 운동의 전범위에 서 근긴장이 증가되어 있는 상태'인 2 사이에 1+를 신설하여 '관절운동범 위 운동에서 중간부위에서 걸리는 정도'로 하였다. 즉 6단계의 점수를 형성 하도록 수정하였다. 그 외 Penn Spasm Frequency Score(표 26-6), Spinal Cord Assessment Tool for Spastic Reflexes (SCATS) Clonus Scale(표 26-7), Spinal Cord Injury Spasticity Evaluation Tool (SCI-SET), Patient Reported Impact of Spasticity Measure (PRISM) 등이 개발되어 사용되고 있다. 기타 물리적인 방법으로 pendulum test와 전기생리학적인 방법으로 H/M ratio를 들 수 있다. 참고로 SCATS는 flexor spasm과 extensor spasm scale도 사용되

표 26-4 Ashworth scale

Score	Definition
0	No increase in muscle tone
1	Slight increase in muscle tone, manifested by a catch and release
2	More marked increase in muscle tone through most of the range of motion, but affected limb is easily moved
3	Considerable increase in muscle tone; passive movement difficulty
4	Limb rigid in flexion or extension

표 26-5 Modified Ashworth Scale

Score	Definition
0	No increase in tone
1	Slight increase in tone with a catch, or minimal resistance at the end of the ROM
1+	Slight increase in tone with a catch, followed by minimal resistance throughout the remainder (<50%) of the ROM
2	Marked increase in tone through most of the ROM, but limb easily moved
3	Considerable increase in tone; passive movement difficult
4	Limb rigid or contracted

표 26-6 Penn Spasm Frequency Score (PSFS) and Modified PSFS

Penn Spasm Frequency Score (PSFS)	
Score	Frequency of spasms
0	No spasm
1	Mild spasms incluced by stimulation
2	Infrequent spasms (occurring < 1 time/hour)
3	Spasms occurring > 1 time/hour
4	Spasms occurring > 10 times/hour
Modified PSFS	
Severity score	Severity
1	Mild
2	Moderate
3	severe

표 26-7 Spinal cord assessment tool for spastic reflexes (SCATS) clonus scale

Score	Definition
0	No reaction
1	Mild lasting: clonus < 3 sec
2	Moderate lasting: clonus lasts between 3 and 10 sec
3	Severe lasting: clonus > 10 sec

고 있다.

여러 평가도구 중 MAS가 가장 많이 사용되고 있는 평가도구이다. MAS는 환자를 앙와위로 편히 누인 상태에서, 만약 검사하고자 하는 근육이 특정 관절의 굴곡근이라면 해당 관절을 최대한 굴곡시킨 상태에서 검사자가 1초 동안 매우 빠르게 최대한 신전시킨다. 반대로 해당 근육이 신전근이면 완전히 신전시킨 상태에서 1초에 걸쳐 빠르게 최대한 굴곡시킨다. 이때 나타나는 저항의 정도를 0, 1, 1+, 2, 3, 4로 표현한다. Penn Spasm Frequency Score는 연축의 정도를 0~4로 표현하는 자기보고식 점수로 표현한다. SCATS clonus scale은 발목을 수동배굴 하여 나타나는 클로누스를 평가한다.

IV. 경직과 연축의 치료

척수손상 환자에서 경직이 오히려 도움이 된다는 경우가 23~40%로 보고되고 있다. 경직이 유리한 점은 자세유지, 직립유지, 보행에 도움이 되고, 요로감염의 감소, 욕창의 감소, 심부정맥혈전증의 감소 등을 들 수 있다. 그러나 경직은 통증을 유발하거나 악화시키고, 욕창과 관절구축을 조장하고, 위생이나 수면을 방해하는 요인이 된다. 그러므로 욕창의 치료에 앞서 치료에 대한 목표설정과 개인에 따라 적절한 개별화된 치료 접근이 요구된다.

경직의 치료에는 경직을 조장하거나 악화시킬 수 있는 요인을 제거하거나 치료하는 것이 더 중요하다. 예로 대소변기능, 방광결석, 요로감염, 치질, 변제거, 감입발톱(ingrowing nail), 압박궤양, 골절, 심부정맥혈전증, 이소성골화,

복부질환, 월경통, 콘돔부착부의 손상, 밀착된 의복착용, 갑상선기능 항진증, SSRI의 복용 등의 가능한 요인에 대한 감시와 관리가 우선되어야 한다.

적절한 자세의 유지와 신장운동, 2-관절근육(2-joint muscle)의 신장성 유지는 물론이고, 냉치료나 수치료, 전기치료, 보조기치료, 연속석고붕대(serial cast)가 필요하다. 대표적인 2-관절근육은 상지의 lumbricals, biceps long head와 하지의 tensor fascia lata, hamstrings, rectus femoris, iliopsoas, gastrocnemius를 들 수 있다.

V. 약물치료

1. 경구약

경직에 사용되는 약물은 많이 개발되어 있지만, 각 약물에 대한 개인의 반응은 차이가 있으므로 반응에 따라 개별화된 약물의 선택과 용량의 조절이 필요하다. 필요한 경우 약을 바꾸거나 여러 약물을 같이 사용할 수도 있다. 경직에 사용되는 약물은 모두 부작용을 가지고 있고, 대부분 진정, 피로 등을 유발한다.

경직의 기본적인 기전이 억제성 기전의 상실에 의한 것이므로, 사용되는 약제의 기본 약리는 억제성 기전을 활성화하거나 강화하는데 있다. 그러므로 억제성 신경전달물질인 GABA의 기능을 강화하거나, GABA 수용체 작용제 (GABA receptor agonist)가 작용하도록 하고 있다. 여러 약들이 소개되고 있지만, 지금까지 미국 FDA에서 경직에 사용을 허용하고 있는 약물은 baclofen, tizanidine, dantrolene, diazepam 4가지뿐이다(표 26-8). 이들 약물은 필요한 경우에는, 예를 들어 baclofen과 diazepam, 두 개의 약제를 병합투여하기도 한다. 소아에서는 연령에 따른 용량의 조절이 필요하다(표 26-9). 통상적으로 척수손상 환자의 경직 치료로 사용하는 약제의 선택은 baclofen이 1차 선택약물이고 필요하면 diazepam을 병용한다. 그 이후 dantrolene, tizanidine 순으로 선택하는 것을 권장한다.

표 26-8 경직치료 약물

Medications	Actions	Dose, maximum	Side effects
Baclofen	Binds to GABA receptors in spinal cord	40~80 mg in divided dose (up to 150~240 mg/day)	Sedation, dizziness, withdrawal syndrome, weakness
Tizanidine	Central alpha2-adrenergic receptor agonist	36 mg in divided dose	Sedation, weakness, dizziness, elevating liver enzymes
Dantrolene	Reduces the release of calcium into the sarcoplasmic retinaculum	400 mg in divided dose	Muscle weakness, sedation, hepatotoxicity
Diazepam	Facilitates the postsynaptic action to GABA	40 mg in divided dose	Sedation, dizziness, cognitive impairment, dependence, withdrawal syndrome
Clonidine	Central acting alpha2-adrenergic agonist	0.4 mg in divided dose	Hypotension, bradycardia, dizziness, constipation
Gabapentin	Blocks voltage-dependent calcium channels	3,600 mg in divided dose	Sedation, dizziness

Baclofen은 GABA 유사물질로 GABA-B 수용체에서 연접이전에 결합하는 억제성 신경전달물질이다. 척수손상 환자의 경직의 치료에 다른 약제에 비해 효과적이고 부작용이 적어서 일차 선택약제로 사용된다. 뇌성 경직에 비해 척수성 경직에 효과가 우세하다. 5 mg tid에서 시작하여 20 mg qid까지 용량을 권고하고 있지만, 추천량보다 높게 일 240 mg까지 사용하기도 한다. Baclofen 사용 용량은 의사의 개인적인 경험에 의해 사용 용량의 차이가 크다. 반감기가 3.5시간으로 짧아 가능한 자주 복용하는 방향으로 권장한다. 증량과 감량을 점진적으로 해야 하며, 갑자기 감량하면 경직의 증가, 발열, 환각과 같은 정신이상, 간질발작 등의 금단증상이 발생하기 쉽고, 드물게는 다발성 장기부전(multisystem organ failure)도 보고되어 있다. Baclofen을 감량하고자 할 때는 10~15 mg/week로 감량한다. Baclofen은 15%가 간에서 대사되므

표 26-9 경직치료 약물의 소아 용량

Medications	Dose
Baclofen (0.125~1 mg/kg/day)	• 1~7yr: 2.5~10 mg qid (10~40 mg/day) • 8~12yr: 5 mg tid~15 mg qid (15,060 mg/day) • 12~16yr: 5~20 mg qid (20~80 mg/day)
Diazepam (0.12~0.8 mg/kg/day)	• 0.5~10 mg tid
Dantrolene sodium (3~12 mg/kg/day)	• >5yr: commence at 0.5 mg/kg bid for 7 days, then 0.5 mg/kg tid for 7 days, then 1 mg/kg tid for 7 days, then 2 mg/kg tid to a maximum of 3 mg/kg qid or 400mg/day • Discontinue promptly if liver enzymes are elevated
Tizanidine	• <10yr: commence 1 mg orally at bedtime initially, increasing to 0.3~0.5 mg/kg in 4 divided doses • ≥10yr: commence 2 mg orally at bedtime initially, increased according to response, to a maximum of 24 mg/day in 3 to 4 divided doses
Clonidine	• 0.025~0.1 mg in 2 or 3 divided dose

로 정기적으로 간기능검사가 필요하다. 일 60 mg 이상의 용량을 사용하는 경우에 부작용의 빈도가 높다. 졸림, 근위약 일반적인 부작용 이외에 간질의 역치를 낮추게 되므로 항간질 약제를 복용하고 있는 환자에서는 세심한 주의가 필요하다.

Diazepam과 clonazepam과 같은 benzodiazepine은 GABA 수용체와 직접 결합하지는 않는다. Bensodiazepam (diazepam)도 용량의 증량과 감량 시 점차적으로 하여야 하며, 갑자기 중단하면 간질이나 체온상승을 유발할 수 있다. 용량은 2~10 mg bid나 tid로 한다. 약제 의존성이 있지만 10년 이상 장기 사용하는 경우가 흔하다. 99%가 단백결합하는 특성이 있으므로 알부민 수치가 낮은 환자에서는 진정효과가 심하게 나타날 수가 있다. 경험적으로 baclofen과 같이 사용하는 경우가 많다.

Tizanidine은 알파2 수용체(alpha-2 receptor)의 연접이전에 결합하여 운동신경원에 연접이전 억제(presynaptic inhibition) 기능을 한다. 사용용량은 2~4

mg을 취침 전에 주고 시작하여, 8 mg tid나 qid까지 증량할 수 있다. 혈압을 낮추는 효과가 있어 고혈압약을 복용하고 있는 환자에는 주의가 필요하다. 특히 ciprofloxacin이나 fluroxamine, 경구 피임약과는 약물 상호작용이 있어서 tizanidine의 혈장농도를 높일 수 있으므로 주의하여야 한다. Tizanodine을 감량할 때는 4 mg/week의 속도로 감량한다.

Dantrolene은 근육의 근육형질세망(sarcoplasmic reticulum)에서 칼슘의 방출을 차단하여 근육수축을 억제한다. Dantrolene에 의한 근육수축 억제 효과는 경직이 있는 근육과 정상 근육에도 동일하게 나타나므로 척수손상 환자에서 상지나 보존되어 있는 부위의 근력약화를 초래할 수 있어 환자의 활동성을 저해할 수 있다. 25 mg qd로 시작하여 일 400 mg을 분복하는 용량까지 증량할 수 있다. 용량은 4~7일 간격으로 25 mg씩 증가시킨다. 간독성의 빈도가 높으며, 특히 일 300 mg의 용량을 60일 이상 복용한 30세 이상의 여성이 위험군으로 분류된다. Dantrolene을 복용하면 3~6개월 간격으로 간기능검사를 권유한다. 복용 첫 달을 매주 간기능검사를 하고, 그 이후 1년 간은 매월, 그 이후에는 1년에 4차례 간기능검사를 하기를 권유하고 있다. 임상적으로 최대 용량에서 효과가 없으면 다른 약물로 대처하기를 권고하고 있다.

Gabapentin은 GABA와 연관된 기전을 가지고 있지만 GABA 수용체와의 반응은 하지 않는다. 경직에 대한 기전은 명확하지는 않다. Gabapentin을 사용하면 말초 부종과 근육통의 발생이 흔하다. 사용용량은 100~300 mg tid로 시작하여 일 최대 3,600 mg까지 증량할 수 있다.

2. 페놀주사

보툴리눔독소의 사용이 보편화되고 보툴리눔독소 주사의 수월성에 비해 주사부위의 통증과 전기자극을 통해 운동점을 찾아서 주사하여야 한다는 불편감 때문에 점차 사용이 줄어들고 있다. 또 페놀(phenol)용액이 상용화되어 있지 않아 각 병원의 제약실에서 제작하여 사용하여야 하고, 병원에 따라 제작이 용이하지 않은 점도 사용이 감소하는 큰 요인 중의 하나이다. 그러나 보툴리늄독소의 사용용량이 많거나 용량의 한계가 있으면 페놀주사를 보조적으로 사용하기도 한다.

페놀용액을 사용하여 신경박리술(neurolysis)이나 운동점차단(motor point block)을 할 수 있다. 경직이 심한 대상이 되는 근육의 운동신경지나 운동종말판(motor end plate)의 밀도가 높은 부위인 운동점에 주사한다. 폐쇄신경차단(obturator nerve block)과 비복근(gastrocnemius)과 가자미근(soleus)에 대한 운동점차단이 가장 많이 시행되어지고 있다. 통상적으로 전기자극을 하면서 시행한다. 보통 2~7% 용액을 사용한다. 주사 후 이상감각(dysthesia)이 발생하면 주사를 반복하거나 gabapentin을 처방한다. 페놀의 치사량은 8.5 gm으로 알려져 있어 비교적 안전하다. 일 0.5 gm (10 mL of 5% phenol) 정도의 사용을 권고하며 1.0 gm/day (20 mL of 4% phenol) 이하의 용량을 사용하여야 한다.

3. 보툴리눔 독소

보툴리눔 독소 A(botulinum toxin A)는 페놀에 비해 주사 부위의 결정이 수월하다. 보툴리눔 독소는 신경근육연접부에서 아세틸콜린의 분비를 차단하여 근육의 수축을 억제한다. A형 독소 이외에 B형 독소와 오나보툴리눔 독소 A (onabotulinum toxin A)도 개발되어 있다. 보툴리눔 A 독소의 치사량은 2,500~3,000 U이다.

4. 척수강내 Baclofen (intrathecal baclofen, ITB)

경구용 baclofen의 혈액뇌장벽 통과율이 극히 낮아서 원하는 경직의 감소를 위해 투여되는 용량이 많다. ITB는 경구용량의 1/1000 이하의 용량으로 훨씬 효율성이 좋은 경직감소 효과를 얻을 수 있다. 일반적으로 시험용량 (test dose)으로는 50 μg 정도를 척수천자로 지주막하에 투여하고 2시간 마다 MAS나 Penn Spasm Frequency Scale을 봐서 2점 이상의 경직 감소가 있으면 펌프장착의 대상으로 판단한다. 일회 시험 목적으로 주입된 baclofen은

45~60분 후에 효과가 나타나고, 주입 후 4시간에 최대 효과에 도달한다. 효과는 8시간 정도 지속된다. 150 μg의 시험용량에서 효과가 없으면 ITB를 위한 펌프장착의 대상이 아닌 것으로 결정한다.

일반적으로 제4~5요추간으로 카테터를 삽입하여 카테터의 끝이 T9-L2 사이에 위치하도록 한다. 카테터 말단의 아래쪽 부위의 약물농도가 높으므로 상지나 체간 경직에 비해 하지의 경직에 유리하다. 고위 경수손상인 경우는 T6까지 올려서 위치시킨다. 펌프를 장착하고 초기 용량은 시도용량의 두 배로 하고, 점차 용량을 조절한다. 척수손상의 경우 50~1,500 μg/day의 다양한 용량에서 결정되며, 평균 400~600 μg/day로 사용한다.

ITB를 위한 펌프장착 후 가장 위험한 합병증은 과용량 주입이다. 이때 해독제로 physostigmine을 사용하기도 하는데, 이에 대한 정확한 기전은 확립되어 있지 않다. 참고로 physostigmine을 주사하면 강한 콜린성 반응으로 심한 방광의 수축을 유발하여 자율신경 이상반사증을 유발할 수 있다. 이때는 응급으로 아트로핀(atropine)을 사용하여 증상을 조절한다. 과용량이 투여되면 어지럼, 두통, 졸음, 간질발작, 저긴장증, 의식상실, 호흡곤란 등의 증상이 나타날 수 있다. 반대로 기계오류로 저용량이 투여되는 경우에는 경직이 심해지거나 저혈압, 가려움증 등이 초기 증상으로 나타난다. 펌프작동이 멈추는 경우에는 경직이 심해지고 체온상승, 정신이상 등의 금단반응이 나타나고, 횡문근융해로 진행되어 여러 장기의 손상을 초래할 수도 있다. 이 경우 baclofen을 경막외로 주사하던지, 고용량의 경구 baclofen을 복용하게 한다. Diazepam을 정맥주사하거나 diazepam 5~10 mg을 bid나 qid로 경구 복용하게 하기도 한다. 심한 고열이 지속되면 dantrolene을 투여한다.

[참고 및 추천 문헌]

1. Adams MM, Hicks AL. Spasticity after spinal cord injury. Spinal Cord 2005;43:577-86.
2. Ashworth B. Preliminary trial of carisoprodol in multiple sclerosis. Practitioner 1964;192:540-2.
3. Bohannon RW, Smith MB. Interrater reliability of a modified Ashworth scale of muscle spasticity. Phys Ther 1987;67:206-7.

4. Kheder A, Nair KP. Spasticity: pathophysiology, evaluation and management. Pract Neurol 2012;12:289-98.
5. Lui J, Sarai M, Mills PB. Chemodenervation for treatment of limb spasticity following spinal cord injury: a systematic review. Spinal Cord 2015;53:252-64.
6. Penn RD, Savoy SM, Corcos D, Latash M, Gottlieb G, Parke B, et al. Intrathecal baclofen for severe spinal spasticity. N Engl J Med 1989;320:1517-21.
7. Rekand T. Clinical assessment and management of spasticity: a review. Acta Neurol Scand Suppl 2010;190:62-6.
8. Spasticity After Spinal Cord Injury: An evidence-based review of current interventions. Top Spinal Cord Inj Rehabil 2007;13:81-97.
9. Strommen JA. Management of spasticity from spinal cord dysfunction. Neurol Clin 2013;31:269-86.

[참고 서적]

1. Cardena DD, Dalal K (editors). Spinal cord injury rehabilitation. Phys Med Rehabil Clinics of North America. Philadelphia: Elsevier; 2014.
2. Chhabra HS (editor). ISCoS Textbook on Comprehensive Management of Spinal Cord Injuries. New Delhi: Wolters Kluwer; 2015.
3. Eltorai IM, Schmit JK (editors). Emergencies in chronic spinal cord injury patients. Eastern Paralyzed Veterans Association; 2001.
4. Fehlings MG, Vccaro AR, Roakye M, Rossignol S, Ditunno JF, Burns AS (editors). Essentials of Spinal Cord Injury: Basic Research to Clinical Practice. New York: Thieme; 2013.
5. Flint G, Rusbridge C (editors). Syringomyelia, a disorder of CSF circulation. London: Springer; 2014.
6. Green D, Olson DA (editors). Medical Mangement of Long-Term Disability. 2nd ed. Boston: Butterworth-Heinemann; 1996.
7. Holtz A, Levi R. Spinal Cord Injury. Oxford: Oxford University Press; 2010.
8. Kirshblum S, Campagnolo DI (editors). Spinal Cord Medicine. 2nd ed. Philadelphia: Wolters Kluwer, Lippincott, Williams & Wilkins; 2011.
9. Lin VW (editor). Spinal Cord Medicine. Principles and Practice. 2nd ed. New York: Demosmedical; 2010
10. Sabharwal S. Essentials of spinal cord medicine. New York: Demosmedical; 2014.
11. Snell RS. Clinical neuroanatomy. 7th ed. Philadelphia: Wolters Kluwer; 2010.
12. Vaccaro AR, Fehlings MG, Dvorak MF (editors). Spine and spinal cord trauma, evidence-based management. New York: Thieme Medical Publishers; 2011.
13. Vogel LC, Zebracki K, Betz RR, Mulcahey MJ (editors). Spinal Cord Injury in the Child and Young Adult. London: Mac Keith Press; 2014.
14. Young RR, Woolsey RM (editors). Diagnosis and management of disorders of the spinal cord. Philadelphia: W. B. Saunders; 1995.

압박궤양

27

압박궤양

척수손상 환자의 압박궤양(pressure ulcer)은 급성기에 49%, 만성 척수손상 환자에서 30%에 이를 정도로 빈도가 높다. 압박궤양은 요로감염과 비슷한 정도의 많은 빈도를 보이고, 요로감염보다 입원기간을 두 배 정도 길게 하고 의료비용은 3배 정도 많이 소요된다. 압박궤양은 우울상태에서 발생하기 쉽고, 이로 인한 입원기간의 장기화와 관련되어 우울상태를 더 악화시켜 자살 충동을 높일 수 있는 위험이 있다.

압박궤양은 압력이나 압력과 함께 가해진 전단력으로 뼈의 돌출부의 피부를 포함한 연부조직에 발생하는 국소손상으로 정의한다(The National Pressure Ulcer Advisory Panel, NPUAP). 척수손상 환자에서 발생하는 압박궤양에는 여러 요인들이 관여하지만, 활동성이 제한되고 감각이 없는 상태에서 압력 제거동작이 제한되어 국소 압력, 마찰, 전단(shear) 손상이 주된 요인이다. 전신적인 영양상태와 요실금과 변실금으로 인해 건조상태가 유지되지 않는 것도 유발인자이다. 당뇨나 혈관질환도 위험인자이지만, 척수손상의 신경학적 부위와 손상의 정도, 손상 후 기간, 활동의 독립성 정도 등이 중요한 위험인자이기도 하다. 손상 초기에는 천추부가 가장 많고 발뒤꿈치, 좌골 순으로 호발 부위이지만, 손상 후 2년이 지나면 좌골, 천추부, 대퇴 전자부(trochanter) 순으로 호발 부위가 변화한다. 결국 압박궤양의 발생부위는 자세에 따라 압박이 가장 많이 가해지는 부위에 발생하기 쉽다(그림 27-1).

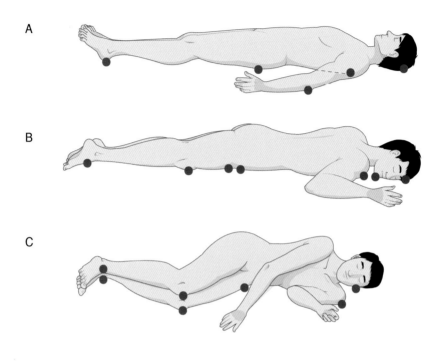

그림 27-1 자세에 따른 압박궤양이 발생하기 쉬운 부위

I. 압박궤양의 발생 기전

동맥말단압(arterial end pressure)인 32 mmHg 이상의 압력이 가해져 국소 조직의 과도한 대사요구도와 염증반응에 의한 국소 조직의 저산소증을 유발하고 세포괴사로 인해 압박궤양이 발생한다(그림 27-2). 동맥말단압 이상으로 가해진 외부압력이 제거되면 조직의 대사반응은 역전될 수 있으나, 70 mmHg 이상의 압력이 2시간 이상 가해지면 조직괴사에 의한 압박궤양의 진행은 비가역적이 된다. 그러나 240 mmHg 이상의 외부 압력이 가해져도 간헐적인 압력 제거만 있다면 비가역적인 조직괴사를 피할 수 있다.

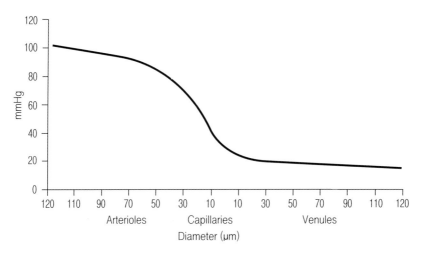

그림 27-2 조직의 말단 동맥압의 변화

앙와위에서는 천추부, 둔부, 발뒤꿈치, 후두부에 40~60 mmHg의 압력이 가해지고, 복와위에서는 무릎과 흉부에 50 mmHg의 압력이 가해져 압력이 가장 많이 부하되는 부위이다. 좌위에서 발을 받치고 있지 않으면 좌골결절부와 대퇴부에 40~60 mmHg의 압력이 가해지지만, 발을 바닥이나 발판에 댄 상태에서는 치골결절부에 100 mmHg의 압력이 부하된다. 정상상태의 모세혈관 정수압(capillary hydrostatic pressure)은 15~30 mmHg이고, 특히 뼈돌출부 부위에는 40~75 mmHg로 높다. 외부압력에 의해 피부에서부터 뼈부위까지 압력이 전해지면 뼈에 인접한 부위일수록 압력이 높아 뼈 주위 심부조직의 손상이 먼저 발생한다. 따라서 외부압력에 의한 조직의 손상은 뼈에 인접한 근육이 가장 손상되기 쉽다. 즉 좌골부와 같이 피부와 뼈 사이에 있는 근육층이 가장 손상되기 쉽다. 외부압력에 의한 조직의 손상은 압력의 세기보다는 압력이 가해지는 기간에 더 큰 영향을 받는다. 단기간의 높은 외부압력에 비해 약한 외부압력이 장시간 가해지면 압박궤양의 발생위험이 더 높다.

또한 전단압력에 의한 손상은 근육관통혈관의 신장이나 압박에 의한 허혈손상이 아니라 표피조직(epidermis)에 대한 직접적인 물리적 손상에 의한 것

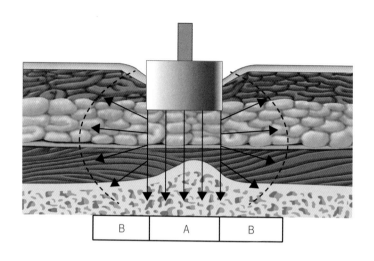

그림 27-3 외부압력에 의해 조직에 가해지는 압박부하(A)와 전단력(B)

이다(그림 27-3).

II. 압박궤양의 평가

압박궤양의 형성에는 많은 위험인자가 관여한다. 연령, 손상기간, 결혼상태, 경제적 수준, 인종과 같은 인구학적 요인과 손상부위, 손상정도, 활동성의 정도, 대소변상태, 기저질환과 전알부민(prealbumin, 참고치 19.5~35.8 mg/dL), 알부민, 헤모글로빈 등의 영양상태를 반영하는 생화학적 척도, 행동장애와 인지상태 등의 사회심리학적 요인이 관여하게 된다. 영양상태를 반영하는 생화학적 척도 중 전알부민이 반감기가 2~3일로 짧아서 영양상태를 평가하는데 민감한 지표로 사용된다.

척수손상 환자에게 최적의 평가도구는 아니지만 압박궤양의 위험도를 평가하는데 Braden Scale이 가장 많이 사용되고 있다. Braden Scale은 감각인지(sensory perception), 습기(moisture), 활동(activity), 운동(mobility), 영양(nutrition), 그리고 마찰 또는 전단현상(friction and shear)의 6개 항목에 대해 4단계

(1 최고위험, 4 최저 위험상태)로 중증도를 평가한다. 단 마찰과 전단현상은 3단계로 평가하여 점수는 6~23점의 분포를 한다. 점수가 낮을수록 압박궤양의 위험이 높다고 평가한다. 19~23점은 위험이 없는 군(no risk), 9점 이하는 최고위험군(very high risk)이다. 11~19점은 압박궤양 위험대상자로 관리된다(그림 27-4, www.bradenscale.com/images/bradenscale.pdf). 기타 Norton Scale과 Salzberg Scale이 사용되고 있는 도구이다.

압박궤양의 단계는 2007년 NPUAP에 의해 재정립된 단계에 근거하여 분류한다. 이는 원래 2001년에 발표된 4단계에 stage IV인 전층손상이 있지만 깊이를 가늠할 수 없는 경우를 'unstageable', 명확하지는 않지만 심부조직손상이 의심되는 경우를 'suspected deep tissue injury'로 하는 두 단계를 첨가하여 분류하였다(표 27-1, 그림 27-5).

압박궤양을 평가하고 기록하는 것이 욕창의 상태를 표현하고 치료에 따른 변화를 평가하는 데 매우 중요하다. 압박궤양의 기록은 기본적으로 위치, 궤양의 단계, 크기(길이, 폭, 깊이), 상처바닥의 상태, 삼출액, 냄새, 감염 유무, 잠식깊이(undermining), 궤양의 가장자리 상태, 치유상태 등을 포함하여야 한다. 궤양의 치유상태는 Pressure Ulcer Scale for Healing (PUSH)(그림 27-6)을 사용하여 상처의 '길이×폭'으로 계산한 면적, 삼출액의 양, 조직의 상태를 평가한다. 추가적으로 사진자료를 남기는 것이 좋다. 20년 이상 압박궤양이 낫지 않고 있으면 편평세포암종인 Marjolins 궤양으로 발전하는 경우도 있다. 오랫동안 지속되는 궤양 중에 삼출액이 증가하고 사마귀처럼 자라고 출혈이 잦은 상처인 경우에 Marjolins 궤양을 의심해 볼 수 있다. 골수염이 의심되면 골스캔이 민감한 검사이지만 연부조직의 감염을 감별하는데 특이도는 낮다. 수술여부를 판단하기 위해서는 골생검이 필요하다.

III. 침상의 선택

침상은 크게 공기나 물로 간헐적인 압력의 정도와 압력부위를 변화시킬 수 있는 동적침상과 공기나 물을 채우거나 발포제로 제작된 정적침상으로 나눌

BRADEN SCALE FOR PREDICTING PRESSURE SORE RISK

Patient's Name _____ Evaluator's Name _____ Date of Assessment _____

	1	2	3	4
SENSORY PERCEPTION ability to respond meaningfully to pressure-related discomfort	**1. Completely Limited** Unresponsive (does not moan, flinch, or grasp) to painful stimuli, due to diminished level of consciousness or sedation. OR limited ability to feel pain over most of body	**2. Very Limited** Responds only to painful stimuli. Cannot communicate discomfort except by moaning or restlessness OR has a sensory impairment which limits the ability to feel pain or discomfort over ½ of body.	**3. Slightly Limited** Responds to verbal commands, but cannot always communicate discomfort or the need to be turned. OR has some sensory impairment which limits ability to feel pain or discomfort in 1 or 2 extremities.	**4. No Impairment** Responds to verbal commands. Has no sensory deficit which would limit ability to feel or voice pain or discomfort.
MOISTURE degree to which skin is exposed to moisture	**1. Constantly Moist** Skin is kept moist almost constantly by perspiration, urine, etc. Dampness is detected every time patient is moved or turned.	**2. Very Moist** Skin is often, but not always moist. Linen must be changed at least once a shift.	**3. Occasionally Moist:** Skin is occasionally moist, requiring an extra linen change approximately once a day.	**4. Rarely Moist** Skin is usually dry, linen only requires changing at routine intervals.
ACTIVITY degree of physical activity	**1. Bedfast** Confined to bed.	**2. Chairfast** Ability to walk severely limited or non-existent. Cannot bear own weight and/or must be assisted into chair or wheelchair.	**3. Walks Occasionally** Walks occasionally during day, but for very short distances, with or without assistance. Spends majority of each shift in bed or chair	**4. Walks Frequently** Walks outside room at least twice a day and inside room at least once every two hours during waking hours
MOBILITY ability to change and control body position	**1. Completely Immobile** Does not make even slight changes in body or extremity position without assistance	**2. Very Limited** Makes occasional slight changes in body or extremity position but unable to make frequent or significant changes independently.	**3. Slightly Limited** Makes frequent though slight changes in body or extremity position independently.	**4. No Limitation** Makes major and frequent changes in position without assistance.
NUTRITION usual food intake pattern	**1. Very Poor** Never eats a complete meal. Rarely eats more than ⅓ of any food offered. Eats 2 servings or less of protein (meat or dairy products) per day. Takes fluids poorly. Does not take a liquid dietary supplement OR is NPO and/or maintained on clear liquids or IV's for more than 5 days.	**2. Probably Inadequate** Rarely eats a complete meal and generally eats only about ½ of any food offered. Protein intake includes only 3 servings of meat or dairy products per day. Occasionally will take a dietary supplement OR receives less than optimum amount of liquid diet or tube feeding	**3. Adequate** Eats over half of most meals. Eats a total of 4 servings of protein (meat, dairy products per day. Occasionally will refuse a meal, but will usually take a supplement when offered OR is on a tube feeding or TPN regimen which probably meets most of nutritional needs	**4. Excellent** Eats most of every meal. Never refuses a meal. Usually eats a total of 4 or more servings of meat and dairy products. Occasionally eats between meals. Does not require supplementation.
FRICTION & SHEAR	**1. Problem** Requires moderate to maximum assistance in moving. Complete lifting without sliding against sheets is impossible. Frequently slides down in bed or chair, requiring frequent repositioning with maximum assistance. Spasticity, contractures or agitation leads to almost constant friction	**2. Potential Problem** Moves feebly or requires minimum assistance. During a move skin probably slides to some extent against sheets, chair, restraints or other devices. Maintains relatively good position in chair or bed most of the time but occasionally slides down.	**3. No Apparent Problem** Moves in bed and in chair independently and has sufficient muscle strength to lift up completely during move. Maintains good position in bed or chair.	
				Total Score _____

그림 27-4 Braden Scale

444

표 27-1 압박궤양의 분류와 특성

Category	Picture	Description
Stage I Nonblanchable erythema		• Nonblanchable redness of a localized area over a bony prominence • Darkly pigmented skin with no visible blanching
Stage II Partial thickness skin loss		• Partial thickness loss of dermis as a shallow open ulcer with a red pink wound bed, without slough • May present as an intact or serum-filled blister • Not be used to describe skin tear, tape burns, perineal dermatitis, or excoriation
Stage III Full thickness skin loss		• Full thickness skin loss with visible subcutaneous fat but not exposed bone, tendon or muscle • May include undermining or tunneling
Stage IV Full thickness tissue loss		• Full thickness tissue loss with exposed bone, tendon or muscle • Slough or eschar may be present on the wound bed • Often include undermining or tunneling
Unstageable Depth unknown		• Full thickness tissue loss with the base of the ulcer covered by slough • True depth determining after removal slough or eschar • Eschar on the heel, the body's biological cover, should not be removed
Suspected deep tissue injury Depth unknown		• Discolored intact skin or blood-filled blister due to damage of underlying soft tissue from pressure or shear

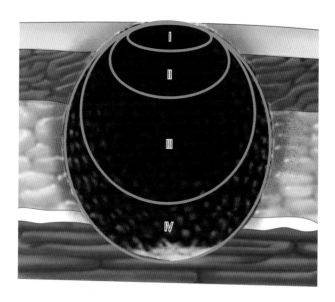

그림 27-5 압박궤양의 단계의 도해. I, nonblanchable erythema; II, partial-thickness skin loss; III, full-thickness skin loss with extension to subcutaneous fat; IV, extension to muscle or bone.

LENGTH X WIDTH	0	1	2	3	4	5	Sub-score
	0	< 0.3	0.3 – 0.6	0.7 – 1.0	1.1 – 2.0	2.1 – 3.0	
(in cm²)		6	7	8	9	10	
		3.1 – 4.0	4.1 – 8.0	8.1 – 12.0	12.1 – 24.0	> 24.0	
EXUDATE AMOUNT	0	1	2	3			Sub-score
	None	Light	Moderate	Heavy			
TISSUE TYPE	0	1	2	3	4		Sub-score
	Closed	Epithelial Tissue	Granulation Tissue	Slough	Necrotic Tissue		
							TOTAL SCORE

그림 27-6 Pressure Ulcer Scale for Healing (PUSH), Version 3.0

수 있다. 환자가 침상에서 압박궤양 부위에 압력을 가하지 않을 수 있으면 정적침상을 사용할 수 있지만, 궤양부위에 압력을 가하지 않고 자세를 취할 수 없는 환자는 동적침상을 사용하도록 한다. 침상에 따라 비용의 차이가 심하고 압력분산과 비부하의 효율이 좋은 침상일수록 침상에서 상체를 일으키거나 이동, 폐분비물제거 등의 처치가 어려운 점을 고려하여야 한다.

일반 침상에서는 적어도 2시간 간격으로 자세를 변경하여야 한다. 휠체어를 사용하는 경우에는 15~30분마다 5~10초간 둔부에 압력제거 동작을 하여야 한다. 휠체어, 휠체어 방석, 체중제거 동작 등에 대한 적절한 선택과 훈련도 필요하다. 휠체어를 사용할 경우에는 체중이동이 매우 중요하다. 푸시업이 가능하려면 주관절신전근과 광배근(latissimus dorsi)에 충분한 근력이 있어야 되기도 하지만, 상지의 과사용에 따른 문제를 유발하기 쉽다. 가능한 상체를 허벅지에 붙일 정도로 앞으로 굴곡하면 좌골결절부의 체중부하를 없앨 수 있고, 양측을 교대로 한쪽씩 기울여 체중부하 제거 동작을 하는 것을 권한다. 가능하면 압력지도화 측정장비(pressure mapping)를 사용하여 고체중부하 부위를 파악하여 적절한 방석을 처방하도록 한다. 도넛형의 방석은 국소 정맥혈울혈을 조장하여 부종을 형성할 수 있으므로 사용하지 않도록 한다.

IV. 압박궤양의 치료

압박궤양의 치료에 가장 중요한 것은 압박을 제거하는 자세의 유지이다. 뼈돌출부에 압력이 가지 않도록 자주 자세변경을 하고 압박궤양에 압력이 가하지 않게 하고 도넛형의 쿠션을 사용하지 않도록 한다. 기립성 저혈압 등의 문제를 고려하여 가능한 상체를 올리는 자세는 지양하도록 한다. 또 금연과 영양치료, 경직의 치료에 대한 각별한 관심이 필요하다.

세척, 데브리망(debridement), 드레싱이 압박궤양 치료의 기본이고 필요한 경우 수술을 고려할 수 있다. 아울러 자세와 침상바닥, 영양상태 등에 대한 관리가 되어야 한다. 적극적인 영양치료와 수분섭취가 매우 중요하다. 치료과정에서 2~4주 이내에 상처 치유가 뚜렷하지 않으면 재평가하여 치료방법을 재

표 27-2 욕창치료의 원칙

- 상처를 상세하게 평가하여야 한다.
  가로-세로길이, 깊이, 압박궤양의 단계, 상처바닥의 상태, 삼출물의 정도, 상처변두리의 상태, 주위 피부의 상태, 냄새, 동굴이나 터널형성, 육아조직 유무, 감염여부 등
- 압박궤양 부위에 압력이 가해지지 않도록 자세를 유지하고 지지도구를 사용한다.
- 살균제(포비돈, 과산화수소 등)의 사용 금지. 세포독성으로 상처의 치유를 방해한다.
- 상처주변의 피부는 건조하게 유지하고, 수분에 불게 하지 말 것.
- 삼출물을 줄이거나 없도록 조절하고, 사강(dead space)은 제거한다.
- 상처의 바닥은 습기를 유지하도록 드레싱하여야 세포증식과 혈관증식에 유리하다.
- 드레싱 교환을 할 때마다 약간의 물리적인 마찰을 가하여 상처를 세척하고 깨끗하게 유지한다.
- 가능한 일반 거즈를 사용하지 말고 상업화되어 있는 적절한 드레싱 제재를 선택하여 사용한다.
- 상처의 치유가 지연되면 2주 정도 항생제가 포함된 국소드레싱 제재를 사용할 수 있다.
- 감염이 의심되면 조기에 데브리망을 하고 전신 항생제를 사용한다.
- 죽은 조직은 데브리망하는 것이 원칙이다.
- 영양상태를 좋게 유지해야 한다.
- 필요하면 전기자극치료나 음압상처치료를 사용한다.

고하여야 한다. 골수염이 생기면 6~12주간 항생제 치료를 한다(표 27-2).

세척은 괴사 조직을 제거하고 삼출액과 잔존하는 드레싱물질을 제거하는 데 매우 중요하다. 세척은 생리식염수로 주사기를 사용하여 상처에 수압자극 (8~15 psi)을 주면서 세척한다. 포비돈이나 과산화 수소와 같은 항균제는 세포독성이 있어 상처의 치유를 억제하므로 사용해서는 안 된다. 데브리망은 반흔조직이나 괴사 조직을 제거하는 방법이고 자가용해, 효소, 물리적 또는 기구를 사용하여 하는 등의 방법이 있다. 필요한 경우 외과적 데브리망이 필요할 수도 있다.

1단계(stage I) 압박궤양은 누르면 창백반응이 없는 홍반(unblanchable ery-thema)을 특징으로 하지만, 육안으로만 관찰하지 말고 반드시 만져보아야 한다. 1단계 압박궤양의 치료는 궤양부위에 더 이상의 압박이 가해지지 않도록 하고 궤양이 진행되지 않도록 하는데 목적이 있다. 발꿈치와 좌골결절, 천추부 등 각 부위에 따라 적절한 압박제거 방법과 자세를 사용하여야 한다. 특히 좌골결절부는 환자를 침대에 누이고 양 측면에 베개를 받혀서 좌우 측 교대로

압박을 제거하도록 하여야 하고, 천추부는 침상에서 환자를 옆으로 눕히고 머리를 30도 이상 올리지 않도록 하여야 압박이 가해지는 것을 피할 수 있다. 1단계 압박궤양은 엄격하게 압박제거 자세를 취하도록 하여야 하며 치료가 되는지 'suspected deep-tissue injury'이었는지에 대해 매우 주의하여 관찰하여야 한다.

2단계 압박궤양은 이때 처음으로 압박궤양으로 인지되는 경우도 있고, 습기에 의한 피부염이나 찰과상 정도로 오인되기 쉽다. 통상적으로 식염수로 닦아내고 이틀에 한 번 collagenase를 사용한다. Collagenase를 사용할 때는 은이 포함된 제제는 collagenase를 비활성화 시키므로 사용하면 안 된다. 또 dry collagen 드레싱을 하거나 삼출물이 많으면 dry hydrofiber 드레싱을 하기도 한다.

3단계 압박궤양에서 죽은 조직은 긁어 내거나 가위, 칼 등으로 sharp 데브리망을 하고 음압상처치료를 하는 것을 원칙으로 한다. 점차 궤양의 깊이가 줄어들어 0.1~0.3 cm 정도되면 2단계 압박궤양의 치료에 준하는 방법으로 치료한다.

4단계 궤양의 경우에는 죽은 조직은 데브리망하고 감염된 상처로 의심되면 cadexomer iodine을 포함한 드레싱을 하고, 깊은 곳은 hydrofiber로 채우고 밀착성 드레싱(adhesive dressing)을 한다. 드레싱은 매일 또는 격일로 시행한다. 골수염이 의심되면 MRI를 하여 진단하는 것을 원칙으로 한다. 골수염이 있으면 필요에 따라 골조직검사를 할 수도 있다. 적절한 항생제 치료를 하면서 음압상처치료를 하는 것을 원칙으로 한다. 음압상처치료는 1주일에 한 번이나 두 번 교환한다. 그 외의 치료는 3단계 궤양에 준하여 치료하고 충분히 궤양이 얕아지면 2단계에 준하는 치료를 하도록 한다. Unstageable 압박궤양의 치료는 4단계 궤양의 치료와 같이 시행하고, 초기 드레싱에는 cadexomer iodine 드레싱이나 은함량이 높은 드레싱으로 시작한다. 초기에 항균 드레싱으로 시작해서 hydrofiber를 사용하는 방향으로 진행한다. 매일 드레싱을 하면서 그때마다 죽은 조직은 데브리망하도록 한다(표 27-3).

압박궤양의 드레싱의 원칙은 궤양의 바닥을 계속 습기가 있는 상태로 하고

표 27-3 압박궤양의 드레싱과 사용재료

Category	Dressing	Products
Stage I Nonblanchable erythema	Offloading	Special beds/mats Transparent films, Hydrocolloids
Stage II Partial thickness skin loss	Offloading, collagenase, adher- ent dressing, foam dressing	Transparent films, Hydrocolloids, Hydrogels, Foams, Alginates
Stage III Full thickness skin loss	Offloading, negative pressure wound therapy, collagen dress- ing, skin substitutes	Negative Pressure Wound Therapy (NPWT), Hydrogels, Foams, Alginates
Stage IV Full thickness tissue loss	Offloading, negative pressure wound therapy, sharp debride- ment, collagen dressing, skin substitutes	NPWT, Hydrogels, Foams, Algi- nates
Unstageable Depth unknown	Offloading, sharp debridement, cadexomer iodine dressing, silver dressing	
Suspected deep tissue injury Depth unknown	Offloading	Special beds/mats

반면 궤양 주변 피부는 습기에 불리지(maceration) 않도록 건조하게 하는 데 목적이 있다. 압박궤양이 깊거나 공간이 있으면 느슨하게 빈 곳을 채우되 지나치게 많이 채우지 않도록 해야 한다. 드레싱 재료는 크게 transparent film, hydrocolloids, hydrogel, foam, alginate, gauze dressing으로 나뉜다. 드레싱은 상처의 상태와 해결하고자 하는 목적에 부합되는 재료를 사용하게 된다. 개발된 모든 재료는 장점과 단점이 있다(표 27-4). 그 외 음압상처치료(negative pressure wound therapy), 전기자극, 고압산소치료 등이 사용되고 있다. 특히 음압상처치료는 상처를 밀폐하고 흡인펌프를 사용하여 지속적으로 음압을 가해 주는 방식으로 감염과 부종을 막으면서 육아조직형성과 국소혈류순환을 향상시켜 상처 치유를 촉진한다.

표 **27-4** 많이 사용하는 압박궤양 드레싱 재료의 특성

Dressing category	Indication	Advantages	Disadvantages	Considerations
Transparent films Clear, adhesive, semipermeable membrane dressing	• Stage I and II ulcers • For autolytic debridement • Cover for hydrophilic powder or hydrogels	• Promote autolytic debridement • Minimize friction • Impermeable to external fluid or bacteria	• Nonabsorptive • Not for fragile surrounding skin or infected wounds	• Avoid in wounds with infection, copious drainage or tracts • Tegaderm, Opsite, DermaFilm, Polyskin II
Hydrocolloids Adhesive wafers containing hydro-active/absorptive particles	• Protection of partial thickness wounds • Autolytic debridement of necrosis or slough • Wounds with mild exudate	• Maintain a moist wound • Nonadhesive to healing tissue • Comfortable • Minimal to moderate absorption	• Not for heavy exudate, sinus tracts or infection • Odor and yellow drainage on removal	• Change every 3–7 days • Avoid for infection or tracts • Comfeel, Duoderm, Tegasorb, Restore
Hydrogels Gels or sheet forms	• Partial and full-thickness wounds • Wounds with necrosis and slough	• Fill dead space • Rehydrate dry wound bed • Minimal to moderate absorption	• Requires a secondary dressing • Not for heavily exudation • May macerate surrounding skin	• Sheet form can promote pseudomonas and yeast • Dressing changes every 8–48 hours • Use skin barrier to decrease surrounding skin maceration • Curasol, Aquasorb, Carrasyn
Foams Semipermeable membranes, hydrophilic or hydrophobic	• Partial and full-thickness wounds	• Nonadherant • Provide some padding	• Not for dry eschar or wounds with no exudate	• Protect intact surround skin with skin sealant to prevent maceration • Polymem, Contreet, Allevyn, Lyofoam, Mediplex, Xtrasorb, Biatain
Alginates Rope or pad forms	• Large amounts of exudate • Wounds with exudate and necrosis • Infected and noninfected exudating wounds	• Absorb 20 times their weight in drainage • Fill dead space • Supports debridement in exudate wound	• Require secondary dressing • Not for dry or light exudate • Can dry wound bed	• Sorban, Seasorb, Algisite, Acticoat, Melgisorb
Gauze dressings	• Exudative wound • Wounds with dead space, sinus, tunneling • Wounds with exudate and necrotic tissue	• Good mechanical debridement • Cost effective filler for large wounds	• Delayed healing • Require secondary dressing	• If too wet, dressings will macerate surround skin • Good for packing dead space • Need frequent dressing change • Kendall Curity, Kendall Telfa

V. 압박궤양의 수술치료

외과적 데브리망이나 굴(sinus)이나 강(cavity) 등으로 일반적인 드레싱치료로 치유가 매우 제한적인 경우 외과적인 치료를 하게 된다. 주위 조직절제와 봉합, 점막피부피판술(muco-cutaneous flap), 근막피부피판술(fascio-cutaneous flap)이 주된 수술방법이고, 동시에 주변의 반흔과 감염 **뼈** 조직을 제거하게 된다. 좌골결절제거술로 재발을 방지하는데 도움이 되지 않으므로 예방목적의 좌골결절제거술을 시행하지는 않는다.

수술 후 3~6주 정도 침상안정하고 이후에 점진적으로 움직이게 한다. 고관절을 $90°$ 굴곡하여도 수술부위에 긴장을 주지 않으면 10~15분 정도 앉는 것을 시작으로 수술부위를 관찰하면서 점차 좌위 횟수와 시간을 늘린다.

VI. 압박궤양의 감염

압박궤양의 감염으로 인한 세균혈증(bacteremia)은 주로 Proteus mirabilis나 Escherichia coli와 같은 그람음성간균(gram-negative bacilli)이 원인이고, 그 외 Staphylococcus aureus와 Enterococcus가 각각 10~20%와 5% 정도이다. Bacteroides 세균혈증은 위장관계에 의한 감염일 가능성이 크다.

궤양의 균배양검사는 궤양에서 면봉채취하는 검사는 가치가 떨어지므로, 조직의 균배양이나 배출되지 않은 농을 채취하여 배양하는 것이 의미가 있다. 골수염의 진단을 위해 골스캔을 하지만 특이도는 낮고, 감염보다는 단순히 염증반응이 있는 것을 확인하는 정도의 정보를 얻을 수 있다. 가능한 CT나 MRI를 하도록 권유한다. 압박궤양의 범위나 관절이나 윤활낭(bursa)과의 관계를 알기 위해 동조영(sinogram)을 실시한다.

VII. 압박궤양 환자의 영양공급

적절한 칼로리, 단백질, 비타민의 공급이 압박궤양의 치유에 도움이 된다. 또

표 27-5 압박궤양의 치유에 도움이 되는 영양 치료

Nutrition	Benefit	Dose
Calories	• aids in tissue defense and wound repair	31~34 calories/kg/day of IBW
Protein	• necessary for collagen synthesis	1.25~1.5 gm/kg/day of IBW
Vitamin C	• aids in collagen synthesis	500~1,000 mg qd
Vitamin A	• for stimulation of epithelial tissue	20,000~25,000 IU qd
Iron	• required for oxygen transport • cofactor for collagen synthesis	Ferrous sulfate 300 mg tid or Ferrous gluconate 650 mg tid
Zinc oxide	• cofactor for collagen synthesis	25~50 mg qd

비타민 C, A와 아연 공급이 궤양의 치유를 돕는다. 칼로리의 계산은 ideal body weight (IBW)를 기준으로 하여 산정한다(표 27-5).

[참고 및 추천 문헌]

1. Byrne DW, Salzberg CA. Major risk factors for pressure ulcers in the spinal cord disabled: a literature review. Spinal Cord 1996;34:255-63.
2. Chen Y, Devivo MJ, Jackson AB. Pressure ulcer prevalence in people with spinal cord injury: age–period–duration effects. Arch Phys Med Rehabil 2005;86:1208-13.
3. Consortium of spinal cord medicine. Pressure ulcer prevention and treatment following spinal cord injury, Practice guidelines for health care professionals. 2nd ed. Washington, DC: Paralyzed Veterant of America; 2000.
4. Dhall SS, Hadley MN, Aarabi B, Gelb DE, Hurlbert RJ, Rozzelle CJ, et al. Nutritional support after spinal cord injury. Neurosurgery 2013;72:255-9.
5. Henzel MK, Bogie KM, Guihan M, Ho CH. Pressure ulcer management and research priorities for patients with spinal cord injury: consensus opinion from SCI QUERI Expert Panel on Pressure Ulcer Research Implementation. J Rehabil Res Dev 2011;48:xi-xxxii.
6. Ho CH, Bogie K. The prevention and treatment of pressure ulcers. Phys Med Rehabil Clin N Am 2007;18:235-53.
7. Consortium of spinal cord medicine. Pressure ulcer prevention and treatment following spinal cord injuy. A clincal practice guideline for health care professionals. Washington, DC: Paralyzed Veterans of America;2000.
8. Panel EPUAP and NPUAP. Prevention and treatment of presure ulcers: quick reference guide. Washington, DC: National Pressure Ulcer Advisory Panel; 2009.
9. Panel NPUA. Pressure Ulcer Scale for Healing, PUSH Tool Version 3.0. 1998.

10. Reddy M, Gill SS, Kalkar SR, Wu W, Anderson PJ, Rochon PA. Treatment of pressure ulcers: a systematic review. JAMA 2008;300:2647-62.

11. Regan MA, Teasell RW, Wolfe DL, Keast D, Mortenson WB, Aubut JA, et al. A systematic review of therapeutic interventions for pressure ulcers after spinal cord injury. Arch Phys Med Rehabil 2009;90:213-31.

[참고 서적]

1. Cardena DD, Dalal K (editors). Spinal cord injury rehabilitation. Phys Med Rehabil Clinics of North America. Philadelphia: Elsevier; 2014.

2. Chhabra HS (editor). ISCoS Textbook on Comprehensive Management of Spinal Cord Injuries. New Delhi: Wolters Kluwer; 2015.

3. Eltorai IM, Schmit JK (editors). Emergencies in chronic spinal cord injury patients. Eastern Paralyzed Veterans Association; 2001.

4. Green D, Olson DA (editors). Medical Mangement of Long-Term Disability. 2nd ed. Boston: Butterworth-Heinemann; 1996.

5. Kirshblum S, Campagnolo DI (editors). Spinal Cord Medicine. 2nd ed. Philadelphia: Wolters Kluwer, Lippincott, Williams & Wilkins; 2011.

6. Lin VW (editor). Spinal Cord Medicine. Principles and Practice. 2nd ed. New York: Demosmedical; 2010

7. Sabharwal S. Essentials of spinal cord medicine. New York: Demosmedical; 2014.

8. Vogel LC, Zebracki K, Betz RR, Mulcahey MJ (editors). Spinal Cord Injury in the Child and Young Adult. London: Mac Keith Press; 2014.

9. Young RR, Woolsey RM (editors). Diagnosis and management of disorders of the spinal cord. Philadelphia: W. B. Saunders; 1995.

이소성 골화증

28

이소성 골화증

이소성 골화증(heterotopic ossification)은 비골성 조직, 특히 관절 주위의 연부조직에 층판형 골형성이 되는 것이다. 이소성 골화증에 의한 골형성은 근육 내에서 이루어지지 않고 근육 사이의 결체조직에서 시작된다. 골형성이 형성부위의 바깥쪽에서 중심부로 자라 들어 오는 양상으로 골형성이 진행된다. 관절주변에 골화가 되지만 관절을 침범하지는 않는다. 이소성 골화에 의한 새로 생긴 뼈는 단순히 연부조직의 석회화가 아니고 방사선학적이나 조직학적으로 진성 뼈조직이다(그림 28-1).

척수손상 환자에서 이소성 골화증의 빈도는 25~30% 정도이며, 이 중 약 반수가 기능적으로 심각한 문제를 유발하게 된다. 완전손상과 경직이 심한 환자에서 발생빈도가 높다. 또 성인 남성에서 발생하기 쉽고, 소아에서의 발생 보고는 거의 없다. 인종에 따른 차이는 없다. 척수손상 환자에서 이소성 골화증은 고관절의 앞쪽이나 전내측에 가장 많이 발생한다. 그 다음이 슬관절 내측, 주관절 후방, 견관절 외측 순이다. 슬관절 아래와 주관절 아래에는 거의 발생하지 않는다. 한쪽에 발생할 수도, 양쪽에 발생할 수도 있다. 대개 한쪽이 더 심하여 비대칭 양상을 보인다. 이소성 골화증 자체가 환자에게 의학적인 문제를 초래하지는 않지만, 관절운동의 제한과 관절의 강직으로 좌위 유지를 제한하고 이동동작을 방해할 뿐만 아니라, 바지를 입고 벗기, 대소변의 처리와 개호, 회음부의 위생관리를 어렵게 한다.

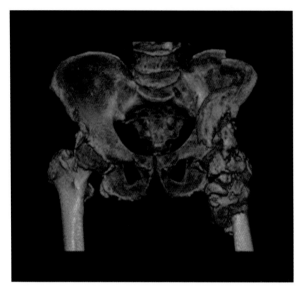

그림 28-1 좌측 고관절 내측에서 시작된 이소성 골화증이 좌측 고관절 전체를 에워싸고 장골능에까지 뻗쳐 있다.

보통 척수손상 후 1~4개월에 발생하지만 발생기간의 편차는 심하다. 고관절 수술 후에는 3개월에 발생 빈도가 높은 반면, 척수손상 후 5개월에 가장 발생 빈도가 높다는 보고도 있다. 완전히 성숙 골조직으로 진행하는 데는 12~24개월 소요된다. 임상적으로 골주사(bone scan)에 근거하여 이소성 골화증의 진행은 급성기(acute), 아급성기(subacute), 만성 미성숙기(chronic immature), 만성 성숙기(chronic mature)로 나눈다(표 28-1).

I. 이소성 골화증의 발병기전

이소성 골화증의 원인은 명확하지 않으나 골형태형성단백(bone morphogenic protein, BMP)에 의해 골형성세포를 분화시키는 중간엽세포(mesenchymal cell)의 비정상적인 활성화에 의한 것으로 추정하고 있다. 이런 중간엽세포

표 28-1 이소성 골화증의 단계별 특성

Stage	Duration	Signs	Alkaline phos- phatase	ESR	Radio- logic grade	Bone scan
Acute	2 weeks	inflammation	↑	↑	Negative	± Activity
Subacute	2~8 weeks	↓ Inflammation ↓ ROM	↑	↑	Grade I	Increasing
Chronic Active immature	6~8 months	↓ ROM Irregular palpable bone masses	↑	↑	Grade II	Decreasing
Chronic Mature	8~18 months	↓ ROM Ankylosis Hard bone masses	↓ Normal	Normal	Grade III	Almost normal scan

의 비정상적인 활성화를 촉발하는 원인은 분명하지 않다. 척수손상 환자에서는 감각의 이상, 국소 손상, 조직의 저산소증, 염증, 비정상적인 교감신경 활성화, 고칼슘혈증 등이 원인일 것으로 추정하지만 정확하게 규명되어 있지는 않다. 어떠한 원인에 의해 급속한 화생성골형성(metaplastic osteogenesis)과 연골형성(chondrogenesis)에 의해 층판골화(lamellar bone formation)가 진행된다. 그러나 비골성 연부조직에 골모세포(osteoblast)가 어디에서 오는지, 무엇이 골모세포의 활성화를 유발하는지에 대한 밝혀지지 않은 의문이 있다. 골모세포의 활성화를 유발하는 요인으로 조직의 저산소손상, 자가면역기전, 신경인성 요인, 유전적 요인, 과민반응 등이 제시되고 있다.

II. 이소성 골화증의 진단

진단을 위해서는 임상적 증상의 판단과, 방사선검사, 골주사, 혈청 alkaline phosphatase가 가장 중요하다. 초기의 증상은 외상이나 염증, 종양이나 골절에 의한 증상과 유사하게 열감과 국소 종창성 부종이 나타나고, 감각이 있는

표 28-2 이소성 골화증의 감별진단

Sign/ symptom	Heterotopic ossification	DVT	Infection	Hematoma	Tumor
Swelling	+	+	+	+	+, progressive
Pain	+	+	+	+	+
Alkaline phosphatase	↑	–	–	–	↑
Radiology	New bone formation with demarcation from cortex, no cortex destruction	–	–	–	Periosteal reaction, cortex destruction
Bone scan	+	–	–	–	+

경우에는 통증과 압통이 있다. 초기에 국소 부종과 열감과 전신 미열이 나타
나므로 골절이나 봉와직염(cellulitis), 심부정맥혈전증 등과의 감별이 필요하
다(표 28-2). 보통 감염이 있으면 ESR의 상승이 특징적이므로 쉽게 감별할
수 있다. 경직이 있는 환자에서는 이소성 골화증 발생 초기에 경직이 증가하
기도 한다. 시간이 지나면서 골성숙이 진행되고 골화의 범위가 넓어지면 관
절운동범위제한이 나타나게 된다. 이소성 골화증은 관절의 강직을 유발하고
욕창이나 신경과 혈관의 압박에 의한 증상을 유발할 수 있다.

초기에 혈청 칼슘과 무기인(inorganic phosphorus), 혈청 alkaline phos-
phatase가 상승하지만 진단적 가치는 매우 제한적이다. 그러나 혈청 alkaline
phosphatase와 무기인이 계속 상승하면 이소성 골화증의 가능성이 높아진다.
Alkaline phosphatase는 특이도는 높지 않지만, 발병 2~3주의 비교적 조기에
상승하므로 이소성 골화증의 진단에 중요한 지표로 사용된다. 혈청 alkaline
phosphatase와 소변의 hydroxyproline의 상승은 이소성 골화증의 진행을 잘
반영한다. Alkaline phosphatase는 골형성이 성숙되면 정상으로 떨어지므로
골성숙이 끝나고 수술에 의한 제거를 결정하는 데 중요한 지표가 된다. 근육

표 28-3 이소성골화증의 진행 단계에 따른 방사선학적, 조직학적 소견

Grade	Radiological findings	Histological findings
0	• Soft tissue swelling • Negative for heterotopic ossification	• Profuse proliferation of fibroblasts • Appearance of hyaline mass
I 2~3 wks	• Soft irregular floculations • Dotted veil or hazy shell appearance	• Cellular metaplasia with osteoid • Dilated capillaries • Central necrosis
II 8~10 wks	• Dense, lacy pattern • Trabecular pattern • Decreased fluffy appearance	• Zoning phenomenon • 4 clearly defined zones
III 12~18 mons	• Homogeneous, well-defined trabecular pattern • Atrophy of adjacent bone	• True bone with cortex • Tightly latticed spongiosa

이 손상되면 CK의 상승이 있고, 24시간 소변의 prostaglandin E2 (PGE2)치가 상승하지만 통상적으로 사용되지는 않는다.

　일반방사선촬영에서는 석회화가 되기 전까지 수주 간은 이상을 발견할 수 없다. 단순방사선사진에서 골화의 진행에 따라 4단계로 나눈다. Grade 0은 초기에 이상소견이 없거나 연부조직의 부종이 있는 경우이고, grade I은 2~3주가 경과한 후 불규칙하게 솜털모양의 음영이 뼈 주위에 보이고 이소성 골화가 골막에서 분리되어 보이는 시기이다. 이후 소주형(trabeculated pattern)의 뼈가 보이고 솜덩어리 같은 모양이 감소되는 grade II, 뼈가 더 균질하고 형태를 잘 갖춘 듯이 보이는 grade III로 진행되는 경과를 관찰할 수 있다(표 28-3). 초음파검사에서는 일반방사선사진에서 보다는 조기에 골형성을 암시하는 에코음영이 나타난다. CT나 MRI는 조기진단을 위한 도구로서는 적합하지 않다. 다만 이소성 골화증의 범위를 결정하거나 신경이나 혈관과의 관계를 파악하는 데 유용하게 사용된다. 초기 진단을 위해 삼상골주사(technetium three-phase bone scan)를 하면 1기와 2기에서 동위원소 흡수가 증가한다. 이소성 골화증이 성숙하면 골주사의 활성도는 감소하게 된다.

III. 이소성 골화증의 치료

관절운동범위 운동에 대한 의견들이 많지만 무리하지 않은 관절운동범위 운동은 손상 초기부터 전체 단계에서 시행하여야 이소성 골화증의 발생과 진행을 막을 수 있고, 관절구축과 이로 인한 기능의 악화를 막을 수 있다. 과격한 관절운동범위 운동은 국소손상과 미세출혈을 유발하여 이소성 골화증의 발생을 조장할 수 있으므로 피해야 한다.

이전에는 척수손상 후 이소성 골화증의 예방목적으로 bisphosphonate (disodium etidronate)의 사용이 보편화되기도 했다. 그러나 bisphosphonate를 중단하면 이소성 골화증이 발생하는 경우가 많고, 발생하더라도 심각한 기능장애를 유발할 정도의 이소성 골화증은 드물기 때문에 근래에는 예방목적의 사용을 권장하지 않는 경향이다. 예방 목적으로 disodium etidronate를 사용할 때는 일 20 mg/kg의 용량을 손상 후 3~4주에 시작해서 3~6개월 사용한다. 또 초기에 ESR과 CRP와 같은 염증지표가 상승할 때 비스테로이드성 항염증제(NSAID)를 사용하면 이소성 골화증의 발생을 예방하는 데 도움을 줄 수 있다. 특히 celecoxib와 같은 COX-2 억제제가 예방목적으로 사용되는 경우가 많다.

이소성 골화증이 발생하면 bisphosphonate의 조기 사용이 권장된다. 초기에 일 20 mg/kg 용량으로 6개월 사용하고, 이후에는 10 mg/kg로 용량을 줄여서 수개월간 더 사용한다. Bisphosphonate는 이미 만들어진 이소성 골화증을 치료하는 효과는 없다. 방사선치료가 이소성 골화증의 제거 수술 후의 재발을 감소시키는데 도움이 되지만 일차선택 치료법으로 사용되지는 않는다.

이소성 골화증이 기능의 심각한 악화를 초래한다면 외과적 절제술의 시행을 고려하여야 한다. 성숙이 완성되지 않은 이소성 골화증 조직은 절제하면 출혈이 많으므로 이소성 골화증의 골성숙이 이루어질 때까지 기다려야 한다. 골성숙은 골주사에서 방사선핵종(radionuclide) 활동도가 감소하고 alkaline phosphatase가 거의 정상치로 돌아왔을 때로 결정한다. 골성숙 이전에 절제술을 하면 출혈도 많고 재발률도 높다. 절제수술 후 3~4일 후에 가벼운 수동

관절운동범위 운동을 시작하지만 과격한 관절운동범위 운동은 조기에 시행하지 않는다. 수술은 자가관리나 기동성이 제한되거나 재활을 방해하는 경우에 제한된 범위에서 고려되어야 한다.

[참고 및 추천 문헌]

1. Genet F, Kulina I, Vaquette C, Torossian F, Millard S, Pettit AR, et al. Neurological hetero-topic ossification following spinal cord injury is triggered by macrophage-mediated inflam-mation in muscle. J Pathol 2015;236:229-40.

2. Teasell RW, Mehta S, Aubut JL, Ashe MC, Sequeira K, Macaluso S, et al. A systematic review of the therapeutic interventions for heterotopic ossification after spinal cord injury. Spinal Cord 2010;48:512-21.

3. Tibone J, Sakimura I, Nickel VL, Hsu JD. Heterotopic ossification around the hip in spinal cord-injured patients. A long-term follow-up study. J Bone Joint Surg Am 1978;60:769-75.

[참고 서적]

1. Chhabra HS (editor). ISCoS Textbook on Comprehensive Management of Spinal Cord In-juries. New Delhi: Wolters Kluwer; 2015.

2. Green D, Olson DA (editors). Medical Mangement of Long-Term Disability. 2nd ed. Bos-ton: Butterworth-Heinemann; 1996.

3. Guttmann L. Spinal cord injuries. Comprehensive management and research. Oxford: Blackwell Scientific Publications; 1976.

4. Kirshblum S, Campagnolo DI (editors). Spinal Cord Medicine. 2nd ed. Philadelphia: Wolt-ers Kluwer, Lippincott, Williams & Wilkins; 2011.

5. Lin VW (editor). Spinal Cord Medicine. Principles and Practice. 2nd ed. New York: Demos-medical; 2010

척수손상 환자의 통증

29

척수손상 환자의 통증

거의 모든 척수손상 환자에서 심한 통증을 경험하게 되고, 이는 일상생활 활동과 삶의 질을 저해하는 중요한 원인이기도 하다. 척수손상 환자가 겪게 되는 통증은 대부분 유해성(침해성)(nociceptive)이거나 신경병성(neuropathic) 통증이다. 유해성 통증(nociceptive pain)은 신경병성 통증(neuropathic pain)에 비해 빈도는 높지만 원인의 진단과 치료가 쉬운 편이다. 반대로 신경병성 통증은 통증의 강도가 심하고 치료도 어려운 편이다. 신경병성 통증은 화끈거리고 타는 듯한(burning) 자극이 없는 상태에서 발생하는 자발성 통증에서부터 이질통증(allodynia)이나 통각과민(hyperalgesia)과 같이 통증을 유발하지 않을 정도의 자극에도 심한 통증을 느끼게 되는 유발통증의 형태까지 매우 다양한 스펙트럼의 통증 양상을 보인다(표 29-1).

신경병성 통증은 2008년의 International Association for the Study of Pain에 의한 정의에 따라 definite, probable, possible로 단계적으로 나눈다. 이 중 definite 신경인성 통증은 말초신경계나 중추신경계 손상과 합당한 통증의 분포를 보이고, 이전에 또는 현재 말초신경계나 중추신경계 손상이 있거나, 이들 손상에 합당한 신체부위의 감각이상이 있고, 이들 조직의 손상이 확진 되었을 때로 정의한다. 이 정의에 따라 척수손상 환자의 손상부위와 손상 아래부위의 통증은 신경병성 통증에 합당하다고 볼 수 있다.

표 29-1 통증관련 용어의 정의

용어	정의
통증(pain)	조직의 손상으로 인해 발생하는 불쾌한 감각과 심리적 경험
유해성 통증 (nociceptive pain)	신경조직이 아닌 신체 조직에 대한 손상으로 인해 통각수용기가 활성화되어 생기는 통증
신경병성 통증 (neuropathic pain)	체성감각계에 영향을 주는 손상이나 질병에 의한 직접적인 영향으로 발생하는 통증
자발통증 (spontaneous pain)	명확한 자극이 없는 상태에서 발생하는 통증
유발통증 (evoked pain)	명확한 외부자극에 의해 유발되는 통증
이상감각 (dysesthesia)	자극이 있든 없든 간에 통증이 아닌 자극에 의해 유발되는 불쾌감
이질통증 (allodynia)	정상상태에서는 통증을 유발하지 않을 정도의 자극에 의해 유발되는 통증
통각과민 (hyperalgesia)	정상상태에서도 통증으로 느낄만한 자극에 대해 더 심하게 느껴지는 통증

I. 척수손상 통증의 분류

척수손상 환자에서 호소하는 통증의 원인과 관련 인자가 매우 다양한 만큼 통증의 분류를 위한 노력도 많이 있어 왔다. 2012년 International SCI Pain Classification (ISIP)에 의한 분류가 확정되어 척수손상 환자의 통증을 3개의 층(tier)으로 분류하는 체계를 갖추게 되었다. Tier 1에서는 통증의 종류(type)를 유해성(침해성) 통증(nociceptive pain), 신경병성 통증(neuropathic pain), 기타(other pain)로 나누고, Tier 2는 유해성(침해성) 통증과 신경병성 통증의 아형(subtype)으로 유해성 통증을 근골격계 통증(musculoskeletal pain), 내장성 통증(visceral pain), 기타 유해성(침해성) 통증(other nociceptive pain)으로 세분해서 분류하고, 신경병성 통증은 손상부 통증(at level SCI pain), 손상부 아래 통증(below level SCI pain), 그리고 척수손상과 직접 관련이 없는 경우의 신경병성 통증은 기타 신경병성 통증(other neuropathic pain)으로 분류하였

표 29-2 SCI pain classification according to International Spinal Cord Injury Pain (ISCIP)

Tier 1 Pain type	Tier 2 Pain subtype	Tier 3 Source of pain
Nociceptive pain	Musculoskeletal pain	Glenohumeral arthritis Lateral epicondylitis Femur fracture
	Visceral pain	Myocardial infarction, cholecystitis renal stone
	Other nociceptive pain	Autonomic dysreflexia, headache, migraine, surgical skin incision
Neuopathic pain	At-level SCI pain	Spinal cord compression, syringomyelia Nerve root compression, cauda equina lesion
	Below-level SCI pain	Spinal cord lesion, spinal cord compression
	Other neuropathic pain	Carpal tunnel syndrome, diabetic polyneuropathy
Other pain		Fibromyalgia, complex regional pain syndrome type I
Unknown pain		

다. Tier 3에는 아형으로 분류된 통증의 원발성 통증의 발생원인과 질병이나 상태의 예시를 나열하였다(표 29-2).

이 분류체계에 따라 유해성 근골격계 통증(nociceptive musculoskeletal pain), 유해성(침해성) 내장성 통증(nociceptive visceral pain), 손상부 신경병성 통증(at level neuropathic pain), 손상 아래부 신경병성 통증(below level neuro-pathic pain) 등으로 표현한다. 예를 들면 '유해성(침해성) 근골격계 통증'은 척수손상 환자에서 대부분 과사용으로 인한 견관절부나 주관절 등의 근골격계 통증을 일컫는다. '유해성(침해성) 내장성 통증'은 내부 장기의 질병이나 손상으로 유발된 것으로 담석이나 맹장염, 신장결석, 담낭염, 장폐색, 심근경색 등을 들 수 있다. 척추골절과 연관되어 손상 부위에서 신경근이 압박되어 유발된 통증인 경우는 '손상부 신경병성 통증'으로 분류하고, 척수손상의 신경학적 손상부위 아래 부위에 척수손상과 연관되어 나타나는 통증인 경우는 '손상 아

래부 신경병성 통증'으로 정의하면 된다. 또 척수손상 환자에서 수근관 증후
군이 생기면 '기타 신경병성 통증'으로 분류한다.

II. 척수손상 통증의 원인과 기전

척수손상의 통증 분류에 따른 각각의 통증은 형태에 따라 원인을 달리 한다.
척수손상 환자에서 유해성 근골격계 통증은 대개 휠체어 사용이나 이동동작
에 의한 상지의 과사용과 반복사용에 의해 유발되는 통증이다. 마찬가지로
다른 형태의 유해성 통증은 원인이 분명하고 발생기전도 이해하기 쉽다. 그
러나 신경병성 통증의 병태생리는 불명확한 부분이 많고, 중심성 기전과 말
초성 기전이 관여하여 복잡한 병태생리로 이해되어야 한다. 또한 신경병성
통증에는 사회심리적인 기전이 개입되어 통증의 강도와 기간 등에 영향을 미
치게 된다.

III. 통증의 평가

척수손상 통증에 대한 평가 내용과 항목은 The International SCI Pain Basic
Data Set (ISCIPBD)에 의거한 표준화된 양식을 사용하면 된다. 이 자료에는
수면, 기분, 활동이 통증에 미치는 영향, 통증의 부위, 통증의 강도, 통증의 분
류, 통증의 시작시기, 사용약제 등에 대한 정보를 기록하도록 하고 있다. 척
수손상 환자의 신경병성 통증의 손상부위와 손상부위 아래부위의 통증을 정
확하게 분류하기 위해서는 ISNCSCI에 의거한 정확한 평가가 우선되어야 한
다. 척수손상 통증의 원인에 대한 진단은 일반적인 영상검사와 근전도검사를
비롯하여 관련되는 혈액학적 검사 등의 일반적인 필요한 검사를 통해 진단과
감별진단을 하게 된다.

　　일반적으로 통증의 강도는 시각상사척도(visual analogue scale, VAS)를 사용
하여 0~10점으로 점수화하고, Neuropathic Pain Scale과 Neuropathic Pain
Symptom Inventory를 사용하기도 한다. 통증의 표현, 위치, 지속시간, 시간

경과에 따른 변화, 악화 요인, 완화 요인, 방사양식, 심리학적 상태 등에 대한 평가가 필요하다. 또한 통증이 정서와 수면에 영향을 미치고, 반대로 우울과 수면장애 등이 통증을 악화시킬 수 있어 상호 기여도에 대한 평가도 필요하다. 척수손상 이전의 심리학적 상태를 알고 있으면 치료 접근의 용이성과 성공률을 높일 수 있어 유리하다. 신경병성 통증을 가진 척수손상 환자의 우울과 불안 상태의 평가와 통증에 대처하는 특성을 알아야 한다.

우울의 평가를 위해 많이 사용되는 도구로는 Korean-Beck Depression Inventory II, Hospital Anxiety and Depression Scale, Korean Form of Geriatric Depression Scale, Hamilton Rating Scale for Depression을 들 수 있다. 불안 상태의 평가를 위해 Korean-Beck Anxiety Inventory, Hospital Anxiety and Depression Scale, Geriatric Anxiety Scale, Hamilton Rating Scale for Anxiety 등이 사용되고 있다. 특히 상황 불안척도로는 State-Trait Anxiety Inventory (state anxiety)가 평가도구로 사용되고 있다. 또 절망감 (hopelessness)은 Korean-Beck Hopelessness Scale이 평가도구로 이용된다. 이들 평가도구는 제34장 척수손상 환자의 심리적 특성의 표 34-1에 상세하게 기술되어 있다.

IV. 통증의 치료

유해성 근골격계 통증은 과사용으로 인한 손상의 진행을 방지하고 유연성과 근력을 회복시킬 수 있는 운동치료를 한다. 각 통증 유발 원인에 따라 대응하여 치료하도록 한다. 침해성 통증(nociceptive pain)인 경우 원인의 치료와 아스피린이나 비스테로이드성 항염증제 등의 진통제에 대한 반응이 양호하다. 말초작용 진통제는 천장효과(ceiling effect)가 있다. 예를 들면 아스피린 1,000 mg과 ibuprofen 400 mg을 같이 복용하여도 아스피린이나 ibuprofen을 각각 복용하였을 때에 비해 더 효과적인 진통효과가 없다.

신경병성 통증의 치료는 개인에 따른 차이가 크고 치료에 대한 반응도 좋지 않아서 수많은 방법이 제시되고 수많은 약제들이 개발되어 사용되고 있지만 가장 효과적인 치료로 제시되는 데는 한계가 있다. 신경병성 통증에 대한 약물치료는 개인에 따라 약물에 대한 반응과 효과가 다양하게 나타난다. 1차 선택약은 삼환계 항우울제(TCA), gabapentin, pregabalin, serotonin-noradrenaline reuptake inhibitor (SNRI)를 들 수 있다. 이 중 척수손상 환자의 신경병성 통증에는 gabapentin과 pregabalin이 보편적으로 1차 선택약으로 선호되는 경향이 있다. Pregabalin은 gabapentin과 같은 작용기전으로 신경병성 통증에 사용되는 약제이다. Pregabalin은 일 150 mg을 2~3회 나누어 주고 반응에 따라 증량하여 일 300~600 mg까지 사용한다. Gabapentin은 저용량에서 시작하여 일 3,600 mg까지 증량하여 사용할 수 있다. TCA와 SNRI는 우울증을 동반한 경우 효율적으로 사용된다. TCA를 사용할 때 amitrip-

표 29-3 척수손상 환자의 신경병성 통증에 사용되는 약물

약물	일 용량	부작용	주의
Anticonvulsants			
Gabapentin	300~3,600 mg	Dizziness, somnolence, edema, weight gain, dry mouth, diarrhea, constipation	신기능에 대한 정기적인 검사 필요
Pregabalin	150~600 mg	Gabapentin의 부작용과 유사함	비교적 1주일 내로 효과가 빠름 심부전과 신부전에는 금기
Antidepressants			
Amitriptyline	125~150 mg	Dry mouth, orthostatic hypotension, tachycardia, constipation	우울증이 있는 환자에서 유리 40세 이상에서 심전도가 필요
Venlafaxine	150~250 mg	Sedation, dizziness, nausea, headache	심질환 환자에서 금기임 금단현상이 있으므로 서서히 감량하여야 함. 혈압 변화가 있을 수 있음
Opioids			
Tramadol	100~400 mg	Dizziness, somnolence, nausea, dry mouth, constipation	장기복용은 피하여야 함

tyline에 의한 입마름과 빈맥 등의 항콜린성 부작용이 심하게 나타나는 환자의 경우에는 nortriptyline을 선택할 수도 있다. 2차 선택약에는 tramadol이나 oxycodone이 포함된다. Opioid는 변비와 오심, 진정이 부작용이며 오남용, 중독의 가능성이 높아 단기 사용을 권장한다. Opioid 제재 중 척수손상 환자의 신경병성 통증에의 경구 사용이 권유되는 약제는 tramadol이 유일하다고 보면 된다. Oxycodone은 척수손상 환자에서 심한 변비를 유발하여 사용이 권장되지 않는다(표 29-3).

심리학적 평가를 통해 수면의 조절과 심리적 지지와 행동치료 등이 우울감과 통증에 대한 대응능력을 증가시키는 데 도움이 된다. 그 외의 비약물적 방법으로 운동치료와 FES 등의 전기치료, 경두개자기자극, 심부뇌자극, 척수자극 등의 방법이 활용되거나 사용되고 있다.

[참고 및 추천 문헌]

1. Barrera-Chacon JM, Mendez-Suarez JL, Jauregui-Abrisqueta ML, Palazon R, Barbara-Bataller E, Garcia-Obrero I. Oxycodone improves pain control and quality of life in anticonvulsant-pretreated spinal cord-injured patients with neuropathic pain. Spinal Cord 2011;49:36-42.
2. Bryce TN, Biering-Sorensen F, Finnerup NB, Cardenas DD, Defrin R, Ivan E, et al. International Spinal Cord Injury Pain (ISCIP) Classification: Part 2. Initial validation using vignettes. Spinal Cord 2012;50:404-12.
3. Bryce TN, Biering-Sorensen F, Finnerup NB, Cardenas DD, Defrin R, Lundeberg T, et al. International spinal cord injury pain classification: part I. Background and description. March 6-7, 2009. Spinal Cord 2012;50:413-7.
4. Bryce TN, Ivan E, Dijkers M. Proposed international spinal cord injury pain (ISCIP) classification: preliminary validation data. Top Spinal Cord Inj Rehabil 2012;18:143-5.
5. Bryce TN, Richards JS, Bombardier CH, Dijkers MP, Fann JR, Brooks L, et al. Screening for neuropathic pain after spinal cord injury with the spinal cord injury pain instrument (SCIPI): a preliminary validation study. Spinal Cord 2014;52:407-12.
6. Cardenas DD, Felix ER. Pain after spinal cord injury: a review of classification, treatment approaches, and treatment assessment. PM R 2009;1:1077-90.
7. Chaparro LE, Wiffen PJ, Moore RA, Gilron I. Combination pharmacotherapy for the treatment of neuropathic pain in adults. Cochrane Database Syst Rev 2012;7:CD008943.
8. Demirel G, Yllmaz H, Gencosmanoglu B, Kesiktas N. Pain following spinal cord injury. Spinal Cord 1998;36:25-8.

9. Dijkers MP, Bryce TN. Introducing the international spinal cord injury pain (ISCIP) classification. Pain Manag 2012;2:311-4.

10. Finnerup NB, Baastrup C. Spinal cord injury pain: mechanisms and management. Curr Pain Headache Rep 2012;16:207-16.

11. Finnerup NB, Johannesen IL, Sindrup SH, Bach FW, Jensen TS. Pain and dysesthesia in patients with spinal cord injury: A postal survey. Spinal Cord 2001;39:256-62.

12. Finnerup NB. Pain in patients with spinal cord injury. Pain 2013;154:S71-6.

13. Hollingshead J, Duhmke RM, Cornblath DR. Tramadol for neuropathic pain. Cochrane Database Syst Rev 2006:CD003726.

14. Irwin R, Restrepo JA, Sherman A. musculoskeletal pain in persons with spinal cord injury. Top Spinal Cord Inj Rehabil 2007;13:43-57.

15. Jensen M, Stoelb B, Molton I. Measuring pain in persons with spinal cord injury. Top Spinal Cord Inj Rehabil 2007;13:20-34.

16. Molton IR, Stoelb BL, Jensen MP, Ehde DM, Raichle KA, Cardenas DD. Psychosocial factors and adjustment to chronic pain in spinal cord injury: replication and cross-validation. J Rehabil Res Dev 2009;46:31-42.

17. Nardone R, Holler Y, Leis S, Holler P, Thon N, Thomschewski A, et al. Invasive and non-invasive brain stimulation for treatment of neuropathic pain in patients with spinal cord injury: a review. J Spinal Cord Med 2014;37:19-31.

18. Saarto T, Wiffen PJ. Antidepressants for neuropathic pain: a Cochrane review. J Neurol Neurosurg Psychiatry 2010;81:1372-3.

19. Salle JY, Ginies P, Perrouin-Verbe B, Ventura M. Pain management: what's the more efficient model? Ann Phys Rehabil Med 2009;52:203-9.

20. Siddall PJ, Middleton JW. A proposed algorithm for the management of pain following spinal cord injury. Spinal Cord 2006;44:67-77.

21. Siddall PJ. Management of neuropathic pain following spinal cord injury: now and in the future. Spinal Cord 2009;47:352-9.

22. Teasell RW, Mehta S, Aubut JA, Foulon B, Wolfe DL, Hsieh JT, et al. A systematic review of pharmacologic treatments of pain after spinal cord injury. Arch Phys Med Rehabil 2010;91:816-31.

23. Treede RD, Jensen TS, Campbell JN, Cruccu G, Dostrovsky JO, Griffin JW, et al. Neuropathic pain: redefinition and a grading system for clinical and research purposes. Neurology 2008;70:1630-5.

24. Ullrich PM. Pain following spinal cord injury. Phys Med Rehabil Clin N Am 2007;18:217-33, vi.

25. Widerstrom-Noga E, Biering-Sorensen F, Bryce TN, Cardenas DD, Finnerup NB, Jensen MP, et al. The International Spinal Cord Injury Pain Basic Data Set (version 2.0). Spinal Cord 2014;52:282-6.

26. Wrigley P, Siddall P. Pharmacological interventions for neuropathic pain following spinal cord injury: an update. Top Spinal Cord Inj Rehabil 2007;13:58-71.

[참고 서적]

1. American Spinal Injury Association. International Standards for Neurological Classification of Spinal Cord Injury. Revised 2011, Updated 2015 ed. Atlanta, GA: American Spinal Injury Association; 2015.
2. Cardena DD, Dalal K (editors). Spinal cord injury rehabilitation. Phys Med Rehabil Clinics of North America. Philadelphia: Elsevier; 2014.
3. Chhabra HS (editor). ISCoS Textbook on Comprehensive Management of Spinal Cord Injuries. New Delhi: Wolters Kluwer; 2015.
4. Kirshblum S, Campagnolo DI (editors). Spinal Cord Medicine. 2nd ed. Philadelphia: Wolters Kluwer, Lippincott, Williams & Wilkins; 2011.
5. Lin VW (editor). Spinal Cord Medicine. Principles and Practice. 2nd ed. New York: Demosmedical; 2010
6. Sabharwal S. Essentials of spinal cord medicine. New York: Demosmedical; 2014.

소아 척수손상

30

소아 척수손상

I. 소아 척수와 척수손상의 특성

15세 이하 소아의 척수손상은 전체 척수손상의 5% 정도이다. 미국의 자료에 의하면 연 척수손상 발생 수는 0~15세가 백만 명당 10명 이하이고, 0~19세를 기준으로 하면 백만 명당 20~25명이다. 전체 연령에서의 연간 발생 수는 백만 명당 39명 정도로 추정한다. 성인에서와 마찬가지로 교통사고로 인한 손상이 가장 흔하다. 소아와 청소년기의 척수손상은 성인의 척수손상과 유사한 점도 많지만, 소아 척수손상의 여러 면에서 성인과 다른 특징을 보인다. 소아는 두부가 크고 경부 근육의 발달이 잘되어 있지 않은 등의 이유로 상부 경추의 손상이 많다. 안전벨트 손상, 분만손상, 상부경수손상, 지연성 신경학적 손상, 높은 빈도의 spinal cord injury without radiographic abnormality (SCIWORA) 등을 소아 척수손상의 특징으로 들 수 있다. 비외상성 손상으로 다운증후군이나 소아 류마티스성 관절염과 연관되어 발생하는 C1−C2 불안정성과 관련된 척수손상이 발생하기도 한다.

2세 이하의 소아에서는 머리가 크고 목 부위의 근육발달이 제대로 되지 않아서 상부 경수손상이 많고, 10세 이하의 소아에서는 하반신 완전마비가 많다. 8~10세가 되면 성인 척수손상의 양상을 보인다. 10세 이전에는 SCIWO-RA 형태의 척수손상이 많고 증상의 발현 양상이 분명하지 않아 초기 진단이 어렵다. 소아는 척추의 유연성이 좋지만 척수의 유연성은 떨어지므로 SCI-WORA 형태의 척수손상이 일어나기 쉽다. 소아의 척수손상 중 SCIWORA의 빈도는 25~30%이다. 성인과 비교하면 지연성 신경학적 손상의 빈도가 높다.

분만 과정, 특히 겸자분만(forceps delivery) 때 두부에 가해지는 회전손상과 관련된 상부 경수손상이 발생하기 쉽고, 둔위분만(breech delivery) 때는 하부 경수와 상부 흉수손상이 발생하기 쉽다. 안전벨트에 의한 척수손상은 충격이 가해질 때 골반을 고정하는 안전벨트가 골반 부위에서 지렛점(fulcrum)으로 작용하여 중간부 요추의 굴곡-신연(flexion-distraction) 손상을 형성하여 복부 손상과 척수손상을 유발한다. 안전벨트 손상은 20~30 kg의 소아에서 발생하기 쉽다. 이 경우 제2요추와 제4요추 사이의 손상이 많고 척추체와 척추 후방구조물을 횡단 절단하는 Chance 골절이 일어나기 쉽다. 소아학대로 유발되는 척수손상도 간과해서는 안 된다. 대개 아이를 학대하면서 흔들 때 과굴전 손상으로 척추체의 앞쪽 종판손상이 발생하기 쉽다.

척수손상 후 소아환자의 이송이나 관리에서 성인의 척수손상과 다르다. 척추를 다친 10세 이하의 소아를 옮길 때 소아용으로 머리부위가 함몰된 소아용 이동판이 없어서 성인용을 사용할 경우에는 몸통부에 2~4 cm의 판을 깔아서 경추부가 과도하게 굴곡되지 않도록 한다. 8세 이전의 척수손상은 해부학적 특성과 소아 척추의 손상기전이 성인과 다른 점이 많다. 특히 신생아의 척수손상은 대개 상부 경추와 경흉추부 손상으로 기인한 경우가 많아서 생존율이 매우 낮다. 신생아의 경추는 고정하기가 어려워 출생 후 초기 24시간 내에 호흡곤란과 이완성 마비를 보이는 경우는 최악의 생존율을 보인다.

신생아와 소아의 척수손상의 경우 척수손상을 시사하는 임상증상이 뚜렷하지 않고, 증상이 있다고 하더라도 선천성 질환으로 간과되기 쉬우므로 신생아와 소아의 척수손상이 쉽게 인지되지 않는 이유이기도 하다. 소아에서 외상에 의한 척수손상은 척추의 골성화가 되지 않고 인대의 이완성이 높아서 흔하지는 않다. 그러나 외상으로 인해 저린감을 느끼거나 감각 이상을 호소하는 경우 종양이나 혈종 등의 공간점유병소(space occupying lesion)로 인한 척수손상을 의심하고 지연성 신경학적 악화를 예상하고 대처해야 한다. 특히 소아의 척추간공은 후관절돌기의 발달과 골성화가 되지 않아서 성인과 비교하면 척추간공이 훨씬 넓어 척추신경의 자극에 의한 감각 이상은 드물다.

앞에서 언급한 바와 같이 소아의 척추와 척수는 척추의 탄력성은 좋은 반면 척수의 유연성은 나쁘고, 척추체가 앞쪽으로 경사져 있고 척추후관절이 수평면을 이루고 있으며 구상돌기(갈고리돌기, uncinate process)가 없는 특징을 가지고 있다. 그러므로 굴곡과 회전 부하에 의한 저항이 주로 인대구조물에 집중되므로 SCIWORA 형태의 손상이 용이하다. 5세 이하의 척수손상 중 SCIWORA의 비율은 60%가 넘는다. 10세 이전의 소아 척수손상 중 SCIWORA의 빈도가 60% 정도인 반면 10세 이후의 소아에서는 20%로 감소한다. 소아에서 SCIWORA는 주로 경수에 발생하고 C5-C8 부위에서 많이 발생한다. 소아에서 보이는 SCIWORA의 특성은 척수의 절단과 척수 혈종으로 인한 완전손상이 많다는 점이다. 또 신경근동맥(radicular artery)의 폐쇄와 염증에 의한 척수의 팽창, 척수의 불안정으로 인한 반복적인 물리적 손상이 지연성 신경학적 증상을 발현시키는 원인이 된다.

신생아의 척수손상은 상부 경추손상에 의한 경우가 가장 많고 다음이 경흉추접합부이다. 신생아에서 임상적인 신체진찰과 증상의 표현에 의존하여 척수손상을 진단하기가 어렵다. 그러나 소아에서 최소 1일 이상 척수손상을 의심할 수 있는 증상이 있고, 영상진단에서 척추손상의 증거가 분명하고 전기생리학적 검사에서 이상이 있을 경우라면 척수손상이 있다고 확진할 수 있다. 척수손상을 입은 신생아는 모두 척수쇼크 시기를 가지게 되며 초기에 이러한 이완성 마비로 인해 Werdnig-Hoffmann 증후군이나 잠재적 척수형성이상(occult myelodysplasia) 등으로 오진되기 쉽다.

외상성 척수손상 이외의 척수수막류와 Chiari 변형을 비롯한 선천성 척수손상은 비외상성 척수손상(제13장)에서, 소아의 신경인성 방광과 신경인성 장은 각각 신경인성 방광(제23장)과 신경인성 장(제24장)에서 다루기로 한다.

II. 소아 척추의 특성과 골절

소아 척수손상의 양상이 10세 이하의 소아와 성인간의 다른 점 중 가장 특징적인 것은 성인의 경우 전체 체중의 10%가 두부의 무게지만 소아의 경우 체중의 25%를 차지하여, 두부와 경추의 비율이 성인과 다르고 경부 근육의 발달이 잘되어 있지 않다는 점이다. 미성숙 척추는 전후종인대와 십자인대, 침첨인대(apical-dentate ligament) 등이 정상적인 탄력성이 없어 인대이완(ligamentous laxity) 상태이며, 척추후관절의 관절각이 수평면에 가깝고, 척추의 극돌기 발달이 잘 되어 있지 않고, 추체의 앞부분이 쇄기형으로 되어 있다. 이들 해부학적 특성으로 말미암아 C1-C2에 회전력과 전단력(high torque, shear force)이 더 많이 가해지고, 치상돌기의 골성화가 완전하지 않고 경부 근육이 잘 발달되지 않아서 경추 불안정의 요인이 된다. 척추의 안정성 유지에 필요한 인대가 성인의 인대 탄력성 정도의 성상은 8세 경에 형성된다. 하부 경추의 척추후관절각은 55°에서 70°로 변하지만 상부 경추에서는 출생 때 30°에서 10세에 이르러 60~70°로 된다. 또 척추후관절은 7~10세까지 골화가 지연되는 경우가 많아서 골화가 완성될 때까지는 안정성을 유지하는데 불리한 점으로 작용한다.

소아 경추의 지렛점은 C2-C3에 있게 된다. 참고로 성인에서는 C5-C6 부위에 있다. 즉 성인에서는 굴곡과 신전운동이 C5-C6에서 가장 많이 일어나지만, 소아에서는 C2-C3에서 주로 일어난다. 점차 굴곡과 신전의 시상면 운동의 지렛점이 아래로 이동하여 8~10세가 되면 성인의 운동지렛점으로 자리잡게 된다. 그러므로 0~3세의 소아의 척추골절은 50%가 C1-C2에서 발생하는 반면 4~12세 소아에서는 8% 정도이다. 이는 C2의 연골결합부의 골성화가 되지 않아 지렛점의 위치가 높기 때문이다. 그러나 소아에서 C2의 골성화가 되지 않아 발생한 골절인 경우 신연력(distraction force)에 의해 성인에서 발생하는 치상돌기 골절(odontoid fracture)의 II형과 III형의 혼합형과 유사한 양상으로 보인다(그림 30-1). 그러나 halo 보조기 고정에 의한 척추골절 유합은 성인과 비교하면 더 쉬운 편이다. 참고로 소아에서 척추체의 앞쪽이 좁아

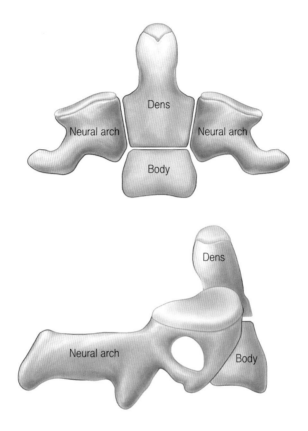

그림 30-1 C2에는 4 곳의 골화중심이 있으며, 치상돌기는 3~6세까지 척추체와 신경궁과의 유합이 이루어 지지 않는다. 치상돌기는 11세까지도 골절로 오인될 수 있을 정도로 완전유합되지 않는 경우도 있고, 드물게 성인이 되어도 남아 있는 경우도 있다.

서 쐐기형을 하고 환추(C1)의 앞쪽이 골성화 되어 있지 않고(그림 30-2), 환추와 치상돌기 사이의 간격이 3~4.5 mm 정도 벌어져 있는 것은 정상소견이다. 또 상부경추의 척추후관절이 수평방향을 하고 있어서 앞뒤방향의 전단손상이 용이하다. C1의 골화중심(ossification center)는 척추체 양측과 양측 신경궁 사이에 있으며 신경궁의 골화중심은 3세경에 골화되어 완전한 고리를 형성하지만 척추체의 골화중심은 7세까지 지속된다. C2의 경우에는 신경궁, 척추체

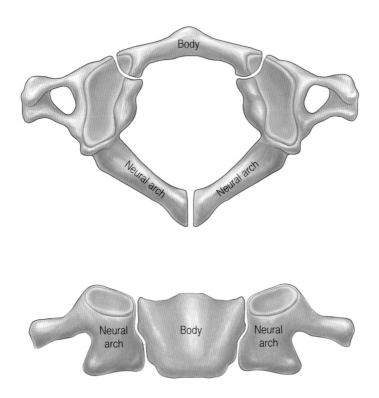

그림 30-2 출생 시 C1에는 세 군데의 골화중심이 있다. 신경궁의 골화중심은 3세경에 완성되어 신경궁의 완전한 고리형태를 만들게 되고, 척추체의 골화중심은 7세까지 존재하게 된다. Open-mouth view에서 쉽게 볼 수 있다.

양측, 치상돌기에 있어 네 군데의 골화중심이 있다. 척추체와 신경궁의 골화중심은 3~6세에 폐쇄되지만 치상돌기의 골화중심은 오랫동안 남아 있을 수 있다. C3-C7과 흉추나 요추에 있는 골화중심은 같은 양상을 보이며 척추체와 신경궁에 골화중심을 가지고 있다. 양측 신경궁과 척추체에 있는 골화중심은 출생 후 곧 골화되지만 신경궁과 척추체 사이의 유합은 3~6세까지 진행된다. 척추후궁(신경궁 후방) 간의 유합은 2~3세에 이루어지므로 이분척추(spina bifida)로 오인하기 쉽다(그림 30-3). 8세까지는 흉추와 요추뿐만 아니라 경추에 이르기까지 모든 척추에서 골화중심이 융합되어 골단선이 없는 성인 척추

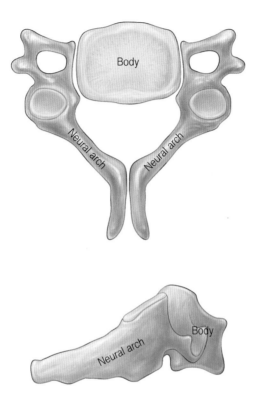

그림 30-3 하부 경추와 흉추 및 요추부의 골화중심은 유사하다. 양측 신경궁 사이와 척추체와 신경궁 사이에 골화중심이 있다. 척추후궁 사이의 유합은 2~3세에 이루어지므로 이분척추와 혼돈하기 쉽다.

의 형태를 갖추게 된다.

소아 척추손상의 형태는 골절, 골절과 탈구, 탈구, SCIWORA로 4가지로 크게 나뉜다. SCIWORA와 탈구는 영유아기에, 골절은 나이 든 소아에서 발생빈도가 높다. 성인과 비교하면 소아에서의 치상돌기 골절을 진단하기는 쉽지 않다. 그러나 소아에서 치상돌기골(os odontoideum)이 간혹 발견되는데, 이는 이전의 손상으로 유발되었을 가능성이 크며 외과적인 치료가 필요하다. C2 골유합부(synchondrosis)의 골절은 경부에 가해진 급성 신연손상(acute distraction injury)에 의해 유발되는데, 불안정 골절이므로 척수손상을 유발하기 쉬워서 정복술 등의 외과적인 처치가 필요하다. 그 외 교수형골절(hangman's fracture, C2 spondylolisthesis)은 매우 드물며 이로 인한 신경학적 손상의 빈도는 낮다. 또 Jefferson 골절(C1 burst fracture)도 소아에서는 드물며, 소아에서 C1과 C2를 제외한 부위의 경추 골절은 드물다.

C2의 추체 중심 부위의 연골결합(neurocentral synchondrosis)은 7세까지 완전히 형성되지 않으므로 7세 이전의 소아에서 손상되기 쉬운 부위이다. 이 부위가 손상이 있으면 측면 사진에서 대개 치상돌기(odontoid process)가 앞쪽으로 기울어져 보이게 된다. 소아에서 발생하는 C1-C2 탈구(atlantoaxial subluxation)는 목과 머리의 자세 이상을 보이지만 신경학적 손상을 동반하는 경우는 거의 없다.

III. 소아의 비외상성 척수손상

미국의 National Spinal Cord Injury Statistical Center (NSCISC) 자료에서도 0~15세의 소아 척수손상의 원인 중 7.7%를 기타 미분류항의 원인으로 분류하고 있다. 이 중 상당수가 비외상성 척수손상일 것으로 추정되며, 두개척추연결부(craniovertebral junction)의 변형이나 척추관협착증을 유발하는 기형, 혈관성 허혈손상, 종양, 감염이나 염증으로 인한 척수손상이 대부분일 것으로 추정된다(표 30-1).

1. 다운증후군

다운증후군(Down syndrome)은 연골무형성증(achondoplasia), 치상돌기변형(odontoid malformation), 점액다당류증(mucopolysaccharidosis), 엘러스-단로스증후군(Ehlers-Danlos syndrome) 등과 함께 두개척추연결부의 불안정성과 이로 인한 경연수 압박(cervicomedullary compression)에 대한 고위험군이다. 소아에서 발생하는 비외상성 척수손상 중 27% 정도가 이들 질환과 연관된

표 30-1 소아의 비외상성 척수손상의 원인

---

1. Craniovertebral junction anomalies
   - Down syndrome
   - Achondroplasia
   - Mucopolysaccharidosis
   - Ehlers-Danlos syndrome
   - Metaphyseal chondrodysplasia
2. Vertebral anomalies
   - Os odontoideum
   - Klippel-Feil syndrome
3. Vascular abnormalities
   - Arteriovenous malformation
4. Neoplasm, radiation myelopathy
5. Infection or inflammation
   - Spinal cord abscess
   - Transverse myelitis
   - Juvenile rheumatoid arthritis
   - Multiple sclerosis

두개척추연결부의 해부학적인 변형이나 골인대구조의 이완과 비정상적인 운
동에 의한 불안정성에 기인한 것이다. 다운증후군의 두개척추연결부의 불안
정성은 피개막(tectorial membrane)과 십자인대(cruciate ligament)의 이완과 치
상돌기골(os odontoideum)에 의해 유발된다. 환추-치상돌기 거리(atlantodens
interval)가 8세 이하에서는 4 mm, 8세 이상은 3 mm 이하이지만, 환추-치상
돌기 거리의 신경학적 손상과의 연관성은 분명하지 않다.

2. 연골무형성증

골성장을 조절하는 *FGFR3* 유전자의 돌연변이로 인한 질환으로 이 유전자에
의한 골성장 억제기능이 항진되어 연골무형성증을 유발하게 된다. 척추관협
착증, 수두증, 경연수압박 등을 동반하기 쉽고, 대공이 좁아져 있어 경연수압
박증(cervicomedullary compression)의 위험이 있다. 척수압박에 의한 증상이
나타나면 두개척추연결부에 대한 감압술을 하기도 한다.

3. 점액다당류증

경추부의 경막과 경막외 연부조직의 비후, 특히 후종인대의 비후에 의해 척수압박손상을 유발한다. 점액다당류증 제1형인 Morquio증후군에서는 C1-C2 불안정이 매우 흔해서 불안정성이 진행되어 척수손상이 발생하므로 신경학적 증상이 나타나기 전에 예방목적의 골유합술을 권장하고 있다.

4. 치상돌기골

치상돌기골(os odontoideum)은 다운증후군, Morquio증후군과 같은 두개척추연결부의 불안정성을 동반하는 질환에서 발현빈도가 높다. 치상돌기골이 있으면 사경이 있을 수 있고 반복적인 척수에 대한 손상과 척추동맥의 손상을 유발하게 된다. 치상돌기골로 말미암아 C1-C2 간의 안정성이 인대구조에 의해서만 유지되므로 경미한 손상에 의해서 척수손상이 발생하게 된다(그림 30-4).

5. Klippel-Feil 증후군

선천적으로 여러 개의 경추가 융합되는 변형이다. 경추의 운동, 특히 측굴과 회전운동이 심하게 제한된다. 융합의 형태에 따라 3가지 형으로 구분한다. 경추운동의 제한과 융합된 척추의 상하부위의 과도한 운동으로 경미한 외상에 의해 척수손상을 유발하기 쉽다.

IV. 소아 척수손상의 평가

소아 척수손상은 ISNCSCI (International Standards for the Neurological Classification of Spinal Cord Injury)에 의거하여 평가하지만 성인에 비해 신뢰성은 떨어진다. 특히 4세 이하에서는 ISNCSCI를 엄격하게 따르는 것이 불가

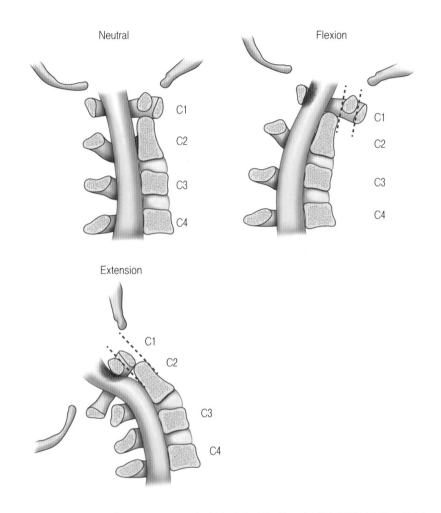

그림 30-4 치상돌기골(os odontoideum)의 자세에 의한 척수에 대한 영향. 치상돌기골과 C1의 전방이 한덩어리가 되어 굴곡운동 시에는 척수의 뒤쪽에서, 신전으로 척수의 앞쪽을 압박하는 손상을 반복하게 된다.

능하고 10세 이상은 되어야 직장항문검사나 감각검사를 이해하고 적용할 수 있게 된다.

V. 소아 척수손상의 특징적인 합병증

골격계의 미성숙 상태의 10세 이하의 소아에서 척수손상 후 척추측만증, 고관절 탈구나 하지성장이상 등의 골격계 합병증은 매우 흔히 발생한다. 12세 이하의 소아에서 심부정맥혈전증은 잘 발생되지 않으나 청소년기 남자 아이들에서 초기 3개월 내에 부동과 관련되어 고칼슘혈증이 발생하기 쉽다. 소아에서 라텍스 알러지가 발생하기 쉬우므로 요도내 도뇨관과 같은 장기간 라텍스 노출을 피하도록 한다.

기타 성장하면서 학교생활과 상급학교로의 진입 등 교육제도에 따른 환경의 변화와 청소년기, 성인으로의 발달을 고려하여 역동적이고 보조적인 심리적 대응과 이를 위한 가족과 재활의학팀의 적절한 대응이 필요하다.

1. 자율신경 이상반사증

T6 이상의 손상에서 성인과 같은 원인으로 발생한다. 소아의 기저혈압을 기록해두고 소아에서는 기저 수축기혈압에 비해 15 mmHg 오르거나 청소년기에는 15~20 mmHg의 상승이 있으면 자율신경 이상반사증이 있다고 볼 수 있다. 소아는 두통 등의 자율신경 이상반사증으로 유발되는 증상의 표현과 관찰이 불분명한 점을 고려하여야 한다. 소아에서 사용하는 혈압대의 너비는 팔 둘레의 40%이어야 한다. 이보다 더 넓으면 혈압이 낮게, 좁으면 더 높게 측정된다.

2. 기립성 저혈압

소아 척수손상 환자의 기립성 저혈압의 빈도나 정도에 대한 연구는 잘되어 있지 않다. 기립성 저혈압은 증상의 유무와 상관없이 앙와위에서 기립자세로 하였을 때 수축기 혈압이 20 mmHg 이상, 이완기 혈압이 10 mmHg 이상 내려가는 경우로 정의한다. 기립성 저혈압으로 상당한 혈압의 저하가 있어도 증상이 없는 경우가 40% 정도이다. 성인에 비해 소아에서는 증상의 표현이 정확하지 않아 혈압의 변화에 대한 세심한 관찰이 필요하다.

3. 고칼슘혈증

척수손상 환자에서 고칼슘혈증의 빈도가 10~23%로 보고되어 있고, 손상 3개월 이내의 청소년기와 청년기의 남성에서 발생률이 높다. 부동으로 인한 골조직의 흡수가 증가되어 유발되므로 골형성이 왕성한 시기의 소아와 청소년기에 발생되기 쉽다. 따라서 조기 가동화와 체중부하동작을 하여야 한다. 증상은 보통 서서히 발생하게 되며 복통, 구토, 전신위약과 다음, 다뇨, 탈수 등의 증상이 나타난다. 심한 경우에는 행동장애와 섬망증상이 나타나기도 한다. 고칼륨혈증이 있어도 증상이 없는 경우도 있다. 혈청 칼슘은 증가되고 인(phosphorus)과 alkaline phosphatase는 정상이다. 고칼슘혈증이 진단되면 생리식염수를 정맥주사하여 수분공급을 하고 bisphosphonate를 사용한다. Pamidronate 1 mg/kg (최대용량 60 mg)을 4시간에 걸쳐 정맥주사하면 교정이 쉽게 된다. 일반적으로 pamidronate 1회 주사로 고칼슘혈증이 치료되는 경우가 많다. 방치하면 요로결석과 신장석회증, 신부전으로 발전하기 쉽다.

4. 고관절 불안정

고관절의 완전 또는 부분 탈구나 구축 등의 고관절 불안정은 10세 이전의 척수손상 소아에서 흔하다. 대개 강직의 치료, 신장운동이나 외전보조기를 착용하여 예방하는 것이 원칙이지만 욕창의 발생과 경직의 증가, 자율신경이상반사증의 원인이 되면 수술할 수도 있다.

5. 척추측만증

소아 척수손상으로 골격의 성장이 끝나지 않은 상태에서 체간과 하지의 마비는 쉽게 척추측만증을 유발한다. 사춘기(여자 12세, 남자 14세)까지는 6개월마다, 이후는 매년 척추사진을 촬영하도록 한다. 척추측만증으로 골반의 경사가 생기거나, 자세의 이상뿐만 아니라 심폐기능이상, 위장관계 이상, 욕창 등의 2차적인 합병증을 동반하기 쉽다. 10세 이상이 되어 40도 이상의 측만증은 수술의 적응증이며, 10세가 되기 전에는 TLSO를 착용하여 측만증각도가 줄어드는 유연성 측만증이면 80도까지도 보조기를 착용하도록 한다. 20도 이하의 측만증인 경우 TLSO를 착용하면 수술을 지연시키는 효과는 있다.

IV. 소아 척수손상에 대한 외과적 치료 시의 고려사항

척추골절의 외과적 치료는 척추관의 압력을 줄이고 척추의 안정성을 유지하여 척수에 대한 더 이상의 손상이 초래하지 않도록 하는데 있다. 소아에서 수술을 결정하면 소아 척추의 발달과 해부학적 특성을 고려하여 계획하여야 한다. 고정술은 척추의 발달을 억제하게 되고 성장하면서 척추후만과 같은 변형을 유발할 수 있다. 소아의 경추손상에 대해 halo 보조기로 고정한다면 두개골이 얇은 것을 고려하여 각각의 핀에 압력과 회전력이 적게 가해지도록 성인에 비해 핀을 많이 사용한다. 보통 소아는 10개의 핀으로 halo를 고정하며, halo 고정이 쉽지 않으면 Minerva를 착용한다. 12세 이하의 소아에서 Crutchfield tong은 두개골 관통의 위험이 있다.

지금은 고용량 스테로이드 주사를 사용하는 경우가 많지 않지만, 수년 전까지 한동안 사용되었던 NASCIS II와 III에서도 13세 이하의 급성 척수손상에 고용량의 methylprednisolone 사용은 금하고 있었다.

V. 재활치료 시의 고려사항

소아는 성장과 발달에 따른 적절한 행동 발달과 이에 적절한 재활치료의 치료목표 설정이 필요하다. 예를 들어 5~6세가 되어서 수부기능이 잘 형성되고 좌위 유지가 적절히 되었을 때 자의에 의한 도뇨가 독립적으로 된다. 이 시점에 좌약을 삽입하여 사용할 수 있다. Mitrofanoff술이나 Malone술 등의 각각 소변과 대변을 위한 외과적인 처치도 이 이후에 고려해야 할 사항이다.

[참고 및 추천 문헌]

1. Adzick NS. Fetal surgery for spina bifida: past, present, future. Semin Pediatr Surg 2013;22:10-7.

2. Altman J, Bayer SA. Development of the human spinal cord: an interpretation based on experimental studies in animals. 1st ed, New York: Oxford University Press; 2001.

3. Barnea-Goraly N, Menon V, Eckert M, Tamm L, Bammer R, Karchemskiy A, Dant CD, Reiss AL. White matter development during childhood and adolescence: a cross-sectional diffusion tensor imaging study. Cerebral Cortex 2005;15:1848-54.

4. Bergstrom EMK, Henderson NJ, Short DJ, Frankel HL, Jones PRM. The relation of thoracic and lumbar fracture configulation to the development of late deformity in childhood spinal cord injury. Spine 2003;28:171-6.

5. Bergstrom EMK, Short DJ, Frankel HL, Henderson NJ, Jones PRM. The effect of children spinal cord injury on skeletal development: a retrospective study. Spinal Cord 1999;37:836-46.

6. Bradford DS. Hensinger RM: The pediatric spine. 1st ed, New York:Thieme Inc.;1985.

7. Buhs C, Cullen M, Klein M, Farmer D. The pediatric trauma C-spine: is the 'odontoid' view necessary?. J Pediatr Surg 2000;35:994-7.

8. Calhoun CL, Schottler J, Vogel LC. Recommendations for mobility in children with spinal cord injury. Top Spinal Cord Inj Rehabil 2013;19:142-51.

9. Cawley MF, Yarkony GM, Bergman SB. Spinal cord injury rehabilitation. 5. through the lifespan. Arch Phys Med Rehabil 1997;78:S73-8.

10. Chang SL, Shortliffe LD. Pediatric urinary tract infections. Pediatr Clin North Am 2006;53:379-400, vi.

11. Cirak B, Ziegfeld S, Knight VM, Chang D, Avellino AM, Paidas CN. Spinal injuries in children. J Pediatr Surg 2004;39:607-12.

12. Cusick JF, Yoganandan N. Biomechanics of the cervical spine 4: major injuries. Clin Biomech 2002;17:1-20.

13. d'Amato C. Pediatric spinal trauma: injuries in very young children. Clin Orthop Rel Res 2005;432:34-40.

14. Dangerfield PH. The classification of spinal deformities. Pediatr Rehabil 2003;6:133-6.

15. Dhall SS, Hadley MN, Aarabi B, Gelb DE, Hurlbert RJ, Rozzelle CJ, et al. Nutritional support after spinal cord injury. Neurosurgery 2013;72 Suppl 2:255-9.

16. Dicianno BE, Kurowski BG, Yang JM, Chancellor MB, Bejjani GK, Fairman AD, et al. Rehabilitation and medical management of the adult with spina bifida. Am J Phys Med Rehabil 2008;87:1027-50.

17. Dwek JR, Chung CB. Radiography of cervical spine injury in children: are flexion-extension radiographs useful for acute trauma?. AJR 2000;174:16170-19.

18. Gai LY. Significance of prevertebral soft tissue measurement in cervical spine injuries. Eur J Radiol 2004;51:73-6.

19. Huisman TA, Wagner MW, Bosemani T, Tekes A, Poretti A. Pediatric spinal trauma. J Neuroimaging 2015;25:337-53.

20. Khanna G, El-Khoury Y. Imaging of cervical spine injuries of childhood. Skeletal Radiol

2007;36:477-94.

21. Kokoska ER, Keller MS, Rallo MC, Weber TR. Characteristics of pediatric cervical spine injuries. J Pediatr Surg 2001;36:100-5.

22. Komor A. Orthoses in pediatric spinal injures. Ortop Traumatol Rehabil 2003;5:117-20.

23. Krisa L, Gaughan J, Vogel L, Betz RR, Mulcahey MJ. Agreement of repeated motor and sensory scores at individual myotomes and dermatomes in young persons with spinal cord injury. Spinal Cord 2013;51:75-81.

24. Liptak GS, Dosa NP. Myelomeningocele. Pediatr Rev 2010;31:443-50.

25. Lustrin ES, Karakas SP, Ortiz AO, Cinnamon F, Castillo M, Vaheesan K, Brown FH, Diamond AS, Black K, Singh S. Pediatric cervical spine: normal anatomy, variants, and trauma. RSNA 2003;23:539-60.

26. Management of pediatric cervical spine and spinal cord injuries. Neurosurgery 2002;50:S85-99.

27. Mathison DJ, Kadom N, Krug SE. Spinal Cord Injury in the Pediatric Patient. Clinical Pediatric Emergency Medicine 2008;9:106-23.

28. Mulcahey MJ, Gaughan JP, Betz RR, Samdani AF, Barakat N, Hunter LN. Neuromuscular scoliosis in children with spinal cord injury. Top Spinal Cord Inj Rehabil 2013;19:96-103.

29. Patel JC, Tepas III JJ, Mollitt DL, Pieper P. Pediatric cervical spine injuries: defining the disease. J Pediatr Surg 2001;36:373-6.

30. Proctor MR. Spinal cord injury. Crit Care Med 2002;30:S489-99.

31. Roche C, Carty H. Spinal trauma in children. Pediatr Radiol 2001;31:677-700.

32. Rossi A, Biancheri R, Cama A, Piatelli G, Ravegnani M, Tortori-Donati P. Imaging in spine and spinal cord malformations. Eur J Radiol 2004;50:177-200.

33. Rozzelle CJ, Aarabi B, Dhall SS, Gelb DE, Hurlbert RJ, Ryken TC, et al. Management of pediatric cervical spine and spinal cord injuries. Neurosurgery 2013;72 Suppl 2:205-26.

34. Rozzelle CJ, Aarabi B, Dhall SS, Gelb DE, Hurlbert RJ, Ryken TC, et al. Spinal cord injury without radiographic abnormality (SCIWORA). Neurosurgery 2013;72 Suppl 2:227-33.

35. Sandler AD. Children with spina bifida: key clinical issues. Pediatr Clin North Am 2010;57:879-92.

36. Schottler J, Vogel LC, Sturm P. Spinal cord injuries in young children: a review of children injured at 5 years of age and younger. Dev Med Child Neurol 2012;54:1138-43.

37. Silveri M, Salsano L, Pierro MM, Mosiello G, Capitanucci ML, De Gennaro M. Pediatric spinal cord injury: approach for urological rehabilitation and treatment. J Pediatr Urol 2006;2:10-5.

38. Szwedowski D, Walecki J. Spinal Cord Injury without Radiographic Abnormality (SCIWORA) - Clinical and Radiological Aspects. Pol J Radiol 2014;79:461-4.

39. ten Donkelaar HJ, Lammens M, Wesseling P, Hori A, Keyser A, Rotteveel J. Development and malformations of the human pyramidal tract. J Neurol 2004;251:1429-42.

40. Tortori-Donati P, Rossi A, Cama A. Spinal dysraphism: a review of neuroradiological features with embryological correlations and proposal for a new classification. Neuroradiology 2000; 42:471-91.

41. Vogel LC, Betz RR, Mulcahey MJ. Spinal cord injuries in children and adolescents. Handb Clin Neurol 2012;109:131–48.

42. Vogel LC, Hickey KJ, Klaas SJ, Anderson CJ. Unique issues in pediatric spinal cord injury. Orthopedic Nursing 2004;23:300–8.

43. Windle WF. The spinal cord and its reaction to traumatic injury. 1st ed, New York: Marcel Dekker Inc.; 1980.

[참고 서적]

1. Chhabra HS (editor). ISCoS Textbook on Comprehensive Management of Spinal Cord Injuries. New Delhi: Wolters Kluwer; 2015.

2. Flint G, Rusbridge C (editors). Syringomyelia, a disorder of CSF circulation. London: Springer; 2014.

3. Kirshblum S, Campagnolo DI (editors). Spinal Cord Medicine. 2nd ed. Philadelphia: Wolters Kluwer, Lippincott, Williams & Wilkins; 2011.

4. Lin VW (editor). Spinal Cord Medicine. Principles and Practice. 2nd ed. New York: Demosmedical; 2010.

5. Sabharwal S. Essentials of spinal cord medicine. New York: Demosmedical; 2014.

6. Vogel LC, Zebracki K, Betz RR, Mulcahey MJ (editors). Spinal Cord Injury in the Child and Young Adult. London: Mac Keith Press; 2014.

7. Wilberger JE (editor). Spinal cord injuries in children. New York: Futura Publishing Company; 1986.

노인 척수손상

31

노인 척수손상

우리나라는 2017년에 전체 인구의 14%를 65세 이상의 노인이 차지하는 고령사회가 될 것이고, 2026년에는 노인인구가 20%를 넘게 되는 초고령사회로의 진입을 앞두고 있다. 벌써 2015년 현시점에서 행정구역상의 약 30%에 달하는 행정구역 상의 시군구가 이미 초고령사회가 되어 있는 실정이다. 또 2016년에는 14세 이하의 인구가 노인인구를 추월할 것으로 예측하고 있다. 현재와 같은 추세로 간다면 이러한 국내 인구 추이가 좀 더 앞당겨질 것이라고 우려하고 있다. 우리나라 노인의 건강수명은 71세로 기대수명이 80.7세인 것을 감안한다면 아픈 노년이 길어진다는 의미도 된다.

기대하기에는 의료의 발달과 재활의학의 활성화 등으로 척수손상을 입은 인구의 여명이 계속 늘어날 것으로 보이지만, 실제 미국의 자료에 의하면 1980년대 초반 이후 최근 30년간 척수손상 환자의 여명의 연장은 없었다. 그러므로 일반인들의 여명이 길어짐에 따라 상대적으로 척수손상 환자와 일반인과의 여명의 차이가 늘어나는 것으로 추정된다. 한편으로는 젊은 층의 척수손상 빈도는 줄어드는 반면, 노화로 일반적인 신체 각 부위의 생리학적 퇴행, 근감소증(sarcopenia), 허약(frailty)으로 인해 낙상 위험이 증가하고, 척추의 척추증(spondylosis) 변화에 의한 척추와 척수의 생역학적 또는 해부학적 퇴행으로 노인에서 발생하는 척수손상의 빈도는 증가하는 추세가 뚜렷하다. 또 유년기나 청장년기에 발생한 척수손상 환자의 노령화에 따른 노화와 척수손상과

의 관계가 주요한 관심으로 대두되고 있다. 따라서 소아나 청장년기에 척수손상을 입은 환자의 노화와 노인에서 발생하는 척수손상의 특성을 나누어 설명한다.

I. 척수손상 환자의 노화

척수손상에 의한 각 장기에 대한 영향과 노화에 따른 변화가 함께 척수손상 환자에서 노화의 결과를 유발하게 된다. 척수손상과 노화로 인한 각 장기의 변화와 특성은 다음과 같다.

1. 심혈관계

척수손상 노인에서 심장질환은 주된 사망원인이며, 일반인에 비해 척수손상 환자에서 허혈성 심장질환의 빈도가 높다. 척수손상 환자는 일반인에 비해 HDL이 낮다. 만성척수손상 환자의 20%는 심장질환에 의해 사망하는 것으로 보고되어 있다. 특히 척수손상 부위가 제5흉수 이상이면 협심증으로 인한 흉통을 느낄 수 없다. 그러므로 갑작스런 호흡곤란이나 구토와 원인이 불명확한 자율신경 이상반사증을 유발하고, 경직의 증가, 실신하거나 하는 등의 증상이 있으면 허혈성심장질환을 의심하게 된다. 척수손상 환자에서 부종이 있을 경우 의존성 부종(dependent edema)과 울혈성심부전을 구분하기 힘들고 폐에 수포음이 청진될 때 기관지확장증인지 울혈성심부전으로 인한 증상인지 구분하기 쉽지 않다. 또 척수손상 환자는 보행과 관련된 증상인 간헐적 파행성 통증을 느낄 수 없으므로, 말초동맥질환의 진단을 제때 못할 수 있다. 그러므로 하지의 허혈증상이 진행되었을 때 늦게 진단되는 경우가 흔하다.

척수손상 환자의 심혈관질환의 위험도를 감소시키기 위한 방법은 포화지방과 콜레스테롤의 섭취를 제한하고 체중조절, 금연, 지방대사조절을 위한 약물복용 등 일반인에 준하는 관리가 필요하다.

2. 호흡기계

척수손상 후 인공호흡기를 사용하지 않던 사지마비 환자가 노화가 진행되면서 흉벽과 폐의 순응도가 감소하고, 폐포의 수 감소, 폐활량 감소, 비만, 척추측후만증의 진행, 척수공동증 형성으로 인한 신경학적 상태가 악화되어 호흡부전이 유발될 수 있다. 노인에서 폐렴의 위험이 증가하므로 폐구균(pneumococcus) 예방주사와 매년 인프렌자 예방주사를 맞고 금연하여야 한다.

3. 신경계

일반적인 노화로 신경계에 미치는 영향은 근육량의 감소, 근력의 저하, 진동감각의 둔마와 반응시간이 늦어지고 심부건반사가 저하된다. 노화에 의해 예측되는 신경학적 변화 이외의 신경학적 또는 기능적 악화가 새로 발생하게 되면 외상후 척수공동증을 감별하여야 한다. 외상후 척수공동증은 손상 후 첫 5~10년에 발생하는 경우가 가장 많다. 보행이 가능한 척수손상 환자에서 노화로 인한 균형과 협동운동의 저하로 보행기능의 악화를 초래하고, 백내장 등의 노화와 관련된 시력의 감퇴가 척수후주 손상을 입은 척수손상 환자의 보행기능을 악화시키는 요인이 된다.

척수손상 환자의 신경병성 통증이 노화에 의해 악화되지는 않는다. 그러나 약물에 대한 반응은 연령에 따라 차이가 있을 수 있다. 같은 용량의 gabapentin을 복용하여도 노인에서 혈중농도가 높은 것은 장통과시간이 느리고 신기능의 저하로 인한 결과로 해석된다. 그러므로 노인에서 gabapentin은 저용량을 투여하여도 치료효과를 얻을 수 있다. 또한 수면장애의 발생 가능성이 높다.

만성척수손상 환자에서 상지의 포착성신경병증의 빈도는 하반신마비 환자의 63%로 보고되어 있다. 손목에서 정중신경손상이 가장 많고 척골신경은 주관절과 손목에서 나타나는 흔한 포획성 말초신경병증이다.

4. 위장관계

변비는 연령에 상관없이 모든 척수손상 환자에서 가장 문제가 되며, 연령이 증가하고 손상 후 기간이 길어지면 변비의 빈도가 더 높아진다. 한 연구에 의하면 척수손상 후 20년이 경과된 환자의 42%는 변비로, 27%는 변실금으로, 35%는 일반적인 위장관 통증으로 고통 받고 있다고 보고하고 있다. 경항문관류(transanal irrigation)가 변배출에 상당한 도움을 주기도 하지만 여러 방법에 의해 만족스러운 방법을 찾지 못하는 노인 척수손상 환자에서는 결장조루술(colostomy)이 삶의 질을 좋게 하는데 도움이 될 수 있다.

　노화와 관련된 위장관 운동성의 저하가 변비를 악화시키고, 수부의 섬세운 동기능과 가동성이 저하되면 배변을 위한 수지자극을 어렵게 할 수 있다. 이와 관련하여 치핵이나 직장탈출과 기타 원위직장 병소가 흔하기 때문에 대변잠혈검사는 선별검사로 적절치 않을 수 있으므로 내시경검사를 권장한다. 항문 및 직장의 국소 손상 등으로 인한 출혈이 대장암 검진을 방해하는 요인이 되기도 한다. 이런 환자의 경우 대장암 검진을 위한 대장내시경검사를 위해 세밀한 장 전처치가 필요하다. 그러나 척수손상 환자에서 대장암의 위험이 증가한다는 증거는 미약하다. 또 치질과 직장출혈이 만성 척수손상 환자에게 매우 흔한 합병증이고, 시간이 갈수록 직장조직을 얇게 만들어 증상을 악화시킨다. 노인 척수손상 환자에서도 결찰이나 치핵제거술과 같은 외과적 치료를 시행한다.

5. 비뇨기계

일반인의 노화에서도 방광용량과 방광순응도가 감소하고, 비억제성 배뇨근수축과 잔뇨의 증가, 신기능의 저하가 나타난다. 노인에서는 면역기능의 감소, 폐경과 전립선질환으로 요로감염의 위험이 높다. 척수손상 환자에서 장기적으로 하부요로압력의 증가와 배뇨근의 비후에 의한 영향이 누적되어 상부요로계에 합병증을 유발하게 된다. 척수손상 환자의 신경인성 방광관리의 발전과 더불어 요로감염에 의한 사망률은 4~5% 정도로 낮아졌지만, 아직은 척수손상 후 재입원을 유발하는 가장 큰 원인이 요로감염이다.

양성전립선비대증은 노년에 발생률도 높지만 이로 인해 척수손상과 관련된 비뇨기계 이상의 평가와 치료에 영향을 줄 수 있다. 장기간 요도관을 삽입하고 있던 환자에서 방광암의 발생 위험이 높으므로 정기적인 검진이 필요하다. 요로관을 하고 있는 환자의 방광암 발생률은 요로관이 없는 환자의 4배에 이른다. 반복적인 요로감염, 요결석, 담배 등의 복합적인 요인이 작용한다. 신경인성 방광의 방광암의 검사를 위한 선별검사로서의 소변세포검사와 생화학적 표지자검사는 요로감염과 혈뇨가 있으면 위양성률이 높아지고 신뢰도가 낮으므로 방광경에 의한 선별검사를 권유한다. 반면에 오랜기간 간헐적 도뇨를 한 환자에서는 요도유착과 부고환염의 발생빈도가 높아진다.

반복적인 요로감염이 만성전립선염을 일으키기 쉬워 만성 척수손상 환자에서 전립선암의 빈도가 높을 것으로 추측된다. 그러나 실제 연구에서 척수손상 환자에서 일반인에 비해 전립선암의 빈도가 유의하게 높지 않으나 전립선암이 진단되면 진행도와 진행단계가 높은 상태에서 발견되는 경향을 보여 일반인의 연령 대에 준하는 전립선암에 대한 선별검사를 하기를 권장한다.

노인 척수손상 환자에서 인지기능의 이상과 뇌졸중, 관절염의 합병으로 발생하는 수부의 섬세운동기능과 가동성의 변화는 이전에 시행하던 간헐적 도뇨법의 시행이 어려워지는 요인이 된다.

6. 내분비대사

척수손상과 노화 모두 신세정률을 비롯한 약물대사의 변화가 있으므로 약물간 상호작용과 약물 부작용의 위험이 증가한다. 노화와 더불어 척수손상으로 인한 체성분구성과 에너지 대사의 복잡한 이차적 변화를 나타낸다. 노인 척수손상 환자에서 이전에 비해 심한 피로를 호소하면 갑상선기능 저하증에 대한 선별검사를 하여야 한다.

7. 피부

노화와 더불어 조직의 탄력성이 감소하고 건조해짐에 따라 마찰과 전단손상의 기회가 높아져 압박궤양이나 피부 손상의 위험이 높아지므로 피부가 건조해지지 않도록 각별한 주의가 필요하다. 척수손상으로 감각이상, 경직 등으로 욕창의 위험성이 높지만, 욕창의 빈도는 손상 후 1년 시점에 15%에서 20년 후 시점에는 30%로 증가한다.

8. 근골격계

하지의 골다공증은 척수손상 1년에 걸쳐 급속히 진행되고 16개월까지는 원래 골조직의 1/3이 소실된다. 골다공증의 진행이 척수손상 환자에서 가중되고 고령자에서 위장관 출혈의 위험이 높아 비스테로이드성 항염증제제의 사용을 자제하여야 한다.

근골격계의 노화는 기본적으로 관절연골기능의 퇴화라고 볼 수 있다. 척수손상 환자는 이동동작을 하는 동안에 신체적 부하를 유발하게 되어 상지의 과용증후군과 관련된 통증이 흔하다. 척수손상 환자의 50% 이상이 상지의 통증을 호소한다. 퇴행성관절염으로 일상생활동작 기능과 독립성이 저하되고, 손상 후 연령이 증가함에 따라 이동과 휠체어 사용, 압력제거 동작 등으로 유발된 상지의 과용증후군과 관련된 증상의 악화가 초래된다.

견관절의 과용증후군은 견관절의 뒷쪽 근육에 비해 앞쪽 근육의 발달이 좋기 때문에 견관절에 가해지는 근력의 불균형이 원인이므로 운동치료도 견관절 뒤에 있는 근육의 강화에 중점을 두게 된다. 충돌증후군이나 회전건개파열은 보존적 치료가 도움이 되지 않으면 수술을 할 수 있으나 효과는 제한적이다. 오히려 수술 후 부동에 의한 부작용이 더 클 수 있으므로 이를 고려한 치료 결정이 중요하다.

9. 기능

일반인의 70세에 해당하는 정도의 기능적 저하 현상이 사지마비 환자에서는 49세, 하반신마비 환자에서는 55세에 초래되어 조기에 추가적인 기능 보조가 필요할 수 있다.

10. 심리

노화의 진행에 따라 향후 개호계획과 죽음에 대한 부정적 사고와 감정에 대한 적절한 적응과 대비를 위한 심리학적인 노력이 필요하다. 또한 노화와 배우자의 상실이 독립성을 악화시키고 사회적 참여의 기회를 줄어들게 만든다. 실제 척수손상 환자의 노화로 삶의 질이 일반인에 비해 상대적으로 저하되지는 않으며, 25세에서 45세 사이의 연령 때 우울 성향의 빈도가 정점에 이르고 이후 20년 이상은 우울 성향이 감소되는 경향을 보인다고 한다. 오히려 척수손상 환자의 우울을 유발하는 인자는 다른 기저질환의 악화에 따른 기능의 저하와 이에 대한 적절한 조치가 되지 않을 때 유발되기 쉽다는 점에 대한 인식이 필요하다.

II. 노인의 척수손상

척수손상 후의 생존여부는 척수손상 부위와 정도, 척수손상 당시의 연령, 손상 후의 경과기간에 따른 영향이 많다. 또한 손상부위가 높을수록, 완전손상일수록, 손상 당시의 연령이 높을수록 사망률이 높다. 척수손상 후 상당기간 건강과 기능 수준이 유지되지만 자연 노화에 의한 신체기능의 퇴행이 일어난다. 또한 최근 척수손상의 손상 시점의 연령이 점차 높아지는 경향이 있으므로 그만큼 노화에 의한 영향을 일찍 받게 된다. 2015년 발표된 2014년 미국의 The National Spinal Cord Injury Statistical Center (NSCISC)에 의한 연례보고서에 따르면 새로 발생하는 척수손상은 전체 연령층에서 발생될 수 있으나, 17세에서 22세 사이가 24.3%를 차지하고, 60세 이상의 노년층은 10.7% 정도를 차지한다고 보고하고 있다. 1970년대(1973~1979)의 척수손상의 평균연령이 28.7세에서 2000년에는 38.0세, 이후 2010~2014년에는 42.2세에 달하게 되었다. 이러한 추세는 척수손상 연령의 고령화가 뚜렷하다는 것을 보여주고 있다.

노인에서 발생하는 척추골절과 척수손상은 장해의 정도가 심하고 사망률이 높다. 척수손상은 청소년이나 초기 성인과 같은 활동량이 많은 연령층에서 많이 일어나지만, 실제 65세 이상의 노인에서 낙상으로 인한 척수손상이 증가하므로 두 번째 높은 빈도를 보이게 된다. 노인에서 시력과 균형 이상과 기립성 저혈압, 당뇨, 파킨슨병과 기타 골관절염과 같은 기저질환을 동반하게 되면 낙상의 위험이 증가되어 노인 척수손상의 빈도를 높게 하는 주된 원인이다. 2014년 NSCISC 자료에 의하면 척수손상의 빈도가 가장 높은 연령은 19세이고, 16~30세 사이의 연령층에서 거의 반(48.9%)이 일어난다. 1981년의 보고에서는 전체 외상성 척수손상 중 65세 이상의 환자가 20%에 지나지 않았지만 노인 인구의 증가 추이로 보아 상당히 척수손상의 비율이 높아졌을 것으로 추정된다. 45세 이상의 연령에서의 척수손상은 77%가 낙상과 관련되어 있다고 보고되어 있다. 또 50세 이상의 척수손상 환자 중 53%는 추락 전에 술의 영향이 있었던 것으로 보고 있다. 2007년의 미국자료에 의하면 70세 이상의 노인에서 낙상에 의한 척수손상이 74%로 높아 고령일수록 낙상에 의한 척수손상의 빈도가 높다고 보고되어 있다. 또한 70세 이상 척수손상 환자의 병원 내 사망률은 46%이고 손상 후 1년 내 사망률은 66%로 보고하고 있다. 수술을 하게 되는 경수손상 환자 중 연령이 65세 이상의 환자인 경우 초기 병원치료 중의 사망률이 5배 증가하게 된다.

50세 전 일반인의 척수손상 후 7년 생존율은 86.7%인 반면, 50세 이상은 22.7%로 떨어진다. 그리고 호흡질환이나 파킨슨병 같은 기저질환이 있는 경우는 사망률과 여명이 급격히 감소하게 된다. 실제 예를 들어 20세에 C5-C8 부위의 척수손상을 입은 환자의 경우에 여명이 32.7% 감소되지만, 60세에 다친 경우라면 여명이 56.1% 감소하고, 75세에 다친 경우라면 69.4% 감소한다.

척수손상 후 여명이 점차 연장되어 왔으나, 최근 30여 년 간은 더 이상 늘지 않는 현상이 뚜렷하다.

1. 노인 척수손상의 특성

척추의 골극형성, 추간판 높이의 감소, 황색인대의 비후 등이 척추의 퇴행성 변화를 촉진하게 되고, 척추관의 협착으로 발전하여 척수를 압박하게 된다. 그러므로 척추관 협착증이 진행되면 척수에 대한 뇌척수액에 의한 완충기능이 상실되어 골절이나 인대손상이 없는 상태에서도 척수손상을 입게 된다.

성인에서도 일반방사선검사나 CT에서 골절 등의 소견이 없으면서 척수손상으로 인한 신경학적 손상이 있는 spinal cord injury without radiographic abnormality (SCIWORA) 형태가 흔하다. SCIWORA가 일반적으로 소아에서 사용하는 용어로 인식되고 성인에서 SCIWORA의 용어를 사용하기는 하지만, 성인이나 노인에서 일반방사선검사와 CT에서 척추관협착증이나 척추의 퇴행성 변화가 흔하기 때문에 SCIWORA라는 용어는 부적절하다고 하여, spinal cord injury without radiologic evidence of trauma (SCIWORET) 또는 spinal cord injury without computed tomography evidence of trauma (SCIWOCTET)라고 명할 것 권장한다. 전체 척수손상 환자 중 SCIWOCTET로 분류되는 환자는 8.2%라고 보고되어 있다.

증상이 없는 65세 이상의 노인 26%에서 MRI에 의해 척추관협착증이 발견된다. 경추의 경우 50세 이상의 남성과 60세 이상의 여성의 각각 90%에서 방사선학적인 소견에 의한 퇴행성 변화가 있다. 척추의 퇴행성 변화가 진행되면 척추의 운동범위, 특히 C4-C5와 C5-C6 부위에서 상실되어 유연성이 없어지므로 외력에 의한 지렛대 기능을 하여 이 부위에 부하가 집중되어 골절과 척수손상을 일으키기 쉽다. 노인에서 퇴행성 변화의 진행으로 척추관 협착증으로 발전하게 되면 척수를 압박하여 척수증을 유발하게 된다. 노인의 척추성 척수증(spondylotic myelopathy)은 낙상 때 경추의 과신전 손상에 의한 경우가 많다. 하지에 비해 상지의 기능 손상이 심한 양상으로 중심척수증후군 양상의 척수 불완전증후군을 유발한다.

　65세 이상의 척수손상 환자는 인지기능에 대한 기본적인 검사를 실시하는 것을 원칙으로 한다. 노인 척수손상 환자에서 흔히 나타나는 인지기능 장애는 섬망이나 치매보다는 우울증이 원인인 경우가 많으므로 우울증에 대한 기왕력 조사와 선별검사가 필요하다. 또한 뇌손상, 아편계 진통제 복용, 전해질이상, 저혈당, 약물상호작용 등의 초기 치료과정의 의학적 문제에 의한 섬망 발생의 빈도가 높아서 섬망 증상의 조기 인지와 적절한 치료 대응이 매우 중요하다. 또 삼환계 항우울제나 diphenhydramine과 같은 항콜린성 약물과 oxybutynin, balcofen이 섬망을 잘 유발하는 약물이다. 원인을 파악하고, 치료했음에도 불구하고 섬망상태가 지속되면 소량의 haloperidol을 사용하기도 한다. 섬망에 대한 haloperidol은 0.5 mg을 야간에 한 번 또는 아침과 저녁에 두 차례 복용하도록 한다. 심한 경우에는 0.5~2.5 mg을 근육주사 또는 정맥주사한다. Lorazepam 0.5~1.0 mg을 경구로 투여하기도 한다. Haloperiodol을 주는 목적이 환자의 의식수준을 저하시키지 않는 범위에서 안정화 하는데 있으므로 근육주사나 정맥주사를 하면 30분마다 환자를 관찰하고 필요한 경우 초기 용량의 2배 용량을 더 주사할 수 있다. 섬망과 우울뿐만 아니라 치매에 대한 기왕증 조사가 필요하다. 섬망이나 우울, 치매가 의심되는 노인 척수손상 환자에서는 일반혈액검사, 소변검사, 전해질검사, 갑상선검사, 간기능검사, 비타민 B_{12}와 엽산, ESR/CRP, 혈당, 뇌 MRI/CT를 검사하고, 필요한 경우 신경심리검사, 매독검사, 뇌파검사 등을 추가한다.

　노인의 척수손상과 척추골절은 주로 척추성 척수증(spondylotic myelopathy), 중심척수증후군, 경추의 신전-견인손상, 치상돌기골절이 흔하다.

1) 척추성 척수증

경추의 척추성 변화는 노화에 따른 자연적 현상이다. 65세 이상의 노인의 90%에서 척추성 변화가 있지만 대부분 증상이 없이 지내고 5~10% 정도에서 척수증의 증상이 나타난다. 흡연, 무거운 물건을 드는 직업에 의한 반복적 손상, 뇌성마비, 다운증후군 등이 척추성 경수증을 유발할 수 있는 위험인자가 된다.

노화로 인한 척추의 퇴행성 변화는 척수의 이상을 유발하게 되고, 특히 경추 척추증에 의한 척수증은 55세 이상에서 잘 발생하고, 경직성 사지마비로 입원하는 환자의 약 25%를 차지한다. 경추의 척추성 척수증의 발생은 척추의 퇴행성 변화, 척추관협착, 신장부하에 의한 손상과 같은 외부압박 요인의 다양한 조합으로 이루어진다. 척추성 척수증은 척추와 추간판 등의 노화에 의한 결과로 볼 수 있다. 후종인대의 골성화에 의해 척수를 앞쪽에서 압박하고, 황색인대의 비후와 석회화는 척수를 뒤에서 압박하게 된다. 또 척추후관절과 구상돌기관절(uncovertebral joint)의 비후가 척추관을 좁혀서 척수를 압박한다. 경추의 앞쪽 부위의 골극형성과 전종인대의 비후로 인해 형성된 미만성 특발성 골격성 과골화증(diffuse idiopathic skeletal hyperostosis, DISH)에 의해 연하장애가 발생할 수 있다.

척추성 경수증은 시상면 직경이 13 mm 이하인 선천성 척추관 협착증이 있는 경우 발생하기가 쉽다. 정상 성인의 경우 경추부에서 척수의 시상면 직경이 10 mm이다. 척추관의 시상면 직경이 12 mm 보다 작으면 경수증의 빈도가 높고 16 mm 이상이면 경수증의 위험도가 낮다. 또한 좁은 척추관 내에서의 경추의 굴곡과 신전 운동에 의한 신장손상이 척수증의 유발에 중요한 역할을 하기도 한다. 척추관 앞쪽에서 발생한 골극이나 뒤쪽의 황색인대 비후에 의해 척수가 집혀서 척수증이 발생할 수 있다.

(1) 척추성 척수증의 임상증상

척추성 경수증 환자는 가장 흔한 초기증상으로 보행장애의 악화 진행을 호소하게 된다. 초기에 근력은 잘 보존되어 있음에도 불구하고 균형이상, 모호한 감각이상, 뻣뻣함을 호소한다. 손의 감각이 둔하여 섬세운동 장애가 두드러진 증상으로 나타난다. 요실금 등의 방광기능 이상은 초기에 흔한 증상이 아니다. 척수증의 증상은 침범된 해부학적 구조물에 따라 매우 다양하게 나타나고 경직성 보행, 발목 클로누스, 호프만징후 등의 상부신경원손상 증상과 고유수용감각이상 등의 후척수주(posterior column) 손상 증상이 나타난다.

척추성 척추관 협착증이 있지만 무증상인 환자에서 갑작스럽게 목을 과신전하면 후종인대가 접히면서 돌출하여 중심척수증후군을 유발하기도 한다.

(2) 예후

척추성 경수증의 자연경과는 매우 다양하다. 수술을 하지 않은 중증 압박증이 있는 경우는 척수의 괴사와 회색질 내에 공동을 형성하게 되며 신경학적 증상이 악화될 수 있다. 척추성 척수증에 대한 수술 후 경과는 질병기간과 증상의 중증도에 의해 많은 영향을 받는다. MRI 상에 보이는 이상이 절대적인 임상적 예측인자가 아니지만, 압박 부위에서 T2WI의 고강도 신호와 T1WI에서 저강도 신호를 보이는 것은 괴사나 공동형성과 같은 회복이 어려운 손상일 가능성이 커 예후가 좋지 않은 것으로 판단한다. 그러나 부종으로 인한 T2WI에서 신호강도의 변화가 있는 경우는 회복 가능성이 많은 손상이다.

2) 경수의 중심척수증후군

경추 척수증으로 인한 급성 외상성 중심척수증후군은 노인에서 볼 수 있는 불완전 척수손상 중에서 가장 흔한 증상이다. 초기 방사선 검사에서 골절이나 외상의 흔적이 잘 보이지 않아서 손상의 기전을 간과하기 쉽고 초기 평가에서 정확하게 진단하지 못할 수 있다. 50세 이상의 환자에서 발생하는 중심척수증후군의 76%는 퇴행성 척추가 있는 상태에서 과신전 손상으로 유발된다. 노인에서 초기의 치료는 수술적 치료로 인한 위험을 줄이는 데 중점을 두어야 하며, 근본적으로 수술적 치료를 하는 것이 회복의 가능성을 높이고 향후의 신경학적 악화를 방지하는 데 도움이 된다. 수술 시기에 대해서는 논란이 있으나 가능한 조기 수술이 안전하고 신경학적 회복에 유리하다고 알려져 있다.

3) 경추의 신전-견인손상

노화에 따라 추간판 돌출과 추간판 높이가 소실되고 골극이 형성되면서 척추가 유연성을 상실하여 척추의 운동범위가 제한된다. 낙상으로 안면이나 이마 부위를 부딪히게 되면 경추의 과신전 손상을 일으켜 신전과 견인손상을 입게 된다. 이 경우의 골절은 척추의 전주(anterior column)에 대한 과신장 부하로 척추체나 추간판의 앞쪽이 균열되는 소위 '오픈북(open book)'골절이 일어난 다. 초기 방사선검사에서 경미한 손상은 잘 보이지 않아 간과하기 쉬우나 일 반 방사선사진과 CT에서 척추 앞 부위의 연부조직이 부어있거나 추간판이 벌어져 있을 수 있다. MRI로 전종인대나 인대 손상을 더 잘 확인할 수 있다. 이 경우의 골절은 고정수술이 필요하다. 신전-견인손상(extension/distraction injuries)은 기왕에 강직성 척추염이 있는 환자에서 흔히 발생하는 손상이기 도 하다.

4) 치상돌기(odontoid) 골절

제2형 치상돌기 골절도 노인에서 흔히 발생하는 척추골절이다. 골절로 뒤로 밀린 치골돌기가 척수를 압박하여 척수손상을 유발한다. 그러나 이 부위의 척추관이 넓기 때문에 실제 척수손상으로 인한 신경학적 손상을 유발하게 되 는 경우는 6% 미만이다. 그러나 치료가 적절하지 않으면 골절 부위가 이동하 여 신경학적 악화를 초래하고 통증이 증가하고 급사하는 경우도 있다. 보통 성인에서 halo 고정으로 치료하기도 하지만 노인에서는 halo 고정이 용이하 지 않고 가관절형성의 빈도가 높으므로 수술고정하는 것을 원칙으로 한다.

5) 척수공동증

척수 내의 공동형성은 주로 경수에서 발생하고 뇌간이나 척수원추에까지 확 장될 수 있다. 선천성 척수공동증은 Chiari 변형이나 결박척수(tethered cord) 에 의해 유발되지만, 후천성 척수공동증은 척수액의 흐름을 방해하는 외상과 관련된 지주막의 염증과 반흔조직, 종양 등에 의해 척수액의 흐름이 방해되 거나 중심관에 척수액이 누적되어 팽창하게 하는 조건에서 발생된다.

2. 척수손상의 평가

노인의 척수손상도 척수손상의 신경학적 분류 국제표준(The International Standards for the Neurological Classification of Spinal Cord Injury, ISNCSCI)에 의거하여 평가하게 된다. 척수손상 환자를 보는 의사와 연구자 간의 정확한 소통을 위해 척수손상 환자의 신경학적 상태를 분류하고 표준화하여 사용하기 위해 미국척수손상학회(ASIA)를 중심으로 1982년부터 2011년까지 7차례의 수정변경이 있어 왔다. 2013년에는 내용의 수정 없이 2011년에 작성된 기록지를 개선하여 발표하였다. 그리고 2015년에 약간의 수정과 보완이 있었다.

2011년에 개편된 7판에서는 심부항문감각(deep anal sensation)을 심부항문압박감각(deep anal pressure, DAP)으로 대처하고, light touch나 pin prick 감각이 있으면 심부항문압박감각을 측정하지 않아도 되도록 하였다. C2 중심감각부에서 비정상이면 손상부위를 C1으로 정의하기로 하였다. 완전손상으로 분류된 환자의 부분보존절(zone of partial preservation, ZPP)을 운동과 감각으로 나누어 검사하고 기술하도록 하였다. 기타 DAP를 기록지에 반영하고 대표신경학적 손상부위를 기록하는 등의 기록지에 변화도 있었다. 이후 2013년에 2011의 기록지를 개선하였으며 2013년부터 언급되었던 ASIA Impairment Scale (AIS) B와 C를 구분하는데 활용할 수 있게 하였던 non-key muscle을 척수절에 따라 정의하였다. 단 non-key muscle은 특정근육을 직시하지 않고 관절의 운동에 따라 척수절별로 정의하여 기록지에 설명을 부연하였다. 즉 천추절보존(sacral sparing)이 되어 있고 신경학적 손상부위 아래 3개 이상의 척수절에서 불완전 운동마비일 경우 유용한 판단 근거로 사용할 수 있다. 그러나 non-key muscle을 검사하고 다른 근육의 치환동작(substitution)에 의한 위장 운동을 감별하는 법에 대한 표준화는 되어 있지 않다.

1) 용어 정의

척수손상으로 상지를 포함하여 체간과 하지의 기능 이상이 있는 경우 'tetraplegia'라고 하고 이전에 통상적으로 사용되던 'quadriplegia'는 사용하지 않기로 한다. 사지의 마비가 있어도 상완신경총이나 말초신경손상과 같은 신경관 이외의 손상에는 이 용어를 사용하지 않는다. 하반신마비(paraplegia)는 상지의 기능 손상이 없이 경수나 그 이하 부위의 척수손상인 경우이며, 말총과 척수원추 손상에도 적용된다. 다만 신경관 이외의 손상인 요천추신경총이나 말초신경손상의 경우는 적용되지 않는다.

'Tetraplegia'와 'paraplegia'라는 용어가 완전 손상이나 심한 손상에 적용되어 사용된 용어가 아니므로 'tetraparesis'나 'paraparesis'를 불완전 손상에 사용하는 것은 잘못된 용어 적용이므로 −plegia로 용어를 통일하기로 한다.

감각기능은 light touch와 pin prick 감각만 평가하며 두 감각의 기능이 정상인 원위부 척수절을 감각손상절이라고 하고, 운동기능은 양쪽 각각 설정한 10개의 중심근육에 대한 6단계 근력검사로 근력이 3도 이상인 최원위부(단 바로 위 척수절의 근력은 정상)를 운동손상부위로 한다. 신경학적 손상부위는 좌우의 감각과 운동을 각각 표시하도록 하고 그중 가장 높은 손상 척수절을 단일신경학적 손상부위(single neurological level of injury)로 정의한다.

불완전손상은 S4−S4의 감각기능의 여부(light touch, pin prick, DAP), 즉 천수절보존이 있는 경우이고, 완전손상은 천수절보존이 없는 경우로 정의한다. 신경학적 손상부위 아래의 운동 또는 감각이 보존되어 있는 최하위 척수절을 부분보존절로 정의하고 완전손상인 경우에만 적용되는 개념이며, 좌우 각각의 운동과 감각 부분보존절을 표시하도록 하고 있다.

2) 신경학적 검사

척수손상의 초기 신경학적 검사는 앙와위에서 하는 것을 원칙으로 한다. 정해진 기준 감각부위에 면봉을 펴서 light touch를 검사하고 안전핀의 핀과 관절부를 사용하여 예리감과 둔감을 평가한다. 면봉을 펴서 검사할 때는 눈을 감게 하고 피부에 1 cm 내의 감각을 평가한다. 감각검사는 10번 검사 중 8번은 맞아야 1점이나 2점이 되고, 얼굴 감각과 정도의 차이가 느껴지면 1점으로 한다. 감각검사에서 관절운동, 위치감각의 인지, 심부압력과 통증의 인식은 감각검사의 부가적인 검사로 사용되지만 별도 표기만 하도록 한다.

운동검사는 상지의 제5경수절에서 제1천수절과 하지의 제2요수절에서 제1천수절의 한쪽 10개, 양측 20개의 척수절에 해당하는 중심근육에 대해 실시한다. 단 관절운동범위가 50% 이상은 되어야 하고 그 이하이면 'NT'로 표기한다. 근력검사는 표준화된 자세에서 3도를 먼저 평가하고 이상과 이하이면 그에 따른 평가를 하게 된다. 또 반복 검사는 이전에 검사한 척수절의 순서대로 하도록 권유하고 있다. 아직 정해지지 않은 제2흉수절에서 제1요수절 사이의 운동부위의 결정은 감각부위에 따르기로 한다.

ASIA Impairment Scale (AIS)의 C나 D는 항문괄약근의 자발적 수축력이 있거나 천수절감각보존(sacral sensory sparing)이 있으면서 신경학적 손상부위 아래 적어도 3개 척수절에 운동기능이 있어야 한다

3) 자율신경기능평가

자율신경계 이상 평가의 표준화를 위해 2012년에 자율신경기능의 평가표준(International Standards to Document Remaining Autonomic Function after Spinal Cord Injury, ISAFSCI)을 만들었다. 자율신경기능평가는 일반적인 자율신경계기능과 하부천수기능인 하부요로계, 장 및 성기능의 두 부분으로 나누고 요역동학검사는 별도 표기하기로 하였다. 심혈관계와 발한기능, 체온조절 기능, 기관지폐기능은 해당하는 상태의 유무를 체크하도록 하고 하부천수절의 기능은 점수화하여 기록하도록 하였다. 요역동학검사의 결과는 별도로 기록하게 하였다.

[참고 및 추천 문헌]

1. American Spinal Injury Association. International Standards for Neurological Classification of Spinal Cord Injury. Revised 2011, Updated 2015. Atlanta. ASIA; 2015.
2. American Spinal Injury Association. International Standards to Document Remaining Autonomic Function after Spinal Cord Injury. 1st ed. Atlanta. ASIA; 2015.
3. Bracken MB, Freeman DH Jr, Hellenbrand K. Incidence of acute traumatic hospitalized spinal cord injury in the United States, 1970-1977. Am J Epidemiol 1981;113:615-22.

4. Breig A, el-Nadi AF. Biomechanics of the cervical spinal cord. Relief of contact pressure on and overstretching of the spinal cord. Acta Radiol Diagn (Stockh) 1966;4:602-24.

5. Breig A, Turnbull I, Hassler O. Effects of mechanical stresses on the spinal cord in cervical spondylosis. A study on fresh cadaver material. J Neurosurg 1966;25:45-56.

6. Capoor J, Stein AB. Aging with spinal cord injury. Phys Med Rehabil Clin N Am 2005;16:129-61.

7. Charlifue S, Jha A, Lammertse D. Aging with spinal cord injury. Phys Med Rehabil Clin N Am. 2010;21:383-402.

8. Charlifue S, Lammertse DP, Adkins RH. Aging with spinal cord injury: changes in selected health indices and life satisfaction. Arch Phys Med Rehabil 2004;85:1848-53.

9. Como JJ, Samia H, Nemunaitis GA, et al. The misapplication of the term spinal cord injury without radiographic abnormality (SCIWORA) in adults. Acute Care Surg 2012;73:1261-6.

10. Fassett DR, Harrop JS, Maltenfort M, et al. Mortality rates in geriatric patients with spinal cord injuries. J Neurosurg Spine 2007;7:277-81.

11. Furlan JC, Kattail D, Fehlings MG. The impact of co-morbidities on age-related differences in mortality after acute traumatic spinal cord injury. J Neurotrauma 2009;26:1361-7.

12. Groah SL, Charlifue S, Tate D, Jensen MP, Molton IR, Forchheimer M, et al. Spinal cord injury and aging: challenges and recommendations for future research. Am J Phys Med Rehabil 2012;91:80-93.

13. Groah SL, Stiens SA, Gittler MS, Kirshblum SC, McKinley WO. Spinal cord injury medicine. 5. Preserving wellness and independence of the aging patient with spinal cord injury: a primary care approach for the rehabilitation medicine specialist. Arch Phys Med Rehabil 2002;83:S82-9, S90-8.

14. Henderson FC1, Geddes JF, Vaccaro AR, et al. Stretch-associated injury in cervical spondylotic myelopathy: new concept and review. Neurosurgery 2005;56:1101-13.

15. Jabbour P, Fehlings M, Vaccaro AR, Harrop JS. Traumatic spine injuries in the geriatric population. Neurosurg Focus 2008;25:E16.

16. Karadimas SK, Erwin WM, Ely CG, Dettori JR, Fehlings MG. Pathophysiology and natural history of cervical spondylotic myelopathy. Spine (Phila Pa 1976) 2013;38:S21-36.

17. Kasimatis GB, Panagiotopoulos E, Megas P, et al. The adult spinal cord injury without radiographic abnormalities syndrome: magnetic resonance imaging and clinical findings in adults with spinal cord injuries having normal radiographs and computed tomography studies. J Trauma 2008;65:86-93.

18. Klineberg E. Cervical spondylotic myelopathy: a review of the evidence. Orthop Clin North Am 2010;41:193-202.

19. Krassioukov AV, Furlan JC, Fehlings MG. Medical co-morbidities, secondary complications, and mortality in elderly with acute spinal cord injury. J Neurotrauma 2003;20:391-9.

20. MASCIP. Management of the older person with a new spinal cord injury. Middlesex: MASCIP;2010.

21. Menter R1, Weitzenkamp D, Cooper D, et al. Bowel management outcomes in individuals with long-term spinal cord injuries. Spinal Cord 1997;35:608-12.

22. National Spinal Cord Injury Statistical Center. The 2014 annual statistical report for the spi-

nal cord model systems. NSCISC;2015.

23. Nikolaidis I, Fouyas IP, Sandercock PA, Statham PF. Surgery for cervical radiculopathy or myelopathy. Cochrane Database Syst Rev 2010:CD001466.

24. Shavelle RM, DeVivo MJ, Brooks JC, et al. Improvements in long-term survival after spinal cord injury? Arch Phys Med Rehabil 2015;96:645-51.

25. Shedid D, Benzel EC. Cervical spondylosis anatomy: pathophysiology and biomechanics. Neurosurgery 2007;60:S7-13.

26. Smith S. Purzner T, Fehlings M. The epidemiology of geriatric spinal cord injury. Top Spinal Cord Inj Rehabil 2010;15:54-64.

27. Stern M. Neurogenic bowel and bladder in an old adult. Clin Geriatr Med 2006;22:311-30;ix

28. Sweeney PJ. Clinical evaluation of cervical radiculopathy and myelopathy. Neuroimaging Clin N Am 1995;5:321-7.

29. Tavee JO, Levin KH. Myelopathy due to degenerative and structural spine diseases. Continuum (Minneap Minn) 2015;21:52-66.

30. Weingarden SI1, Graham PM. Falls resulting in spinal cord injury: patterns and outcomes in an older population. Paraplegia 1989;27:423-7.

31. Whiteneck GG1, Charlifue SW, Frankel HL, et al. Mortality, morbidity, and psychosocial outcomes of persons spinal cord injured more than 20 years ago. Paraplegia 1992;30:617-30.

[참고 서적]

1. Chhabra HS (editor). ISCoS Textbook on Comprehensive Management of Spinal Cord Injuries. New Delhi: Wolters Kluwer; 2015.

2. Harvey L. Management of spinal cord injuries. A guide for physiotherapists. Philadelphia: Churchill Livingstone; 2008.

3. Hattingen E, Klein JC, Weidauer S, Vrionis F, Setzer M (edidors). Diseases of the Spinal Cord. Heidelberg: Springer; 2015.

4. Kirshblum S, Campagnolo DI (editors). Spinal Cord Medicine. 2nd ed. Philadelphia: Wolters Kluwer, Lippincott, Williams & Wilkins; 2011.

5. Lin VW (editor). Spinal Cord Medicine. Principles and Practice. 2nd ed. New York: Demosmedical; 2010.

뇌손상 동반 척수손상

32

뇌손상 동반 척수손상

교통사고나 추락으로 인한 척수손상 환자에서 뇌손상(traumatic brain injury, TBI)을 동반하게 되는 경우는 15~60% 정도로 매우 높다고 보고되어 있다. 고속충돌 손상에서 뇌손상을 동반하기가 쉽다. 특히 C1-C4의 상부 경수손상과 완전손상, 음주상태에서의 추락사고가 원인인 경우에서 뇌손상 동반율이 높다. 하반신마비 환자에서 이동동작이나 휠체어 조작 등이 척수손상의 신경학적 손상부위로 판단할 때 수행 가능한 동작임에도 불구하고 동작수행이 지연되거나 학습이 되지 않는 등의 뇌손상으로 인한 증상이 재활을 지연시키는 요인이기도 하다. 그러므로 뇌손상 동반 여부를 조기에 감별하고 판단하여 대응하도록 하여야 한다.

초기의 뇌손상과 관련된 의식의 상실과 기억상실, 혼돈이 있는지를 검사하여야 한다. Glasgow Coma Scale, 외상후 기억상실(posttraumatic amnesia), 의식상실기간, 영상검사 등을 기준으로 뇌손상을 분류한다. 뇌손상의 중증도는 경도, 중등도, 중증으로 나누며(표 32-1), 63~73%는 경도외상성뇌손상(mild TBI)이고 중등도(moderate TBI)나 중증(severe TBI)은 비슷한 빈도를 보인다.

뇌손상을 동반한 척수손상 환자에서 운동과 감각 손상으로 인한 뇌손상 증상을 구분하기 쉽지 않지만 주의력과 기억력, 언어, 학습능력, 정보처리능력, 문제해결능력 등의 인지기능 장애를 동반한다. 감정둔마, 우울(depression), 흥분(agitation), 감정불안정(emotional lability), 불안(anxiety), 공격성(aggression),

표 32-1 외상성 뇌손상의 중증도 분류

TBI severity	None	Mild	Moderate	Severe
Initial GSC score	15	13~15	9~12	3~8
Initial LOC duration	No	<30 min	>30 min	>30 min
PTA duration	No	<24 hours	<1 week	>1 week

탈억제(disinhibition), 과제개시(task initiation)장애 등의 감정장애가 발생한다. 의식소실과 Glasgow Coma Scale, 영상검사로 진단하고, 초기 외상 후 기억상실(posttraumatic amnesia)은 외상성 뇌손상 후의 기능적 결과와 밀접한 관계가 있어 Galveston Orientation and Amnesia Test (GOAT)(그림 32-1)로 평가한다. 심한 뇌손상이 있으면 수두증이나 간질발작이 있을 수 있고, 초기에 뇌성 자율신경이상 증상이 나타난다. 뇌성 자율신경기능이상(dysautonomia)은 빈맥, 빈호흡, 고혈압, 발한 등의 증상이 발현하고 척수손상과 관련된 자율신경 이상반사증과 유사한 증상으로 보일 수 있다.

동반된 뇌손상으로 인한 연하장애가 인지장애와 행동장애로 인해 더 심하게 나타나게 된다. 전두엽과 측두엽, 편도(amygdala), 변연계(limbic system)의 손상에 의해 정신과적 문제 또는 인지장애가 우울, 흥분, 불안 등의 다양한 형태의 감정장애로 표출된다. 인지장애에 대한 약물치료에 대한 정리되고 합의된 이론은 불충분하지만 베타-차단제의 효과에 대해서는 인정되고 있다.

뇌손상에서 SIADH로 인한 저나트륨혈증, 요붕증(diabetes insipidus)과 관련된 탈수증에 의한 고나트륨혈증이 동반될 수 있다.

동반된 뇌손상으로 학습장애와 기억력 등의 인지장애가 재활치료의 진행을 방해하고, 우울과 피로감을 심하게 호소하는 원인이 될 수 있다. 그러므로 동작과 과제를 단순화하고 가능한 한 다중 작업을 피하도록 한다. 주의력과 기억력의 결핍으로 치료와 과제 수행에 대한 순응도가 낮으므로 반복해서 상기시키고 일을 수행하도록 하고 점검하도록 한다. 주위가 조용하고 환자가 산만해지지 않을 환경에서 치료하되 과도한 자극은 피하도록 하여야 한다. 피로와 우울뿐만 아니라 수면장애가 흔하고 수면장애가 관련 증상을 더 악화시

The Galveston Orientation and Amnesia Test (GOAT)

Question	Error score	Notes
What is your name?	/ 2	Must give both first name and surname.
When were you born?	/ 4	Must give day, month, and year.
Where do you live?	/ 4	Town is sufficient.
Where are you now?		
(a) City	/ 5	Must give actual town.
(b) Building	/ 5	Usually in hospital or rehab center. Actual name necessary.
When were you admitted to this hospital?	/ 5	Date.
How did you get here?	/ 5	Mode of transport.
What is the first event you can remember after the injury?	/ 5	Any plausible event is sufficient (record answer)
Can you give some detail?	/ 5	Must give relevant detail.
Can you describe the last event you can recall before the accident?	/ 5	Any plausible event is sufficient (record answer)
What time is it now?	/ 5	1 for each half-hour error, etc.
What day of the week is it?	/ 3	1 for each day error, etc.
What day of the month is it? (i.e. the date)	/ 5	1 for each day error, etc.
What is the month?	/ 15	5 for each month error, etc.
What is the year?	/ 30	10 for each year error.
Total Error:		
100 - total error		Can be a negative number.

76-100 = Normal
66-75 = Borderline
< 66 = Impaired

그림 32-1 Galveston Orientation and Amnesia Test (GOAT)

킬 수 있어, 적극적인 치료가 필요하다. 보통 trazodone 25~50 mg을 야간에 주도록 하고, benzodiazepine은 인지기능을 악화시키므로 피하도록 한다(표 32-2). 섬망이 조절되지 않으면 haloperidol은 0.5 mg을 야간에 한번 또는 아침과 저녁에 두 차례 복용하도록 한다. 심한 경우에는 0.5~2.5 mg을 근육주사 또는 정맥 주사한다. Lorazepam 0.5~1.0 mg을 경구로 투여하기도 한다. 급성 초조(agitation)가 있으면 1~2 mg을 근육주사나 정맥주사하고 조절될

표 32-2 뇌손상과 관련된 심리반응의 치료 위한 약물

Medication	Purpose	Side effects
Anticonvulsants (carbamazepine, valproate, etc)	Agitation, seizure prophy-laxis	Sedation, thrombocytope-nia, hepatotoxicity
Benzodiazepines (lorazepam, diazepam, clonazepam)	Acute agitation, anxiety	Sedation, cognitive impair-ment, weakness
Methylphenidate	Cognition, concentration, attention, memory, agitation	Tachycardia, hypertension, headache, rash
Amantadine	Cognition, concentration, attention, agitation	Decreased seizure thresh-old
Beta-blocker (propranolol, pindolol)	Agitation, anxiety	Orthostatic hypotension, bradycardia
Tricyclic antidepressants (amitriptyline, nortriptyline, doxepin, imipramine)	Depression, agitation	Tachycardia, decreased seizure threshold, dizzi-ness, drowsiness
SSRI	Depression, agitation	Suicidal ideation, increased spasticity

때까지 0.5~1.0 mg bid-qid로 경구나 근육주사로 투여한다. Haloperiodol을 주는 목적이 환자의 의식수준을 저하시키지 않는 범위에서 안정시키는 데 있으므로 근육주사나 정맥주사를 하면 30분마다 환자를 관찰하고 필요한 경우 초기 용량의 2배 용량을 더 주사할 수 있다.

[참고 및 추천 문헌]

1. Brown AW, Malec JF, Diehl NN, Englander J, Cifu DX. Impairment at rehabilitation admission and 1 year after moderate-to-severe traumatic brain injury: a prospective multicentre analysis. Brain Inj 2007;21:673-80.
2. Hagen EM, Eide GE, Rekand T, Gilhus NE, Gronning M. Traumatic spinal cord injury and concomitant brain injury: a cohort study. Acta Neurol Scand Suppl 2010:51-7.
3. Macciocchi S, Seel RT, Thompson N, Byams R, Bowman B. Spinal cord injury and co-occurring traumatic brain injury: assessment and incidence. Arch Phys Med Rehabil 2008;89:1350-7.

4. Macciocchi S, Seel RT, Thompson N, Byams R, Bowman B. Spinal cord injury and co-occurring traumatic brain injury: assessment and incidence. Arch Phys Med Rehabil 2008;89:1350-7.

5. Macciocchi S, Seel RT, Warshowsky A, Thompson N, Barlow K. Co-occurring traumatic brain injury and acute spinal cord injury rehabilitation outcomes. Arch Phys Med Rehabil 2012;93:1788-94.

6. Malec JF, Brown AW, Leibson CL, Flaada JT, Mandrekar JN, Diehl NN, et al. The mayo classification system for traumatic brain injury severity. J Neurotrauma 2007;24:1417-24.

7. Sommer JL, Witkiewicz PM. The therapeutic challenges of dual diagnosis: TBI/SCI. Brain Inj 2004;18:1297-308.

8. Viola-Saltzman M, Watson NF. Traumatic brain injury and sleep disorders. Neurol Clin 2012;30:1299-312.

9. Zaina C, Grant R, Johnson C, Dansie B, Taylor J, Spyropolous P. The effect of cervical rotation on blood flow in the contralateral vertebral artery. Manual Therapy 2003;8:103-9.

[참고 서적]

1. Cardena DD, Dalal K (editors). Spinal cord injury rehabilitation. Phys Med Rehabil Clinics of North America. Philadelphia: Elsevier; 2014.

2. Chhabra HS (editor). ISCoS Textbook on Comprehensive Management of Spinal Cord Injuries. New Delhi: Wolters Kluwer; 2015.

3. Eltorai IM, Schmit JK (editors). Emergencies in chronic spinal cord injury patients. Eastern Paralyzed Veterans Association; 2001.

4. Kirshblum S, Campagnolo DI (editors). Spinal Cord Medicine. 2nd ed. Philadelphia: Wolters Kluwer, Lippincott, Williams & Wilkins; 2011.

5. Sabharwal S. Essentials of spinal cord medicine. New York: Demosmedical; 2014.

척수손상 후 신경학적 악화 33

척수손상 후 신경학적 악화

척수손상 후 급성기 또는 아급성기 환자에서 신경학적 증상이 악화되는 경우 척수손상 환자를 치료하여온 의사는 매우 당황하게 되고, 이와 관련된 원인 이 분명하지 않으면 치료계획을 세우는데 혼란스럽게 된다. 척수손상 후 신 경학적인 증상의 악화 원인에 대한 연구는 충분히 되어 있지 않다. 경수손상 환자의 2~10%, 전체 척수손상 환자의 15%에서 급성기, 아급성기 또는 만성 기의 신경학적 악화가 보고되어 있다.

외상후 진행성 척수증(post-traumatic progressive myelopathy)은 척수손 상 후 장기간 임상적으로 안정된 상태를 유지하다가 신경학적 증상이 악화되 는 경우로, 척수위축(spinal cord atrophy), 척수공동증(syringomyelia), 잔존 또 는 재발성 척수압박(residual/recurrent spinal cord compression), 척수연화증 (myelomalacia), 척수결박(tethering)이나 지주막하 유착(subarachnoid adhe- sion) 등을 원인으로 들 수 있다. 척수손상 후의 수술과 연관된 신경학적 증상 의 악화는 수상 후 5일 이상이 지난 후에 수술을 한 경우 많이 보고되어 있다 (표 33-1).

정중신경손상에 의한 수근관증후군(carpal tunnel syndrome), 전방골간신 경증후군(anterior interosseous nerve syndrome), 회내근증후군(pronator syn- drome)과 척골신경의 주관절터널증후군(cubital tunnel syndrome), 기용관증후 군(Guyon canal syndrome)을 비롯하여 목발마비(crutch palsy)같은 요골신경의

표 33-1 척수손상 후 신경학적 악화의 원인

Acute deterioration	Late deterioration
Surgical intervention	Syringomyelia
Skeletal traction	Tethering
Patient transfer	
Missed 2nd injuries	
Systemic causes	

포착성신경병증(entrapment neuropathy)도 상지의 신경학적 악화를 유발하는 원인이다. 본 장에서는 신경학적 악화 요인 중 수상 초기의 척추 고정장치의 불안정으로 인한 경우를 비롯하여 척수손상 환자에서 보고되어 있거나 예상되는 신경학적 악화의 원인을 중심으로 기술되었다.

I. 경추 척수증의 수술 합병증

척추관협착으로 인한 척수증이 있는 경우 감압을 위한 수술과 관련된 손상 가능성이 정상인의 척수에 비해 높다. 수술과 연관된 신경학적 손상은 이식 편에 의한 손상(graft complication), 혈종(hematoma) 등의 물리적 손상뿐만 아니라 협착증이 있는 척추관 내의 혈류의 변화로 인한 허혈성 손상의 빈도 도 높다. 경추의 감압 수술과 동반된 신경학적 합병증은 약 5.5%로 보고되어 있다.

II. 수술 후 저혈압에 의한 척수의 허혈성 손상

퇴행성 척추에 의한 경수 척수증 환자에서 후궁절제술을 비롯한 감압술을 시 행한 후 척수증이 급격히 악화될 수 있다. 이는 협착이나 존재하는 골극에 의 한 혈류의 압박이 있는 상태에서 급속한 감압으로 인한 척수의 관류의 저하 로 인한 허혈성 척수경색과 관련이 있다고 알려져 있다. 특히 수술 후 혈류역 학적인 변화를 고려하지 않고 갑자기 직립자세를 취하게 되면 척수관류가 더

욱 감소되어서 증상을 악화시킬 수 있다. 이 경우 척수의 혈액 관류 말단부인 중심부 회색질(central gray matter)과 같은 내측부의 손상이 심하여 중심성척 수증후군(central cord syndrome)과 유사한 척수손상을 유발할 수 있다.

Ⅲ. 외상후 척수공동증의 발생과 척수공동증에 대한 수술 후 신경학적 악화

외상후 척수공동증(post-traumatic syringomyelia)의 빈도는 방사선학적 검사 와 임상적 판단에 근거하여 0.3~3.2%로 보고되어 있다. MRI에 의해 조사한 빈도는 11~22%에 이른다. 그러나 척수 내 공동(cavity)의 크기가 5 mm 이하 이면 척수 내 낭종(intramedullary cyst)이라고 하고, 5 mm 이상일 때 진성공 동(true syrinx)으로 정의한다. 발생기전이 잘 정리되어 있지는 않지만 척추손 상과 동반된 척수공동증은 척수절에 가해지는 특정 척수절을 중심으로 한 상 하 부위의 급격한 압력의 차이(suck and slosh theory)에 의해 유발되는 경우 가 많다. 한편으로는 척추의 굴곡과 신전에 의해 척수가 6 cm 정도 움직이므 로, 척수에 대한 외상 후 척수 주위의 국소적 상처가 척수를 경막으로 당기게 되어 척수 내와 주위의 뇌척수액의 순환을 방해하게 되어 손상부위 상하 부 위의 지주막하부 압력 차이에 의해 형성될 수도 있다.

척수공동에 대한 내부 감압을 위한 공동-복막단락술(syringoperitoneal shunt)이나 공동-늑막단락술(syringopleural shunt)이나 척수 주위의 유착으로 인한 척수결박을 제거하기 위한 수술 직후에 공동내압의 급격한 감소로 신경 학적 증상의 악화를 유발할 수 있으며, 어느 정도 경과 후 신경학적 증상을 급 격히 또는 점차적으로 악화시킬 수 있다.

척수공동증의 증상을 완화시키기 위해 실시한 수술 이후에 발생한 신경학 적 증상의 악화가 단락의 작동 오류에 의한 경우에는 교정이 가능하다. 그러 나 신경학적인 증상의 악화가 가속되는 경우 효과적으로 대응하기가 매우 어 렵게 된다. 단락 실패(shunt failure)의 비율은 약 50%로 보고되어 있다. 따라 서 최근에는 척수공동증의 외과적인 치료는 단순히 통증 완화를 위해 지주막

유착의 박리나 경막팽창술(expansile duroplasty)로 국한시키고, 단락관 거치는 앞서 언급한 기전으로 인하여 지주막 반흔형성을 증가시켜 신경학적 증상의 악화를 조장하기 쉬우므로 피하여야 한다는 견해가 지배적이다. 그러므로 수술이 척수공동증의 확산과 진행으로 인한 통증의 완화에는 효과가 있으나, 기타 감각이상, 경직 등의 증상의 호전은 기대하기 어렵다는 점을 수술을 결정하기 전에 신중하게 고려하여야 한다.

IV. 동정맥기형에 의한 신경학적 악화

동정맥기형(AV malformation)이나 척추경막 동정맥치루(spinal dural arteriove-nous fistula)로 인한 신경학적 증상의 악화는 척수 내의 정맥울혈(venous con-gestion)이 주된 원인으로 알려져 있다. 치루(fistula)가 있으면 혈류의 정체를 유발하고 척수의 정맥혈 유출이 억제되므로 정맥압이 증가되어 정맥의 판막이 없는 척수의 내재정맥에 직접 영향을 미치게 된다. 따라서 동맥과 정맥 간의 압력차가 감소되어 척수조직 내 혈류의 관류가 감소된다. 조기에 신경학적 악화가 인지되면 외과적 또는 중재적 치료로 증상의 진행을 방지할 수 있다.

V. 급성 척수손상 후 혈류역학적 변화

경수손상 환자의 약 5.8%는 신경학적 증상의 악화를 경험하게 된다. 경수손상 환자에서 조기 수술과 관련된 신경학적 합병증, halo, 견인치료, Stryker frame 회전에 의한 손상의 위험성이 크다. 이와 같은 척추의 불안정으로 인한 이차적인 손상 이외에 급성기에 동반되는 저혈압(수축기 혈압이 90 mmHg 이하)과 급성기의 기립성 저혈압으로 인해 척추의 관류 부적합과 측부 순환 장애와 관련된 척수 경색으로 신경학적 악화가 초래될 수 있다. 특히 패혈증이 동반된 경우에는 동맥혈이 정맥으로 유입되어 척수의 관류저하와 손상부 척수의 혈류 장애에 대한 손상 민감도가 증가되어 신경학적 증상의 악화를 초래하고, 손상부 주위 척수의 허혈경계영역(penumbra)에 허혈 손상이 가해져 세포독성 부종(cytotoxic edema)을 악화시키고 경색을 유발하게 된다.

그 이외의 혈류장애로 인한 척수의 혈류 말단부의 정맥혈전이 점차 파급되어 경색을 유발하고 신경학적 증상을 악화시키는 원인이 되기도 한다. 완전 척수손상 후 80%의 환자에서 척수의 정맥혈의 유출 양상이 변화하게 되고, 척수 내의 정맥이 매우 사행성 주행을 하는 해부학적 특징이 있어 척수 내 정맥혈의 정체와 혈전의 확산을 조장할 수 있다. 따라서 척수손상 급성기에 특별한 금기가 되지 않는 한 적절한 혈류 상태를 유지하고, 미세 혈전을 방지하기 위한 항응고제 치료가 필요하다.

VI. 척추동맥 손상

척추동맥의 손상과 동반된 신경학적 악화가 보고되어 있다. 경추손상 시 횡돌기공(transverse foramen)의 골절에 의한 척추동맥 손상이 유발될 수 있다. 척추동맥의 손상으로 인한 경연수부 혈류(cervicomedullary blood flow) 이상으로 인한 제 증상이 발생하게 된다. 대개의 척추동맥의 손상이 동반된 척수손상인 경우 척추동맥의 손상으로 인한 신경학적 증상은 조기에 인지되지 않는 경우가 많다.

VII. 약물 관련 신경학적 악화

척수손상 환자에서 약물 역동성(pharmacokinetics)의 변화에 대한 고려가 있어야 한다. 정상인과 다른 약물 역동성이 있어 근육주사나 경구로 투여한 약물의 흡수 반응에 대한 차이로 인한 부작용의 발생빈도가 높다. 특히 diphenhydramine과 TCA에 의한 항콜린성 섬망(anticholinergic delirium)의 발생 위험이 높다. 많이 사용되고 있는 약물 중 oxybutynin의 무스카린 수용체(muscarinic receptor), 특히 M1에 대한 작용으로 노인환자에서 인지기능이 저하되는 것뿐만 아니라 환각 등의 심각한 정신 증상을 유발할 수 있다.

이 중에서 정신작용약(psychotropic medication)에 의한 항정신병약물악성증후군(neuroleptic malignant syndrome)은 응급을 요하는 합병증이며, 경직의 증가와 자율신경계의 불안정성에 의한 심각한 증상을 나타낸다. 항정신병약물악성증후군이 발생하면 bromocriptine을 2.5 mg bid에서 증량하여 일 15 mg까지 투여하여야 한다.

또 흔히 경험하는 baclofen의 급작스런 감량과 연관된 환각과 붕괴형 사고(disorganized thinking)와 같은 정신 증상도 주의하여야 한다. 이 경우 소량의 haloperidol이 증상의 완화에 도움이 된다.

VIII. 중심성 뇌교수초용해(central pontine myelinolysis)

사지마비 환자에서 ECF는 증가하고 ICF는 감소하는 경향이 있어 야간성 나트륨요(nocturnal naturesis)를 유발하기 쉽다. 척수손상 환자에서 저나트륨증(hyponatremia)의 빈도는 정상인의 1~2%에 비해 10~15%로 매우 높다. 이는 혈관의 교감신경 자극이 감소되어 정맥혈의 정체에 의한 기립성 저혈압이 발생하면 이를 보상하기 위해 renin-angiotensin system이 활성화가 증가되고 ADH 분비가 증가되어 나타나는 현상이다. 보통 혈장 나트륨이 120 mEq/L 아래도 떨어지지 않으면 증상이 나타나지는 않지만, 심한 경우 경련이나 정신병증 등의 신경학적 증상을 나타내고 드물게는 사망에 이르게 된다. 또한 척수손상 환자에서 신장 결석의 방지를 위해 수분 섭취가 지나치게 되면 저나트륨혈증의 원인이 될 수도 있다.

저나트륨혈증의 교정을 위해서는 치료 초기 48시간 동안 20 mEq/L 이상 상승하는 것은 피하여야 한다. 척수손상 환자에서는 130 mEq/L 이하의 저삼투성 저나트륨혈증은 흔하므로 이를 교정하고자 할 때 척수손상 환자의 전해질 변화 특성을 고려한 치료가 필요하다. 저나트륨혈증의 급속한 교정은 급속한 나트륨 수치의 변화로 뇌간의 수분이동으로 인한 중심성 뇌교수초용해(central pontine myelinolysis)와 외뇌교수초용해(extrapontine myelinolysis)로 의식과 언어능력 저하, 가성구마비(pseudobulbar palsy), 이완성 사지마비, 감금증후군(locked-in syndrome), 뇌신경 마비 등의 증상을 유발하게 된다. 척수손상 환자에서 뇌교수초용해에 의한 증상의 발현은 자율신경 이상반사증과 합병된 뇌졸중과 신속한 감별이 힘들어 주의하여야 한다.

IX. 비타민 B₁₂ 결핍과 일산화질소

마취제인 일산화질소(N_2O)는 사이아노코발라민(cyanocobalamin)을 비활성화시켜 비타민 B_{12} 결핍 증상을 급속히 악화시킨다. 따라서 임상적으로 증상이 뚜렷하지 않는 비타민 B_{12} 결핍 환자, 특히 노인 환자에서 N_2O를 사용한 마취로 인하여 척수의 아급성연합변성(subacute combined degeneration)을 유발하거나 진행을 급격하게 악화시킬 수 있다.

[참고 및 추천 문헌]

1. Aito S, ED Masry WS, Gerner HJ, Lorenzo ND, Pellicano G, D'Andreo M, et al, Ascending myelopathy in the early stage of spinal cord injury. Spinal Cord 1999;37:617-23.

2. Batzdorf U, Klekamp J, Johnson JP. A critical appraisal of syrinx cavity shunting procedures. J Neurosurg 1998;89:382-8.

3. Blumbergs PC, Byrne E. Hypotensive central infarction of the spinal cord. J Neurol Neurosurg Psychiatry 1980;43:751-3.

4. Boon AP, Potter AE. Extensive extrapontine and central pontine myelinolysis associated with correction of profound hyponatraemia. Neuropathol Appl Neurobiol 1987;13:1-9.

5. Bose B, Northrup BE, Osterholm JL. Delayed vertebro-basilar insufficiency following cervical spine injury. Spine 1985;10:108-10.

6. Bursell JP, Little JW, Stiens SA. Electrodiagnosis in spinal cord injured persons with new weakness or sensory loss: central and peripheral etiologies. Arch Phys Med Rehabil 1999;80:904-9.

7. Castillo M, Quencer RM, Green BA, Labus JB. Acute, ascending cord ischaemia after mobilisation of a stable quadriplegic patient. Lancet 1988;1:759-60.

8. Cybulski GR, D'Angelo CM. Neurological deterioration after laminectomy for spondylotic cervical myeloradiculopathy: the putative role of spinal cord ischaemia. J Neurol Neurosurg Psychiatry 1988;51:717-8.

9. Deen HG, Jr, McGirr SJ. Vertebral artery injury associated with cervical spine fracture. Report of two cases. Spine 1992;17:230-4.

10. Donnellan CA, Fook L, McDonald P, Playfer JR. Oxybutynin and cognitive dysfunction.

BMJ 1997;315:1363-4.

11. Falci SP, Indeck C, Lammertse DP. Posttraumatic spinal cord tethering and syringomyelia: surgical treatment and long-term outcome. J Neurosurg Spine 2009;11:445-60.

12. Farmer J, Vaccaro A, Albert TJ, Malone S, Balderson RA, Cotler JM. Neurologic deterioration after cervical spinal cord injury. J Spinal Disord 1998;11:192-6.

13. Flanders A, Croul S. Spinal trauma. In Magnetic Resonance Imaging of the Brain and Spine. Atlas SW, Editor. Philadelphia:Lippincott-Raven Publishers;1996. p1161-205.

14. Flippo TS, Holder WD, Jr. Neurologic degeneration associated with nitrous oxide anesthesia in patients with vitamin B12 deficiency. Arch Surg 1993;128:1391-5.

15. Fried LC. Cervical spinal cord injury during skeletal traction. JAMA 1974;229:181-3.

16. Gertzbein SD. Neurologic deterioration in patients with thoracic and lumbar fractures after admission to the hospital. Spine 1994;19:1723-5.

17. Harrop JS, Sharan AD, Przybylski GJ. The cause of neurologic deterioration after acute cervical spinal cord injury. Spine 2001;26:340-6.

18. Holloway KL, Alberico AM. Postoperative myeloneuropathy: a preventable complication in patients with B12 deficiency. J Neurosurg 1990;72:732-6.

19. Kataoka H, Miyamoto S, Nagata I, Ueba T, Hashimoto N. Venous congestion is a major cause of neurological deterioration in spinal arteriovenous malformations. Neurosurgery 2001;48:1224-9.

20. Louw JA, Mafoyane NA, Small B, Neser CP. Occlusion of the vertebral artery in cervical spine dislocations. J Bone Joint Surg Br 1990;72:679-81.

21. Mahale YJ, Silver JR, Henderson NJ. Neurological complications of the reduction of cervical spine dislocations. J Bone Joint Surg Br 1993;75:403-9.

22. Marshall LF, Knowlton S, Garfin SR, Klauber MR, Eisenberg HM, Kopaniky D, et al. Deterioration following spinal cord injury. A multicenter study. J Neurosurg 1987;66:400-4.

23. Moore K, Midha M. Extra pontine myelinolysis in a tetraplegic patient: case report. Spinal Cord 1997;35:332-4.

24. Schaller B, Mindermann T, Gratzl O. Treatment of syringomyelia after posttraumatic paraparesis or tetraparesis. J Spinal Disord 1999;12:485-8.

25. Schilling RF. Is nitrous oxide a dangerous anesthetic for vitamin B12-deficient subjects? JAMA 1986;255:1605-6.

26. Schwarz N, Schwarz N, Buchinger W, Gaudernak T, Russe F, Zechner W. Injuries to the cervical spine causing vertebral artery trauma: case reports. J Trauma 1991;31:127-33.

27. Sgouros S, Williams B. A critical appraisal of drainage in syringomyelia. J Neurosurg 1995;82:1-10.

28. Sgouros S, Williams B. Management and outcome of posttraumatic syringomyelia. J Neurosurg 1996;85:197-205.

29. Shields CB, Zhang YP, Shields LB. Post-traumatic syringomyelia: CSF hydrodynamic changes following spinal cord injury are the driving force in the development of PTSM. Handb Clin Neurol 2012;109:355-67.

30. Tulyapronchote R, Selhorst JB, Malkoff MD, Gomez CR. Delayed sequelae of vertebral artery dissection and occult cervical fractures. Neurology 1994;44:1397-9.

31. Umbach I, Heilporn A. Review article: post-spinal cord injury syringomyelia. Paraplegia 1991; 29: 219-21.

32. Wang VY, Chou D, Chin C. Spine and spinal cord emergencies: vascular and infectious causes. Neuroimaging Clin N Am 2010;20:639-50.

33. Yonenobu K, Yonenobu K, Okada K, Fuji T, Fujwara K, Yamashita K, Ono K. Causes of neurologic deterioration following surgical treatment of cervical myelopathy. Spine 1986;11:818-23.

34. Yonenobu K, HosonoN, Twasaki M, Asano M, Ono K. Neurologic complications of surgery for cervical compression myelopathy. Spine 1991;16:1277-82.

[참고 서적]

1. Chhabra HS (editor). ISCoS Textbook on Comprehensive Management of Spinal Cord Injuries. New Delhi: Wolters Kluwer; 2015.

2. Fehlings MG, Vccaro AR, Roakye M, Rossignol S, Ditunno JF, Burns AS (editors). Essentials of Spinal Cord Injury: Basic Research to Clinical Practice. New York: Thieme; 2013.

3. Flint G, Rusbridge C (editors). Syringomyelia, a disorder of CSF circulation. London: Springer; 2014.

4. Kirshblum S, Campagnolo DI (editors). Spinal Cord Medicine. 2nd ed. Philadelphia: Wolters Kluwer, Lippincott, Williams & Wilkins; 2011.

5. Sabharwal S. Essentials of spinal cord medicine. New York: Demosmedical; 2014.

6. Vaccaro AR, Fehlings MG, Dvorak MF (editors). Spine and spinal cord trauma, evidence-based management. New York: Thieme Medical Publishers; 2011.

7. Young RR, Woolsey RM (editors). Diagnosis and management of disorders of the spinal cord. Philadelphia: W. B. Saunders; 1995.

척수손상 환자의 심리적 특성 34

척수손상 환자의 심리적 특성

척수손상 환자의 심리학적 상태의 변화와 대응에 대한 정보는 심리학자와 의료진뿐만 아니라 가족과 환자 주변의 사람들이 함께 이해하고 공유하여야 할 문제이다. 심리학자는 면담과 필요한 도구를 사용하여 평가한 환자의 심리학적 상태를 재활의학팀이 이해하여 대응할 수 있도록 정보를 제공하도록 하여야 한다.

척수손상 초기에는 환자나 가족들이 스트레스와 충격으로부터 스스로를 보호하기 위해 잠재의식적인 방어기제가 작동하게 된다. 환자와 가족이 나타내는 대표적인 심리학적인 방어기제로는 부인(denial), 투사(projection), 지식화(intellectualization), 회피(avoidance) 등이 있다. 손상 초기의 이러한 심리적 반응은 정서조절과 효과적인 심리적 강화기능이 저하되어 의존적이고 자기중심적으로 퇴행된 태도로 표출된다. 척수손상 후 자신의 장애상태를 받아들이고 상실감을 극복하여 적응 또는 동화과정에는 개인에 따른 차이가 많다. 이전의 관련 교과서에서 통상적으로 척수손상 후 쇼크(shock), 부인(denial), 분노(anger), 교섭(bargaining), 우울(depression), 수용(acceptance)의 심리적인 단계를 순차적으로 거치게 된다고 하였지만, 항상 그러하지는 않고 심리적 반응의 순서와 정도에는 개인에 따른 차이가 클뿐만 아니라 수용하기까지 걸리는 기간도 다양하고, 수용의 단계에 이르지 못하는 경우도 있을 수 있다. 즉 적응(adjustment)되기까지 일련의 감정과 인지반응이 다양한 방식으로 표출되므로, 적응된다고 해서 동화되었다고 판단하는 것도 성급한 결정일 수 있다. 적응과 동화는 환자의 여생 내내 변화하는 과정이라고 볼 수 있다. 내향적이고 자기확신이나 자기존중감이 낮은 사람에서 상황에 대한 심리적인 대응 전략이 좋지 못하여 적응과 수용이 지연되는 경향을 보인다. 급성기에는 척수손상에 대한 쇼크와 비특이적 혼란 상태가 있지만 오래가지는 않는다. 많은 척수손상 환자들이 급성기의 의학적인 문제와 처치에 관심이 집중되어 이러한 급성기의 심리적 상황을 겪지 않기도 한다.

척수손상 후 갖게 되는 여러 심리적 반응 중 우울과 심리적 적응장애에 대해 조기에 주의하여 관찰하여야 한다. 특히 여성 척수손상 환자에서 자살률이 높다는 데 관심이 필요하다. 즐거움이나 도움이 되는 경험을 공유할 수 있는 주변환경과 여건의 보상기전이 낮은 경우, 타인에 의한 조절기능이 견고하지 않거나, 통증 또는 약물 의존성이 있는 경우에는 적응과 수용과정에 부정적인 요인으로 작용한다.

또한 척수손상으로 인한 사지마비나 하반신마비 등의 의학적인 증상을 넘어 개인과 가족의 삶과 심리사회적, 경제적 문제 등 척수손상 이후의 삶의 질에 관여하는 여러 문제들을 겪게 된다. 척수손상은 환자 본인의 문제일 뿐만 아니라 이전의 정상적인 생활을 어렵게 하고 가족 전체가 고통을 겪게 만든다. 따라서 환자는 물론이고 가족들도 불안, 부인, 분노, 우울, 좌절과 죄의식, 의료비의 부담과 수입의 감소로 인한 경제적인 부담에서 오는 복잡한 심리적인 반응을 겪게 된다.

I. 우울

척수손상 후 상당한 수의 환자에서 우울을 경험하게 된다. 연구자에 따른 차이는 많지만 20~30% 정도로 보고되고 있다. 주된 우울 증상의 발현은 일반인에 비해 높은 편이다. 그러나 손상의 정도, 손상의 부위는 우울증의 발생위험과 유의한 상관이 없다고 한다. 손상 전의 우울성향과 손상 전의 가족 지지 상황, 가족력이 척수손상 후 우울증 발현의 주요한 위험인자로 파악되고 있다. 우울 행동이 있다면 기능의 갑작스런 상실에 의한 정상적인 슬픔 반응으로 나타나는 수용할 수 있을 정도의 일시적인 반응성 우울감(acceptable reactive depressive episode)인지 심각한 주요우울장애(major depressive disorder)인지에 대한 감별이 필요하다. 대부분의 환자에서 기능상실에 따른 지속적인 슬픔감이나 불쾌감(dysphoria)을 경험하게 된다. 이 시기에 가족구성원과 의료진의 심리적인 지지와 격려 및 공감적인 대응은 매우 중요하다.

2주 이상의 우울기분과 흥미의 상실, 수면장애, 의욕상실, 기능저하, 식욕저하와 체중소실, 지나친 죄의식이나 집중장애, 자살충동이 지속되면 주요우울장애(major depressive disorder)를 시사하는 증상이 있다고 판단한다. 척수손상 환자의 자살률은 일반인의 5배 정도이다. 특히 여성 척수손상 환자와 척수손상으로 인한 장애가 매우 심하지 않는 환자에서의 자살률이 2배가량 높다는 데 유념할 필요가 있다. 자살의향에 대한 적극적인 표현은 급성기에 많이 하지만, 실제 자살 시도는 이후에 회복이 정점에 도달하고 감정장애와 경제적인 어려움 등이 있을 경우에 실행하게 되는 경우가 대부분이다. 자살시도가 전조나 예고되는 증상이 없이 돌발적으로 이루어지는 경우도 많다. 그러므로 척수손상 환자가 주요 우울증상이 나타나면 적극적인 치료를 시행하여야 한다. 60~70%는 6~8주 정도 항우울제를 복용하면 증상이 개선되고, 인지행동치료나 면담치료가 병행되면 도움이 된다. 우울의 평가를 위해 많이 사용되는 도구로는 Korean-Beck Depression Inventory II, Hospital Anxiety and Depression Scale, Korean Form of Geriatric Depression Scale, Hamilton Rating Scale for Depression을 들 수 있다. 불안 상태의 평가를 위해 Korean-Beck Anxiety Inventory, Hospital Anxiety and Depression Scale, Geriatric Anxiety Scale, Hamilton Rating Scale for Anxiety 등이 사용되고 있다. 특히 상황 불안척도로는 State-Trait Anxiety Inventory (state anxiety)가 평가도구로 사용되고 있다. 또 절망감(hopelessness)은 Korean-Beck Hopelessness Scale (BHS)이 평가도구로 이용되며 여러 연구에서 우울감과 자살충동 등의 정도가 BHS 점수와 상관관계가 있는 것으로 보고되었다(표 34-1).

항우울제는 크게 삼환계 항우울제(tricyclic antidepressant, TCA), 선택적 세

표 34-1 우울과 불안 평가 도구

평가 영역	평가도구	비고
우울	Korean-Beck Depression Inventory II	• 21문항 • 0~13, 정상범위; 14~19, 경도; 20~29, 중등도; 29~63, 고도 수준
	Hamilton Rating Scale for Depression	• 17문항, 관찰자 평가척도 • 0~7, normal; 8~13, mild; 14~18, moderate; 19~22, severe; >23, very severe
	Center for Epidemio-logical Studies Depres-sion Scale	• 점수가 높을수록 우울성향이 높은 것으로 해석
	Korean Form of Geriat-ric Depression Scale	• 30문항, 한국형 노인우울검사 • 14~18, 경도; 19~21, 중등도; >22, 중증
	Short Form of Geriatric Depression Scale	• 노인우울검사 단축형, 15문항 • >8, 유의한 수준의 우울감
	Hospital Anxiety and Depression Scale	• 0~7, normal; 8~10, borderline; 11~21, abnormal
불안	Korean-Beck Anxiety Inventory	• 0~7, 정상범위; 8~15, 경도; 16~25, 중등도; 26~63, 고도수준
	State-Trait Anxiety In-ventory (state anxiety)	• 20문항 • 52~56, mild; 57~61, moderate; >62, severe
	State-Trait Anxiety Inventory (trait anxiety)	• 20문항 • 52~58, mild; 59~63, moderate; >64, severe
	Hamilton Rating Scale for Anxiety	
	Geriatric Anxiety Scale	• 20문항 • >10, 유의한 수준의 불안감
절망감	Korean-Beck Hopelessness Scale	• 20문항 • 0~3, 정상범위; 4~8, 경도; 9~14, 중등도; 15~20, 고도수준

로토닌 흡수억제제(selective serotonin uptake inhibitors, SSRI), 세로토닌과 노르에피네프린 재흡수억제제(serotonin and norepinephrine reuptake inhibitors, SNRI), monoamine oxidase inhibitors (MAOI) 등이 있다. 항우울제의 선택

표 34-2 항우울제(SSRI, SNRI)의 일용량

Medication	Daily dose
SSRI	
Fluoxetine (Prozac)	20~80 mg
Sertraline (Zoloft)	50~200 mg
Citalopram (Celexa)	20~60 mg
Escitalopram(Lexapro)	10~20 mg
Paroxetine (Paxil)	20~50 mg
SNRI	
Venlafaxine ER (Effexor ER)	37.5~225 mg
Duloxetine (Cymbalta)	30~120 mg
Mirtazapine (Remeron)	15~45 mg

은 반응과 부작용, 약값 등을 고려하여 이루어지지만 약물에 따른 효과의 차이는 별로 없다. 상대적으로 SSRI가 TCA나 MAOI에 비해 안정성과 내성에서 유리하다. TCA는 항콜린성 부작용이 있고, SSRI에 비해 과용량에 의한 사망률이 높다. 그러므로 TCA는 자살 위험이 있는 환자에는 사용하지 말아야 한다. Trazodone은 진정효과와 지속시간이 짧은 장점이 있어 수면장애에 도움이 된다. 보통의 SSRI는 주의력을 활성화시키므로 낮 동안 복용하지만 paroxetine은 진정효과가 많아 야간에 투여하는 것을 원칙으로 한다. 통상적으로 적은 용량에서 시작하여 5~7일 간격으로 증량하고 감량은 서서히 하는 것을 원칙으로 한다. 부작용이 생기면 일시적으로 감량한다. 약물에 대한 증상의 개선반응은 2~3주 지나야 나타난다. 우울 증상이 개선되면 재발을 방지하기 위해 적어도 6~12개월간 약물투여를 지속한다(표 34-2).

II. 수면장애

척수손상 후의 걱정과 우울, 급성기 손상 이후의 의학적 처치 장치와 통증으로 수면장애를 발생시키고, 수면장애가 우울과 통증, 활동의 제한을 일으키는 악순환을 초래한다. 특히 불안과 우울은 수면을 방해하는 주된 원인이다. 그러므로 손상 초기부터 수면과 수면에 영향을 주는 심리학적인 요인들에 대한 적극적인 대응과 치료가 필요하다. 사지마비 환자에서는 수면무호흡이 깊은 수면을 방해하고 수면의 질을 나쁘게 한다. 수면무호흡은 체중을 줄이고 근육이완제나 알코올을 삼가도록 하고 필요한 경우 CPAP을 사용하도록 한다.

III. 부적응 행동(maladaptive behaviors)

가족이나 타인, 의료진에 대한 분노와 적개심이 타인에 대한 지나친 의존과 기능회복을 위한 치료과정에 방해 요인으로 작용할 수 있다. 치료에 대한 적극성과 동기부여가 적고, 치료를 거부하는 등의 비기능적 행동은 우울과 약물 의존성 등과 관련이 있어 치료의 순응도를 낮게 하는 결과를 초래한다.

또 약물과 알코올 의존성이 일반인에 비해 높다. 이로 인한 판단력과 인지기능의 퇴보로 약물과 알코올에 대한 의존성이 더욱 증가할 수 있으므로 치료적 대응이 필요할 뿐만 아니라 욕창이나 방광팽창 등의 자신이나 자신의 요구에 의해 행해져야 할 조치에 매우 소극적으로 대응하게 되어 의학적 합병증을 초래하게 되기도 한다. 부적응 행동은 충동적이고 위험한 행동을 자초하게 되고 우울을 더 심화시켜 재활치료 전체에 부정적인 영향을 미치게 된다.

IV. 심리사회적 위기상황

척수손상의 부위에 따른 장애의 정도와 사회경제적인 수준과 환경에 따라 개인 간의 차이는 많겠지만 경제적인 상태에 의한 위기 상황을 비롯한 가족 간의 갈등, 간병인의 상태나 간병과 관련된 경제적인 압박, 간병의 수준에 대한 갈등과 기타 환자 자신이 감당하기 어려운 위기를 겪게 될 수 있다. 척수손상후 병원 입원기간 동안 예측되거나 우려되는 상황에 대한 교육과 대처 방법, 조력을 요청하고 요구할 대상 등에 대하여 의료진뿐만 아니라 사회복지사와 심리학자의 적극적인 개입이 있어야 한다. 또 주거의 안정성과 의료기관과의 접근성, 이동의 용이성에 대한 평가가 있어야 할 것이며, 환자에 대한 가족의 학대나 냉대로 인한 심리적 위축과 동기형성의 저해, 가족이나 개호인의 극도의 소진(burnout)에 대한 평가와 대응전략이 강구되어야 할 것이다.

V. 심리적 마비증상

간혹 척수손상을 시사하는 유사한 증상이 전환장애(conversion disorder)로 인한 심리적 또는 히스테리성 마비의 형태로 나타난다. 이 경우 나타나는 신경학적 증상이 임상적이나 방사선학적인 검사와 일치하지 않으면 전환장애에 대한 평가가 필요하다. 즉 신경학적 증상이 해부학적인 관련성이 없거나 모호하고, 항문검사와 심부건반사나 표재반사의 이상은 보이지 않기도 한다. 심리적인 마비를 평가하는 대표적인 방법으로 Spinal Injuries Center (SIC) test와 Hoover sign이 있다. SIC test는 검사자가 환자의 무릎을 구부려 발바닥을 바닥에 놓고 손을 떼어도 무릎을 구부린 상태로 유지하고 있으면 양성이다. Hoover test는 한쪽 발의 마비가 있다면 양쪽 다리를 펴고, 검사자의 손을 마비된 발뒤꿈치에 대고 있는 상태에서 마비되지 않은 쪽의 다리를 펴서 들게 하면 마비되지 않은 쪽이 바닥을 누르는 압력을 느끼게 되면 양성이다.

여러 가지 형태의 스트레스 상황이 심리적 마비와 같은 증상을 유발할 수 있다. 전환장애는 인위적장애(factitious disorder)나 꾀병(malingering)과는 달리 환자가 의식적으로나 의도적으로 증상을 유발하는 것은 아니다. 그러므로 전환장애인 경우 증상을 유발에 관여하는 심리상태에 대한 평가가 별개로 이루어져야 할 것이고, 환자의 증상이 환자 자신이 의식적으로 거짓으로 하고 있는 것이 아니므로 증상에 직접적인 언급을 삼가도록 한다. 대신 환자가 할 수 있을 것으로 판단되는 동작과 기능을 하도록 격려하고, 증상의 호전이 없으면 전략적으로 조기에 퇴원시키고 행동조절치료를 받도록 한다. 만약 2~3일이 경과하여도 증상의 호전이 없으면 신경학적 검사와 MRI, 뇌유발전위검사를 반복하여 시행하여 만약의 진단오류를 확인한다.

VI. 심리학자의 개입과 역할

척수손상 환자를 면담하는 재활심리학자(rehabilitation psychologist)는 환자와 가족뿐만 아니라 재활의학의 각 구성원이 환자를 위한 지지기능을 강화되도록 중재하고, 재활 전 과정에서 도움이 될 수 있는 사회심리적인 정보를 제공하게 된다. 표준화된 도구를 사용하여 환자의 척수손상 이전의 성격과 현재의 기분과 감정상태 등에 대한 평가를 하고, 평가내용을 종합하여 의료진과 대응방식을 공유하고 중개하는 기능을 하여야 한다. 그러므로 조기에 심리학자의 개입이 필요하고, 척수손상 환자와 가족의 심리학적인 판단과 자료를 바탕으로 심리학적인 대응을 위해 모든 척수손상 환자를 면담하고 추적 관리하는데 중재와 조율자의 역할을 하여야 한다.

[참고 및 추천 문헌]

1. Bhat S, Gupta D, Chokroverty S. Sleep disorders in neuromuscular diseases. Neurol Clin 2012;30:1359-87.

2. Bombardier CH, Fann JR, Tate DG, Richards JS, Wilson CS, Warren AM, et al. An exploration of modifiable risk factors for depression after spinal cord injury: which factors should we target? Arch Phys Med Rehabil 2012;93:775-81.

3. Caroff SN, Hurford I, Lybrand J, Campbell EC. Movement disorders induced by antipsychotic drugs: implications of the CATIE schizophrenia trial. Neurol Clin 2011;29:127-48, viii.

4. Chevalier Z, Kennedy P, Sherlock O. Spinal cord injury, coping and psychological adjustment: a literature review. Spinal Cord 2009;47:778-82.

5. Consortium for spinal cord medicine. Depression following spinal cord injury. Clinical practice guideline for health care professionals. Washington, DC: Paralyzed Veterans of America; 1998.

6. Cuff L, Fann JR, Bombardier CH, Graves DE, Kalpakjian CZ. Depression, pain intensity, and interference in acute spinal cord injury. Top Spinal Cord Inj Rehabil 2014;20:32-9.

7. Deak MC, Winkelman JW. Insomnia. Neurol Clin 2012;30:1045-66.

8. Fann JR, Bombardier CH, Richards JS, Wilson CS, Heinemann AW, Warren AM, et al. Venlafaxine extended-release for depression following spinal cord injury: a randomized clinical trial. JAMA Psychiatry 2015;72:247-58.

9. Green P. The pervasive influence of effort on neuropsychological tests. Phys Med Rehabil Clin N Am 2007;18:43-68, vi.

10. Hagen EM, Eide GE, Rekand T, Gilhus NE, Gronning M. Traumatic spinal cord injury and concomitant brain injury: a cohort study. Acta Neurol Scand Suppl 2010:51-7.

11. Hartkopp A, Bronnum-Hansen H, Seidenschnur AM, Biering-Sorensen F. Suicide in a spinal cord injured population: its relation to functional status. Arch Phys Med Rehabil 1998;79:1356-61.

12. Judge BS, Rentmeester LL. Antidepressant overdose-induced seizures. Neurol Clin 2011;29:565-80.

13. Kelly EH, Mulcahey MJ, Klaas SJ, Russell HF, Anderson CJ, Vogel LC. Psychosocial outcomes among youth with spinal cord injury and their primary caregivers. Top Spinal Cord Inj Rehabil 2012;18:67-72.

14. Kirsch DB. A neurologist's guide to common subjective and objective sleep assessments. Neurol Clin 2012;30:987-1006.

15. Kirschner KL, Smith GR, Antiel RM, Lorish P, Frost F, Kanaan RA. "Why can't I move, Doc?" Ethical dilemmas in treating conversion disorders. PM R 2012;4:296-303.

16. Klaas SJ, Kelly EH, Anderson CJ, Vogel LC. Depression and anxiety in adolescents with pediatric-onset spinal cord injury. Top Spinal Cord Inj Rehabil 2014;20:13-22.

17. Klyce DW, Bombardier CH, Davis TJ, Hartoonian N, Hoffman JM, Fann JR, et al. Distinguishing grief from depression during acute recovery from spinal cord injury. Arch Phys Med Rehabil 2015;96:1419-25.

18. Lane SD, Kjome KL, Moeller FG. Neuropsychiatry of aggression. Neurol Clin 2011;29:49-64, vii.

19. Macciocchi S, Seel RT, Thompson N, Byams R, Bowman B. Spinal cord injury and co-occurring traumatic brain injury: assessment and incidence. Arch Phys Med Rehabil 2008;89:1350-7.

20. Macciocchi S, Seel RT, Warshowsky A, Thompson N, Barlow K. Co-occurring traumatic brain injury and acute spinal cord injury rehabilitation outcomes. Arch Phys Med Rehabil 2012;93:1788-94.

21. Malec JF, Brown AW, Leibson CL, Flaada JT, Mandrekar JN, Diehl NN, et al. The mayo classification system for traumatic brain injury severity. J Neurotrauma 2007;24:1417-24.

22. Mehta S, Orenczuk S, Hansen KT, Aubut JA, Hitzig SL, Legassic M, et al. An evidence-based review of the effectiveness of cognitive behavioral therapy for psychosocial issues post-spinal cord injury. Rehabil Psychol 2011;56:15-25.

23. Morandi A, Jackson JC. Delirium in the intensive care unit: a review. Neurol Clin 2011;29:749-63.

24. Moszczynski A, Murray BJ. Neurobiological aspects of sleep physiology. Neurol Clin 2012;30:963-85.

25. Peter C, Muller R, Cieza A, Geyh S. Psychological resources in spinal cord injury: a systematic literature review. Spinal Cord 2012;50:188-201.

26. Podell K, Torres K. Affective symptoms in early-onset dementia. Neurol Clin 2011;29:99-114, viii.

27. Post MW, van Leeuwen CM. Psychosocial issues in spinal cord injury: a review. Spinal Cord 2012;50:382-9.

28. Raphaelson M, Inati SK. Treating sleep disorders in neurology practice. Neurol Clin 2012;30:1007-25.

29. Riggio S. Traumatic brain injury and its neurobehavioral sequelae. Neurol Clin 2011;29:35–47, vii.
30. Robinson-Whelen S, Taylor HB, Hughes RB, Wenzel L, Nosek MA. Depression and depression treatment in women with spinal cord injury. Top Spinal Cord Inj Rehabil 2014;20:23–31.
31. Soleimani L, Lapidus KA, Iosifescu DV. Diagnosis and treatment of major depressive disorder. Neurol Clin 2011;29:177–93, ix.
32. Stone J, Carson A. Functional neurologic symptoms: assessment and management. Neurol Clin 2011;29:1–18, vii.
33. Viola-Saltzman M, Watson NF. Traumatic brain injury and sleep disorders. Neurol Clin 2012;30:1299–312.
34. Yurgelun-Todd DA, Sava S, Dahlgren MK. Mood disorders. Neuroimaging Clin N Am 2007;17:511–21, ix.

[참고 서적]

1. Buchanan LE, Nawoczenski DA (editors). Spinal cord injury-concepts and management approaches. Baltimore: Williams & Wilkins; 1987.
2. Kennedy P (editor). The Oxford Handbook of Rehabilitation Psychology. Oxford: Oxford University Press; 2012.

사지마비 환자의 상지기능 35

사지마비 환자의 상지기능

I. 개요 및 평가

실제 사지마비 환자에서 손과 상지기능의 회복에 대한 기대감은 보행기능이나 성기능 등에 비해 더 중요시된다고 한다. 사지마비 환자의 상지기능은 경직이나 관절구축, 통증에 의한 영향도 있지만 신경학적 손상부위와 손상의 정도에 의해 결정된다. 그러므로 사지마비 환자의 상지기능을 극대화 시키기 위해서는 경직을 줄이고 관절구축이 생기지 않도록 하여야 한다. 예를 들어 C5나 C6 사지마비 환자의 경우 주관절의 굴곡과 전박의 회외전된 상태에서 관절구축이 되면 상지기능이 매우 제한되게 된다. C6나 C7 사지마비의 경우 수지 굴근을 지나치게 신장시키면 인대고정 파악 동작(tenodesis grasp)이 어려워지게 된다. C8 사지마비 손의 내재근 부재(intrinsic minus)에 의한 갈퀴손 형성(claw hand formation)을 방치하면 손을 쥐고 펴는 동작이 제한된다.

또 적절한 보조도구나 보조기를 사용하여 손상된 기능을 보조하고 필요한 경우 수술이나 기능적 전기자극 등을 고려하여야 한다. 상지 보조기는 신경학적 손상 부위에 따라 필요한 보조기를 사용할 수 있도록 한다. 상지의 근력이 거의 없는 C1-C4 환자는 resting hand splint를 손목은 20~30° 신전하고 MPJ는 70° 굴곡시키고 다른 손가락 관절은 신전한 상태에서 엄지손가락은 외전자세로 유지하도록 한다. 기타 필요에 따라 balanced forearm orthosis, universal cuff (C5, C6, C7), long opponens orthosis (C5), short opponens orthosis (C6), wrist−driven orthosis (tenodesis splint, C6, C7), hand orthosis with lumbrical bar (C8) 등의 보조기가 사용된다.

대부분의 상지기능 평가는 잔존 기능을 활용하여 개개인의 필요한 기능을 어느 정도 수행할 수 있는가가 주된 내용이다. 도구를 사용한 동작의 수행이 어느 정도 가능한지, 이동과 휠체어 추진동작과 같은 대운동 기능의 정도, 측면집기, 열쇠집기, 말단집기, 3점집기, 힘껏 잡기 등의 다양한 파악 동작을 평가한다. 수지의 파악력을 포함한 상지기능의 평가에 앞서 이동동작과 좌위 균형, 휠체어 추진동작을 평가하여야 한다. 각 동작에 대한 개별화된 수행 능력과 일측 상지의 사용과 양측 상지를 사용한 동작의 수행정도도 파악한다.

상지 기능의 평가는 기본적으로 INSCSCI에 의거한 신경학적 평가를 한다. 활동성과 일상생활동작 수행 정도는 FIM이나 SCIM III를 사용하고, 파악력 측정기를 사용하여 파악력을 검사하고 필라멘트 검사를 통해 2−점 식별을 평가한다. 또 ISCoS에 의한 The International Spinal Cord Injury Upper Extremity Basic Data Set에서 제시한 평가항목을 기록한다. 이 data set에는 상지의 도달(reach) 능력과 파악 능력과 견관절기능을 각각 5단계로 나누어 평가한다. 상지의 도달 능력과 파악능력은 1) 수부 기능이 없는 경우, 2) 수동적 건고정 동작이 가능한 경우(passive tenodesis hand), 3) 능동적 인대고정 동작이 가능한 경우, 4) 외재근에 의한 능동적 인대고정 동작이 가능한 경우(active extrinsic−tenodesis hand), 5) 외재과 내재근에 의한 능동적 파악동작이 가능한 경우(active extrinsic−intrinsic hand)로 나누어져 있다. 또 견관절기능은 상지의 도달능력을 5단계로 분류하고 있다(그림 35−1).

수술을 고려한다면 The International Classification of Surgery of the Hand in Tetraplegia (ICSHT)(표 35−1)를 사용하여 평가한다. ICSHT는 IN-SCSCI에 근거하여 신경학적 손상부위를 정하고 있다. 크게 ICSHT에서는 근력과 감각 기능을 평가하여 분류하는데, 감각기능은 엄지손가락과 집게손가락의 2−점 분별감각을 평가한다. 10 mm 이하의 2점을 분별할 수 있으면 감각이 정상이라고 본다. 이 경우에는 Cutaneous (Cu)로, 10 mm 보다 긴 간격

INTERNATIONAL SPINAL CORD INJURY UPPER EXTREMITY BASIC DATA SET FORM (Version 1.1)

Date performed: YYYY/MM/DD

Evaluation of the RIGHT and LEFT upper extremity separately:

Ability to reach and grasp (part of the GRASSP test):	Shoulder function classification:
1. No upper extremity function at or below the elbow No voluntary control of elbow, wrist, or hand muscles; no grasping function; severely limited active placing or reaching of the arm. **2. Passive tenodesis hand** Passive hand functions with neither voluntary control of extrinsic and intrinsic hand muscles nor ability to actively extend the wrist. Opening and closing of the hand is only possible by supination or pronation of the forearm (passive tenodesis effect) with no active grasping movements of hand. Bimanual grasping by stabilizing objects between two hands or passive tenodesis grasp is effective only in a limited workspace. **3. Active tenodesis hand** No voluntary control of extrinsic and intrinsic hand muscles but active wrist extension allowing for passive movements of fingers dependent on a tenodesis effect. Limited single-handed grasping function in a restricted workspace. **4. Active extrinsic hand** Voluntary control of wrist and some extrinsic hand muscles allowing for grasping with or without tenodesis enabling some active opening and closing of the hand but reduced dexterity and reduction of workspace. **5. Active extrinsic-intrinsic hand** Voluntary control of extrinsic and intrinsic hand muscles with full workspace and the ability to perform different grasp forms (e.g. power grip, precision grip, lateral power pinch, precision pinch) but potential limitations of muscle strength and dexterity.	**A.** No active placing or reaching of the arm. **B.** Severely limited but able to position hand on a desk, without assistance, but not able to reach to the mouth/head (gravity compromises the movements). **C.** Limited but able to reach mouth/head, with difficulty or altered movements, e.g. weak or absent pronation-supination or wrist flexion-extension. **D.** Ability to reach in all directions including lifting hand above the head reflecting at least grade 3 strength in the shoulder flexors and abductors and elbow extensors.

그림 35-1 International Spinal Cord Injury Upper Extremity Basic Data Set Form (Version 1.1): evaluation of the upper extremities

표 35-1 International Classification of Surgery of the hand in Tetraplegia (ICSHT)

Group	Muscles > grade 4 strength	Function	NLI (INSCSCI)
0	No muscles below elbow suitable for transfer		C5
1	Brachioradialis	Flexion of elbow	C5
2	Exensor carpi radialis longus	Weak wrist extension with radial deviation	C6
3	Extensor carpi radialis brevis	Wrist extension	C6
4	Pronator teres	Forearm pronation	C6, C7
5	Flexor carpi radialis	Wrist flexion	C7
6	Extensor digitorum communis Finger extensors	Extrinsic finger extension at MCP joint	C7
7	Extensor pollicis longus Thumb extensors	Extrinsic thumb IP joint extension	C7, C8
8	Digital flexors	Extrinsic finger flexion	C8
9	All muscles except intrinsics		C8
X	Exceptions		

Sensory (testing for 2-point discrimination)
Cu (cutaneous), if 2-point discrimination in the thumb and index finger < 10 mm
O (ocular feedback only), if 2-point discrimination in the thumb/index finger > 10 mm or absent

이면 Ocular (O)로 표기한다. 그러나 INSCSCI에서 상지의 견관절 이하 5개의 중심근육을 사용한 반면 ICSHT는 상지의 견관절 이하 모든 근육을 대상으로 하고 있다. 또 INSCSCI에서는 근력이 3도가 되면 기능적이라고 하지만, 근육이 이식되면 최소 한 단계의 근력이 줄어드는 점을 고려하여 ICSHT에서는 4도는 되어야 기능적이라고 정의하고 있다.

II. 상지 인대 재건술을 포함한 상지 수술

척수손상으로 인한 사지마비 환자의 상지기능을 향상시키기 위한 수술은 크게 주관절의 굴곡 구축이나 전박의 회외구축 등을 완화시키기 위한 수술과 인대이식을 통한 상지기능 향상을 위한 수술로 나눌 수 있다. 인대이식수술은 기능적인 근육의 인대를 부착부에서 분리하여 다른 근육으로 옮겨서 원하는 동작을 증진시킬 수 있도록 하는 수술이다. 상지 재건술은 손상 후 최소 1년은 지나서 신경학적으로 안정화되거나 조기에 신경학적 회복이 정점에 달한 환자를 대상으로 한다. 상지 인대재건술의 주된 목표는 주관절 신전, 손목 신전, 측부 집기나 손바닥 집기와 펴기가 가능하도록 하는 데 있다. 그러므로 C4 또는 그 이상 부위의 손상인 경우 이식하여 사용할 수 있는 근육이 없으므로 대상이 되지 않으며, 최소한 C5나 그 아래 부위 손상인 경우에 가능하다. 공여근육의 근력은 4도 이상은 되어야 한다. 또 손바닥 집기 동작을 가능하게 하기 위해 ECRL을 공여근육으로 사용하면 ECRB가 있어 손목 신전 기능은 크게 손상 받지 않는 것과 같이 공여근육이 없더라도 기왕에 있던 기능이 손상되지 않아야 한다.

적절한 수술 대상자는 신경학적 회복의 안정화뿐만 아니라 인지기능과 경직이나 구축의 정도, 수술 후 재활치료에 대한 의지가 있는가 등을 고려하여 선택하게 된다. 공여근육과 수술 방법의 선택은 환자의 신경학적 손상부위와 기능해부를 잘 이해하여서 수술로 가능한 가장 필요로 하는 동작을 획득할 수 있도록 결정되어야 한다. 예로 C5 사지마비인 경우 손목 신전을 획득하려고 한다면 ICHST 1군에 속할 것이며, 상완요골근(brachioradialis)을 ECRB 건으로 옮긴다. 또 C5나 C6 환자의 경우 ICHST의 1, 2, 3군에 속하여 이두박근을 삼두박근으로 이식하거나 후삼각근을 삼두박근으로 이식하여 주관절 신전이 가능하도록 할 수 있다. 그런데 이두박근의 이식으로 주관절 굴곡기능이 다소 약해지지만 기능적인 중요성은 크지 않으므로 후삼각근 이식에 비해 이두박근 이식이 더 강한 주관절 신전을 획득하는 데 유리하다. 기타 수지의 집기동작을 위한 인대고정술을 포함한 재건술은 표 35-2에 정리되어 있다.

표 35-2 Surgical options for upper extremity function in tetraplegia

NLI (INSCSCI)	ICSHT group	Tendon transfer, Tenodesis	Function goal
C5	1	• BR to ECRB • FPL tenodesis • Biceps to triceps or posterior deltoid to triceps	• Active wrist extension • Static thumb pinch • Active elbow extension
C6	1 or 2	• BR to FPL • EPL tenodesis • Biceps to triceps or posterior deltoid to triceps	• Active thumb pinch • Static thumb extension • Active elbow extension
C6	3	• BR to FPL • ECRL to FDP • EPL tenodesis • Biceps to triceps or posterior deltoid to triceps	• Static thumb extension • Static finger extension • Active elbow extension
C7	4 or 5	• BR to FPL • EPL tenodesis • ECRL to FDP • PT to EDC	• Active thumb pinch • Static thumb extension • Active finger flexion • Active finger extension
C7	6	• BR to FPL • PT to EPL • ECRL to FDP	• Active thumb flexion • Active thumb extension • Active thumb flexion
C7	7	• BR to FPL • Opponensplasty via PT • ECRL to FDP	• Active thumb flexion • Active thumb opposition • Active finger flexion
C8	8 or 9	• Zancolli lasso procedure	• Prevents MP hyperextension

[참고 및 추천 문헌]

1. Bryden AM, Peljovich AE, Hoyen HA, Nemunaitis G, Kilgore KL, Keith MW. Surgical restoration of arm and hand function in people with tetraplegia. Top Spinal Cord Inj Rehabil 2012;18:43-9.

2. Committee ISCISDSE. International spinal cord injury upper extremity basic data set (version 1.1). ISCoS and ASIA; 2015.

3. Consortium for spinal cord medicine. Depression following spinal cord injury. Clinical practice guideline for health care professionals. Washington, DC: Paralyzed Veterans of

America; 1998.

4. Friden J, Gohritz A. Novel concepts integrated in neuromuscular assessments for surgical restoration of arm and hand function in tetraplegia. Phys Med Rehabil Clin N Am 2012;23:33-50, ix-x.

5. Mulcahey MJ, Hutchinson D, Kozin S. Assessment of upper limb in tetraplegia: considerations in evaluation and outcomes research. J Rehabil Res Dev 2007;44:91-102.

6. Waters RL, Sie IH, Gellman H, Tognella M. Functional hand surgery following tetraplegia. Arch Phys Med Rehabil 1996;77:86-94.

[참고 서적]

1. American Spinal Injury Association. International Standards for Neurological Classification of Spinal Cord Injury. Revised 2011, Updated 2015 ed. Atlanta, GA: American Spinal Injury Association; 2015.

2. Bromley I. Tetraplegia and paraplegia. A guide for physiotherapists. New York: Churchill Livingstone; 1976.

3. Buchanan LE, Nawoczenski DA (editors). Spinal cord injury-concepts and management approaches. Baltimore: Williams & Wilkins; 1987.

4. Chhabra HS (editor). ISCoS Textbook on Comprehensive Management of Spinal Cord Injuries. New Delhi: Wolters Kluwer; 2015.

5. Harvey L. Management of spinal cord injuries. A guide for physiotherapists. Philadelphia: Churchill Livingstone; 2008

6. Kirshblum S, Campagnolo DI (editors). Spinal Cord Medicine. 2nd ed. Philadelphia: Wolters Kluwer, Lippincott, Williams & Wilkins; 2011.

7. Lee BY, Ostrander LE (editors). The spinal cord injured patient. 2nd ed. New York: Demos; 2002.

8. Lin VW (editor). Spinal Cord Medicine. Principles and Practice. 2nd ed. New York: Demosmedical; 2010

9. Sabharwal S. Essentials of spinal cord medicine. New York: Demosmedical; 2014.

10. Somers MF. Spinal cord injury. Functional rehabilitation. 3rd ed. New York: Pearson; 2010.

동작 훈련과 치료

36

동작 훈련과 치료

척수손상 급성기에는 합병증의 예방에 중점이 주어지고, 특별한 금기가 있지 않는 한 조기에 앉거나 직립자세를 취하고 움직이게 하는 것을 원칙으로 한다. 급성기의 신체 재활치료는 관절범위운동과 수동적 또는 능동 보조운동, 자세유지, 호흡관리 등이 주된 치료가 된다. 이어서 재활치료는 급성기의 신체 재활치료와 함께 침상동작, 이동동작, 매트훈련, 압력제거 동작 훈련, 휠체어 동작과 같은 동작 훈련과 일상생활활동을 향상하는 데 주력하게 된다. 이때 근력과 지구력, 관절의 유연성을 위한 운동치료를 겸하게 되고, 가능한 경우 보행훈련을 실시한다. 무엇보다도 재활치료는 모든 치료과정이 교육적이고 학습을 위한 과정이며, 환자 자신의 모든 동작과 활동이 치료적이 되도록 하여야 한다.

I. 관절 보호와 적절한 자세 유지

관절을 보호하고 적절한 자세를 유지하려는 노력은 관절의 통증을 감소시키는 데뿐만 아니라 장기적으로 기능을 보존하는 데도 중요하다. 신체진찰을 할 경우에 마비된 사지의 관절을 보호하면서 통증이 없는 상태에서 실시하여야 한다. 자세를 바꿀 때 마비된 상지를 당기지 않도록 하고 앉거나 옆으로 누운 자세에서는 베개를 사용하여 적절한 자세를 유지하도록 한다. 침상에서

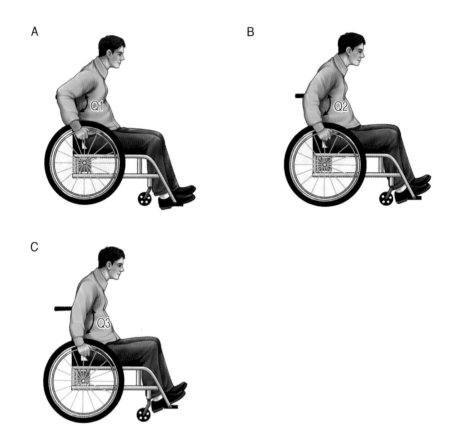

그림 36-1 휠체어에 앉은 자세에서 팔꿈치 각도(Q). A는 휠체어 의자바닥이 낮게 위치하거나 바퀴가 높아서 팔꿈치 각도(Q1)가 너무 작은 상태이고, B는 휠체어 의자바닥과 바퀴의 높이가 적절하여 100~120°의 적절한 팔꿈치 각이 형성된 경우임. C는 휠체어 의자바닥이 너무 높든지 바퀴가 낮게 위치하여 각이 너무 큰 경우이다.

환자를 돌리려 할 때는 발목을 반대편으로 옮겨서 무릎을 구부린 상태에서 몸을 비틀지 않고 통나무를 굴리듯이 돌리도록 한다.

관절운동범위 운동은 가능한 조기에 시작하는 것이 관절 구축을 예방하고 기능을 유지하는 데 도움이 된다. 근력이 없으면 수동적인 관절운동범위 운동을 하고, 근력이 어느 정도 있으면 능동적 또는 능동보조(active assistive) 관절운동범위 운동을 한다. 어느 정도의 등배부 긴장과 단축은 다리 뻗고 앉기와 다리 굽히고 앉기 자세에서 균형유지에 도움이 되므로 등배부 근육과 대퇴후부근육의 지나친 신장운동을 하지 않아야 한다. C5, C6, C7 척수손상 환자에서는 수지굴곡근의 과도한 신장운동은 건고정 잡기(tenodesis grasp)를 불리하게 만든다. 고관절과 족관절의 굴곡구축은 흔히 발생하기도 하지만, 발생하면 휠체어에 앉기 힘들어진다. C5와 C6 사지마비 환자의 상지에 굴곡과 회외구축이 발생하기 쉽고, 고위 사지마비 환자에서 견관절과 견갑골 주위 근육이 단축되는 빈도가 높다.

경추의 불안정성이 있으면 수술 후나 급성기에는 견관절의 굴곡과 외전이 $90°$ 이상 되지 않도록 한다. 흉요추의 불안성성이 있는 상태에서는 골반 기울기 동작이 나타나지 않도록 $90°$ 이상의 고관절 굴곡과 하지 직거상 운동은 흉요추의 불안정성을 악화시킬 수 있으므로 주의하여야 한다.

II. 압력제거 동작

둔부의 압력제거를 위한 동작은 가능한 상체를 드는 동작은 피하고 상체를 앞으로 굽히거나(forward-leaning) 체중을 양쪽으로 번갈아 이동시키는 것(side-to-side shifts)이 견관절과 상체의 과도한 부하로부터 보호하는 방법이다. 기본적으로 앉은 자세에서 압력제거 동작은 매 15~30분마다 1~2분 동안 시행하여야 한다.

압력제거 동작은 신경학적 손상부위에 의해 결정된다. C4 이상인 경우에는 타인에 의한 압력제거 동작을 수행할 수밖에 없지만, C5이면 앞으로 구부리거나 한쪽씩 들어 압력제거 동작을 수행할 수 있다. 삼두근이 정상인 C7 이하이면 엉덩이를 들어 압력제거 동작을 할 수 있지만 어깨와 손목에 많은 부하를 줄 수 있는 동작이다.

Ⅲ. 이동동작과 매트동작

이동동작 시 견관절의 내회전, 굴곡, 외전 자세와 팔을 머리 위로 올리는 동작을 반복하면 견관절의 충돌증후군(impingement syndrome)을 유발할 수 있으므로 주의하여야 한다. 평면 이동은 가능한 한 손잡이를 잡고 하도록 하고 평면에 손을 대고 이동하면 손목의 과도한 신전을 유발하므로 피하도록 한다. 건고정 잡기(tenodesis grasp)가 가능한 환자는 이동동작을 할 때 손가락을 굴곡하고 손목을 신전시켜서 수지의 장굴곡근이 과도하게 신장되지 않도록 하여야 한다.

이동동작을 하기 위해서는 이동하려는 대상에 30~45° 각도로 휠체어를 대고 휠체어 바퀴를 고정시키고 팔걸이와 발판을 제치고 시작한다. 환자의 신경학적 손상부위와 근력의 정도, 경직, 관절구축의 정도, 통증에 따라 침상-휠체어, 바닥-의자, 변기 이동, 자동차 이동 등의 동작을 훈련시킨다. 이동동작을 하는 동안 전단 손상에 의한 피부손상과 낙상을 주위하여야 한다. C6 사지마비인 경우 이동판을 사용하여 혼자서 이동이 가능하고, C7 또는 아래 부위의 신경학적 손상일 경우 최소한 평면 이동은 독립적으로 가능하게 되어야 한다.

매트동작 훈련은 균형을 향상시키고 자세를 안정화하는 데 도움이 된다. 매트동작 훈련은 근력과 지구력을 향상시킨다. 팔꿈치를 받치고 복와위로 눕기, 팔꿈치로 받치고 앙와위로 하기, 다리 펴고 앉기, 다리 구부리고 앉기를 기본 동작으로 하여 더 복잡한 침상동작으로 옮겨간다.

Ⅳ. 휠체어 추진동작

가능한 가벼운 휠체어를 권장하고, 안정성에 문제가 되지 않는 한 휠체어의 뒷바퀴를 앞으로 이동하여 장착한다. 앉은 자세에서 휠체어의 미는 손잡이의 꼭대기에 손을 대었을 때 팔꿈치 각이 100~120° 되도록 한다(그림 36-1). 휠체어를 굴릴 때는 가능한 팔을 길게 뻗어 반고리형(semicircular pattern)으로

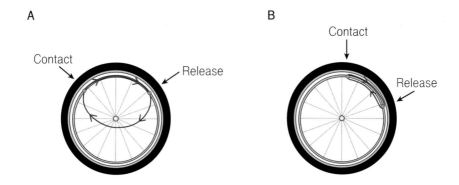

그림 36-2 휠체어를 미는 방식. (A)는 가능한 팔을 길게 뻗어 반고리형(semicircular pattern)으로 미는 좋은 방식이고, (B)는 활모양(arc pattern)으로 어깨에 부하가 많이 가는 동작이다.

휠체어를 미는 동작이 좋다(그림 36-2).

[참고 및 추천 문헌]

1. Alexander MS, Anderson KD, Biering-Sorensen F, Blight AR, Brannon R, Bryce TN, et al. Outcome measures in spinal cord injury: recent assessments and recommendations for future directions. Spinal Cord 2009;47:582-91.

2. Behrman AL, Harkema SJ. Physical rehabilitation as an agent for recovery after spinal cord injury. Phys Med Rehabil Clin N Am 2007;18:183-202, v.

3. Consortium for spinal cord medicine. Depression following spinal cord injury: Clinical practice guideline for health care professionals. Washington, DC: Paralyzed Veterans of America; 1998.

4. Consortium for spinal cord medicine. Neurogenic bowel management in adults with spinal cord injury. Clinical practice guideline for health care professionals. Washington, DC: Paralyzed Veterans of America; 1998.

5. Consortium for spinal cord medicine. Outcomes following traumatic spinal cord injury. Clinical practice guidelines fot health care professionals. Washington, DC: Paralyzed Veterans of America; 1999.

6. Horn SD, Smout RJ, DeJong G, Dijkers MP, Hsieh CH, Lammertse D, et al. Association of various comorbidity measures with spinal cord injury rehabilitation outcomes. Arch Phys Med Rehabil 2013;94(4 Suppl):S75-86.

7. Jones ML, Harness E, Denison P, Tefertiller C, Evans N, Larson CA. Activity-based therapies in spinal cord injury: clinical focus and empirical evidence in three independent programs. Top Spinal Cord Inj Rehabil 2012;18:34-42.

8. Marino RJ, Burns S, Graves DE, Leiby BE, Kirshblum S, Lammertse DP. Upper- and lower-extremity motor recovery after traumatic cervical spinal cord injury: an update from the national spinal cord injury database. Arch Phys Med Rehabil 2011;92:369-75.

9. Nas K, Yazmalar L, Sah V, Aydin A, Ones K. Rehabilitation of spinal cord injuries. World J Orthop 2015;6:8-16.

[참고 서적]

1. Bromley I. Tetraplegia and paraplegia. A guide for physiotherapists. New York: Churchill Livingstone; 1976.

2. Chhabra HS (editor). ISCoS Textbook on Comprehensive Management of Spinal Cord Injuries. New Delhi: Wolters Kluwer; 2015.

3. Harvey L. Management of spinal cord injuries. A guide for physiotherapists. Philadelphia: Churchill Livingstone; 2008.

4. Kirshblum S, Campagnolo DI (editors). Spinal Cord Medicine. 2nd ed. Philadelphia: Wolters Kluwer, Lippincott, Williams & Wilkins; 2011.

5. Sabharwal S. Essentials of spinal cord medicine. New York: Demosmedical; 2014.

6. Somers MF. Spinal cord injury. Functional rehabilitation. 3rd ed. New York: Pearson; 2010.

척추보조기

37

척추보조기

척추에 적용하는 보조기는 척추의 각 분절 운동을 제한하는 목적으로 사용하는 경우가 많다. 기타 척추의 정렬을 교정하거나 보조하고 더 이상의 손상으로부터 보호하는 목적으로 사용된다. 척추의 운동을 제한하기 위해 착용하는 보조기는 다소 불편하고 꽉 조여야 운동제한에 효과적이지만, 보조기를 제거 후에 10~15분 이상 홍반이 남아 있으면 보조기 조절이 필요하다. 그리고 앉을 때 불편감이 없어야 하고 호흡, 소화장애, 씹기 장애가 없도록 조절하여야 한다. 복부 압박으로 위장간막동맥증후군(superior mesenteric artery syndrome)을 조장할 수도 있다. 체온조절기능이 상실된 척수손상 환자에서 체간 보조기에 의한 과도한 발한 등으로 체온 상승의 원인이 될 수 있다.

척추보조기는 적용하는 부위와 운동을 제한하고자 하는 부위에 따라 경추보조기, 경추-흉추보조기, 흉추-요추-천추보조기, 경추-흉추-요추보조기, 요추-천추보조기, 천추보조기 등으로 명명한다. 알려진 척추보조기 모두가 척수손상 환자에게 적용할 수 있는 것은 아니다. 밀워키보조기(Milwaukee spinal orthosis)와 같은 경추-흉추-요추보조기와 같이 미성숙 척추의 척추측만증에 사용되는 보조기의 경우 척수손상 환자에서 사용될 경우는 없다고 볼 수 있다. 또 보조기의 강도에 따라 연성 또는 경성보조기로 나눈다. 척추골절을 동반한 척수손상의 경우 연성보조기를 사용할 기회는 거의 없다. 다른 부위의 보조기와 마찬가지로 척추보조기도 기본적으로 3-점원칙(3-point system)에 의해 한쪽 방향의 힘에 근위부와 원위부에서 반대방향의 힘이 가해져 균형이나 교정방향을 결정하게 된다. 사용되는 척추보조기의 선택과 사용기간에 대한 잘 정리된 지침은 없지만, 척추수술이나 척추골절에 대해 척추보조기의 사용을 결정하면 보통 10~12주 정도 착용하게 한다.

척추보조기의 종류와 적용 부위를 결정하는데 척추 분절운동의 생역학적 특성을 알고 있으면 도움된다. 경추의 C2-C3, C3-C4, C4-C5 분절은 경추의 측굴운동의 대부분이 일어나는 부위이며, C1-C2 분절에서 경추의 회전운동의 절반이 이루어진다. 경추의 굴곡운동은 C5-C6에서 거의 이루어진다. 흉추에서 T1-T10은 늑골과 부착되어 있어 비교적 안정적이지만 그 이하 부위의 흉추분절은 늑골과 연결되어 있지 않아 상대적으로 불안정한 분절이다. 흉추의 회전운동은 대부분 T1-T2 분절에서 이루어지고, 아래도 갈수록 회전운동은 감소하게 된다. 흉추의 굴곡과 신전운동은 주로 T11-T12와 T12-L1 분절에서 이루어진다. T12-L1 분절은 흉추와 천추 사이에 가해지는 외력에 대한 지렛점(fulcrum)의 기능을 하게 된다.

I. 경추보조기 (cervical orthoses, CO)

Philadelphia, Miami collar, Aspen 등이 앞뒤 두 면이 벨크로로 부착되도록 제작되어 시중에 나와 있다. 경추보조기는 중간 경추의 안정 손상과 중간이나 아래 경추부위에 대한 수술 후, 또는 수술 전이나 halo의 착용이 필요한 경우에 halo를 착용하기 전에 일시적으로 사용하기도 한다. 이러한 경추보조기는 굴곡과 신전운동의 제한을 위한 목적으로 사용되고 측굴이나 회전운동의 제한기능은 거의 없거나 매우 제한적이다.

II. 경추-흉추보조기 (cervicothoracic orthoses, CTO)

SOMI (sternal occipital mandibular immobilizer)나 Yale, 또는 사각(4-poster)

과 같은 보조기가 여기에 속하고 안정골절이나 C1-C2 불안정 상태, C2 골절에서 굴절과 신전운동을 제한하기 위해 사용한다. 상부 경추의 불안정 골절에는 적절하지 않으며 이 경우 머리를 고정할 수 있는 보조기를 사용하여야 한다. Yale 보조기는 뒤판이 높게 제작되어 있다. SOMI는 바로 누운 자세에서 착용이 가능하므로 침상에서 일어날 수 없는 환자에게 착용하기가 쉽다.

III. 두부-경추-흉추보조기(head cervicothoracic orthoses, HCTO)

Halo와 Minerva가 HCTO로 분류되고 경추와 상부 흉추의 불안정골절에 사용된다. Halo는 경추 운동제한이 가장 좋은 보조기이며, C1-C2의 운동을 제한하는데 효과적이다. Halo 보조기는 halo 링과 지주대, vest, 핀으로 구성되어 있다. 성인의 경우 4개의 핀을 6~8 inch/lb의 회전력(torque)으로 조절한다. 앞쪽 두 개의 핀은 눈썹 위 외측에서 1/3지점에, 뒷쪽 핀은 귀 바로 뒤에서 1인치 상방에 위치하게 한다(그림 37-1). 소아와 같이 핀의 회전력이 적게 필요한 경우에는 핀의 수를 늘린다. Halo 보조기의 핀을 고정하고 나서 1~2일 후에 다시 핀의 고정 정도를 점검하고 하루에 두 번 핀부위를 세척한다.

Minerva는 잘 제작하면 핀을 고정하지 않고도 halo와 유사한 정도의 경추 운동을 제한할 수 있는 장점이 있다. Minerva는 측굴운동을 제외한 대부분 방향의 운동을 제한할 수 있다. Halo나 Minerva는 보조기 안에서 상하 또는 분절이 약간씩 움직이는 snaking 분절운동이 있는 것이 단점이다.

IV. 흉추-요추-천추보조기(thoracolumbosacral orthoses, TLSO)

Molded body jacket, Jewett, CASH (cruciform anterior spinal hyperextension) 등을 들 수 있다. Plastic molded body jacket은 중간 흉추에서 상부 요추(T6-L1) 부위의 골절에 대한 수술 후 안정화를 위해 사용되는 경우가 많고

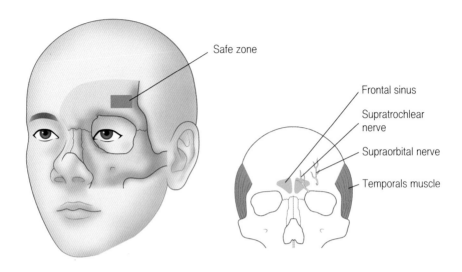

그림 37-1 Halo vest의 핀은 안와상신경(supraorbital nerve)을 피해 위치해야 한다.

Jewett이나 CASH는 하부 흉추나 흉요추접합부의 안정압박골절의 안정화를 위해 사용된다. 불안정골절이나 파열골절의 고정에는 적절치 않다. TLSO는 하부요추골절이나 여러 척추의 골절을 동반한 불안정골절에의 사용은 적절치 않다.

기타 Williams flexion 보조기나 Chair-back 보조기와 같은 요추-천추보조기나 천추보조기는 척수손상 환자에서 사용할 기회는 거의 없다.

[참고 및 추천 문헌]

1. Agabegi SS, Asghar FA, Herkowitz HN. Spinal orthoses. J Am Acad Orthop Surg 2010;18:657-67.
2. Arazpour M, Bani MA, Hutchins SW. Reciprocal gait orthoses and powered gait orthoses for walking by spinal cord injury patients. Prosthet Orthot Int 2013;37:14-21.
3. Bogucki A. Spinal orthoses. Ortop Traumatol Rehabil 2002;4:237-43.
4. German JW, Hart BL, Benzel EC. Nonoperative management of vertical C2 body fractures. Neurosurgery 2005;56:516-21.

5. Hadley MN, Walters BC. Introduction to the Guidelines for the Management of Acute Cervical Spine and Spinal Cord Injuries. Neurosurgery 2013;72:5-16.

6. Horodyski M, DiPaola CP, Conrad BP, Rechtine GR, 2nd. Cervical collars are insufficient for immobilizing an unstable cervical spine injury. J Emerg Med 2011;41:513-9.

7. Komor A. Orthoses in pediatric spinal injures. Ortop Traumatol Rehabil 2003;5:117-20.

8. Newman M, Lowe CM, Barker K. Spinal Orthoses for vertebral osteoporosis and osteoporotic vertebral fracture: a systematic review. Arch Phys Med Rehabil 2015.

9. Walters BC, Hadley MN, Hurlbert RJ, Aarabi B, Dhall SS, Gelb DE, et al. Guidelines for the management of acute cervical spine and spinal cord injuries: 2013 update. Neurosurgery 2013;60:82-91.

[참고 서적]

1. Buchanan LE, Nawoczenski DA (editors). Spinal cord injury-concepts and management approaches. Baltimore: Williams & Wilkins; 1987.

2. Harvey L. Management of spinal cord injuries. A guide for physiotherapists. Philadelphia: Churchill Livingstone; 2008

3. Kirshblum S, Campagnolo DI (editors). Spinal Cord Medicine. 2nd ed. Philadelphia: Wolters Kluwer, Lippincott, Williams & Wilkins; 2011.

4. Lin VW (editor). Spinal Cord Medicine. Principles and Practice. 2nd ed. New York: Demosmedical; 2010

척수손상 환자를 위한 휠체어 38

척수손상 환자를 위한 휠체어

휠체어는 보행기능이 상실되거나 보행을 위한 에너지 소모량이 많은 척수손상 환자에게 가장 중요한 이동 수단이다. 따라서 휠체어의 선택, 휠체어의 각 부품과 규격의 결정, 적절한 사용방법의 교육, 휠체어 이동 동작 훈련, 안정성과 안전에 대한 교육을 통해 효율적인 휠체어 사용이 가능하도록 하여야 한다. 휠체어의 종류는 크게 수동 휠체어, 반전동 휠체어, 전동 휠체어, 스쿠터로 나누어진다.

수동 휠체어의 무게는 대략 18 kg (40 pounds)에서 30 kg (65 pounds)이고, 재질에 따라 14 kg (30 pound) 정도의 초경량 휠체어도 시판되고 있다. 보통 16 kg (36 pounds) 이상을 표준 휠체어로 그 이하를 경량 휠체어로 분류한다. 수동 휠체어는 무게, 틀의 재질, 의자, 등판, 팔걸이, 바퀴, 발판, 타이어, 바퀴 잠금장치, 앞바퀴 등과 기타 부속품에 따른 다양한 선택과 조합이 가능하다 (표 38-1). 오랜 기간 사용할 보장구이므로 원칙적으로 사용 목적에 맞게 가볍고 강한 재질로 개인에 맞는 휠체어를 사용하도록 한다. 또 수동 휠체어의 바퀴 손잡이테(pushrim)나 휠체어 뒷부분에 동력장치를 부착하여 바퀴가 구르면 동력 구동되는 반전동 형태도 개발되어 있다.

전동 휠체어는 구동되는 바퀴에 따라 전륜, 후륜, 중간륜 구동형으로 구분된다. 중간륜 구동형이 가장 많이 사용된다. 전동 휠체어는 손상부위에 따라 다양한 조절기를 부착하여 사용이 가능하다. 휠체어 의자의 구동형태에 따라

표 38-1 Wheelchair components

Components	Types	Considerations
Weight	• Standard >36 lbs • Light weight <36 lbs • Ultralight <30 lbs • Heavy duty/extra-heavy duty	• Ultralight w/c with stronger components • Heavy duty for weight >250 lbs, extraheavy duty for weight >300 lbs
Seat	• Flexible (sling) • Rigid	• Mostly sling seat • Sling seat sagging with time
Backrest	• Sling, solid, custom-molded	• Mostly flexible backrest
Armrests	• Fixed, adjustable height, desk-length, full-length	
Frame	• Rigid, folding	• Lighter rigid frame • Folding frame less durable
Footplates	• Swing-away • Fixed	
Pushrims	• Aluminum, plastic-coated	• Better wheel control with plastic-coated pushrim
Wheels		• Standard wheel size 24" • Easier turning and lateral stability with cambered wheel
Tires	• Pneumatic, solid	
Front caster	• Large 6~8" • Small 2~5"	• Greater agility with smaller casters
Antitip bar (antitipper)	• Preventing form tipping backwards	

체위변경이 가능하고, 직립이 되도록 개발된 것도 사용되고 있다. 상부 경수 환자의 경우 전동휠체어 사용이 불가피하지만, 척수손상 부위에 따라 상지의 과사용 손상의 예방과 손상의 정도, 연령과 환경여건 등을 고려하여 선택한다. 상지의 근력이 양호한 환자의 경우 당연히 수동 휠체어가 편하고 사용이 간편하지만, 상지의 반복적인 손상을 줄이기 위해 휠체어를 미는 횟수를 줄여야 하는 경우와 에너지 소모가 많아 피로가 심한 환자의 경우 전동 휠체어 사

용이 필요할 수 있다. 그러나 전동 휠체어가 무겁고 커서 이동성이 불편하고 유지 비용이 많이 들고 운동량은 감소한다는 점을 고려하여야 한다. 전동 휠체어를 사용하더라도 예비용으로 수동 휠체어는 있어야 한다.

I. 휠체어 조절

기본적으로 골반과 체간의 자세가 적절하도록 하고 의자에 체중 분산이 잘 되어야 하며, 상지가 적절히 지지할 수 있도록 한다. 이를 위해 의자의 높이, 깊이, 폭, 의자면의 경사도, 등판의 높이, 폭, 기울기를 조절한다. 그러므로 수 개월간은 기능과 운동성을 보면서 조절하고 최종 휠체어는 천천히 결정하도록 하는 것이 좋다.

휠체어의 안정성과 추진의 효율성, 상지의 손상 등을 고려하여 휠체어 뒷바퀴의 위치를 조절하는 것이 매우 중요하다. 앉은 자세에서 팔을 아래로 뻗혀서 손가락 끝이 바퀴 중심의 바로 뒤에 위치하고, 바퀴의 손잡이테 정점에 손을 두었을 때 주관절의 각이 100~120도 사이가 되도록 한다(그림 36-1). 의자가 높이 위치하여 이보다 팔이 더 굽혀지면 추진효율이 떨어지고, 그 반대로 더 펴지면 견관절이 외전되어 견관절 충돌증후군을 유발하기 쉽다. 안정성이 유지되는 한 휠체어 뒷바퀴를 가능한 앞으로 이동하면 미는 횟수와 힘을 줄여서 상지에 대한 부하가 줄어 휠체어의 추진 효율이 좋아진다.

II. 휠체어 훈련

휠체어를 위한 경사로는 12 inch (30 cm) 당 1 inch (2.5 cm)의 비율로 올라갈 수 있도록 하고, 출입문의 폭은 36 inch (91 cm)가 되도록 한다. 수동 휠체어는 32 inch (81 cm), 전동 휠체어의 경우 34 inch (86 cm)가 필요하고 출입구에서 내부가 각 져 있다면 36 inch가 필요하다. 휠체어 사용자를 위한 벽면 전기 스위치의 높이는 36 inch보다 높지 않아야 한다.

[참고 및 추천 문헌]

1. Fliess-Douer O, Vanlandewijck YC, Lubel Manor G, Van Der Woude LH. A systematic review of wheelchair skills tests for manual wheelchair users with a spinal cord injury: towards a standardized outcome measure. Clin Rehabil 2010;24:867-86.
2. Hosseini SM, Oyster ML, Kirby RL, Harrington AL, Boninger ML. Manual wheelchair skills capacity predicts quality of life and community integration in persons with spinal cord injury. Arch Phys Med Rehabil 2012;93:2237-43.
3. Oyster ML, Smith IJ, Kirby RL, Cooper TA, Groah SL, Pedersen JP, et al. Wheelchair skill performance of manual wheelchair users with spinal cord injury. Top Spinal Cord Inj Rehabil 2012;18:138-9.

[참고 서적]

1. Bromley I. Tetraplegia and paraplegia. A guide for physiotherapists. New York: Churchill Livingstone; 1976.
2. Chhabra HS (editor). ISCoS Textbook on Comprehensive Management of Spinal Cord Injuries. New Delhi: Wolters Kluwer; 2015.
3. Harvey L. Management of spinal cord injuries. A guide for physiotherapists. Philadelphia: Churchill Livingstone; 2008.
4. Kirshblum S, Campagnolo DI (editors). Spinal Cord Medicine. 2nd ed. Philadelphia: Wolters Kluwer, Lippincott, Williams & Wilkins; 2011.
5. Lin VW (editor). Spinal Cord Medicine. Principles and Practice. 2nd ed. New York: Demosmedical; 2010.
6. Somers MF. Spinal cord injury. Functional rehabilitation. 3rd ed. New York: Pearson; 2010.

척수손상 환자의 보행기능 39

척수손상 환자의 보행기능

척수손상 후 대부분의 척수손상 환자들은 다시 걸을 수 있을까? 언제 걸을 수 있을까?에 대한 관심이 많다. 보조기와 보조 도구를 사용하던 단독 보행을 하던 보행기능은 손상부위와 손상의 정도에 의해 절대적인 영향을 받는다. 또한 연령과 동반 질환, 근력과 근지구력, 고유수용감각의 정도, 관절운동범위, 경직 등이 보행기능에 영향을 미치는 요소이다. 특히 T9 이상의 완전손상인 경우에는 기능적인 사회적 보행이 가능하기는 어렵다. 보행이 가능하기 위해서는 불완전마비인 경우에 사지마비 환자에서는 상지기능이 나쁜 점을 고려하면 하반신마비 환자에 비해 더 나은 하지의 근력이 필요하다. 특히 고관절 부위의 고유수용감각의 존재 여부는 보행의 가능 여부를 결정하는데 매우 중요한 요소이다.

보조기나 보행도구를 사용하는 보행이 심리적으로나 의학적으로 장점도 있지만, 상지에 부하가 많은 점과 에너지 요구도가 높은 단점도 있다. 오히려 휠체어 사용이 정상인의 보행과 유사한 에너지 소모량을 요구하므로 유리한 면도 있다. 모든 척수손상 환자는 보행과 보행훈련을 할 수 있는 대상자가 될 수 있으나, 보행훈련과 보행이 이동동작이나 침상훈련, 일상생활동작 훈련이나 휠체어 사용 훈련 등의 중요한 재활훈련을 대체할 수는 없다는 점을 명심하여야 한다.

I. 보행기능의 평가

보행분석뿐만 아니라 Walking Index for Spinal Cord Injury-II (WISCI-II), 6-minute walking test, 10-meter walking test, Timed Up and Go (TUG) 등의 도구를 사용하여 보행기능을 평가한다(표 39-1). 6-minute walking test, 10-meter walking test, Timed Up and Go (TUG)의 세 가지 평가도구는 보행기능과 상관관계가 우수한 평가도구이고, WISCI와는 보행기능이 양호한 편인 WISCI 점수 11~20점과 양호한 상관관계를 보인다.

완전손상 환자의 척수손상 부위에 따른 보행기능은 손상부위에 따라 결정되어 있기도 하지만, 불편하지만 보행을 하려고 하는 환자의 동기와 보장구 사용의지에 많은 영향을 받는다. C1-C8인 경우에는 보행이 가능하지 않으며, T1-T9은 양측 KAFO나 HKAFO와 Lofstrand 목발이나 보행기(walker)를 사용하여 운동 목적의 보행이 가능하다. T10-L2의 경우 양측 KAFO나 HKAFO와 Lofstrand 목발이나 보행기(walker)를 사용하여 집안이나 밖에서 제한된 거리의 보행을 할 수 있다. 일단 상지의 목발 사용이 가능하면 외골격 보행로봇(exoskeletal walking robot)을 착용하고 보행할 수 있는 대상이 된다.

표 39-1 척수손상 환자의 보행기능 평가 도구

평가도구	내용
WISCI-II	보조기와 기타 보행 도구의 사용정도와 조력자에 의한 조력의 정도에 의해 평가한다. 21개 항 중 보행수준이 어디에 속하는지를 판단한다. 보조기나 사람에 의한 조력 없이 10 meter를 걸으면 20에 해당한다.
6-minute walk test	6분 동안 최대한 걸을 수 있는 거리를 측정한다.
10-meter walk test	직선거리 10 m를 가능한 빠르게 걸어서 걸리는 시간을 측정한다.
Timed Up and Go (TUG)	의자에 앉은 자세에서 일어나서 3 m를 걷고 다시 의자로 돌아와서 앉을 때까지의 시간을 측정한다.
Spinal Cord Injury Functional Ambulation Inventory (SCI-FAI)	Gait, assistive device use, walking mobility의 3가지 영역에 대해 각각 점수화한다.

L3-L4 손상은 족관절의 굴곡제한과 신전 보조가 가능한 AFO와 Lofstrand나 보행기를 사용하여 기능적 사회보행자(functional community walker)가 될 수 있다. L5 손상이면 족관절의 신전제한이 가능한 AFO와 일반 지팡이를 쓰면 기능적 사회보행이 가능하며, S1인 경우에는 보조기와 지팡이 없이 보행할 수 있다. 참고로 보행기능의 수준은 비보행자(non-walker), 비기능적 옥내보행자(nonfunctional household walker), 기능적 옥내보행자(functional household walker), 비기능적 사회보행자(nonfunctional community walker), 기능적 사회보행자(functional community walker)로 구분한다. 기능적 사회보행자는 일반 대중교통수단을 이용하여 사회적인 보행이 가능한 경우로 정의한다.

II. 하지 보조기

최근의 외골격보행로봇에 이르기까지 다양한 형태의 보조기가 사용되고 있다. 하지 보조기의 사용은 실제 보행을 가능하게 하거나 보행기능을 향상시키고, 직립을 가능하게 하여 직립자세의 유지로 얻을 수 있는 생리학적인 이점을 활용하는 데 목적을 둔다.

1. 하지단보조기(Ankle-Foot-Orthosis, AFO)

입각기에 슬관절을 안정화할 수 있을 정도의 슬관절 신전근이 있는 환자에서 족관절을 안정시키거나 운동을 조절하기 위하여 사용된다. 족관절의 신전근이 약한 경우에 유각기에 족관절이 족저굴골되는 족하수를 방지한다. 족저굴곡근의 근긴장이 심하면 족저굴곡을 제한하고, 반대로 족저굴곡근이 약하면 족관절의 신전이 심하지 않도록 10도 정도로 족관절 신전각을 조절하여 신전을 제한한다. 또 하지단보조기를 약간 족저굴곡하거나 족관절의 신전을 제한하게 되면 하지단보조기에 의한 족관절 운동의 조절에 의한 하지단보조기의 바탕반응(ground reaction)으로 슬관절의 굴곡을 방지하여 슬관절을 안정화할 수 있다. 족관절의 굴곡으로 인해 오히려 전반슬(genu recurvatum)으로

표 39-2 Walking robot systems

Robotic system	Company, Country
Treadmill gait trainers	
Lokomat	Hocoma, Switzland
Walkbot	P&S Mechanics, Korea
LokoHelp	LokoHelp Group, USA
ReoAmbulator	Motorika, USA
Over ground gait trainers	
Indego	Parker, USA
ReWalk	Argo Medical, Israel
Ekso	Ekso Bionics, USA
HAL	Cyberdyne, Japan

슬관절 변형과 통증을 유발하게 되면 족관절 각을 신전한 상태가 되도록 조절한다.

2. Knee-Ankle-Foot-Orthosis (KAFO)

전체 하지근육의 약화로 직립을 유지하기 어려운 경우에 직립과 보행을 보조하기 위해 KAFO를 사용한다. KAFO에 의해 보행을 유도할 수 있지만 대개 직립을 유지하거나 치료목적으로 KAFO을 사용하는 경우가 많다. 실제 퇴원 후 KAFO의 사용율은 낮다. Scott-Craig KAFO는 상지를 사용한 직립이나 보행을 위한 보조 장비를 사용하지 않고 직립상태에서 균형을 유지할 수 있도록 고안된 것이다. Offset 슬관절 장치와 bail knee lock을 장착하고 있다.

기타 HKAFO의 한 형태인 상반보행보조기(reciprocating gait orthosis, RGO), FES, 체중보조보행기(body weight-supported gait training), 로봇체중보조보행기, 외골격로봇보행기 등이 개발되어 사용되고 있다(표 39-2). 모든 종류의 보행훈련 장비를 사용한 보행훈련은 반복 동작에 의해 central pattern generator를 활성화시키고 신경회복의 유연성을 향상시키는데 도움이 된다.

586

[참고 및 추천 문헌]

1. Dobkin B, Barbeau H, Deforge D, Ditunno J, Elashoff R, Apple D, et al. The evolution of walking-related outcomes over the first 12 weeks of rehabilitation for incomplete traumatic spinal cord injury: the multicenter randomized spinal cord injury locomotor trial. Neurorehabil Neural Repair 2007;21:25-35.

2. Hardin EC, Kobetic R, Triolo RJ. Ambulation and spinal cord injury. Phys Med Rehabil Clin N Am 2013;24:355-70.

3. Read MS, Sisto SA, Ditunno J. Standardized ambulation assessments following spinal cord injury. Top Spinal Cord Inj Rehabil 2008;14:39-60.

4. Rossignol S, Dubuc R. Spinal pattern generation. Curr Opin Neurobiol 1994;4:894-902.

5. Sisto SA, Forrest GF, Faghri PD. Technology for mobility and quality of life in spinal cord injury. IEEE Eng Med Biol Mag 2008;27:56-68.

6. Swinnen E, Duerinck S, Baeyens JP, Meeusen R, Kerckhofs E. Effectiveness of robot-assisted gait training in persons with spinal cord injury: a systematic review. J Rehabil Med 2010;42:520-6.

[참고 서적]

1. Bromley I. Tetraplegia and paraplegia. A guide for physiotherapists. New York: Churchill Livingstone; 1976.

2. Buchanan LE, Nawoczenski DA (editors). Spinal cord injury-concepts and management approaches. Baltimore: Williams & Wilkins; 1987.

3. Chhabra HS (editor). ISCoS Textbook on Comprehensive Management of Spinal Cord Injuries. New Delhi: Wolters Kluwer; 2015.

4. Harvey L. Management of spinal cord injuries. A guide for physiotherapists. Philadelphia: Churchill Livingstone; 2008

5. Kirshblum S, Campagnolo DI (editors). Spinal Cord Medicine. 2nd ed. Philadelphia: Wolters Kluwer, Lippincott, Williams & Wilkins; 2011.

6. Lin VW (editor). Spinal Cord Medicine. Principles and Practice. 2nd ed. New York: Demosmedical; 2010.

7. Somers MF. Spinal cord injury. Functional rehabilitation. 3rd ed. New York: Pearson; 2010.

척수손상 환자의 삶의 질, 퇴원계획, 건축, 운동, 운전

40

척수손상 환자의 삶의 질, 퇴원계획, 건축, 운동, 운전

I. 환자-가족-사회

척수손상은 척수손상으로 인한 의학적인 문제를 넘어 개인과 가족의 삶 간의 상호작용과 반응, 사회적, 심리적, 경제적 문제 등 손상 이후의 삶의 질을 나쁘게 만드는 많은 문제가 대두된다. 척수손상은 환자 당사자의 의학적 문제뿐만 아니라 이전의 정상적인 생활을 교란하고 가족 전체가 고통을 겪게 만든다. 따라서 환자는 물론이고 가족들도 불안, 부인, 분노, 좌절과 죄의식, 우울, 의료비의 부담 가중과 더불어, 경제활동의 제한과 감소로 수입이 줄어듦에 따른 경제적 부담에서 오는 복잡한 심리적인 반응을 겪게 된다. 척수손상 초기에 의료비 지출이 많아 경제적인 부담을 줄 뿐만 아니라, 이후 요로감염이나 호흡감염, 욕창 등의 합병증으로 재입원을 반복하게 됨에 따른 부담도 크게 된다. 척수손상으로 인한 의료비와 생활을 위한 비용은 척수손상의 신경학적 손상부위 및 정도와 밀접한 관계가 있고, 손상 첫해의 소요비용이 이후의 매년 소요비용보다 월등히 높다. 환자가 가정으로 퇴원하게 되면 퇴원하기 전에 가족이나 개호인에게 이동동작(그림 40-1)과 기본적인 침상동작을 교육하여야 하고, 도뇨관의 폐쇄와 자율신경 이상반사증 등의 응급상황이 발생하였을 때 적절히 대처하는 방법과 기본적인 응급처치에 관한 지식을 습득하여야 한다.

A

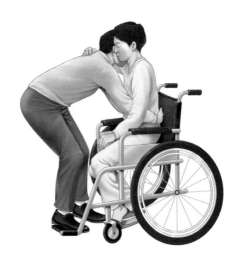

B

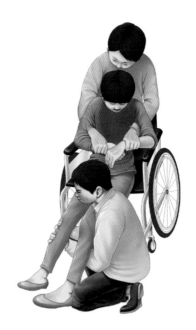

그림 40-1 이동판을 사용하지 않고 1인(A)과 2인(B)에 의한 환자의 이동 방법

실제 척수손상 환자의 이혼율은 일반인에 비해 높다. 그러므로 척수손상 후 부모로서의 기능이 재교육되고 재정리되어야 할 필요가 있다. 연구에 의하면 실제 척수손상의 부모를 가진 아이들이 부모의 기능에 대해 느끼는 만족도와 양육의 결과는 일반인과 차이가 있지는 않다고 한다. 그러나 부부의 사회적 기능이 바뀌거나 가족 간의 역할에 대한 혼란이 올 수 있다. 간병을 담당하는 가족들은 이전에 자신이 하던 사회적 기능과 활동에 이전과 같은 시간을 가질 수 없고, 자신의 여가 생활과 사회활동에 제한이 있을 수밖에 없는 부정적인 영향을 받을 수 있다. 그러므로 재활과정에서 척수손상 이후에도 가능한 한 자신과 가족들의 독립성을 유지하면서 사회구성인으로서 의미있는 생활과 사회적 관계를 형성하고 만족스런 기능을 할 수 있도록 직업적, 문화적, 기타 사회적 참여를 촉진할 수 있도록 개입하는 것이 재활의학팀의 중요한 역할이기도 하다. 이를 통해 사회활동에 참여하고 사회적 동화를 이루어 가는 과정에서 손상되기 쉬운 삶의 질을 유지하고 개선할 수 있는 중요한 계기를 만들 수 있다.

II. 삶의 질

척수손상 환자의 의학적 관리와 재활의 궁극적인 목표는 삶의 질을 향상시키는 데 있다. 개인의 건강상태나 활동상태를 고려하여 삶의 질을 평가하는 도구가 많이 개발되어 있으나 대개 척수손상 환자에게 적용하는 데는 제한이 많다. 다양한 요인들을 반영하여 개발된 도구가 Health-Related Quality of LIfe (HRQOL)이고 이를 단순화 하여 변형한 것이 Short Form-36 (SF-36)이다. 이 외에 Craig Handicap Assessment Reporting Technique (CHART)은 참여도에 주안점을 두고 개발된 도구이고, Craig Hospital Inventory of Environmental Factors (CHIEF)는 환경적인 요인에 주안점을 둔 평가도구이다. 또 매우 주관적이지만 삶에 대한 전반적인 만족도를 평가하는 도구로 Diener Satisfaction with Life Scale (SWLS)이 사용되고 있다.

III. 가옥개선과 응급대응

척수손상 환자의 퇴원 계획을 함에 있어 가장 중요한 점 중의 하나가 집에 휠체어의 접근 가능성과 용이성을 평가하고 개선하는 작업이라고 할 수 있다. 현실적으로 모든 환자의 가옥이 자신의 의지대로 수리할 수 있는 것은 아니지만, 출입구, 문, 화장실, 침실, 복도, 부엌 등 환자의 출입이 잦은 부분을 중심으로 가구를 제거거나 재배치하고, 문턱을 없애거나 휠체어가 넘어갈 수 있을 정도로 개선하는 등 가능한 부분에 대해서는 재구조화를 할 필요가 있다. 벽의 전등 수위치는 36 inch 이하의 높이에 부착한다. 문의 폭은 32 inch (81 cm)에서 36 inch (91 cm)가 되도록 조정한다. 일반 수동휠체어의 출입을 위해 32 inch, 전동휠체어는 34 inch가 필요하고, 수직으로 출입이 되지 않는 공간이면 36 inch가 필요하다. 휠체어 사용을 위한 경사로는 1:12 inch의 비율로 한다.

집에서 생활하는 척수손상 환자의 경우 벽의 전등 스위치, 전화, TV 등이 모두 휠체어에 앉은 높이에서 접근과 작동이 가능하도록 배치한다. 119나 경찰의 도움을 요청하기 쉽도록 응급전화의 사용이 가능하도록 하고, 호흡기의 전원에 대한 백업이 가능하도록 하고 약과 카테터 등을 쉽게 접근하여 사용할 수 있도록 환경을 개선한다. 또 자율신경 이상반사증의 발생 위험이 있는 환자는 응급상황에서 환자 자신은 물론 자신의 증상발현에 대해 이해하고 설명이 가능하여야 하며, 의료인이나 응급구조사, 그리고 일반인이 환자의 상태를 이해하고 조처할 수 있도록 필요한 의료대응카드를 항상 소지하여야 한다.

IV. 운동과 스포츠 활동

척수손상 환자에서 운동과 스포츠에 의한 심폐기능과 근육활동성, 정신건강과 일상생활에서 얻는 이점은 일반인과 유사하다. 미국의 경우 2008년 보건성이 주관하여 장애인의 운동지침을 포함한 "Physical Activity Guidelines for American"을 제정하여 운동에 대한 지침과 운동으로 얻을 수 있는 이점을 홍보하며 운동을 권장하고 있다. 장애를 가진 성인은 중등도 강도의 운동을 적어도 주당 150분 이상 하도록 하고, 격렬한 운동일 경우는 주당 75분 이상은 하도록 권유하고 있다. 운동 시에는 반드시 10분 이상의 유산소 운동을 하도록 하고 있다. 또 성인 장애인은 주 2회 이상 중등도 이상의 근력운동을 하도록 하고, 장애가 심한 상태라도 비활동은 없도록 하고 장애 상태에 따라 가능한 운동을 할 수 있도록 교육하며 장려하고 있다.

운동이 동기형성과 우울, 의욕 등에 대한 긍정적인 효과가 있음에도 불구하고 두려움과 자신감의 결여가 규칙적인 운동에 참여하는 것을 방해하는 요인이다. 규칙적으로 운동에 참여할 수 있도록 휠체어 접근성과 이동, 운동이 가능한 장소의 접근성, 흥미있고 적절한 운동 지도가 가능하도록 배려하여야 한다. 육상이나 테니스, 럭비 등의 다양한 특수 스포츠 운동이 가능하면 적극 권장하고, 운동의 제한이 많은 경우에는 FES를 사용한 하지나 상지의 사이클링, 로잉머신 운동, 타인의 조력에 의한 기립과 기구를 사용한 보행 등의 가능한 운동을 시행하도록 노력하여야 한다. 기본적으로 척수손상 환자는 근력의 마비와 운동에 대한 교감신경반응이 감소되어 있으므로, 운동과 관련된 교감신경 이상반사증의 악화, 기립성 저혈압 및 체온조절이상의 악화, 피부손상과 압박궤양, 과사용에 의한 근골격계손상 등에 대한 주의가 필요하다.

V. 취업

일반인에 비하면 척수손상 환자의 고용률은 낮지만, 척수손상의 신경학적 부위에 따라 다양한 직종에 참여가 가능하다. 현실적으로 척수손상 후의 고용은 고용의 질이 낮은 경향을 보인다. 그러나 고용이 단순히 경제적인 면도 있지만 환자가 가진 기능의 활용에서 오는 자신감, 자기 존중감, 만족감과 삶의 질 개선에 대한 의욕, 건강상태 등의 여러 요인이 긍정적인 결과를 만들 수 있다. 기동성과 상지기능의 이상 이외에 배뇨, 압력궤양, 통증 등이 직업생활의 질에 큰 영향을 미치게 되므로, 대소변의 실금과 불필요한 의학적 관심이 필요하지 않도록 자신에 대한 관리가 필요하다. 아울러 우울, 자신감 결여와 같은 부정적인 요인은 해결하여야 하고, 밝고 깨끗한 인상과 긍정적 대인관계를 형성해가는 노력이 있어야 한다.

VI. 운전

척수손상의 부위와 정도가 자가 운전능력을 결정하는 데 가장 중요한 요건이다. C1-C4 완선손상의 경우에는 자가 운전이 불가능하여 장애인 이송교통의 이용이 불가피하지만, C5를 포함한 그 이하 손상은 특수장비를 장착하여 자가 운전이 가능하다. C6 이하면 차량의 리프트와 수부조작 장치만 장착하면 자가 운전이 가능하다. C7 이하인 경우 자력으로 차량에 이동이 가능하므로 수부조작 장치만 부착하여 운전하게 된다.

VII. 기타

공공 운송수단과 이동, 사회단체의 조력과 동료상담과 지원이 가능하도록 가능한 자원을 동원하여 지원할 수 있도록 노력하여야 한다. 가족과 개호인에 대한 육체적 심리적 부담을 줄이기 위한 노력이 필요하고, 결혼과 가족상담, 개호인 지지프로그램, 동료지원그룹의 활성화, 필요한 경우 가족 대신의 임시개호(respite care) 대책의 필요성과 중요성이 강조되고 있다.

　높은 낙상 위험군임을 고려하여 가정과 사회활동에 있어 낙상을 방지할 수 있는 교육과 조처를 하여야 한다. 경직과 배뇨, 배변 등의 다약제 복용에 따른 약물 복용 방법과 용량, 항응고제의 용량과 복용약물과 음식에 의한 약물 상호작용에 대한 주의와 규칙적인 검사가 필요하다. 예를 들면 척수손상 환자의 위배출시간의 지연으로 산성 약물은 흡수가 빠른 반면 알칼리성 약물의 흡수는 지연된다. 피부와 근육의 혈류가 감소되어 피하주사나 근육주사에 의한 약물 흡수는 늦거나 효과가 낮을 수 있다.

　척수손상 환자는 반드시 금연하도록 교육하고 가정에서 산소를 사용하여

야 하는 경우 가정 화재에 대한 주의와 교육이 있어야 한다. 우울과 행동장애
에 대해서는 조기에 개입하고 약물치료와 행동치료를 통해 자살의 위험에 대
한 평가와 예방에 대한 조처를 하여야 한다.

[참고 및 추천 문헌]

1. Beauregard L, Guindon A, Noreau L, Lefebvre H, Boucher N. Community needs of people living with spinal cord injury and their family. Top Spinal Cord Inj Rehabil 2012;18:122-5.
2. Boakye M, Leigh BC, Skelly AC. Quality of life in persons with spinal cord injury: comparisons with other populations. J Neurosurg Spine 2012;17:29-37.
3. Charlifue S, Post MW, Biering-Sorensen F, Catz A, Dijkers M, Geyh S, et al. International Spinal Cord Injury Quality of Life Basic Data Set. Spinal Cord 2012;50:672-5.
4. Cooper RA, Cooper R. Quality-of-life technology for people with spinal cord injuries. Phys Med Rehabil Clin N Am 2010;21:1-13.
5. Hill MR, Noonan VK, Sakakibara BM, Miller WC, Team SR. Quality of life instruments and definitions in individuals with spinal cord injury: a systematic review. Spinal Cord 2010;48:438-50.
6. Sandin KJ, Klaas SJ. Assessment and evaluation of primary prevention in spinal cord injury. Top Spinal Cord Inj Rehabil 2013;19:9-14.
7. Shatzer M. Patient safety in the rehabilitation of the adult with a spinal cord injury. Phys Med Rehabil Clin N Am 2012;23:371-5.
8. Stiens SA, Fawber HL, Yuhas SA. The person with a spinal cord injury: an evolving prototype for life care planning. Phys Med Rehabil Clin N Am 2013;24:419-44.
9. Teasell RW, Mehta S, Aubut JL, Ashe MC, Sequeira K, Macaluso S, et al. A systematic review of the therapeutic interventions for heterotopic ossification after spinal cord injury. Spinal Cord 2010;48:512-21.
10. Yurgelun-Todd DA, Sava S, Dahlgren MK. Mood disorders. Neuroimaging Clin N Am 2007;17:511-21.

[참고 서적]

1. Bromley I. Tetraplegia and paraplegia. A guide for physiotherapists. New York: Churchill Livingstone; 1976.
2. Chhabra HS (editor). ISCoS Textbook on Comprehensive Management of Spinal Cord Injuries. New Delhi: Wolters Kluwer; 2015.
3. Harvey L. Management of spinal cord injuries. A guide for physiotherapists. Philadelphia: Churchill Livingstone; 2008.
4. Kennedy P (editors). The Oxford Handbook of Rehabilitation Psychology. Oxford: Oxford

University Press; 2012.

5. Lin VW (editor). Spinal Cord Medicine. Principles and Practice. 2nd ed. New York: Demos-medical; 2010.

6. Somers MF. Spinal cord injury. Functional rehabilitation. 3rd ed. New York: Pearson; 2010.

찾아보기

608